U0275376

『本草纲目』全本图典

【第十一册】

典藏版

原著 李时珍

顾问 肖培根

主编 陈士林

分册主编 赵宇宁 谢宇 叶红

副主编 谢军成 裴华 张鹏 王庆 张鹤

人民卫生出版社

图书在版编目（CIP）数据

《本草纲目》全本图典. 第十一册 / 陈士林主编. --
北京：人民卫生出版社，2018
ISBN 978-7-117-26477-8

Ⅰ.①本… Ⅱ.①陈… Ⅲ.①《本草纲目》-图解
Ⅳ.①R281.3-64

中国版本图书馆 CIP 数据核字（2018）第 088852 号

人卫智网 www.ipmph.com 医学教育、学术、考试、健康，
购书智慧智能综合服务平台
人卫官网 www.pmph.com 人卫官方资讯发布平台

《本草纲目》全本图典（第十一册）

主 编：陈士林
出版发行：人民卫生出版社（中继线 010-59780011）
地 址：北京市朝阳区潘家园南里 19 号
邮 编：100021
E - mail：pmph @ pmph.com
购书热线：010-59787592 010-59787584 010-65264830
印 刷：北京盛通印刷股份有限公司
经 销：新华书店
开 本：889 × 1194 1/16 印张：18
字 数：425 千字
版 次：2018 年 8 月第 1 版 2018 年 8 月第 1 版第 1 次印刷
标准书号：ISBN 978-7-117-26477-8
定 价：640.00 元
打击盗版举报电话：010-59787491 E-mail：WQ @ pmph.com
（凡属印装质量问题请与本社市场营销中心联系退换）

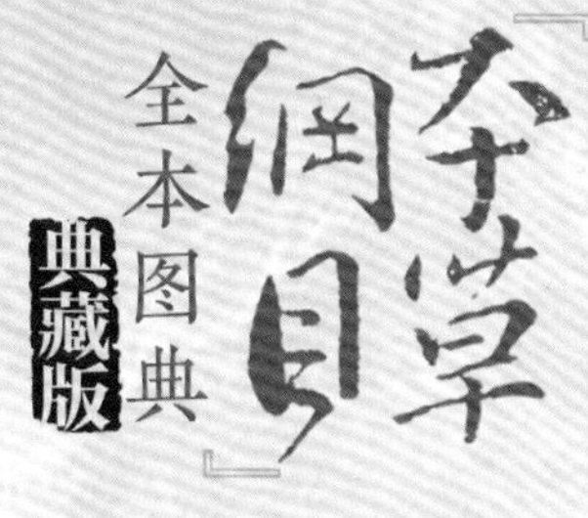

凡　例

一、本套书以明代李时珍著《本草纲目》（金陵版胡承龙刻本）为底本，以金陵版排印本（王育杰整理，人民卫生出版社，2016年）及金陵版美国国会图书馆藏全帙本为校本，按原著的分卷和排序进行内容编排，即按序列、主治、水部、火部、土部、金石部、草部、谷部、菜部、果部、木部、服器部、虫部、鳞部、介部、禽部、兽部、人部的顺序进行编排，共分20册。

二、本套书中“释名”“主治”“附方”等部分所引书名多为简称，如：《本草纲目》简称《纲目》，《名医别录》简称《别录》，《神农本草经》简称《本经》，《日华子诸家本草》简称《日华》，《肘后备急方》简称《肘后方》，等等。

三、人名书名相同的名称，如吴普之类，有时作人名，有时又作书名，情况较复杂，为统一起见，本次编写均按原著一律不加书名号。

四、原著《本草纲目》中的部分中草药名称，与中医药学名词审定委员会公布名称不一致的，为了保持原著风貌，均保留为原著形式，不另作修改。

五、本套书为保持原著风貌，对原著之服器部和人部的内容全文收录，但基本不配图。

六、本套书依托原著的原始记载，根据作者们多年野外工作经验和鉴定研究成果，结合现有考证文献，对《纲目》收载的药物进行了全面的本草考证，梳理了古今药物传承关系，并确定了各药物的基原和相应物种的拉丁学名；对于多基原的药物均进行了综合分析，对于部分尚未能准确确定物种者也有表述。同时，基于现代化、且普遍应用的DNA条形码鉴定体系，在介绍常用中药材之《药典》收载情况的同时附上其基原物种的通用基因碱基序列。由此古今结合、图文并茂，丰富阅读鉴赏感受，并提升其实用参考和珍藏价值。

七、本套书结合现实应用情况附有大量实地拍摄的原动植物（及矿物等）和药材（及饮片）原色图片，方便读者认药和用药。

八、部分药物尚未能解释科学内涵，或者疗效有待证实、原料及制作工艺失传，以及其他因素，故无考证内容及附图，但仍收载《纲目》原始内容，有待后来者研究、发现。

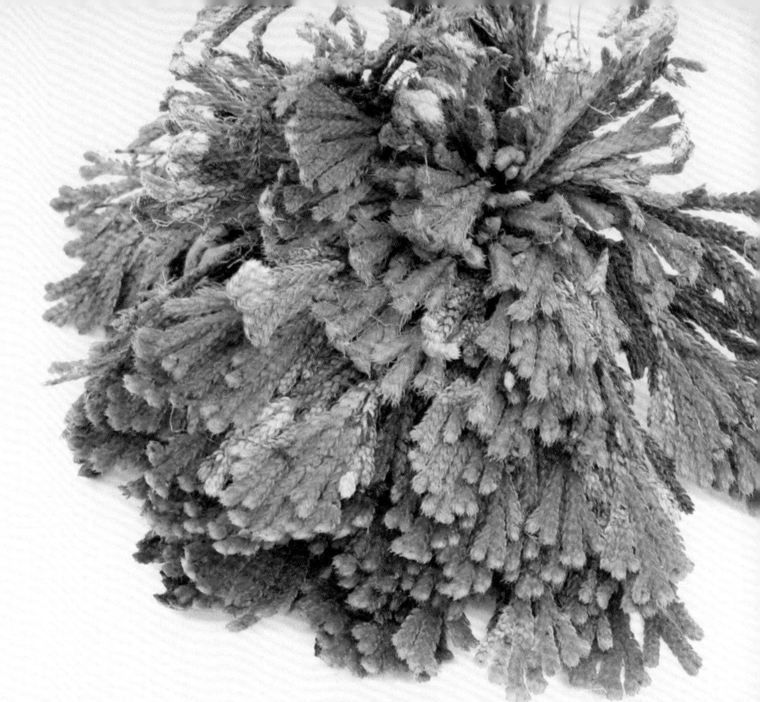

目录

本草纲目草部第十九卷
草之八水草类二十二种

本草纲目草部第二十卷

草之九石草类一十九种

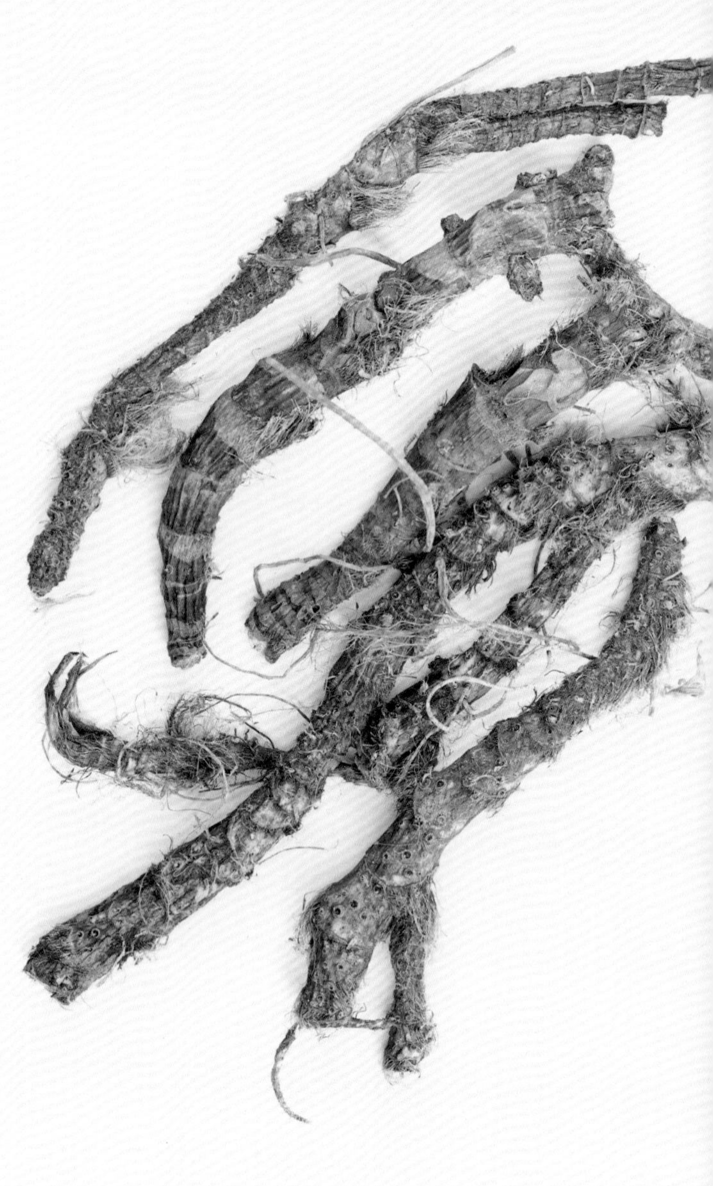

本草纲目草部第二十一卷

草之十苔类一十六种

草之十一杂草九种，有名未用一百五十三种

本草纲目谷部第二十二卷

谷之一麻麦稻类十二种

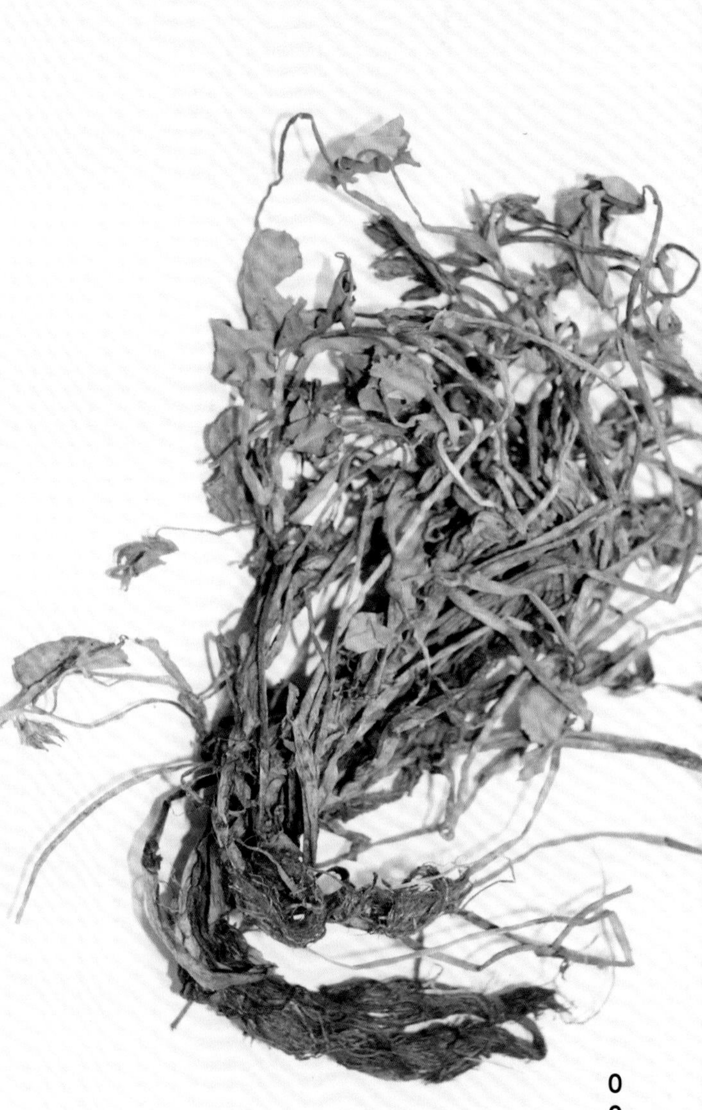

本草纲目谷部第二十三卷

谷之二稷粟类一十八种

本草纲目

草部第十九卷

草之八水草类二十二种

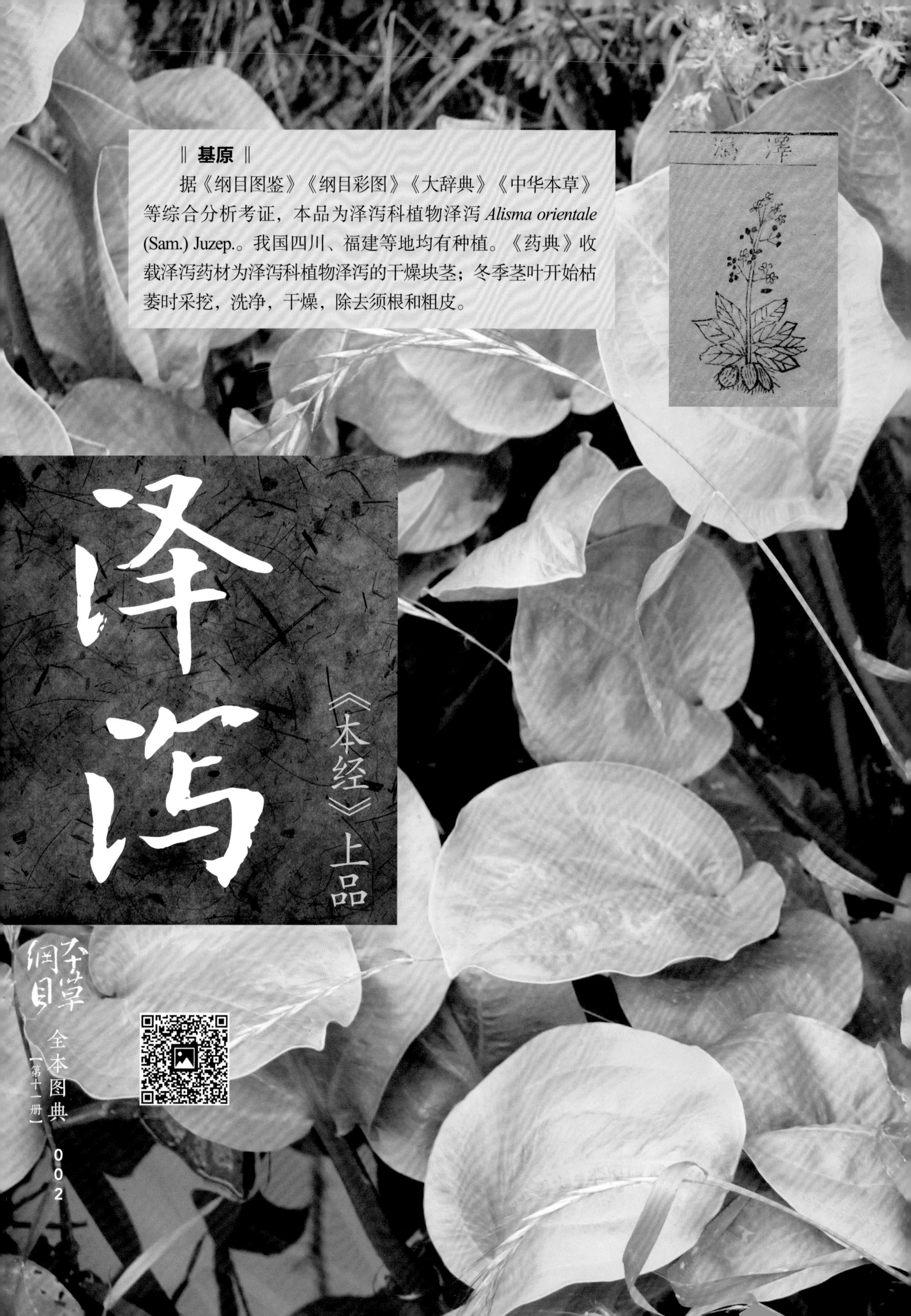

‖ 基原 ‖
据《纲目图鉴》《纲目彩图》《大辞典》《中华本草》等综合分析考证，本品为泽泻科植物泽泻 *Alisma orientale* (Sam.) Juzep.。我国四川、福建等地均有种植。《药典》收载泽泻药材为泽泻科植物泽泻的干燥块茎；冬季茎叶开始枯萎时采挖，洗净，干燥，除去须根和粗皮。
澤瀉
泽泻
《本经》上品

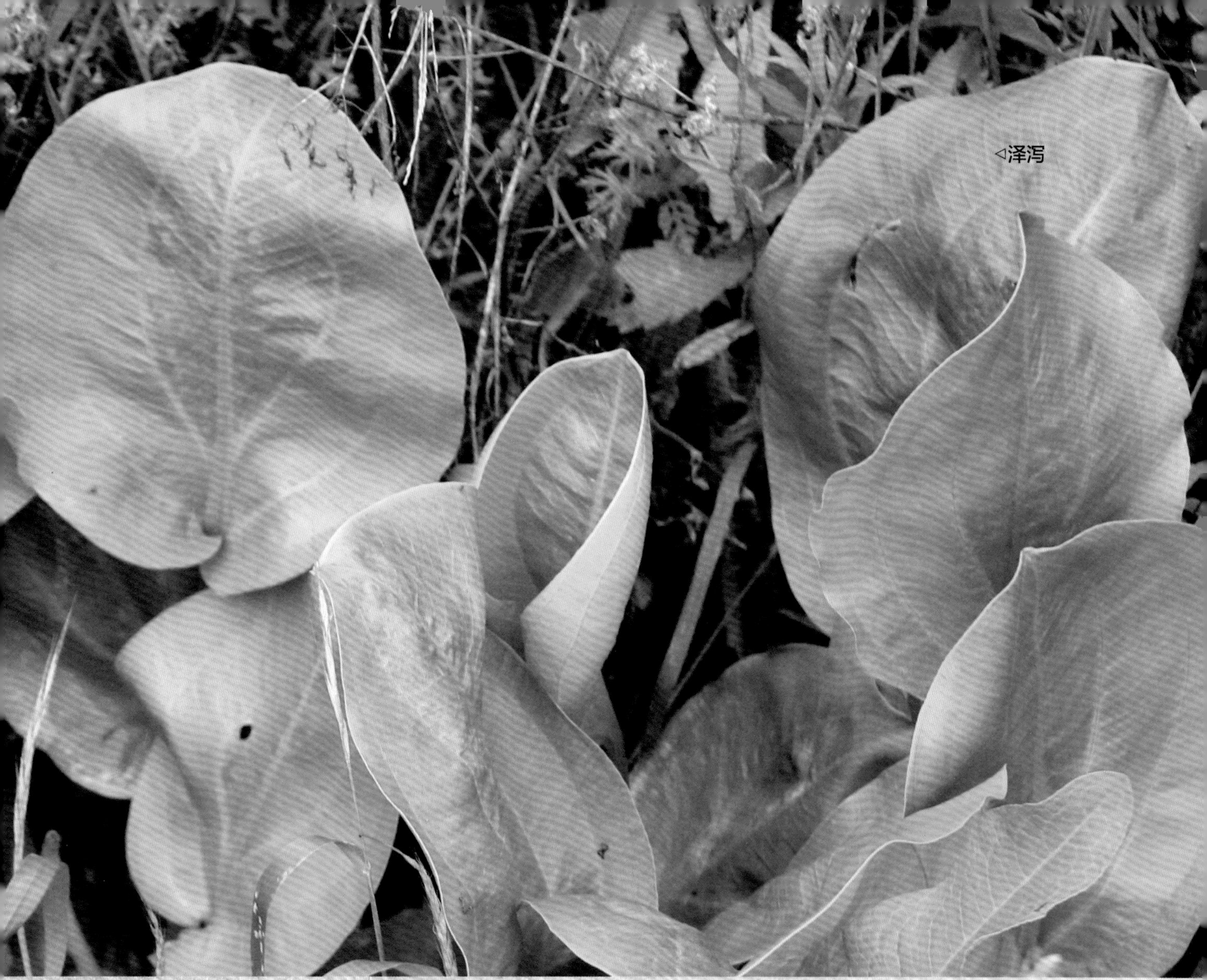

◁泽泻

‖ **释名** ‖

水泻本经**鹄泻**本经**及泻**别录**蕍**音俞**芒芋**本经**禹孙**。[时珍曰] 去水曰泻，如泽水之泻也。禹能治水，故曰禹孙。余未详。

‖ **集解** ‖

[别录曰] 泽泻生汝南池泽。五月采叶，八月采根，九月采实，阴干。[弘景曰] 汝南郡属豫州。今近道亦有，不堪用。惟用汉中、南郑、青州、代州者。形大而长，尾间必有两歧为好。此物易朽蠹，常须密藏之。丛生浅水中，叶狭而长。[恭曰] 今汝南不复采，惟以泾州、华州者为善。[颂曰] 今山东、河、陕、江、淮亦有之，汉中者为佳。春生苗，多在浅水中。叶似牛舌，独茎而长。秋时开白花，作丛似谷精草。秋末采根暴干。

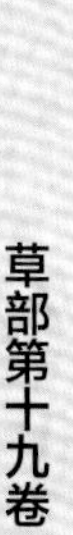

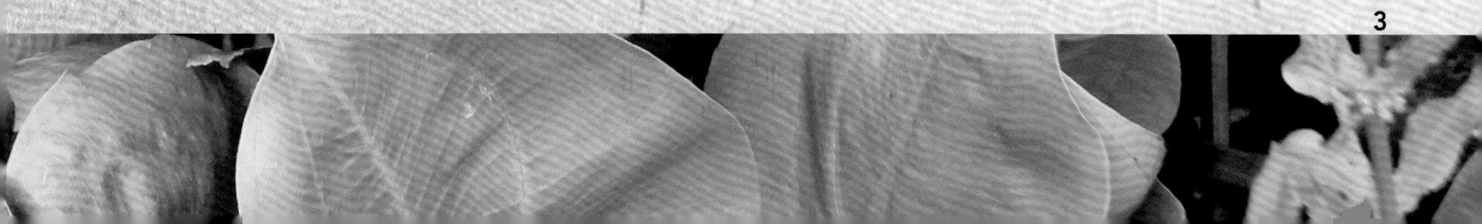

根

‖ **修治** ‖

[敩曰] 不计多少，细剉，酒浸一宿，取出暴干，任用。

‖ **气味** ‖

甘，寒，无毒。[别录曰] 咸。[权曰] 苦。[元素曰] 甘，平，沉而降，阴也。[杲曰] 甘、咸，寒，降，阴也。[好古曰] 阴中微阳。入足太阳、少阴经。[扁鹊曰] 多服，病人眼。[之才曰] 畏海蛤、文蛤。

‖ **主治** ‖

风寒湿痹，乳难，养五脏，益气力，肥健，消水。久服，耳目聪明，不饥延年，轻身，面生光，能行水上。本经。**补虚损五劳，除五脏痞满，起阴气，止泄精消渴淋沥，逐膀胱三焦停水。**别录。**主肾虚精自出，治五淋，利膀胱**

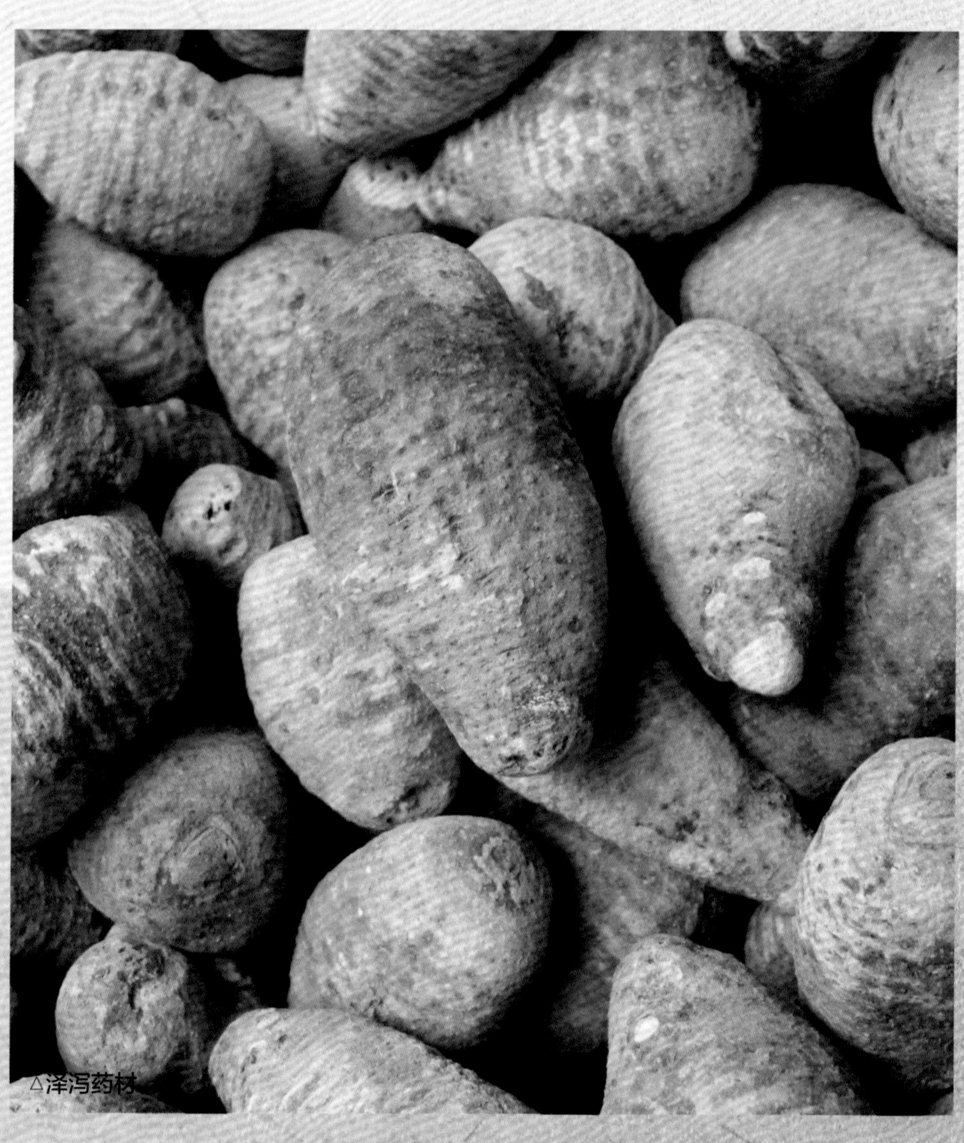

△泽泻药材

热，宣通水道。甄权。**主头旋耳虚鸣，筋骨挛缩，通小肠，止尿血，主难产，补女人血海，令人有子。**大明。**入肾经，去旧水，养新水，利小便，消肿胀，渗泄止渴。**元素。**去脬中留垢，心下水痞。**李杲。**渗湿热，行痰饮，止呕吐泻痢，疝痛脚气。**时珍。

‖ **发明** ‖

[颂曰] 素问治酒风身热汗出，用泽泻、术；深师方治支饮，亦用泽泻、术，但煮法小别尔。张仲景治杂病，心下有支饮苦冒，有泽泻汤，治伤寒有大小泽泻汤、五苓散辈，皆用泽泻，行利停水，为最要药。[元素曰] 泽泻乃除湿之圣药，入肾经，治小便淋沥，去阴间汗。无此疾服之，令人目盲。[宗奭曰] 泽泻之功，长于行水。张仲景治水蓄渴烦，小便不利，或吐或泻，五苓散主之，方用泽泻，故知其长于行水。本草引扁鹊云：多服病人眼。诚为行去其水也。凡服泽泻散人，未有不小便多者。小便既多，肾气焉得复实？今人止泄精，多不敢用之。仲景八味丸用之者，亦不过引接桂、附等，归就肾经，别无他意。[好古曰] 本经云久服明目，扁鹊云多

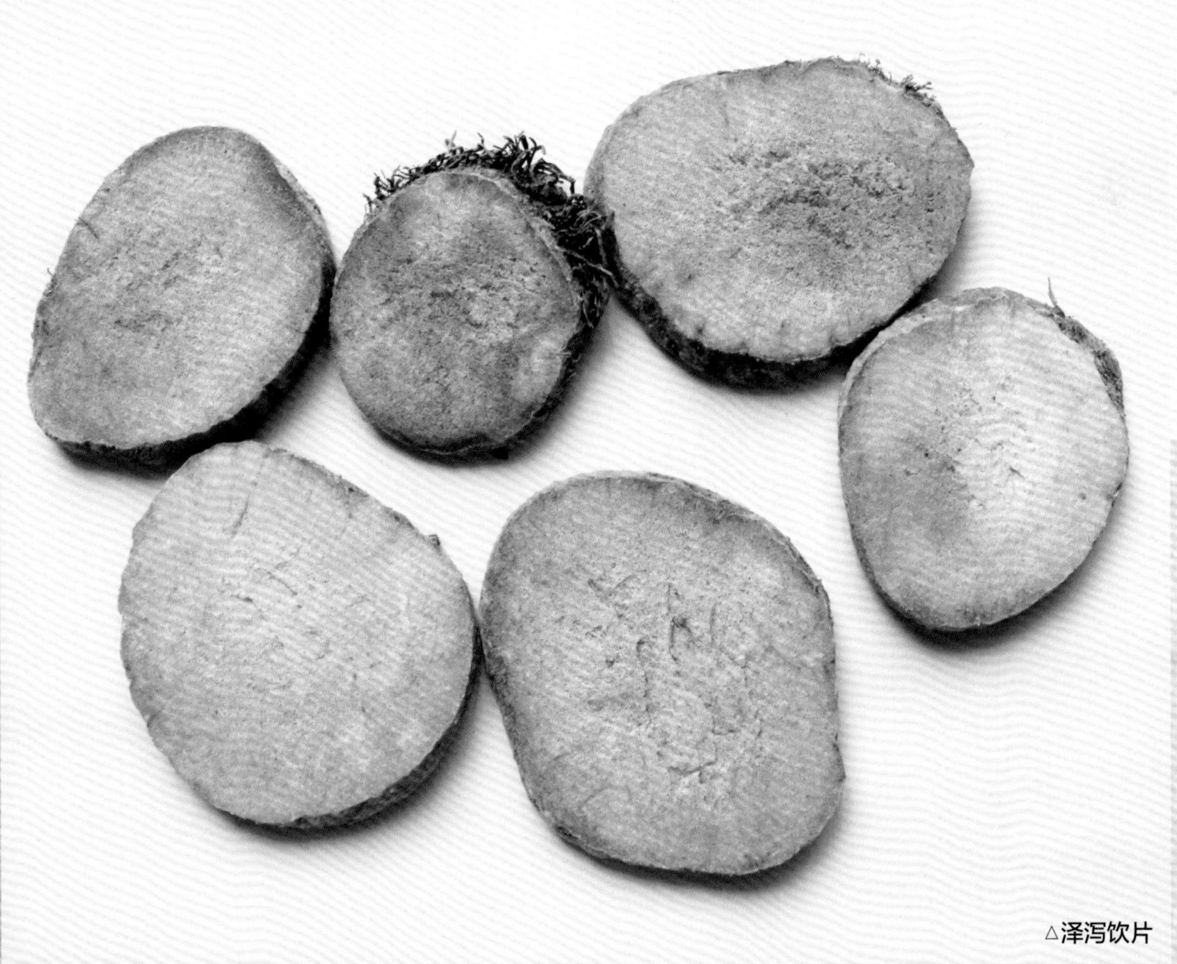

△泽泻饮片

服昏目，何也？易老云：去脬中留垢，以其味咸能泻伏水故也。泻伏水，去留垢，故明目；小便利，肾气虚，故昏目。[王履曰] 寇宗奭之说，王好古韪之。窃谓八味丸以地黄为君，余药佐之，非止补血，兼补气也，所谓阳旺则能生阴血也。地黄、山茱萸、茯苓、牡丹皮皆肾经之药，附子、官桂乃右肾命门之药，皆不待泽泻之接引而后至也。则八味丸之用此，盖取其泻肾邪，养五脏，益气力，起阴气，补虚损五劳之功而已。虽能泻肾，从于诸补药群众之中，则亦不能泻矣。[时珍曰] 泽泻气平，味甘而淡。淡能渗泄，气味俱薄，所以利水而泄下。脾胃有湿热，则头重而目昏耳鸣。泽泻渗去其湿，则热亦随去，而土气得令，清气上行，天气明爽，故泽泻有养五脏、益气力、治头旋、聪明耳目之功。若久服，则降令太过，清气不升，真阴潜耗，安得不目昏耶？仲景地黄丸用茯苓、泽泻者，乃取其泻膀胱之邪气，非引接也。古人用补药必兼泻邪，邪去则补药得力，一辟一阖，此乃玄妙。后世不知此理，专一于补，所以久服必致偏胜之害也。

‖ **正误** ‖

[弘景曰] 仙经服食断谷皆用之。亦云身轻，能步行水上。[颂曰] 仙方亦单服泽泻一物，捣筛取末，水调，日分服六两，百日体轻而健行。[时珍曰] 神农书列泽泻于上品，复云久服轻身，面生光，能行水上。典术云：泽泻久服，令人身轻，日行五百里，走水上。一名泽芝。陶、苏皆以为信然。愚窃疑之。泽泻行水泻肾，久服且不可，又安有此神功耶？其谬可知。

‖ **附方** ‖

旧三，新四。**酒风汗出**方见麋衔下。**水湿肿胀**

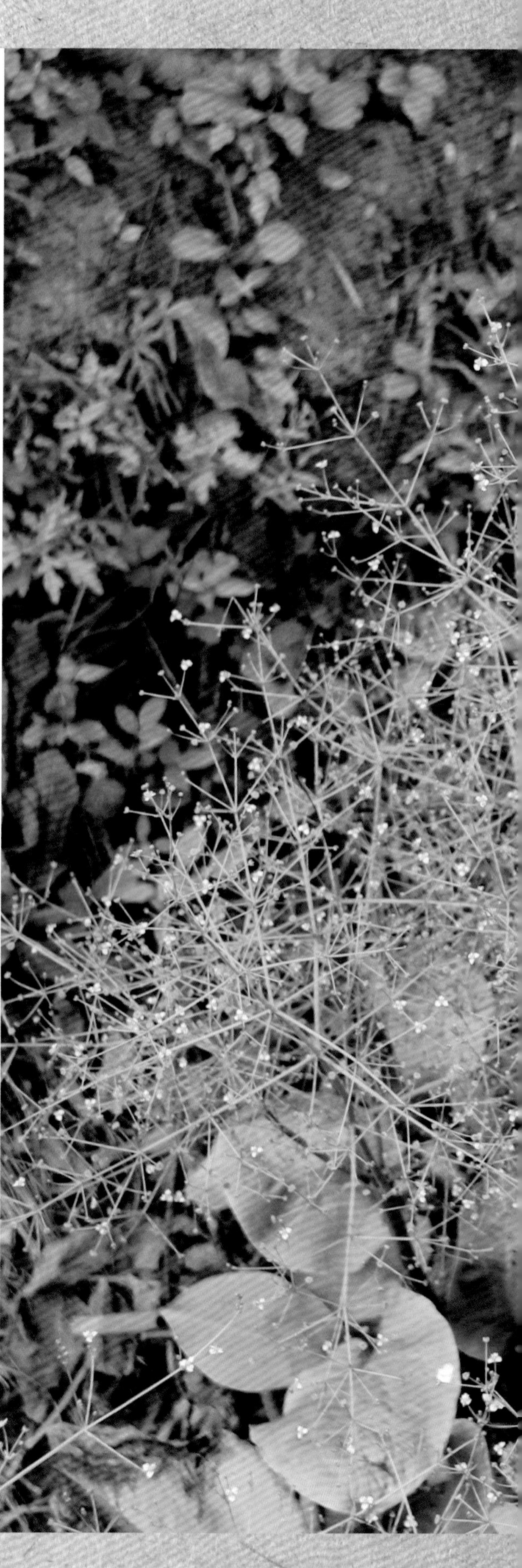

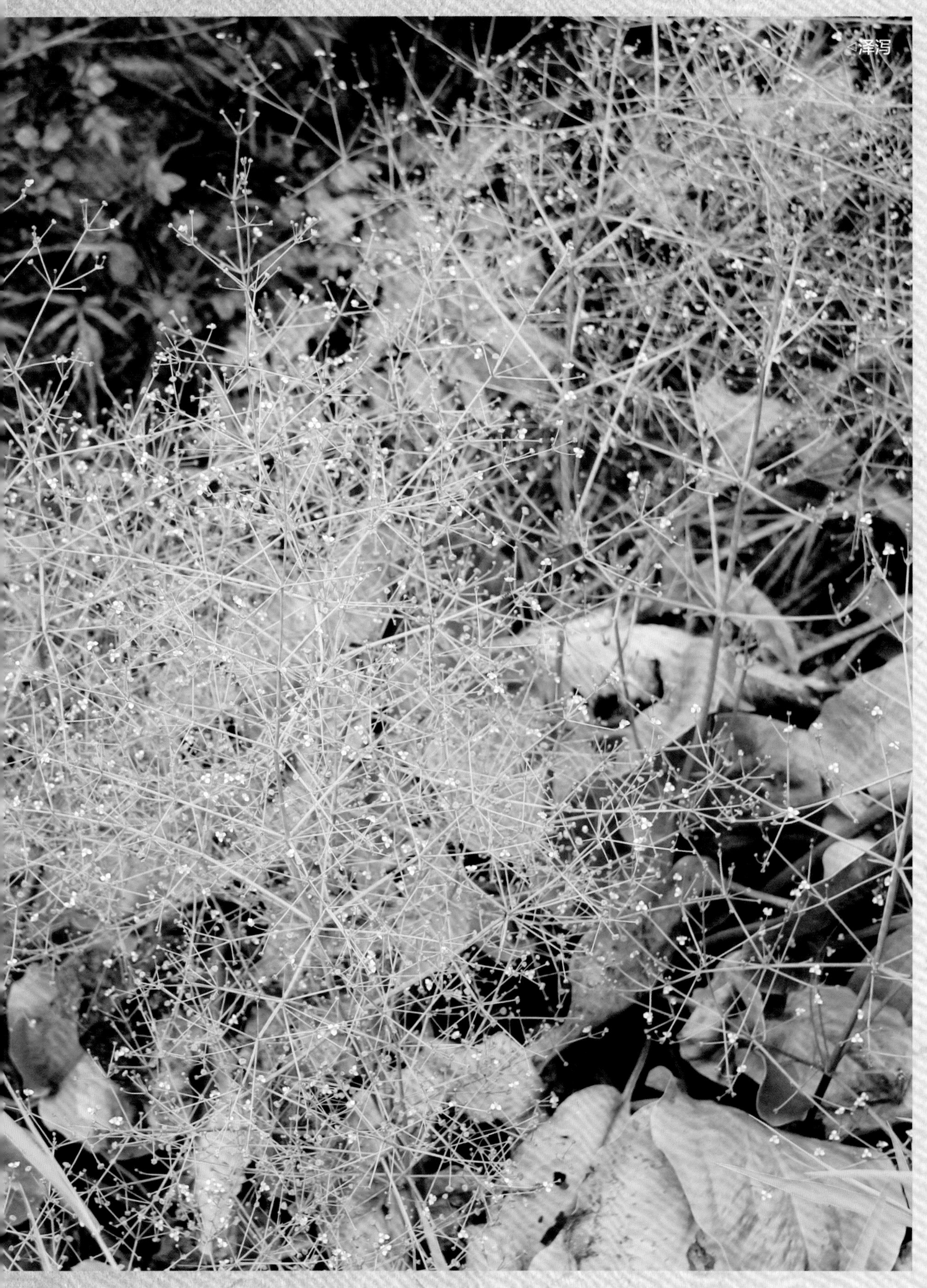

◁泽泻

白术、泽泻各一两，为末，或为丸。每服三钱，茯苓汤下。保命集。**冒暑霍乱**小便不利，头运引饮。三白散：用泽泻、白术、白茯苓各三钱，水一盏，姜五片，灯心十茎，煎八分，温服。局方。**支饮苦冒**仲景泽泻汤：用泽泻五两，白术二两，水二升，煮一升，分二服。深师方：先以水二升，煮二物，取一升，又以水一升，煮泽泻取五合，合二汁分再服。病甚欲眩者，服之必瘥。**肾脏风疮**泽泻，皂荚水煮烂，焙研，炼蜜丸如梧子大。空心温酒下十五丸至二十丸。经验方。**疟后怪癥**口鼻中气出，盘旋不散，凝如黑盖色，过十日渐至肩胸，与肉相连，坚胜金石，无由饮食。煎泽泻汤，日饮三盏，连服五日愈。夏子益奇疾方。

叶

‖**气味**‖

咸，平，无毒。

‖**主治**‖

大风，乳汁不出，产难，强阴气。久服轻身。别录。**壮水脏，通血脉。**大明。

实

‖**气味**‖

甘，平，无毒。

‖**主治**‖

风痹消渴，益肾气，强阴，补不足，除邪湿。久服面生光，令人无子。别录。

‖**发明**‖

[时珍曰] 别录言泽泻叶及实，强阴气，久服令人无子；而日华子言泽泻催生，补女人血海，令人有子，似有不同。既云强阴，何以令人无子？既能催生，何以令人有子。盖泽泻同补药，能逐下焦湿热邪垢，邪气既去，阴强海净，谓之有子可也；若久服则肾气大泄，血海反寒，谓之无子可也。所以读书不可执一。

‖**附录**‖

酸恶 [别录有名未用曰] 主恶疮，去白虫。生水旁，状如泽泻。

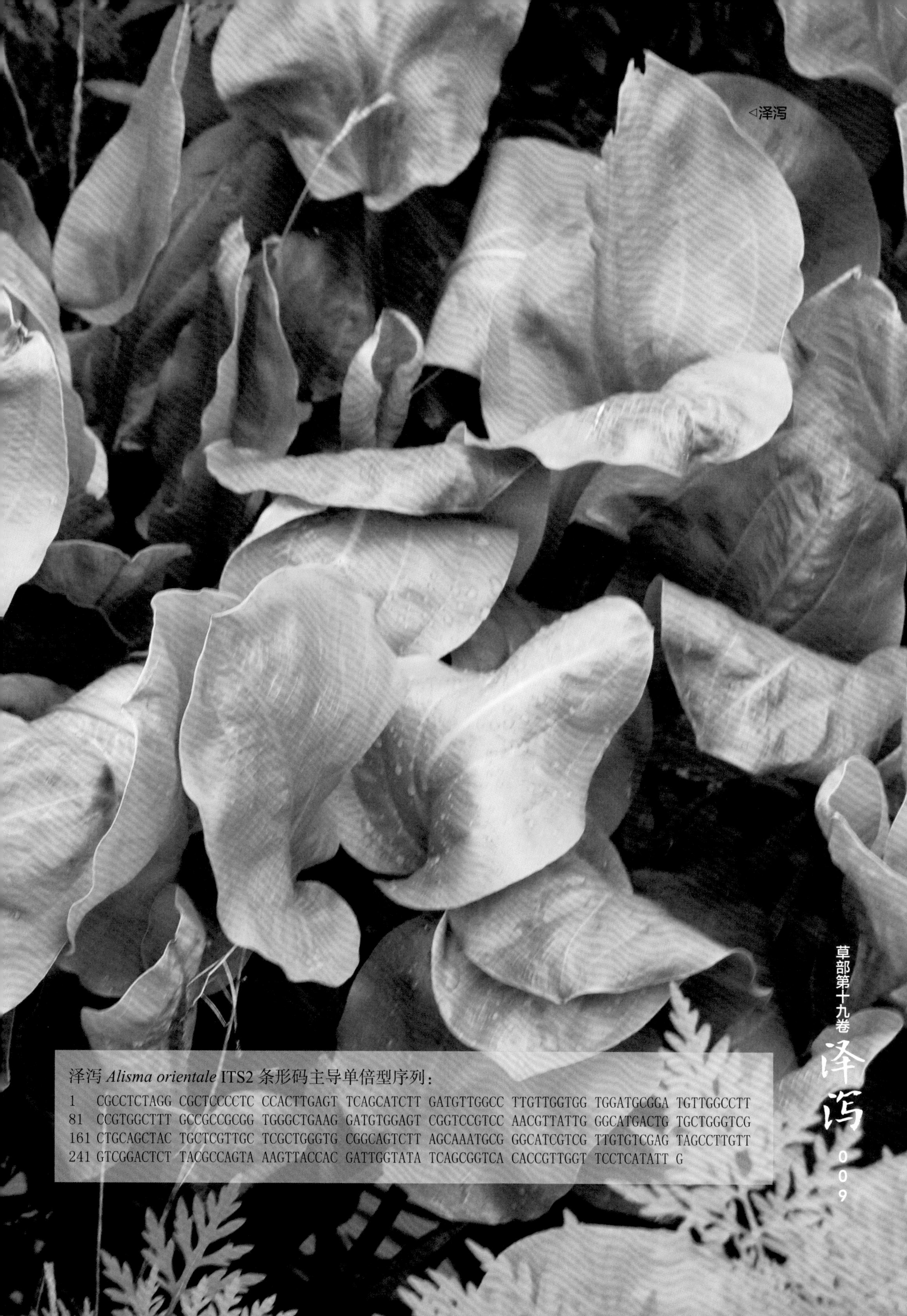

◁泽泻

泽泻 *Alisma orientale* ITS2 条形码主导单倍型序列：

1 CGCCTCTAGG CGCTCCCCTC CCACTTGAGT TCAGCATCTT GATGTTGGCC TTGTTGGTGG TGGATGCGGA TGTTGGCCTT
81 CCGTGGCTTT GCCGCCGCGG TGGGCTGAAG GATGTGGAGT CGGTCCGTCC AACGTTATTG GGCATGACTG TGCTGGGTCG
161 CTGCAGCTAC TGCTCGTTGC TCGCTGGGTG CGGCAGTCTT AGCAAATGCG GGCATCGTCG TTGTGTCGAG TAGCCTTGTT
241 GTCGGACTCT TACGCCAGTA AAGTTACCAC GATTGGTATA TCAGCGGTCA CACCGTTGGT TCCTCATATT G

蔛草

《唐本草》

‖ **基原** ‖

据《纲目图鉴》《纲目彩图》等综合分析考证，本品为雨久花科植物鸭舌草 *Monochoria vaginalis* (Burm. F.) Presl ex Kunth。分布于河北、河南、陕西、甘肃、华东等地。

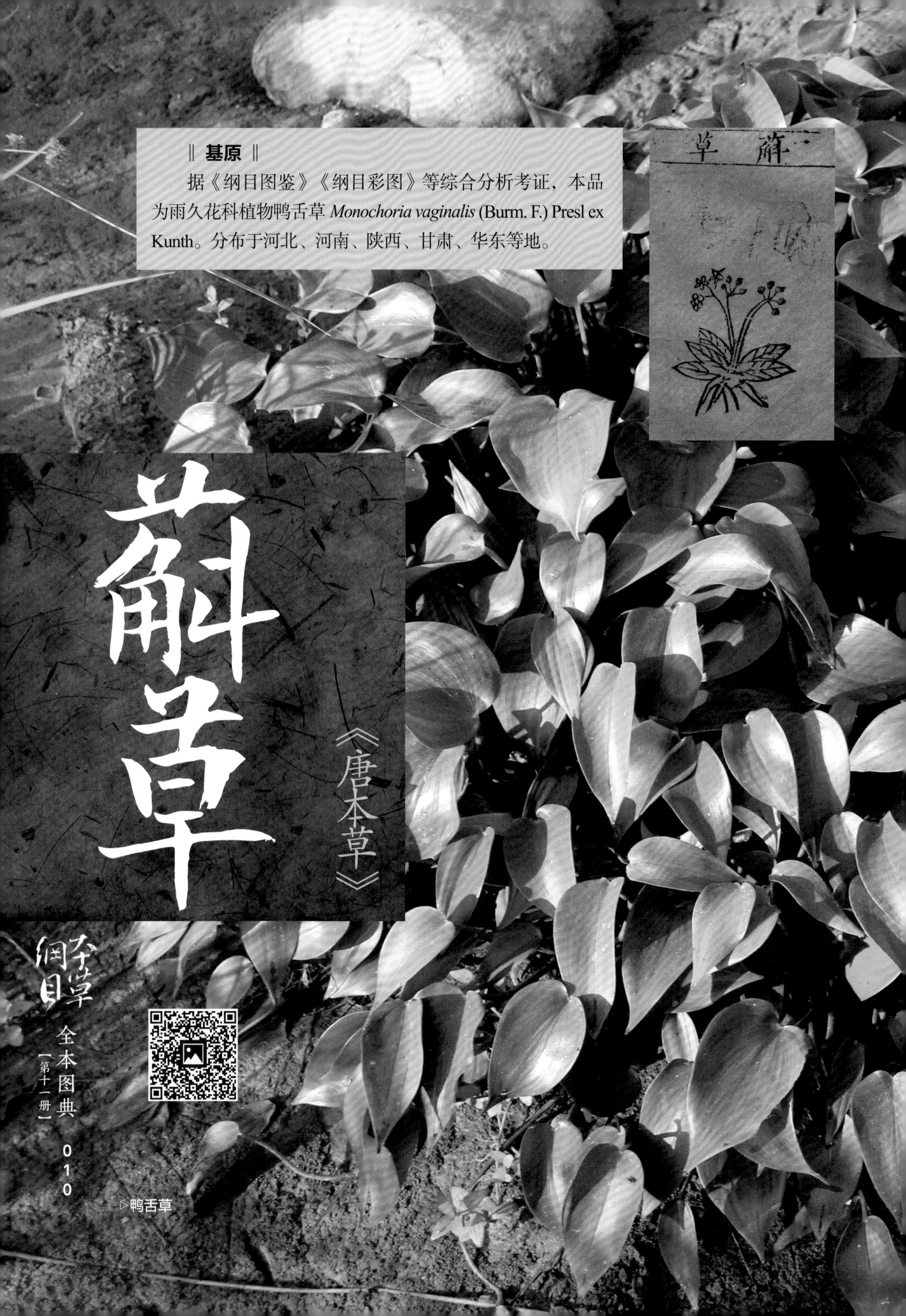

蔛草

▷鸭舌草

‖ **释名** ‖

蔛菜恭蔛荣。

‖ **集解** ‖

[恭曰] 蔛菜所在有之，生水旁。叶圆，似泽泻而小。花青白色。亦堪蒸啖，江南人用蒸鱼食甚美。五六月采茎叶，暴干用。

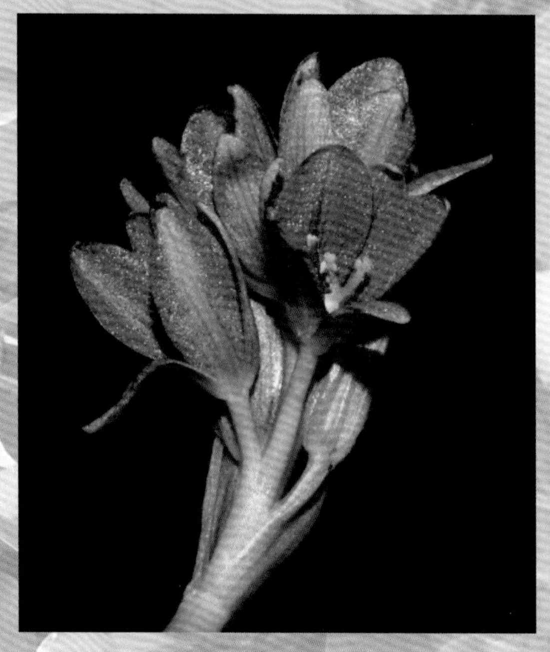

‖ **气味** ‖

甘，寒，无毒。

‖ **主治** ‖

暴热喘息，小儿丹肿。恭。

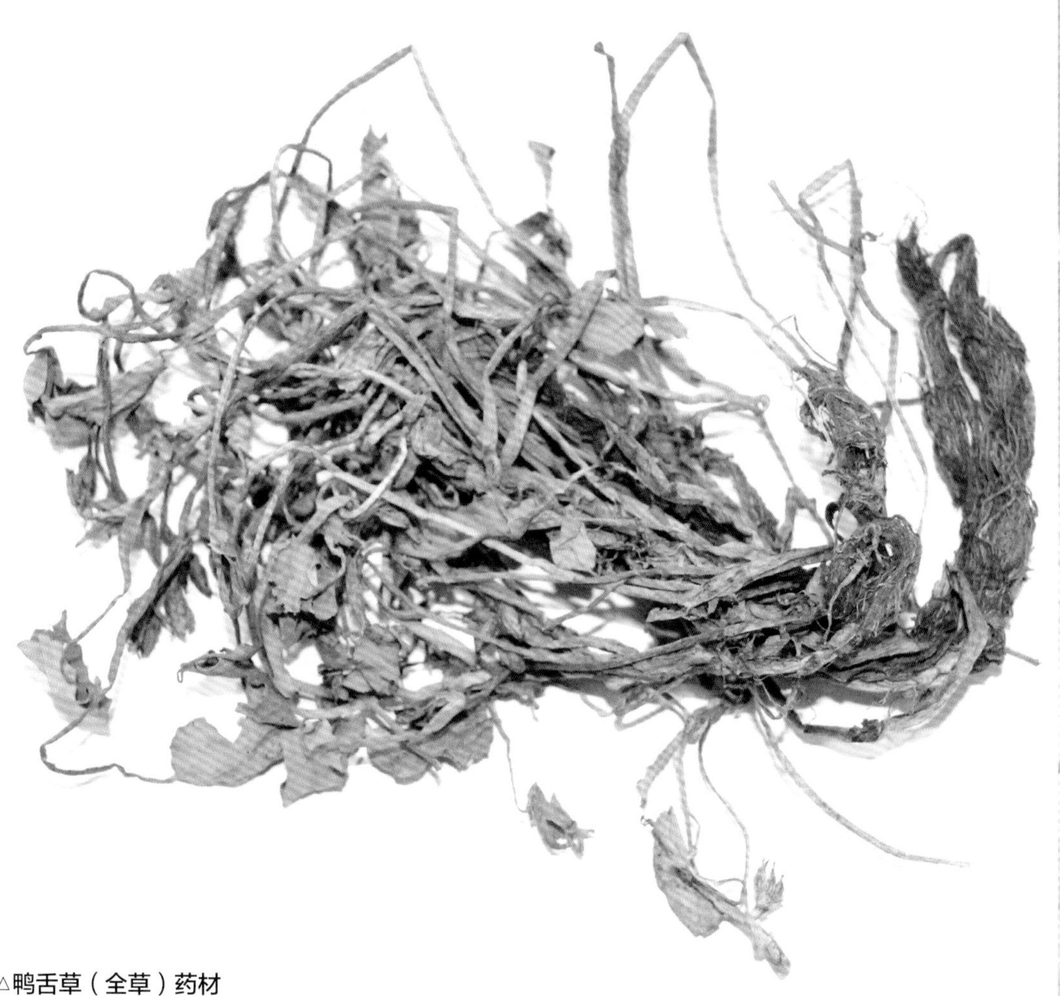

△鸭舌草（全草）药材

羊蹄

《本经》下品

‖ **基原** ‖

据《纲目图鉴》《纲目彩图》《大辞典》《中华本草》等综合分析考证，本品为蓼科植物皱叶酸模 *Rumex crispus* L. 或羊蹄 *Rumex japonicus* Houtt.。皱叶酸模分布于东北、内蒙古、河北、陕西、甘肃、宁夏等地。羊蹄分布于江苏、安徽、浙江、江西、福建、湖北等地。

羊蹄

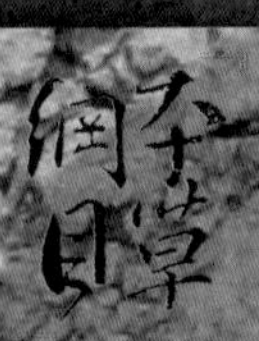

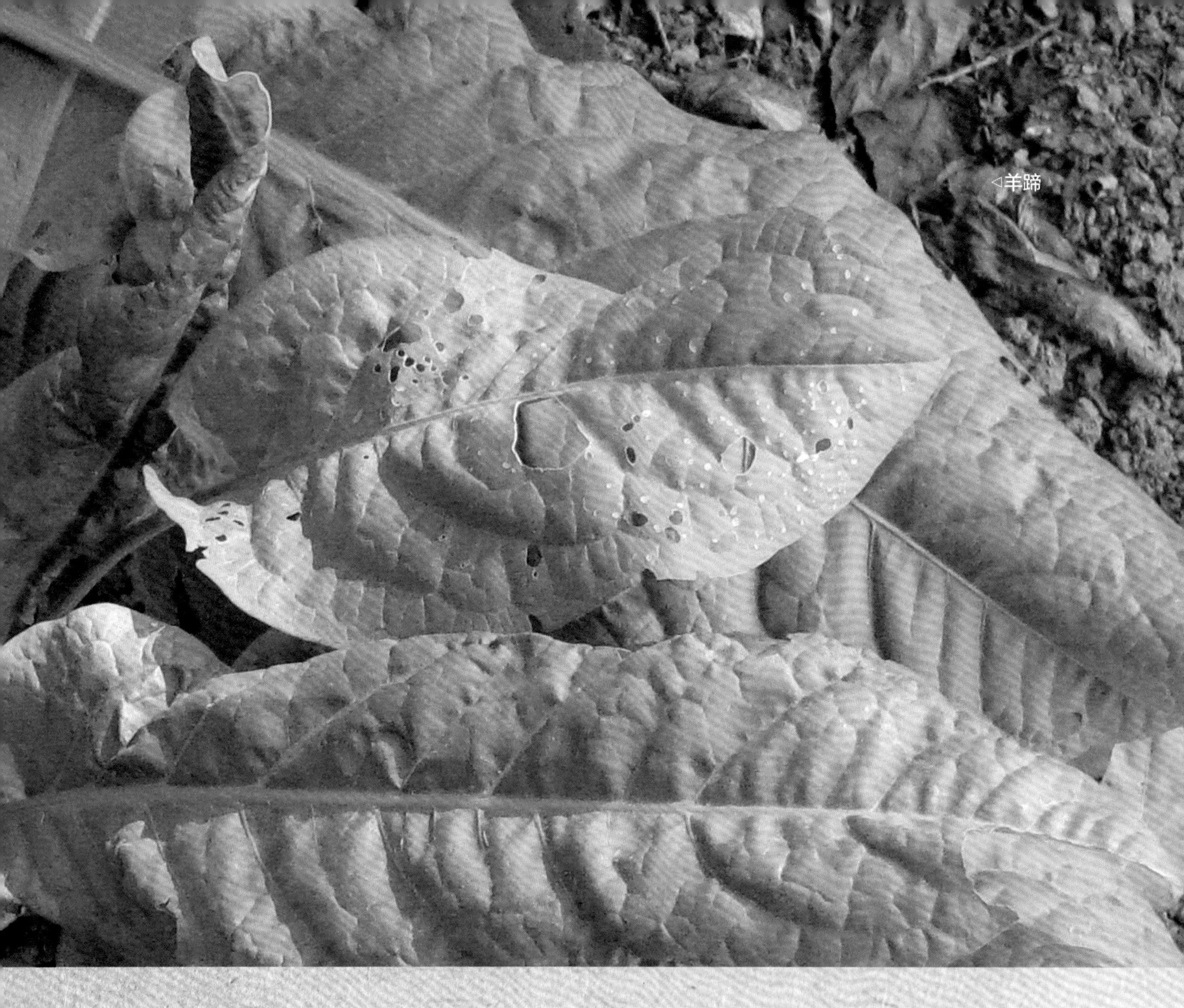

‖ **释名** ‖

蓄别录**秃菜**弘景**败毒菜**纲目**牛舌菜**同**羊蹄大黄**庚辛玉册**鬼目**本经**东方宿**同**连虫陆**同**水黄芹**俗**子名金荞麦。**[弘景曰] 今人呼为秃菜，即蓄字音讹也。[时珍曰] 羊蹄以根名，牛舌以叶形，名秃菜以治秃疮名也。诗·小雅云：言采其蓫。陆玑注云：蓫即蓄字，今之羊蹄也。幽州人谓之蓫。根似长芦菔而茎赤。亦可瀹为茹，滑美。郑樵通志指蓫为尔雅之菲及藚者，误矣。金荞麦以相似名。

‖ **集解** ‖

[别录曰] 羊蹄生陈留川泽。[保升曰] 所在有之，生下湿地。春生苗，高者三四尺。叶狭长，颇似莴苣而色深。茎节间紫赤。开青白花成穗，结子三棱，夏中即枯。根似牛蒡而坚实。[宗奭曰] 叶如菜中菠薐，但无歧而色差青白，叶厚，花与子亦相似。叶可洁擦碖石。子名金荞麦，烧炼家用以制铅、汞。[时珍曰] 近水及湿地极多。叶

长尺余，似牛舌之形，不似菠薐。入夏起薹，开花结子，花叶一色。夏至即枯，秋深即生，凌冬不死。根长近尺，赤黄色，如大黄胡萝卜形。

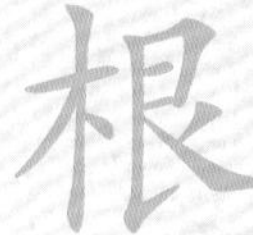

根

‖ **气味** ‖

苦，寒，无毒。[恭曰] 辛、苦，有小毒。[时珍曰] 能制三黄、砒石、丹砂、水银。

‖ **主治** ‖

头秃疥瘙，除热，女子阴蚀。本经。**浸淫疽痔，杀虫。**别录。**疗蛊毒。**恭。**治癣，杀一切虫。醋磨，贴肿毒。**大明。**捣汁二三匙，入水半盏煎之，空腹温服，治产后风秘，殊验。**宗奭。

‖ **发明** ‖

[震亨曰] 羊蹄根属水，走血分。[颂曰] 新采者，磨醋涂癣速效。亦煎作丸服。采根不限多少，捣绞汁一大升，白蜜半升，同熬如稠饧，更用防风末六两，搜和令可丸，丸如梧子大。用栝楼、甘草煎酒下三二十丸，日二三服。

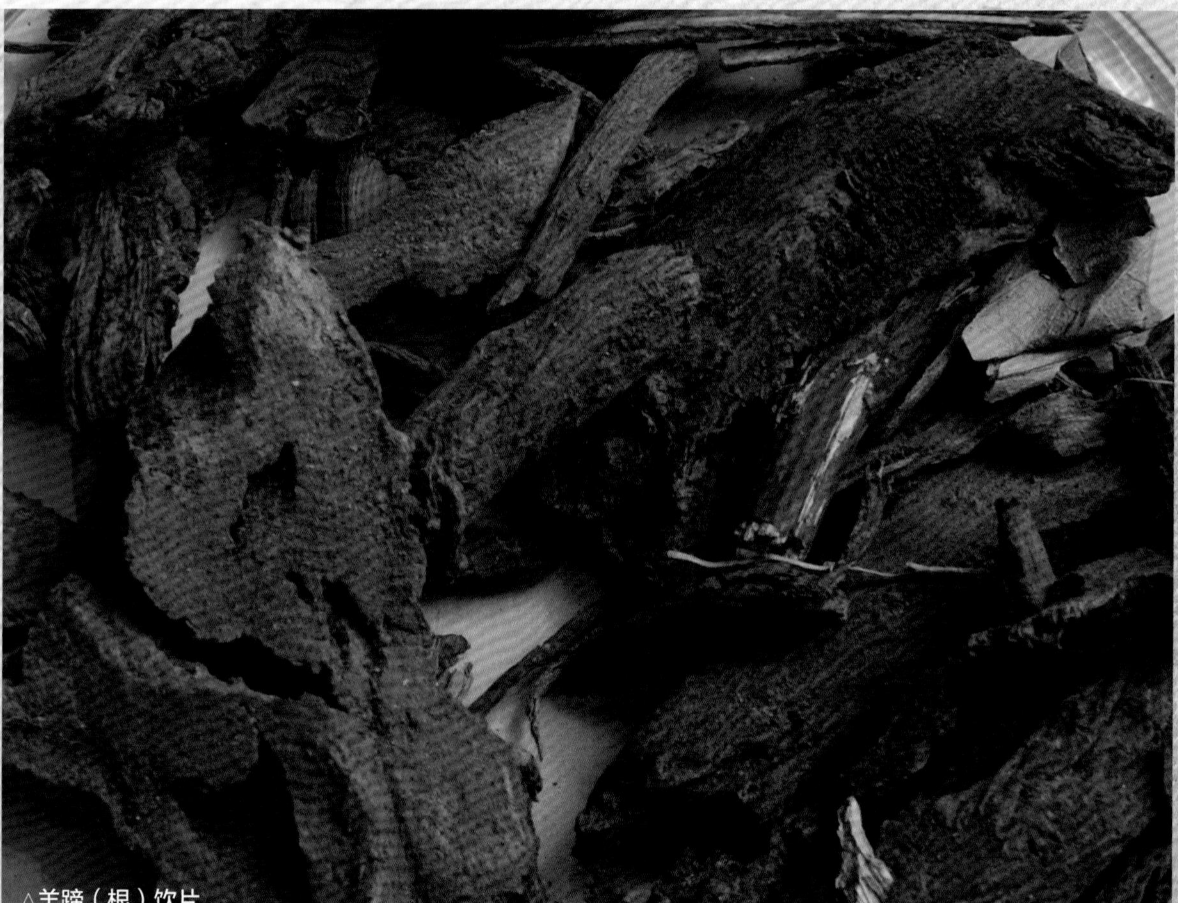

△羊蹄（根）饮片

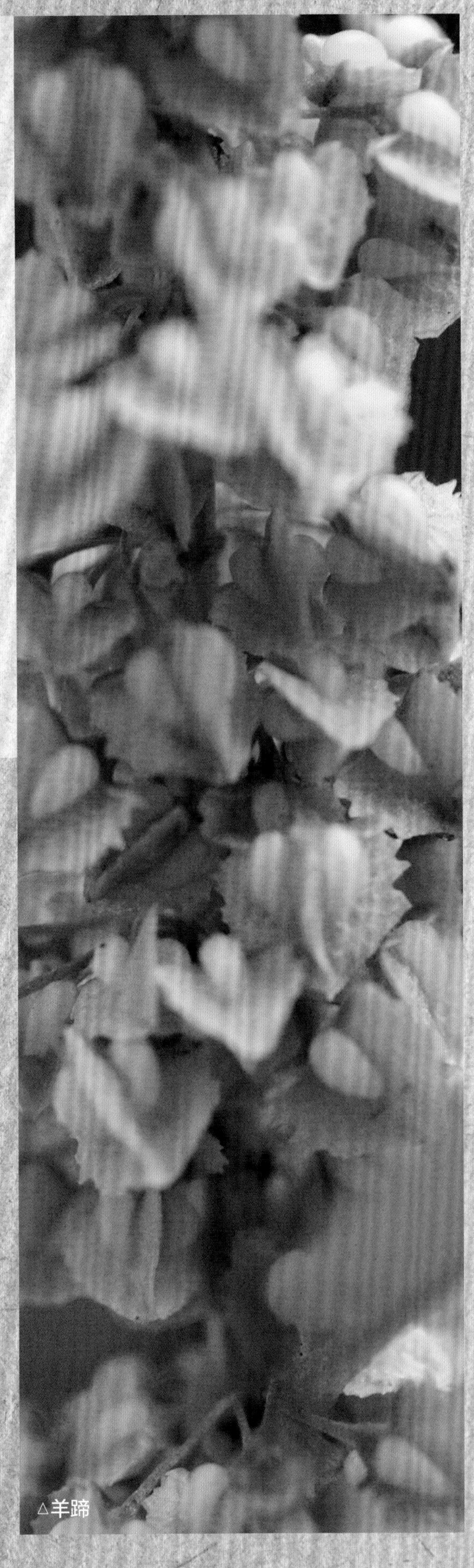
△羊蹄

‖ **附方** ‖

旧六，新七。**大便卒结**羊蹄根一两，水一大盏，煎六分，温服。圣惠方。**肠风下血**败毒菜根洗切，用连皮老姜各半盏，同炒赤，以无灰酒淬之，碗盖少顷，去滓，任意饮。永类方。**喉痹不语**羊蹄独根者，勿见风日及妇人鸡犬，以三年醋研如泥，生布拭喉外令赤，涂之。千金方。**面上紫块**如钱大，或满面俱有。野大黄四两取汁，穿山甲十片烧存性，川椒末五钱，生姜四两取汁和研，生绢包擦。如干，入醋润湿。数次如初，累效。陆氏积德堂方。**疬疡风驳**羊蹄草根，于生铁上磨好醋，旋旋刮涂。入硫黄少许，更妙。日日用之。圣惠。**汗斑癜风**羊蹄根二两，独科扫帚头一两，枯矾五钱，轻粉一钱，生姜半两，同杵如泥。以汤澡浴，用手抓患处起粗皮。以布包药，着力擦之。暖卧取汗，即愈也。乃盐山刘氏方，比用硫黄者更妙。蔺氏经验方。**头风白屑**羊蹄草根曝干杵末，同羊胆汁涂之，永除。圣惠方。**头上白秃**独根羊蹄，勿见妇女、鸡犬、风日，以陈醋研如泥，生布擦赤傅之，日一次。肘后。**癣久不瘥**简要济众方用羊蹄根杵绞汁，入轻粉少许，和如膏，涂之。三五次即愈。永类方治癣经年者。败毒菜根独生者，即羊蹄根，捣三钱，入川百药煎二钱，白梅肉擂匀，以井华水一盏，滤汁澄清。天明空心服之。不宜食热物。其滓抓破擦之。三次即愈。千金方：治细癣。用羊蹄根五升，桑柴灰汁煮三五沸，取汁洗之。仍以羊蹄汁和矾末涂之。**漏瘤湿癣**浸淫日广，痒不可忍，愈后复发，出黄水。羊蹄根捣，和大醋，洗净涂上，一时以冷水洗之，日一次。千金翼。**疥疮有虫**羊蹄根捣，和猪脂，入盐少许，日涂之。外台秘要。

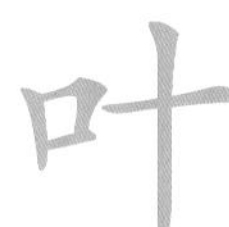

‖ **气味** ‖

甘，滑，寒，无毒。

‖ **主治** ‖

小儿疳虫，杀胡夷鱼、鲑鱼、檀胡鱼毒，作菜。多食，滑大腑。大明。[时珍曰] 胡夷、鲑鱼皆河豚名。檀胡未详。**作菜，止痒。不宜多食，令人下气。**诜。**连根烂蒸一碗食，治肠痔泻血甚效。**时珍。

‖ **附方** ‖

旧一。**悬壅舌肿**咽生息肉。羊蹄草煮汁，热含，冷即吐之。圣惠。

◁羊蹄

羊蹄

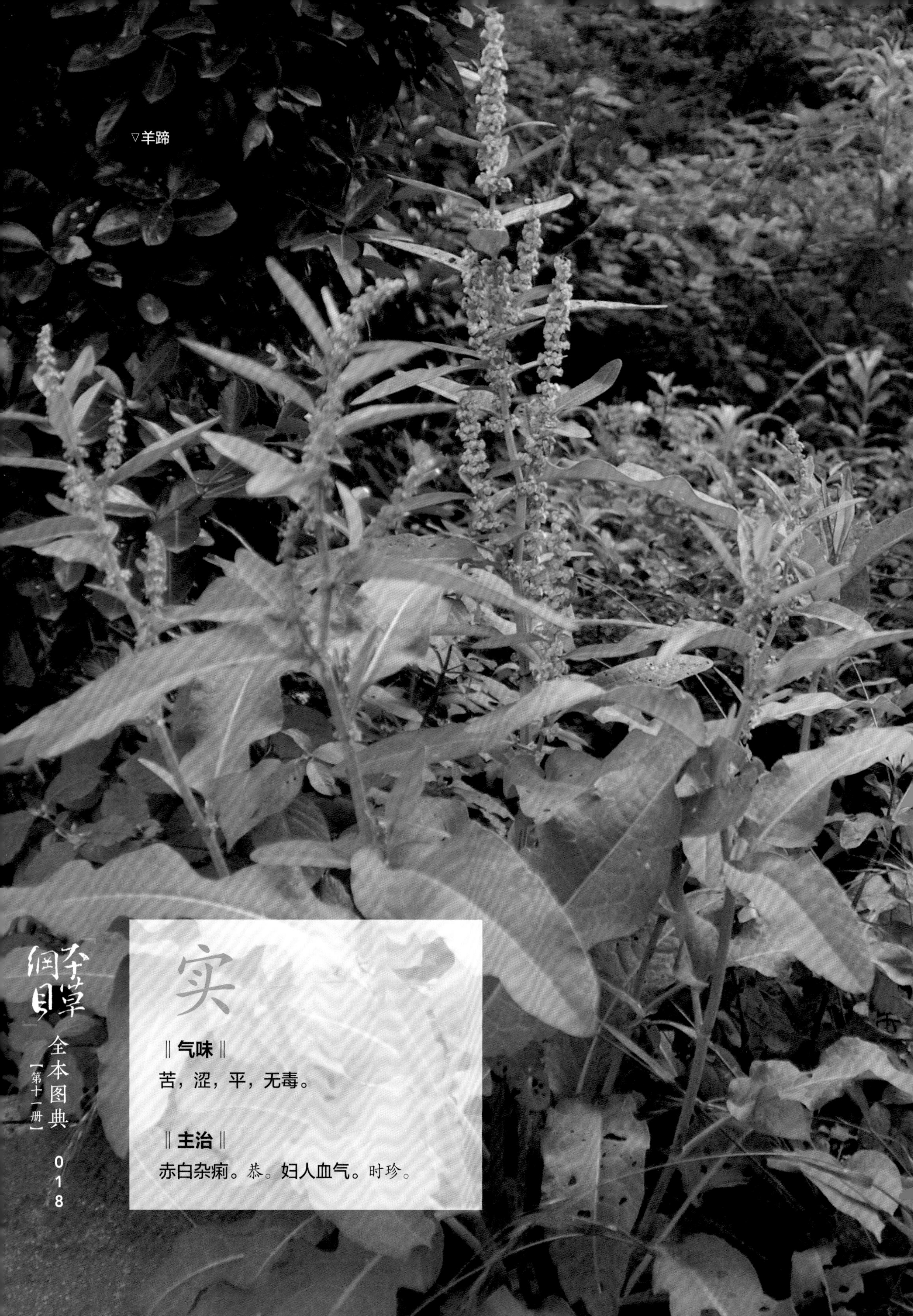

实

‖**气味**‖

苦，涩，平，无毒。

‖**主治**‖

赤白杂痢。恭。妇人血气。时珍。

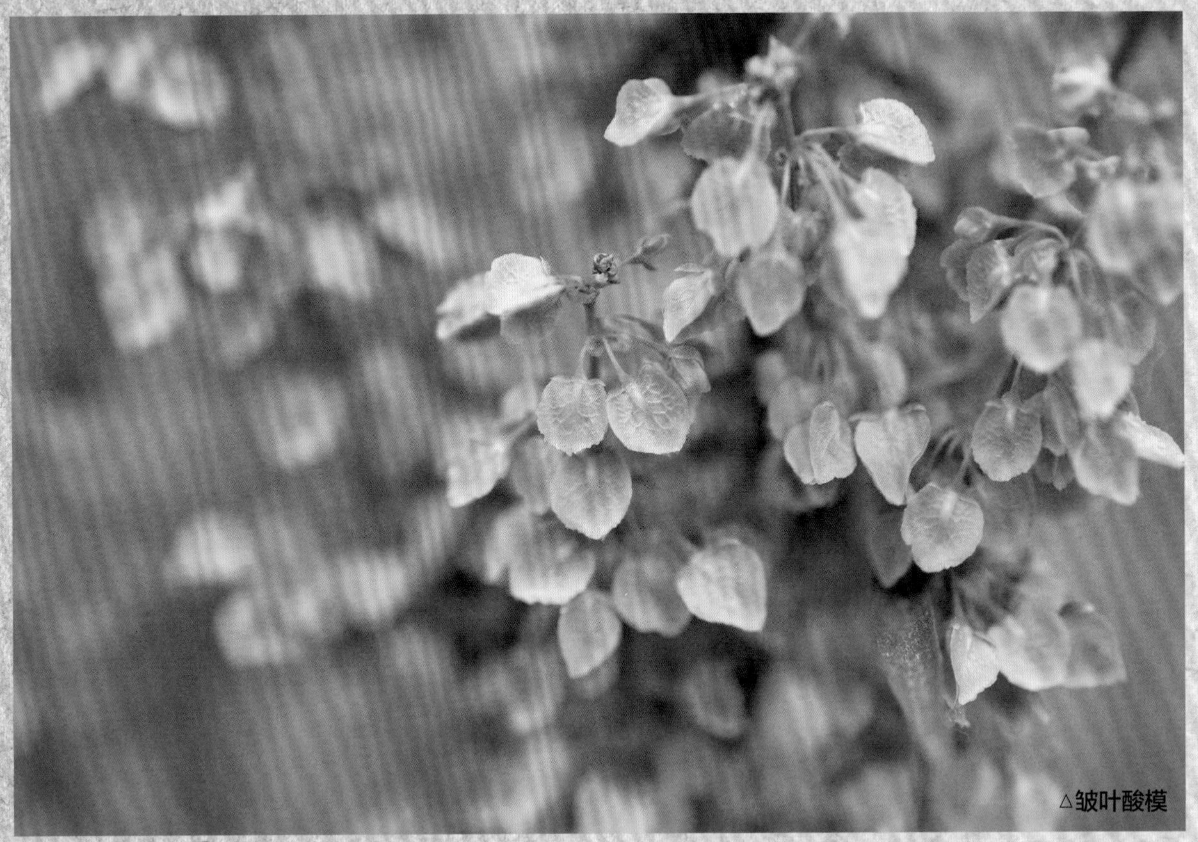
△皱叶酸模

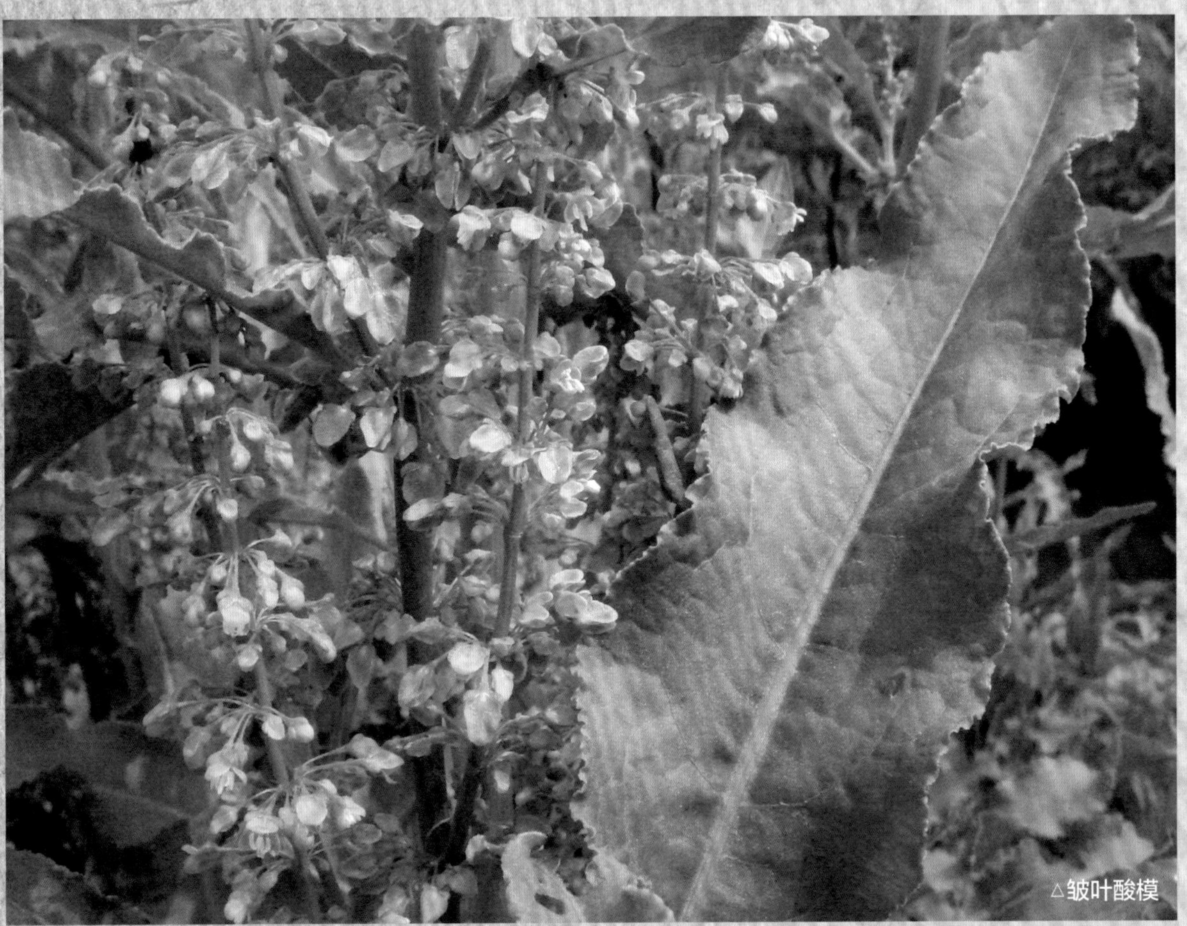
△皱叶酸模

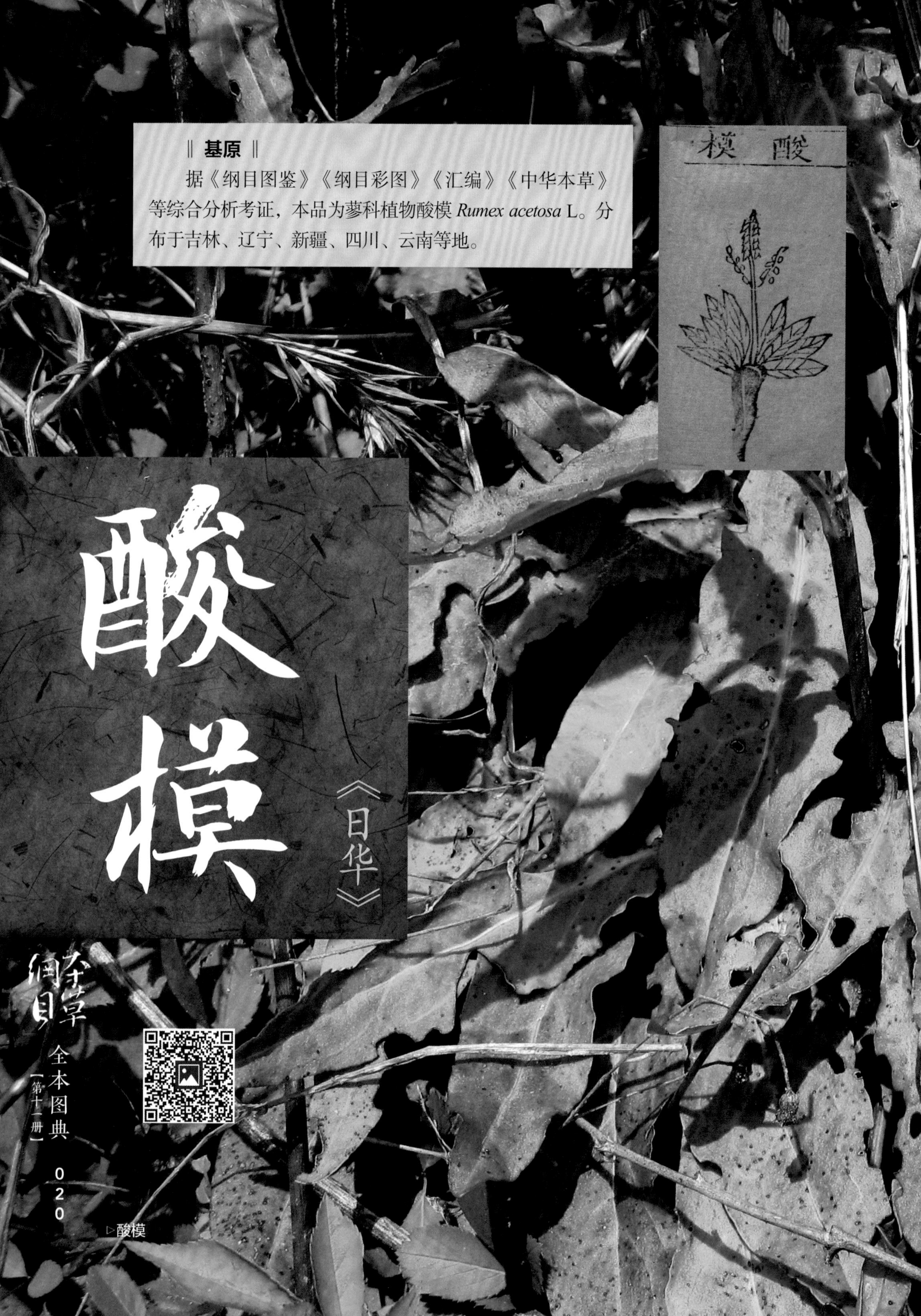

‖ **基原** ‖

据《纲目图鉴》《纲目彩图》《汇编》《中华本草》等综合分析考证，本品为蓼科植物酸模 *Rumex acetosa* L.。分布于吉林、辽宁、新疆、四川、云南等地。

酸模《日华》

▷酸模

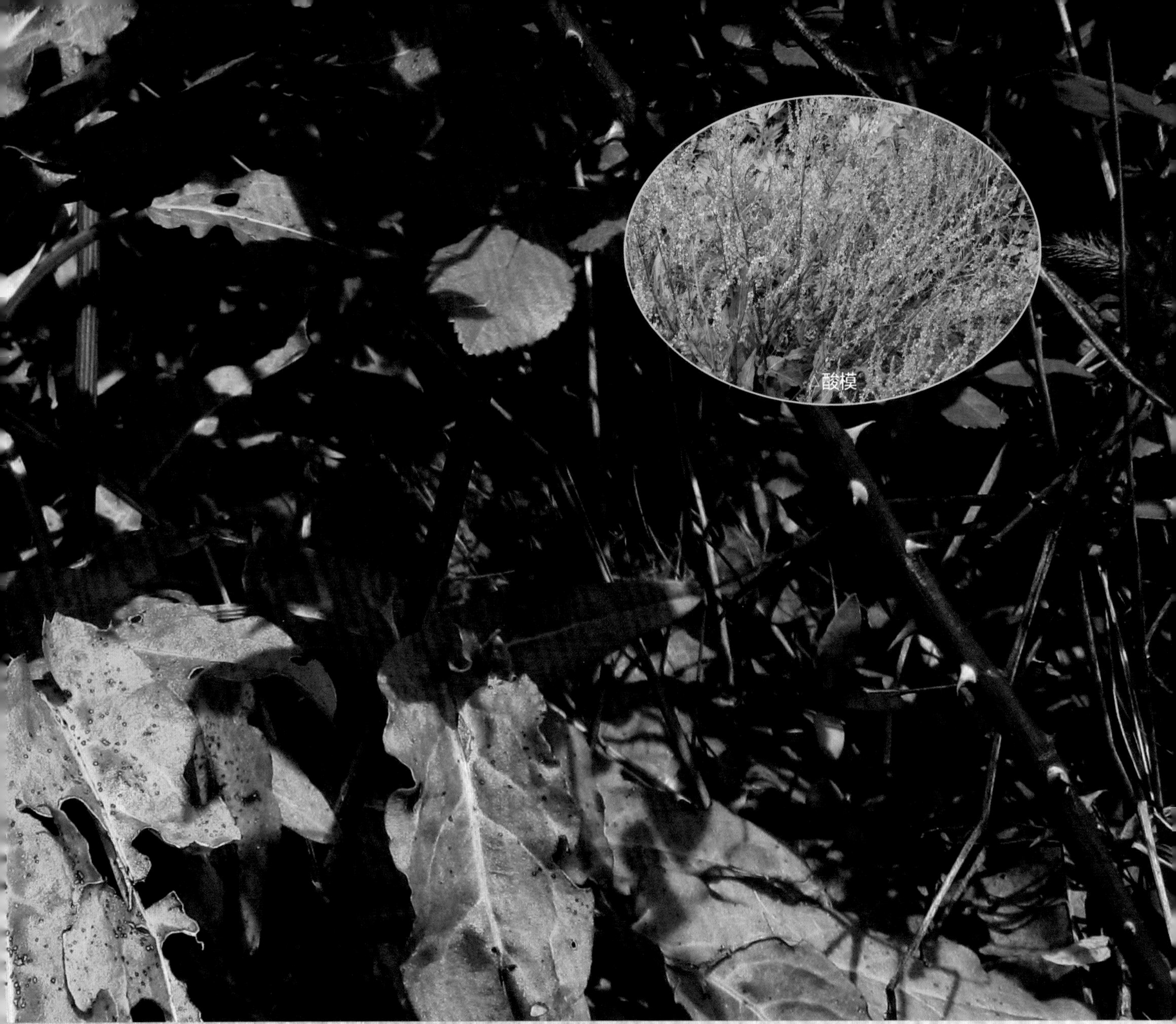

酸模

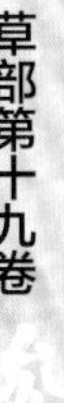

‖ **释名** ‖

山羊蹄纲目**山大黄**拾遗**薞芜**尔雅**酸母**纲目**蓚同当药。**[时珍曰] 薞芜乃酸模之音转，酸模又酸母之转，皆以味而名，与三叶酸母草同名。掌禹锡以薞芜为蔓菁菜，误矣。

‖ **集解** ‖

[弘景曰] 一种极似羊蹄而味酸，呼为酸模，亦疗疥也。[大明曰] 所在有之，生山冈上。状似羊蹄叶而小黄。茎叶俱细。节间生子，若茺蔚子。[藏器曰] 即是山大黄，一名当药。其叶酸美，人亦采食其英。尔雅：须，薞芜。郭璞注云：似羊蹄而叶细，味酸可食。一名蓚也。[时珍曰] 平地亦有。根叶花形并同羊蹄，但叶小味酸为异。其根赤黄色。连根叶取汁炼霜，可制雄、汞。

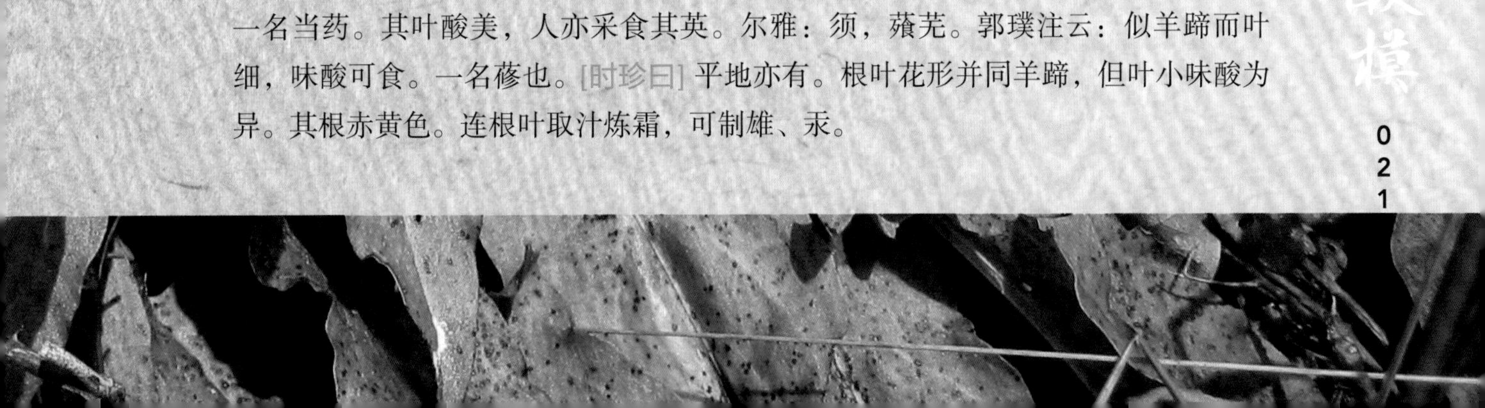

‖ **气味** ‖

酸，寒，无毒。[时珍曰] 叶酸，根微苦。

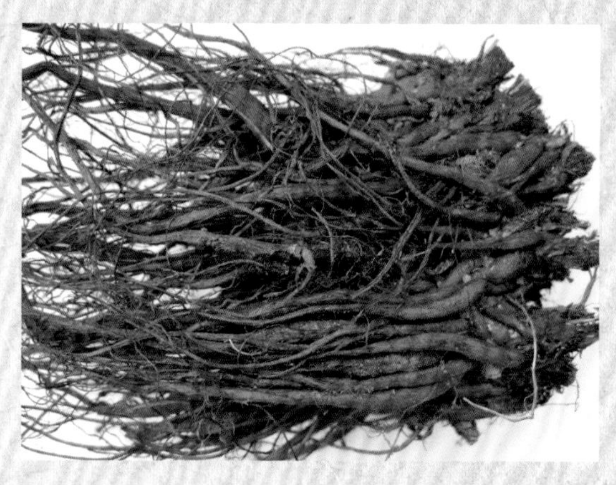

‖ **主治** ‖

暴热腹胀，生捣汁服，当下利。杀皮肤小虫。藏器。**治疥。**弘景。**疗痢乃佳。**保升。**去汗斑，同紫萍捣擦，数日即没。**时珍。

‖ **附方** ‖

新一。**瘭疽毒疮**肉中忽生黯子如粟豆，大者如梅李，或赤或黑，或青或白，其中有核，核有深根，应心。肿泡紫黑色，能烂筋骨，毒入脏腑杀人。宜灸黯上百壮。以酸模叶薄其四面，防其长也。内服葵根汁，其毒自愈。千金方。

‖ **附录** ‖

牛舌实 [别录有名未用曰] 味咸，温，无毒。主轻身益气。生水中泽旁。实大，叶长尺。五月采实。一名豕首。[器曰] 今东土人呼田水中大叶如牛耳者，为牛耳菜。[时珍曰] 今人呼羊蹄为牛舌菜，恐羊蹄是根，此是其实。否则是羊蹄之生水中者也。

麢舌 [别录曰] 味辛，微温，无毒。主霍乱腹痛，吐逆心烦。生水中。五月采之。[弘景曰] 生小小水中。今人五月五日采干，以治霍乱甚良。

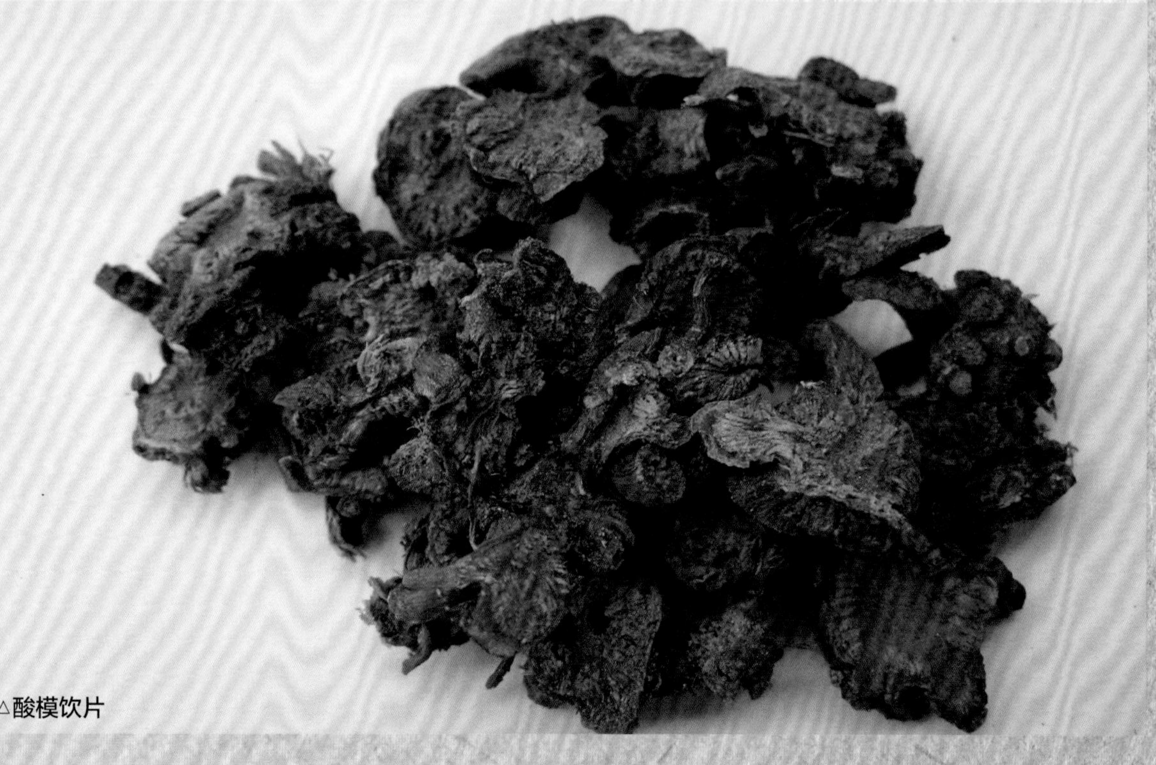

△酸模饮片

龙舌草《纲目》

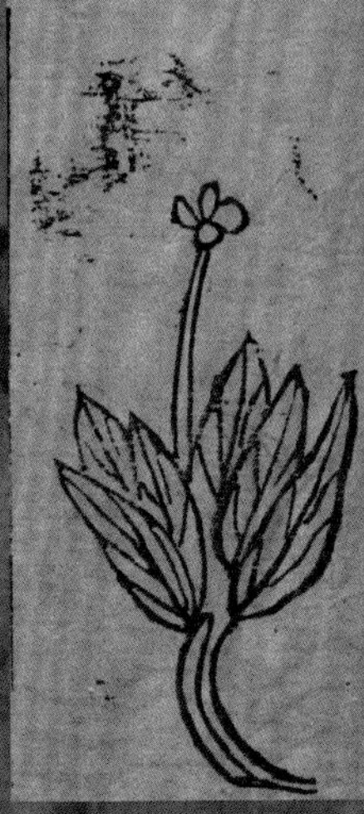

‖ **基原** ‖

据《纲目图鉴》《大辞典》《汇编》《中华本草》等综合分析考证，本品为水鳖科植物水车前 *Ottelia alismoides* (Linn.) Pers.。分布于东北及河北、江苏、安徽、湖北、湖南等地。

‖ **集解** ‖

[时珍曰] 龙舌生南方池泽湖泊中。叶如大叶菘菜及芣苢状。根生水底，抽茎出水，开白花。根似胡萝卜根而香，杵汁能软鹅鸭卵，方家用煮丹砂，煅白矾，制三黄。

‖ **气味** ‖

甘、咸，寒，无毒。

‖ **主治** ‖

痈疽，汤火灼伤，捣涂之。时珍。

‖ **附方** ‖

新一。**乳痈肿毒**龙舌草、忍冬藤研烂，蜜和傅之。多能鄙事。

‖ **基原** ‖

据《纲目图鉴》《纲目彩图》《大辞典》等综合分析考证，本品为天南星科植物石菖蒲 *Acorus tatarinowii* Schott。分布于我国长江流域以南各地区及西藏。《药典》收载石菖蒲药材为天南星科植物石菖蒲的干燥根茎；秋、冬二季采挖，除去须根和泥沙，晒干。

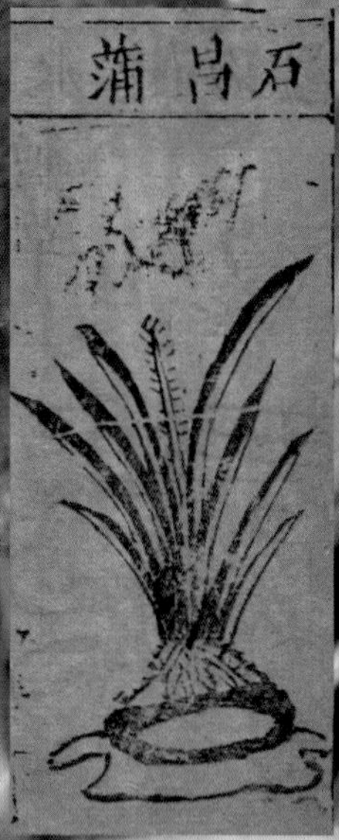

石菖蒲

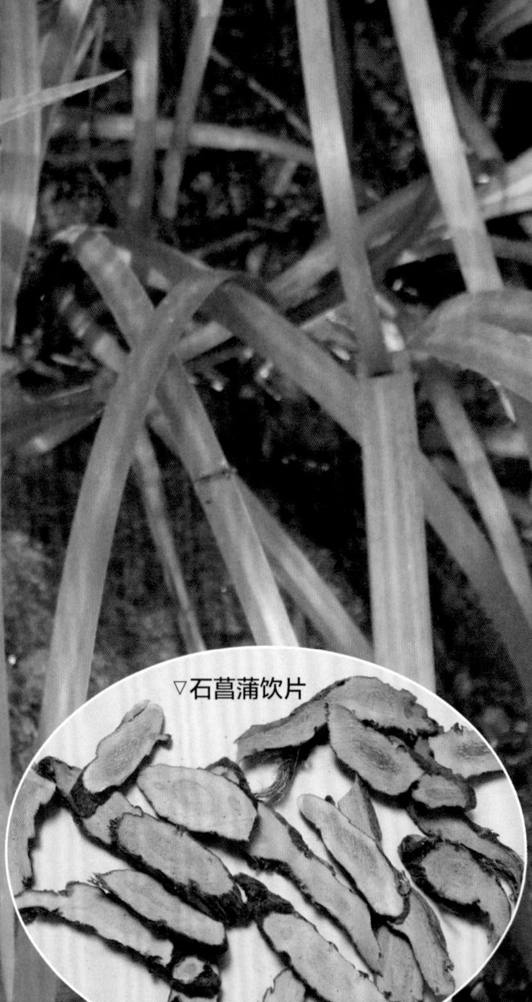

菖蒲

《本经》上品

▽石菖蒲饮片

▷石菖蒲（*Acorus tatarinowii*）

‖ **释名** ‖

昌阳别录**尧韭　水剑草**。[时珍曰] 菖蒲，乃蒲类之昌盛者，故曰菖蒲。又吕氏春秋云：冬至后五十七日，菖始生。菖者百草之先生者，于是始耕。则菖蒲、昌阳又取此义也。典术云：尧时天降精于庭为韭，感百阴之气为菖蒲。故曰尧韭。方士隐为水剑，因叶形也。

‖ **集解** ‖

[别录曰] 菖蒲生上洛池泽及蜀郡严道。一寸九节者良。露根不可用。五月、十二月采根，阴干。[弘景曰] 上洛郡属梁州，严道县在蜀郡，今乃处处有。生石碛上，概节为好。在下湿地，大根者名昌阳，不堪服食。真菖蒲叶有脊，一如剑刃，四月、五月亦作小厘花也。东间溪泽又有名溪荪者，根形气色极似石上菖蒲，而叶正如蒲，无脊。俗人多呼此为石上菖蒲者，谬矣。此止主咳逆，断蚤虱，不入服食用。诗咏多云兰荪，正谓此也。[大明曰] 菖蒲，石涧所生坚小，一寸九节者上。出宣州。二月、八月采。[颂曰] 处处有之，而池州、戎州者佳。春生青叶，长一二尺许，其茎中心有脊，状如剑。无花实。今以五月五日收之。其根盘屈有节，状如马鞭大。一根旁引三四根，旁根节尤密，亦有一寸十二节者。采之初虚软，曝干方坚实。折之中心色微赤，嚼之辛香少滓。人多植于干燥沙石土中，腊月移之尤易活。黔蜀蛮人常将随行，以治卒患心痛。其生蛮谷中者尤佳。人家移种者亦堪用，但干后辛香坚实不及蛮人持来者。此皆医方所用石菖蒲也。又有水菖蒲，生溪涧水泽中，不堪入药。今药肆所货，多以二种相杂，尤难辨也。[承曰] 今阳羡山中生水石间者，其叶逆水而生，根须络石，略无少泥土，根叶极紧细，一寸不啻九节，入药极佳。二浙人家，以瓦石器种之，旦暮易水则茂，水浊及有泥滓则萎。近方多用石菖蒲，必此类也。其池泽所生，肥大节疏粗慢，恐不可入药。唯可作果盘，气味不烈而和淡尔。[时珍曰] 菖蒲凡五种：生于池

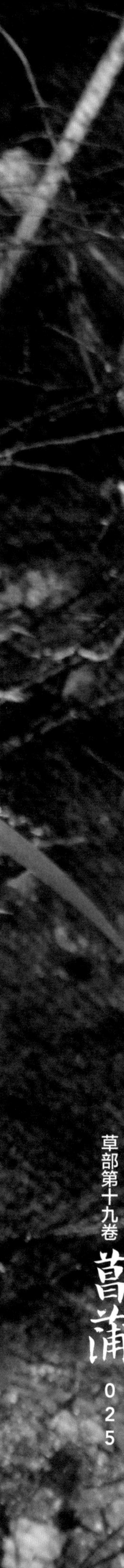

泽，蒲叶肥，根高二三尺者，泥菖蒲，白菖也；生于溪涧，蒲叶瘦，根高二三尺者，水菖蒲，溪荪也；生于水石之间，叶有剑脊，瘦根密节，高尺余者，石菖蒲也；人家以砂栽之一年，至春剪洗，愈剪愈细，高四五寸，叶如韭，根如匙柄粗者，亦石菖蒲也；甚则根长二三分，叶长寸许，谓之钱蒲是矣。服食入药须用二种石菖蒲，余皆不堪。此草新旧相代，四时常青。罗浮山记言：山中菖蒲一寸二十节。抱朴子言：服食以一寸九节紫花者尤善。苏颂言：无花实。然今菖蒲，二三月间抽茎开细黄花成穗，而昔人言菖蒲难得见花，非无花也。应劭风俗通云：菖蒲放花，人得食之长年。是矣。

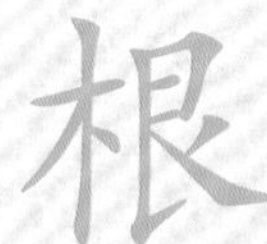

根

‖ **修治** ‖

[敩曰] 凡使，勿用泥菖、夏菖二件，如竹根鞭，形黑、气秽味腥。惟石上生者，根条嫩黄，紧硬节稠，一寸九节者，是真也。采得以铜刀刮去黄黑硬节皮一重，以嫩桑枝条相拌蒸熟，暴干剉用。[时珍曰] 服食须如上法制。若常用，但去毛微炒耳。

‖ **气味** ‖

辛，温，无毒。[权曰] 苦、辛，平。[之才曰] 秦皮、秦艽为之使。恶地胆、麻黄。[大明曰] 忌

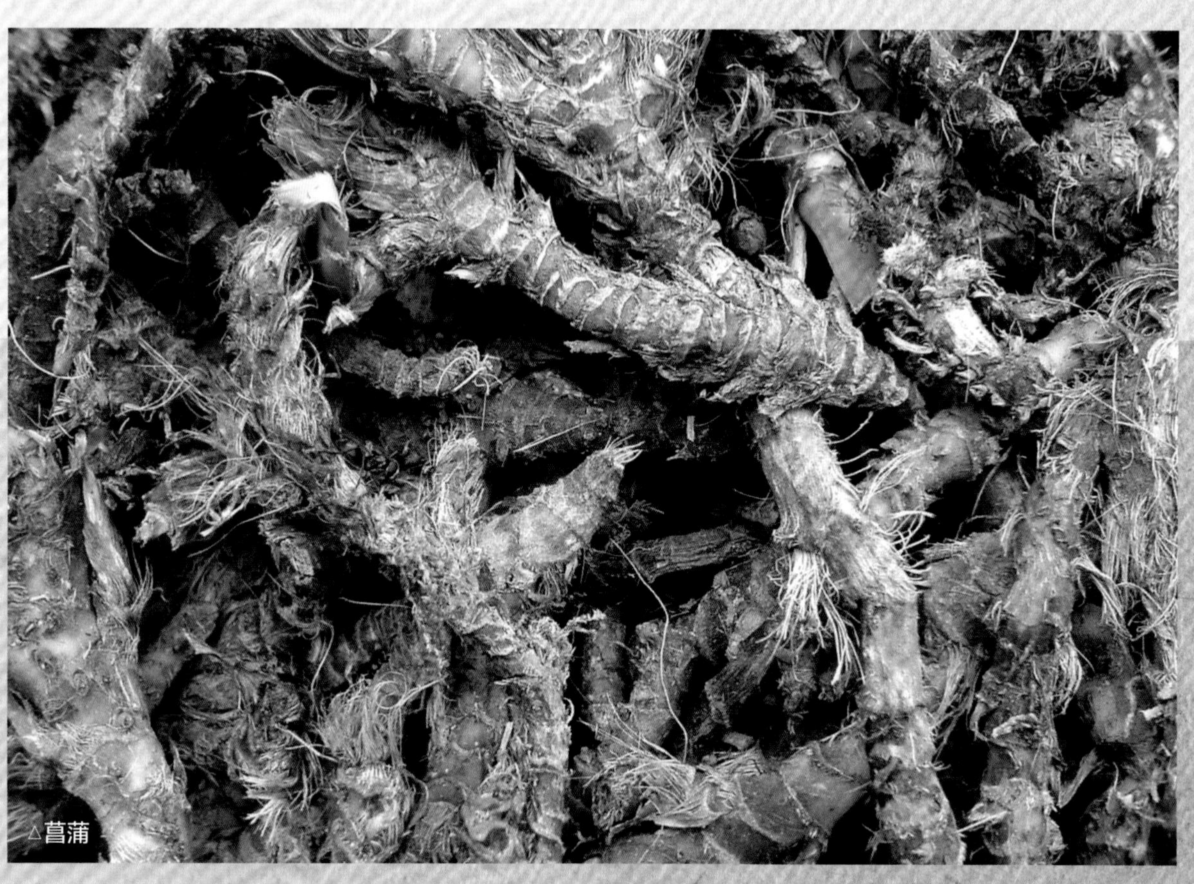

△菖蒲

饴糖、羊肉。勿犯铁器，令人吐逆。

‖ **主治** ‖

风寒湿痹，咳逆上气，开心孔，补五脏，通九窍，明耳目，出音声。主耳聋痈疮，温肠胃，止小便利。久服轻身，不忘不迷惑，延年。益心智，高志不老。本经。**四肢湿痹，不得屈伸，小儿温疟，身积热不解，可作浴汤。**别录。**治耳鸣头风泪下，鬼气，杀诸虫，恶疮疥瘙。**甄权。**除风下气，丈夫水脏，女人血海冷败，多忘，除烦闷，止心腹痛，霍乱转筋，及耳痛者，作末炒，乘热裹署甚验。**大明。**心积伏梁。**好古。**治中恶卒死，客忤癫痫，下血崩中，安胎漏，散痈肿。捣汁服，解巴豆、大戟毒。**时珍。

‖ **发明** ‖

[颂曰] 古方有单服菖蒲法。蜀人治心腹冷气搯痛者，取一二寸捶碎，同吴茱萸煎汤饮之。亦将随行，卒患心痛，嚼一二寸，热汤或酒送下，亦效。[时珍曰] 国初周颠仙对太祖高皇帝常嚼菖蒲饮水。问其故。云服之无腹痛之疾。高皇御制碑中载之。菖蒲气温味辛，乃手少阴、足厥阴之药。心气不足者用之，虚则补其母也。肝若急以辛补之，是矣。道藏经有菖蒲传一卷，其语粗陋。今略节其要云：菖蒲者，水草之精英，神仙之灵药也。其法采紧小似鱼鳞者一斤，以水及米泔浸各一宿，刮去皮切，暴干捣筛，以糯米粥和匀，更入熟蜜搜和，丸如梧子大，稀葛袋

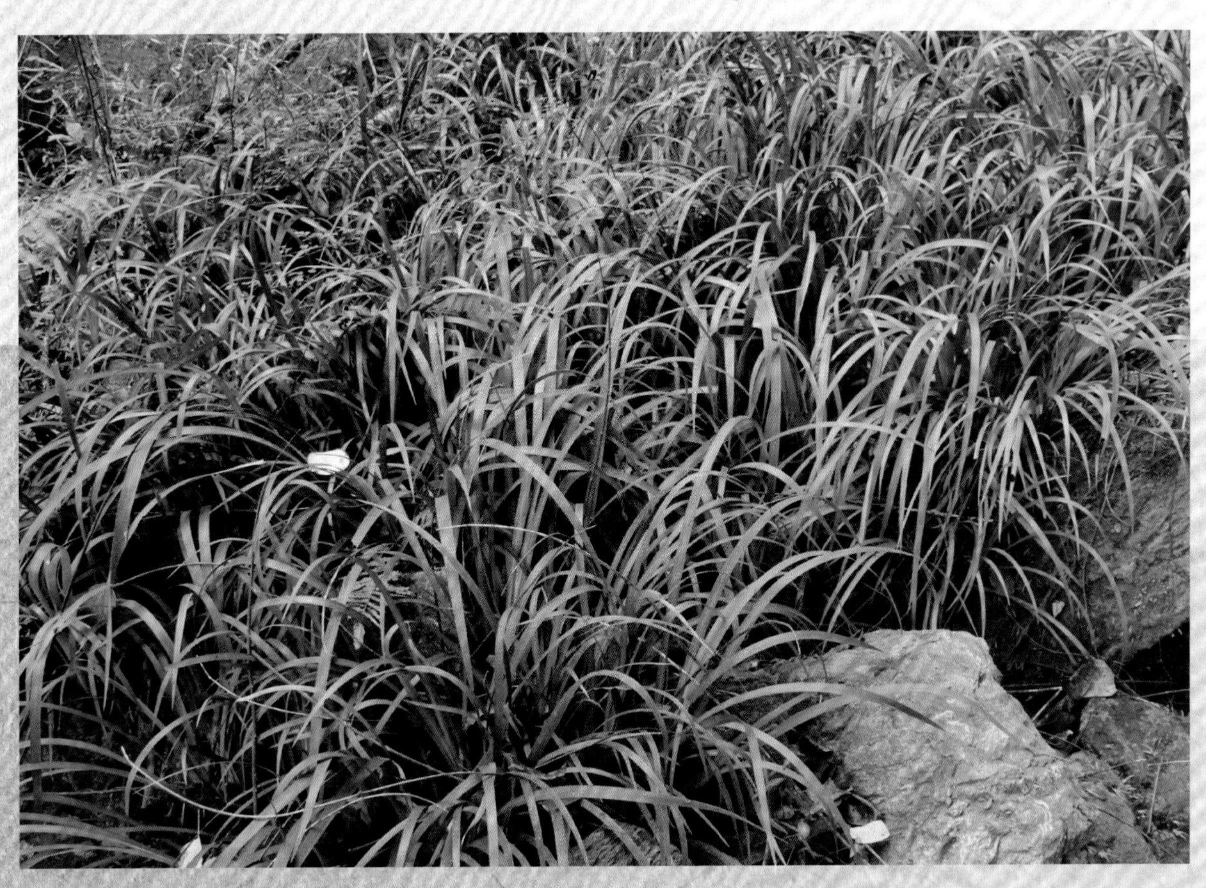

盛，置当风处令干。每旦酒、饮任下三十丸，临卧更服三十丸。服至一月，消食；二月，痰除；服至五年，骨髓充，颜色泽，白发黑，落齿更生。其药以五德配五行：叶青，花赤，节白，心黄，根黑。能治一切诸风，手足顽痹，瘫缓不遂，五劳七伤，填血补脑，坚骨髓，长精神，润五脏，裨六腑，开胃口，和血脉，益口齿，明耳目，泽皮肤，去寒热，除三尸九虫，天行时疾，瘴疫瘦病，泻痢痔漏，妇人带下，产后血运。并以酒服。河内叶敬母中风，服之一年而百病愈。寇天师服之得道，至今庙前犹生菖蒲。郑鱼、曾原等，皆以服此得道也。又按葛洪抱朴子云：韩众服菖蒲十三年，身上生毛，冬袒不寒，日记万言。商丘子不娶，惟食菖蒲根，不饥不老，不知所终。神仙传云：咸阳王典食菖蒲得长生。安期生采一寸九节菖蒲服，仙去。又按臞仙神隐书云：石菖蒲置一盆于几上，夜间观书，则收烟无害目之患。或置星露之下，至旦取叶尖露水洗目，大能明视，久则白昼见星。端午日以酒服，尤妙。苏东坡云：凡草生石上，必须微土以附其根。惟石菖蒲濯去泥土，渍以清水，置盆中，可数十年不枯。节叶坚瘦，根须连络，苍然于几案间，久更可喜。其延年终身之功，既非昌阳可比；至于忍寒淡泊，不待泥土而生，又岂昌阳所能仿佛哉。[杨士瀛曰] 下痢禁口，虽是脾虚，亦热气闭隔心胸所致。俗用木香失之温，用山药失之闭。惟参苓白术散加石菖蒲，粳米饮调下。或用参、苓、石莲肉，少入菖蒲服。胸次一开，自然思食。

‖ **附方** ‖

旧九，新一十八。**服食法**甲子日，取菖蒲一寸九节者，阴干百日，为末。每酒服方寸匕，日三服。久服耳目聪明，益智不忘。千金方。**健忘益智**七月七日，取菖蒲为末，酒服方寸匕，饮酒不醉，好事者服而验之。久服聪明。忌铁器。千金方。**三十六风**有不治者，服之悉效。菖蒲薄切日干三斤，盛以绢袋，玄水一斛，即清酒也，悬浸之，密封一百日，视之如菜绿色，以一斗熟黍米纳中，封十四日，取出日饮。夏禹神仙经。**癫痫风疾**九节菖蒲不闻鸡犬声者，去毛，木臼捣末。以黑豮猪心一个批开，砂罐煮汤。调服三钱，日一服。医学正传。**尸厥魇死**尸厥之病，卒死脉犹动，听其耳中如微语声，股间暖者，是也。魇死之病，卧忽不寤。勿以火照，但痛啮其踵及足拇趾甲际，唾其面即苏。仍以菖蒲末吹鼻中，桂末纳舌下，并以菖蒲根汁灌之。肘后方。**卒中客忤**菖蒲生根捣汁灌之，立瘥。肘后方。**除一切恶**端午日，切菖蒲渍酒饮之。或加雄黄少许。洞天保生录。**喉痹肿痛**菖蒲根嚼汁，烧铁秤锤淬酒一杯，饮之。圣济总录。**霍乱胀痛**生菖蒲剉四两，水和捣汁，分温四服。圣惠方。**诸积鼓胀**食积气积血积之类。石菖蒲八两剉，斑蝥四两去翅足，同炒黄，去斑蝥不用。以布袋盛，拽去蝥末，为末，醋糊丸梧子大。每服三五十丸，温白汤下。治肿胀尤妙。或入香附末二钱。奇效方。**肺损吐血**九节菖蒲末、白面等分。每服三钱，新汲水下，一日一服。圣济录。**解一切毒**石菖蒲、白矾等分，为末，新汲水下。事林广记。**赤白带下**石菖蒲、破故纸等分，炒为末。每服二钱，更以菖蒲浸酒调服，日一。妇人良方。**胎动半产**卒动不安，或腰痛胎转抢心，下血不止，或日月未足而欲产。并以菖蒲根捣汁一二升服之。千金。**产后崩中**下血不止。菖蒲一两半，酒二盏，煎取一盏，去滓分三服，食前温服。千金方。**耳卒聋闭**菖蒲根一寸，巴豆一粒去心，同捣作七丸。绵裹一丸，塞耳，日一换。一方不用巴豆，用蓖麻仁。肘后方。**病后耳聋**生菖蒲汁滴之。圣惠方。**蚤虱入耳**菖蒲末炒热，袋盛，枕之即愈。圣济录。**诸般赤眼**攀睛云翳。菖蒲擂自然汁，文武火熬作膏，日点之效。圣济录。**眼睑挑针**独生菖蒲根，同盐研傅。寿域神方。**飞丝入目**石菖蒲捶碎。左目塞右鼻，右目塞左鼻。百发百中。危氏得效方。**头疮不瘥**菖蒲末，油调傅之，日三、夜二次。法天生意。**痈疽发背**生菖蒲捣贴之。疮干者，为末，水调涂之。孙用和秘宝方。**露岐便毒**生菖蒲根捣傅之。证治要诀。**热毒湿疮** [宗奭曰] 有人遍身生疮，痛而不痒，手足尤甚，粘着衣被，晓夕不得睡。有人教以菖蒲三斗，日干为末，布席上卧之，仍以衣被覆之。既不粘衣，又复得睡，不五七日，其疮如失。后以治人，应手神验。本草衍义。**风癣有虫**菖蒲末五斤，以酒三升渍，釜中蒸之，使味出。先绝酒一日，每服一升或半升。千金方。**阴汗湿痒**石菖蒲、蛇床子等分，为末。日搽二三次。济急仙方。

叶

‖**主治**‖

洗疥、大风疮。时珍。

石菖蒲 *Acorus tatarinowii* ITS2 条形码主导单倍型序列：

```
1   CGCCTTCCGT CGCTCCGCGG CATGATCCCC CGCCCGATGG CGGGGATCGT CCCGGATGCG GATGCTGGCC CTCCGTTCCC
81  CGTGGGCGGT CGGCTGAAAC CCAAGGTCCG CTGCGGGTCG CGGCACGGCA TTGCGGTGGG CTGAGAGGCA GAGTCCCTAC
161 CTCTGGCGTC GGATGCCTTG CCCGGCCGCG CGTCACAGCG GGCCCTTGAG AACGAACCCC ACCATTTGCC GCAGCGGCAG
241 TGTGGATGG
```

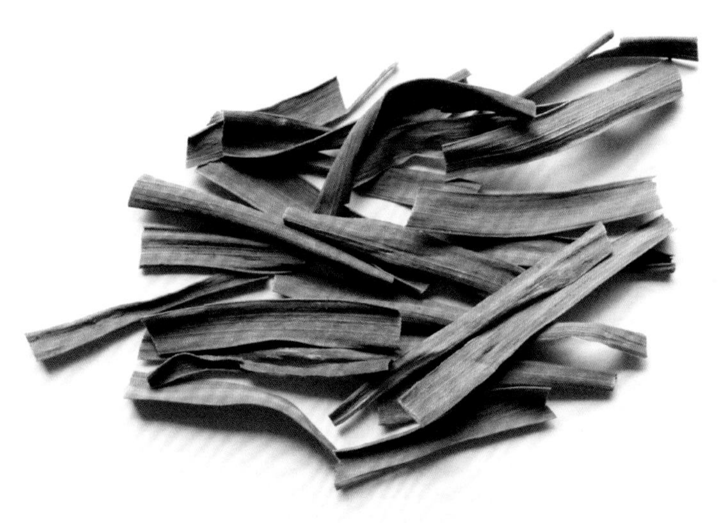

△石菖蒲叶饮片

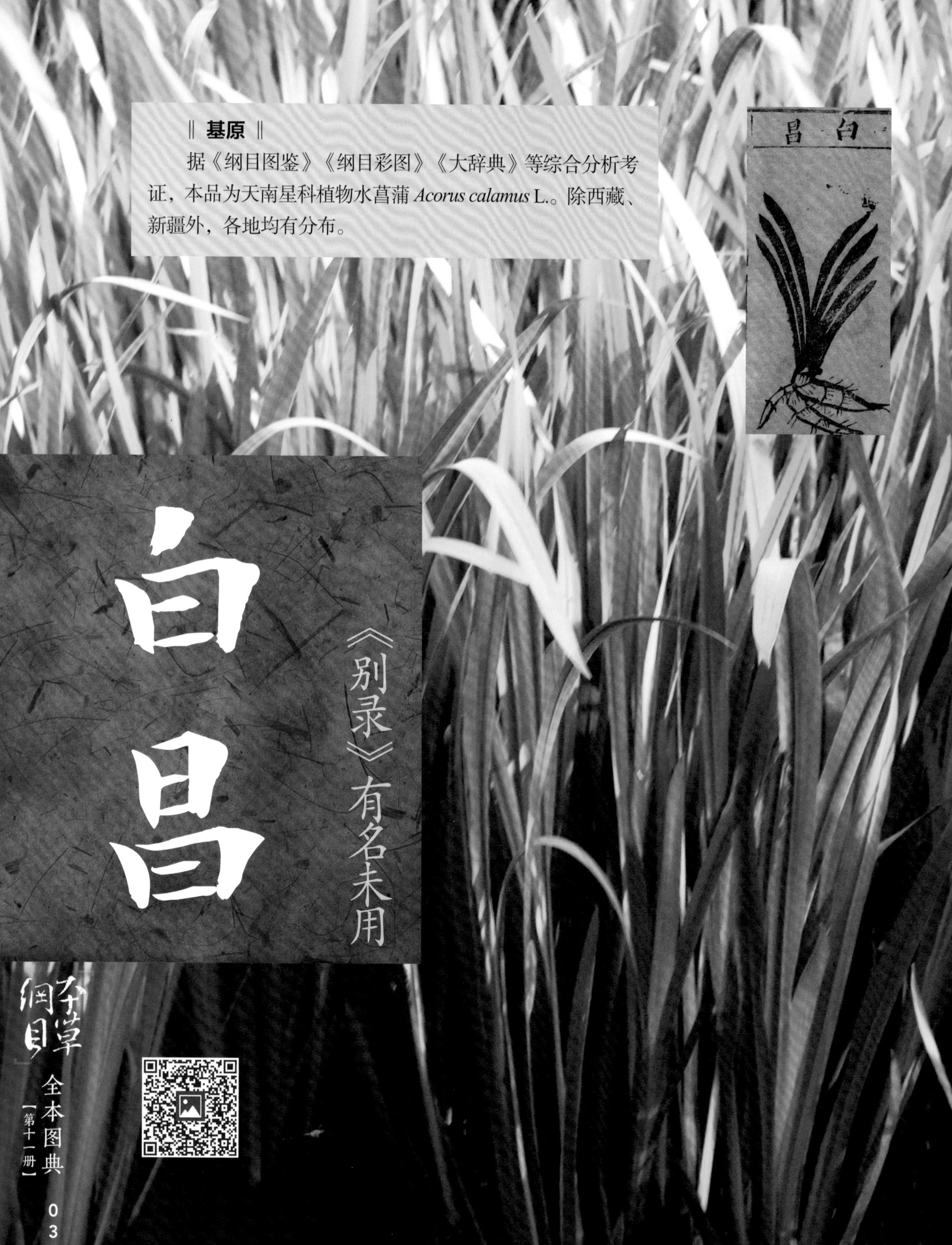

‖ **基原** ‖

据《纲目图鉴》《纲目彩图》《大辞典》等综合分析考证，本品为天南星科植物水菖蒲 *Acorus calamus* L.。除西藏、新疆外，各地均有分布。

白昌

《别录》有名未用

▷水菖蒲（*Acorus calamus*）

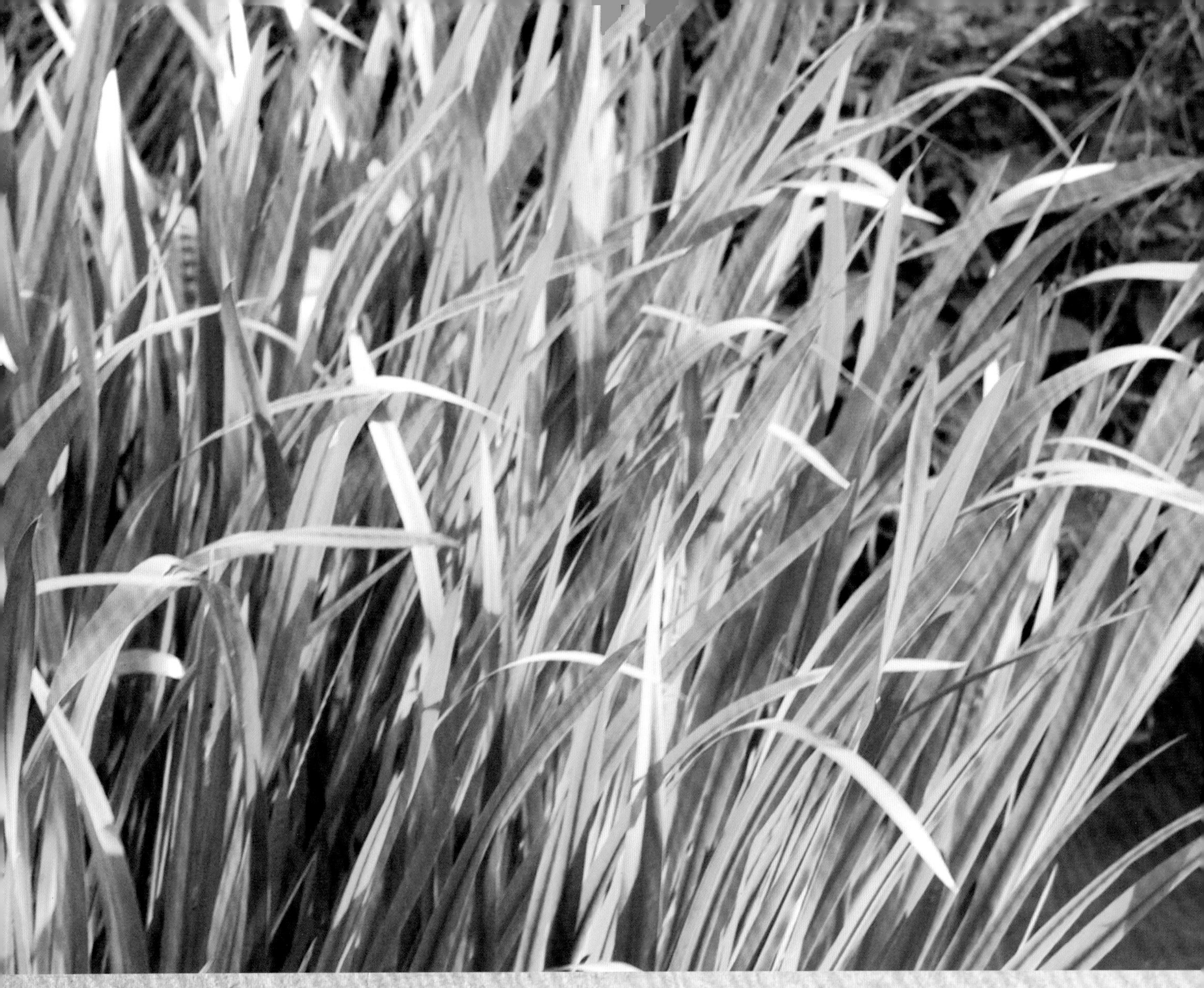

‖ **释名** ‖

水昌蒲别录**水宿**别录**茎蒲**别录**昌阳**拾遗**溪荪**拾遗**兰荪**弘景。[时珍曰] 此即今池泽所生菖蒲，叶无剑脊，根肥白而节疏慢，故谓之白昌。古人以根为菹食，谓之昌本，亦曰昌歜，文王好食之。其生溪涧者，名溪荪。

‖ **集解** ‖

[别录曰] 白昌十月采。[藏器曰] 即今之溪荪也。一名昌阳。生水畔。人亦呼为菖蒲。与石上菖蒲都别。根大而臭，色正白。[颂曰] 水菖蒲，生溪涧水泽中甚多，失水则枯。叶似石菖，但中心无脊。其根干后，轻虚多滓，不堪入药。[时珍曰] 此有二种：一种根大而肥白节疏者，白昌也，俗谓之泥菖蒲；一种根瘦而赤节稍密者，溪荪也，俗谓之水菖蒲。叶俱无剑脊。溪荪气味胜似白昌，并可杀虫，不堪服食。

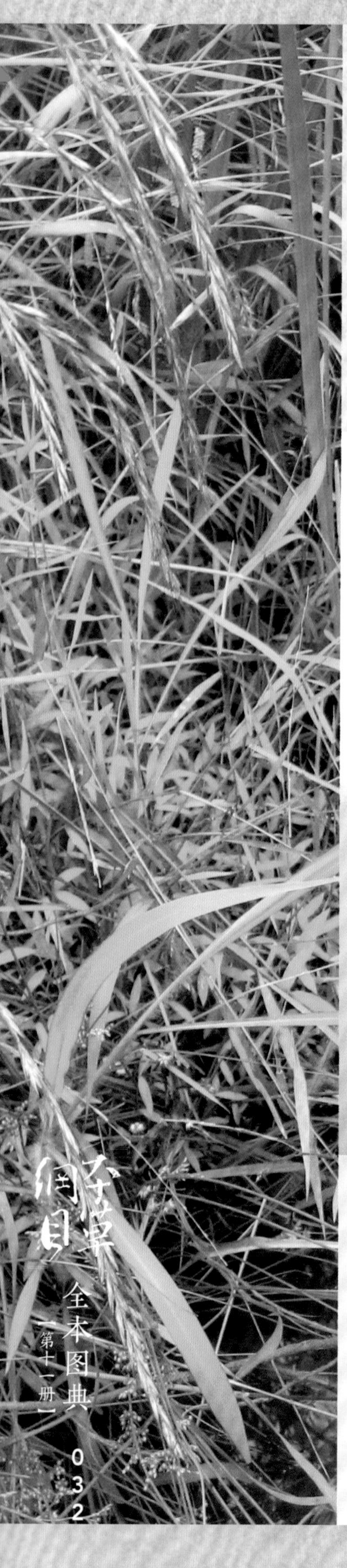

‖ **气味** ‖

甘，无毒。[别录曰] 甘、辛，温，汁制雄黄、雌黄、砒石。

‖ **主治** ‖

食诸虫。别录。**主风湿咳逆，去虫，断蚤虱。**弘景。**研末，油调，涂疥瘙。**苏颂。

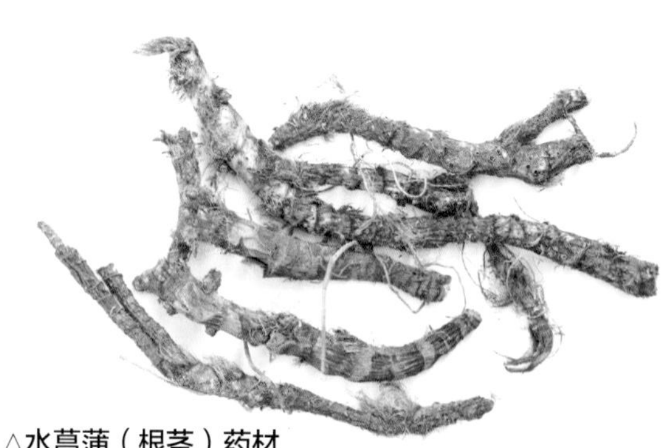

△水菖蒲（根茎）药材

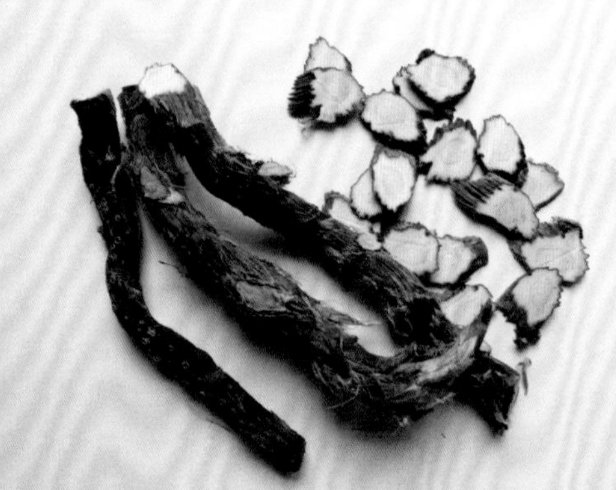

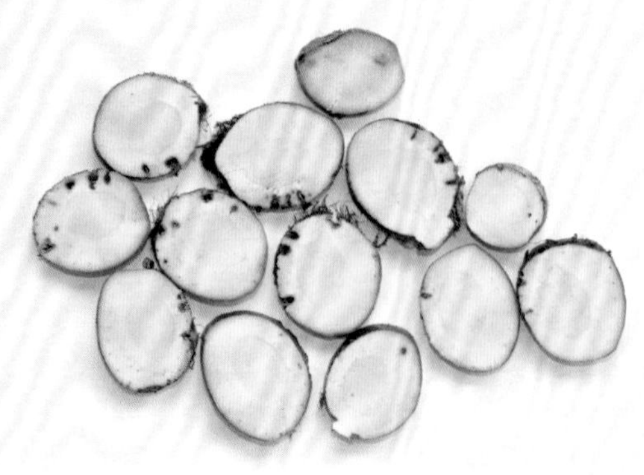

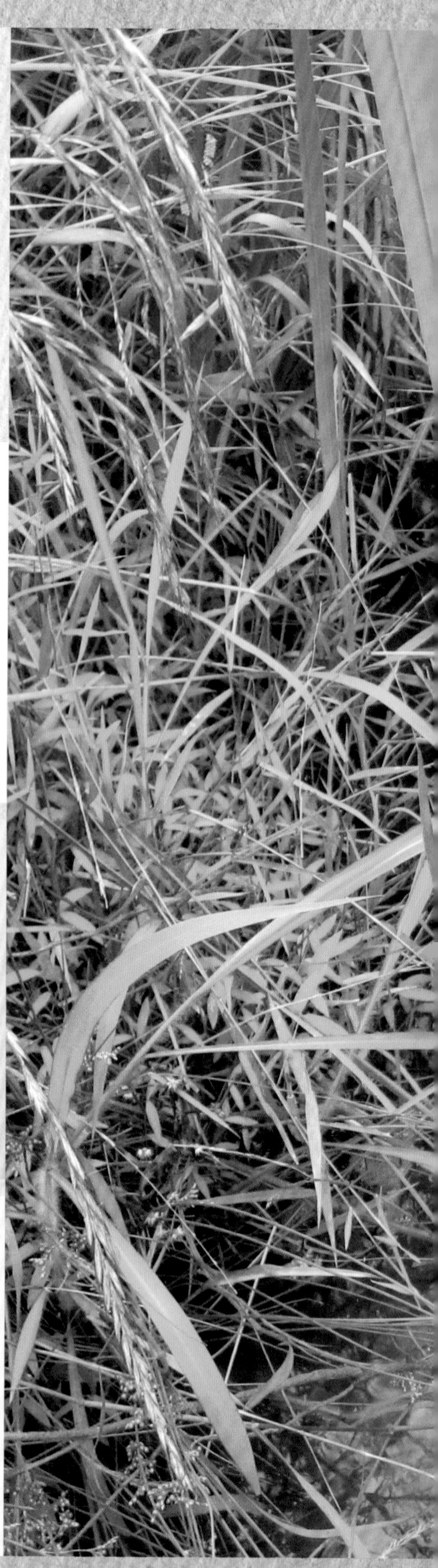

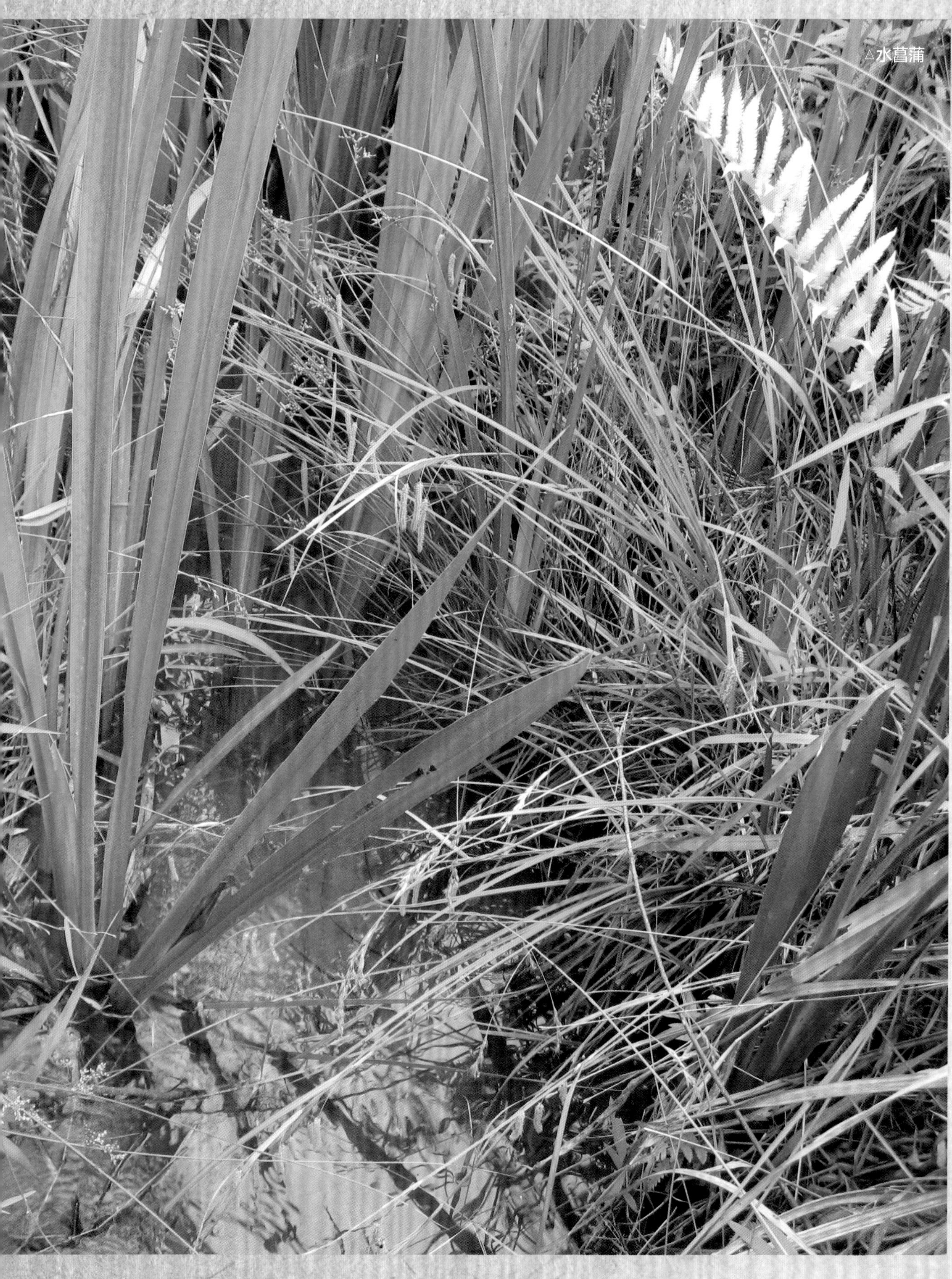

△水菖蒲

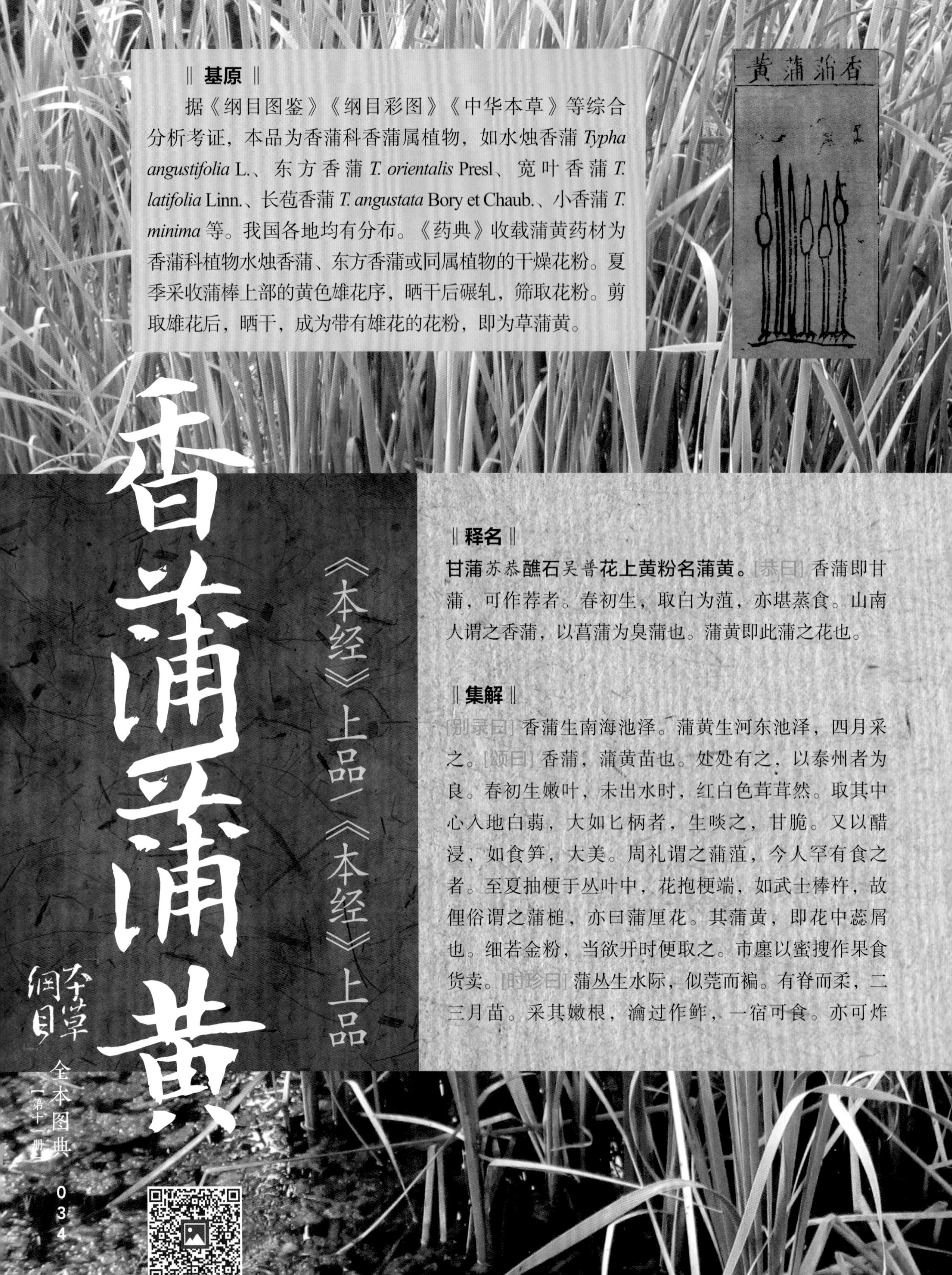

香蒲蒲黄

《本经》上品

基原

据《纲目图鉴》《纲目彩图》《中华本草》等综合分析考证，本品为香蒲科香蒲属植物，如水烛香蒲 *Typha angustifolia* L.、东方香蒲 *T. orientalis* Presl、宽叶香蒲 *T. latifolia* Linn.、长苞香蒲 *T. angustata* Bory et Chaub.、小香蒲 *T. minima* 等。我国各地均有分布。《药典》收载蒲黄药材为香蒲科植物水烛香蒲、东方香蒲或同属植物的干燥花粉。夏季采收蒲棒上部的黄色雄花序，晒干后碾轧，筛取花粉。剪取雄花后，晒干，成为带有雄花的花粉，即为草蒲黄。

释名

甘蒲苏恭**醮石**吴普**花上黄粉名蒲黄。**[恭曰] 香蒲即甘蒲，可作荐者。春初生，取白为菹，亦堪蒸食。山南人谓之香蒲，以菖蒲为臭蒲也。蒲黄即此蒲之花也。

集解

[别录曰] 香蒲生南海池泽。蒲黄生河东池泽，四月采之。[颂曰] 香蒲，蒲黄苗也。处处有之，以泰州者为良。春初生嫩叶，未出水时，红白色茸茸然。取其中心入地白蒻，大如匕柄者，生啖之，甘脆。又以醋浸，如食笋，大美。周礼谓之蒲菹，今人罕有食之者。至夏抽梗于丛叶中，花抱梗端，如武士棒杵，故俚俗谓之蒲槌，亦曰蒲厘花。其蒲黄，即花中蕊屑也。细若金粉，当欲开时便取之。市廛以蜜搜作果食货卖。[时珍曰] 蒲丛生水际，似莞而褊。有脊而柔，二三月苗。采其嫩根，瀹过作鲊，一宿可食。亦可炸

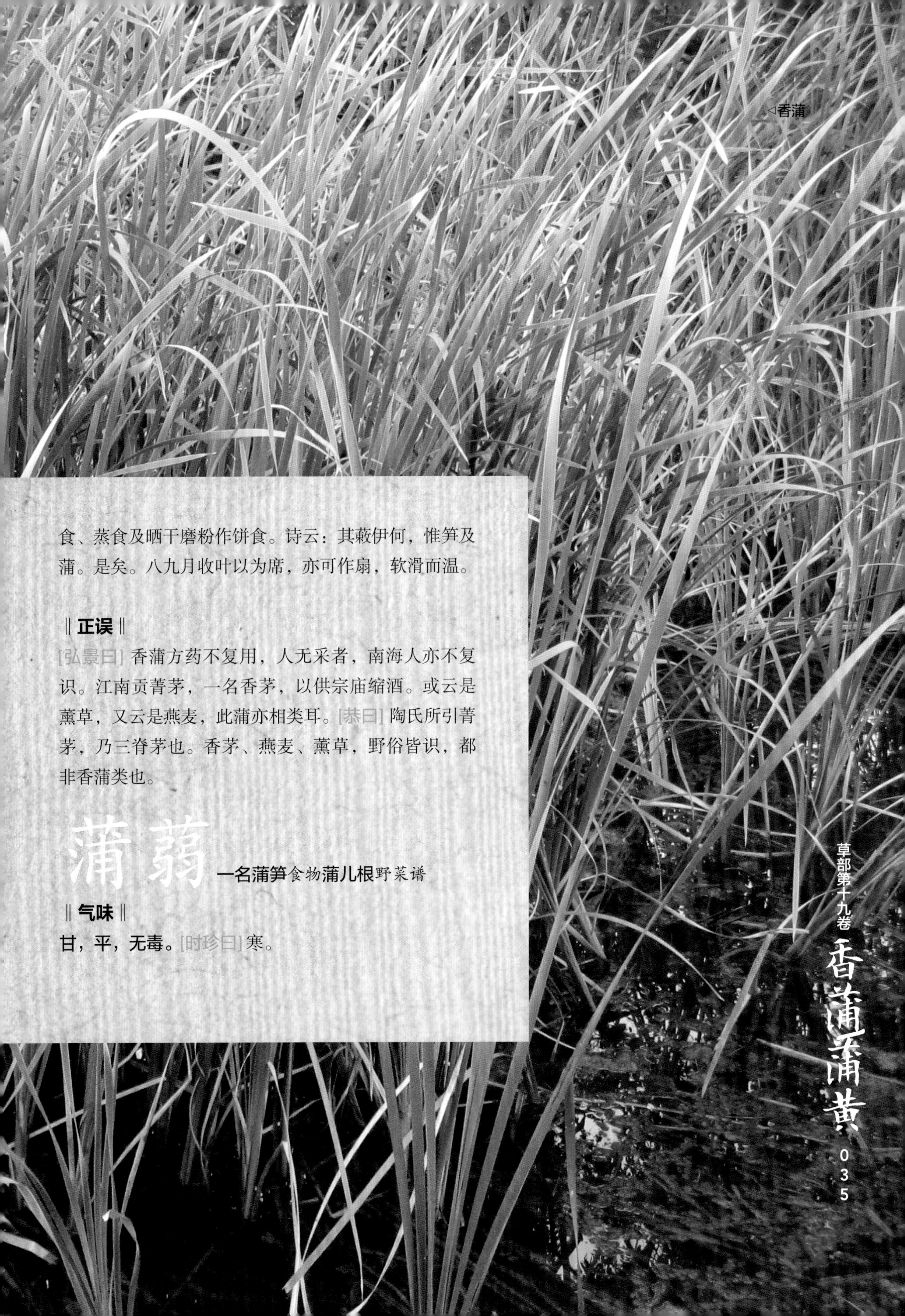

食、蒸食及晒干磨粉作饼食。诗云：其蔌伊何，惟笋及蒲。是矣。八九月收叶以为席，亦可作扇，软滑而温。

‖ **正误** ‖

[弘景曰] 香蒲方药不复用，人无采者，南海人亦不复识。江南贡菁茅，一名香茅，以供宗庙缩酒。或云是薰草，又云是燕麦，此蒲亦相类耳。[恭曰] 陶氏所引菁茅，乃三脊茅也。香茅、燕麦、薰草，野俗皆识，都非香蒲类也。

蒲蒻 **一名蒲笋**食物**蒲儿根**野菜谱

‖ **气味** ‖

甘，平，无毒。[时珍曰] 寒。

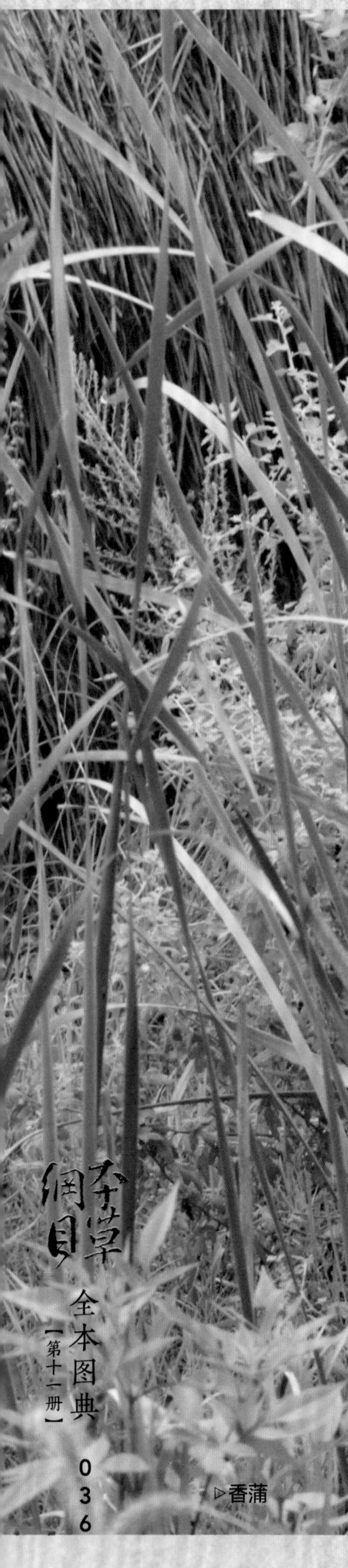

▷香蒲

‖**主治**‖

五脏心下邪气，口中烂臭，坚齿明目聪耳。久服轻身耐老。本经。**去热燥，利小便。**宁原。**生啖，止消渴。**汪颖。**补中益气，和血脉。**正要。**捣汁服，治妊妇劳热烦躁，胎动下血。**时珍。出产乳。

‖**附方**‖

旧二。**妒乳乳痈**蒲黄草根捣封之，并煎汁饮及食之。昝殷产宝。**热毒下痢**蒲根二两，粟米二合，水煎服，日二次。圣济总录。

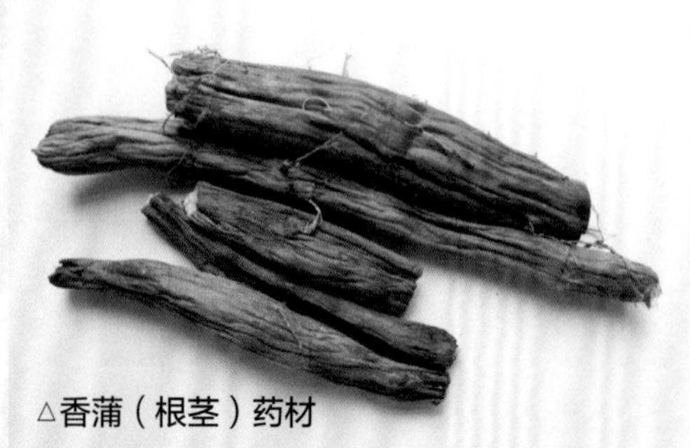

△香蒲（根茎）药材

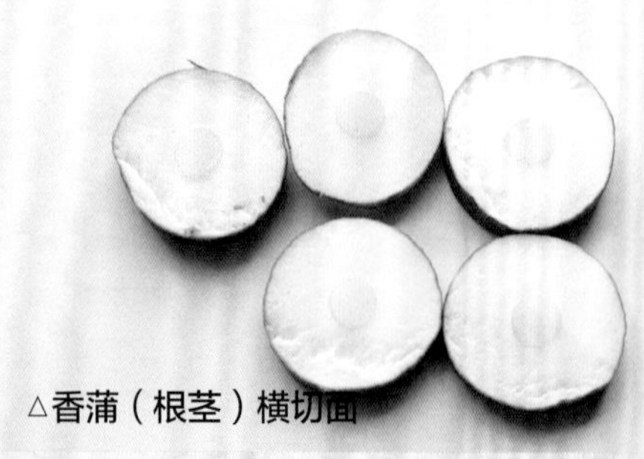

△香蒲（根茎）横切面

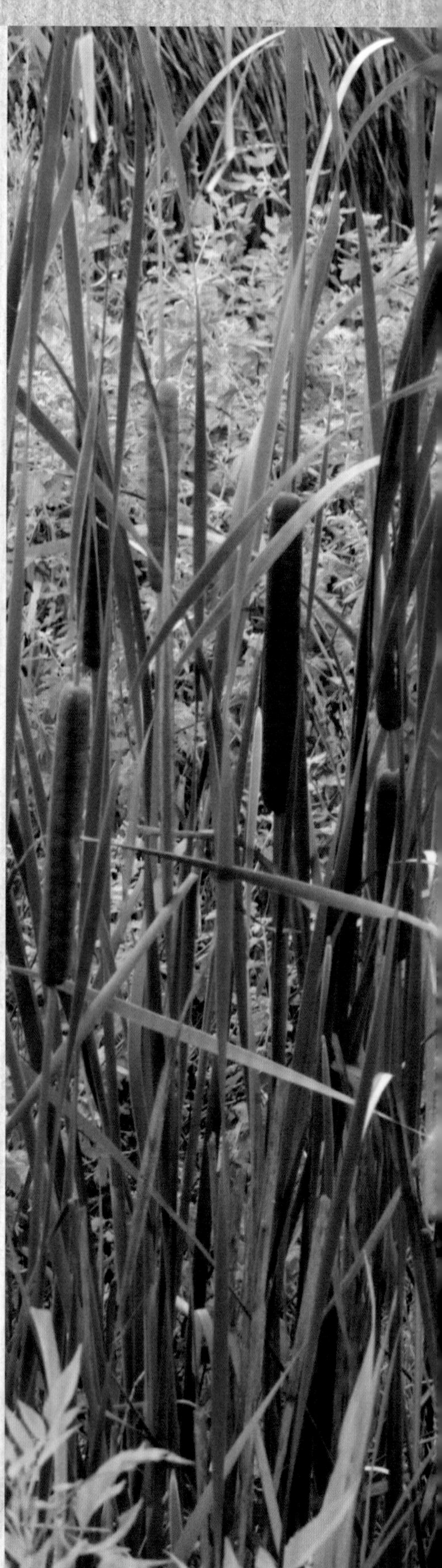

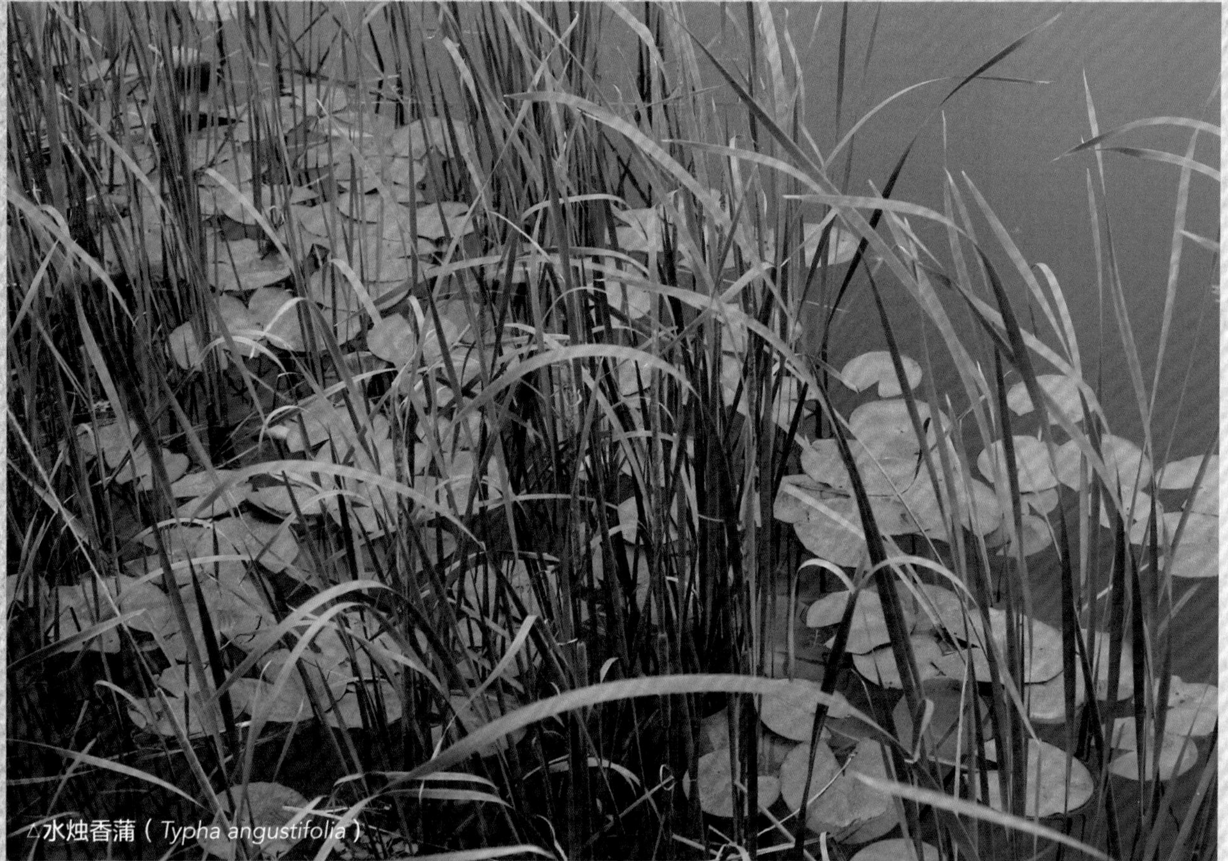

△水烛香蒲（*Typha angustifolia*）

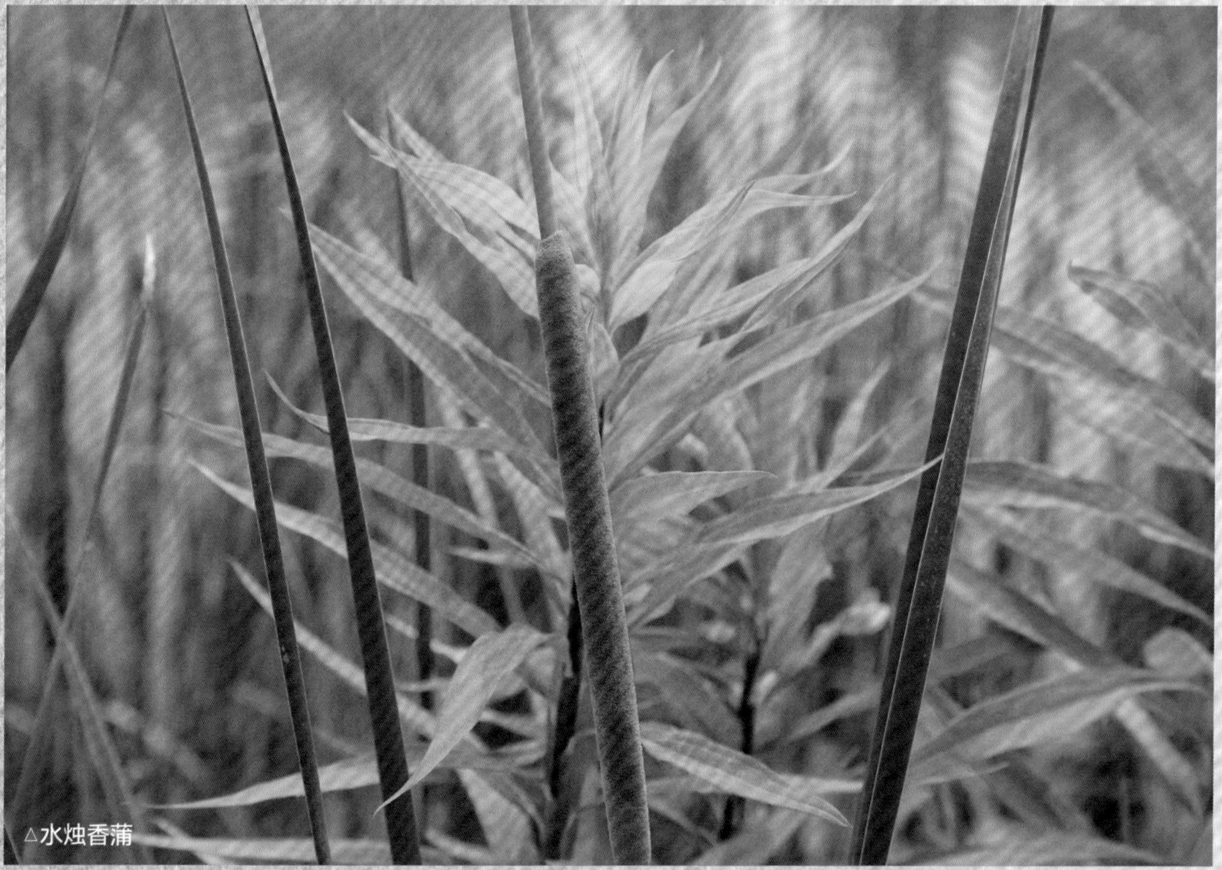

△水烛香蒲

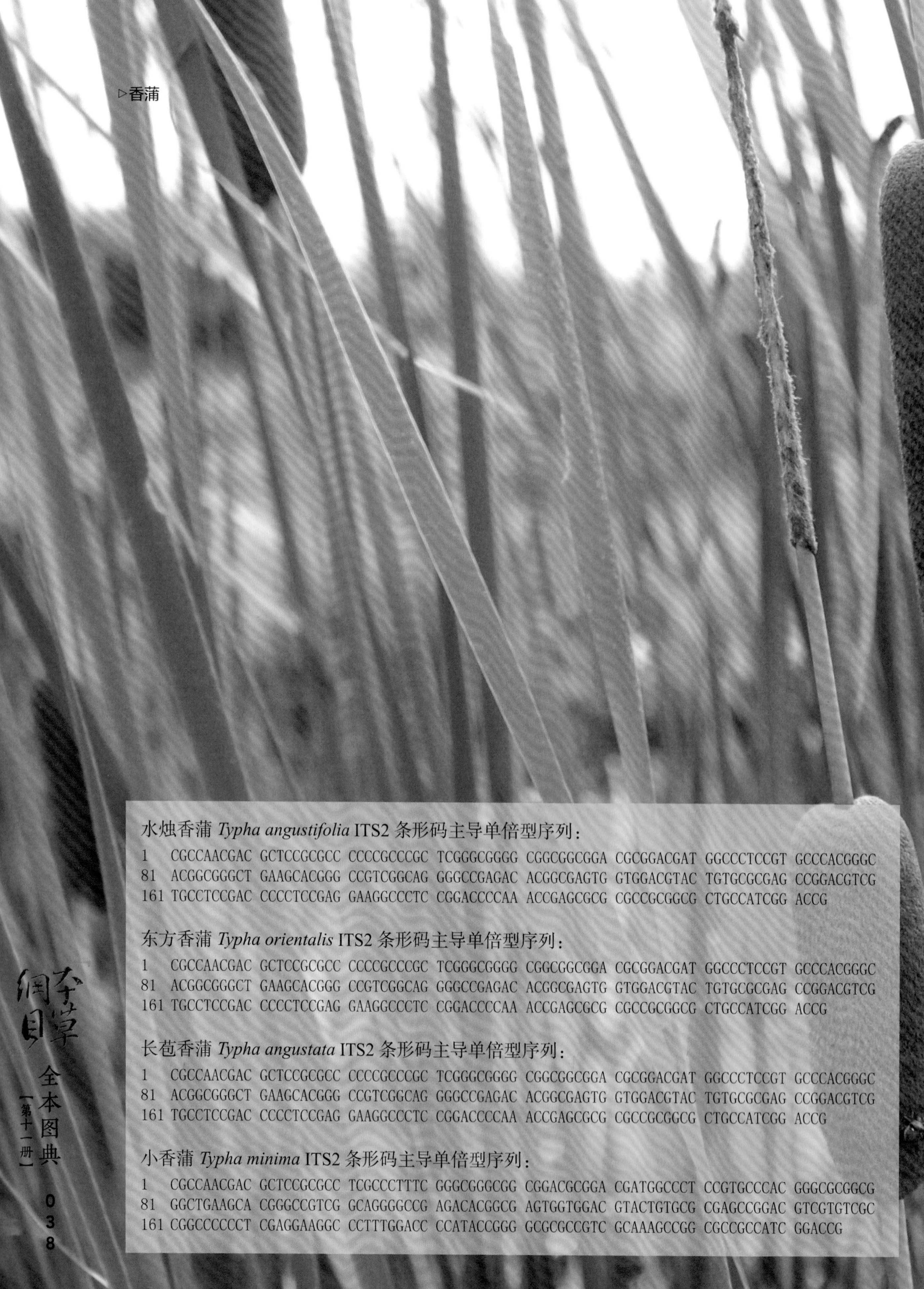

▷香蒲

水烛香蒲 *Typha angustifolia* ITS2 条形码主导单倍型序列：

1　CGCCAACGAC GCTCCGCGCC CCCCGCCCGC TCGGGCGGGG CGGCGGCGGA CGCGGACGAT GGCCCTCCGT GCCCACGGGC
81　ACGGCGGGCT GAAGCACGGG CCGTCGGCAG GGGCCGAGAC ACGGCGAGTG GTGGACGTAC TGTGCGCGAG CCGGACGTCG
161 TGCCTCCGAC CCCCTCCGAG GAAGGCCCTC CGGACCCCAA ACCGAGCGCG CGCCGCGGCG CTGCCATCGG ACCG

东方香蒲 *Typha orientalis* ITS2 条形码主导单倍型序列：

1　CGCCAACGAC GCTCCGCGCC CCCCGCCCGC TCGGGCGGGG CGGCGGCGGA CGCGGACGAT GGCCCTCCGT GCCCACGGGC
81　ACGGCGGGCT GAAGCACGGG CCGTCGGCAG GGGCCGAGAC ACGGCGAGTG GTGGACGTAC TGTGCGCGAG CCGGACGTCG
161 TGCCTCCGAC CCCCTCCGAG GAAGGCCCTC CGGACCCCAA ACCGAGCGCG CGCCGCGGCG CTGCCATCGG ACCG

长苞香蒲 *Typha angustata* ITS2 条形码主导单倍型序列：

1　CGCCAACGAC GCTCCGCGCC CCCCGCCCGC TCGGGCGGGG CGGCGGCGGA CGCGGACGAT GGCCCTCCGT GCCCACGGGC
81　ACGGCGGGCT GAAGCACGGG CCGTCGGCAG GGGCCGAGAC ACGGCGAGTG GTGGACGTAC TGTGCGCGAG CCGGACGTCG
161 TGCCTCCGAC CCCCTCCGAG GAAGGCCCTC CGGACCCCAA ACCGAGCGCG CGCCGCGGCG CTGCCATCGG ACCG

小香蒲 *Typha minima* ITS2 条形码主导单倍型序列：

1　CGCCAACGAC GCTCCGCGCC TCGCCCTTTC GGGCGGGCGG CGGACGCGGA CGATGGCCCT CCGTGCCCAC GGGCGCGGCG
81　GGCTGAAGCA CGGGCCGTCG GCAGGGGCCG AGACACGGCG AGTGGTGGAC GTACTGTGCG CGAGCCGGAC GTCGTGTCGC
161 CGGCCCCCCT CGAGGAAGGC CCTTTGGACC CCATACCGGG GCGCGCCGTC GCAAAGCCGG CGCCGCCATC GGACCG

蒲黄 本经上品

‖ **修治** ‖

[敩曰] 凡使勿用松黄并黄蒿。其二件全似，只是味跙及吐人。真蒲黄须隔三重纸焙令色黄，蒸半日，却再焙干用之妙。[大明曰] 破血消肿者，生用之；补血止血者，须炒用。

‖ **气味** ‖

甘，平，无毒。

‖ **主治** ‖

心腹膀胱寒热，利小便，止血，消瘀血。久服轻身益气力，延年神仙。本经。**治痢血，鼻衄吐血，尿血泻血，利水道，通经脉，止女子崩中。**甄权。**妇人带下，月候不匀，血气心腹痛，妊妇下血坠胎，血运血癥，儿枕气痛，颠扑血闷，排脓疗疮，游风肿毒，下乳汁，止泄精。**大明。**凉血活血，止心腹诸痛。**时珍。

‖ **发明** ‖

[弘景曰] 蒲黄，即蒲厘花上黄粉也。甚疗血。仙经亦用之。[宗奭曰] 汴人初得，罗去滓，以水调为膏，擘为块。人多食之，以解心脏虚热，小儿尤嗜之。过月则燥，色味皆淡，须蜜水和。不可多食，令人自利，极能虚人。[时珍曰] 蒲黄，手足厥阴血分药也，故能治血治痛。生则能行，熟则能止。与五灵脂同用，能治一切心腹诸痛，详见禽部寒号虫下。按许叔微本事方云：有士人妻舌忽胀满口，不能出声。一老叟教以蒲黄频掺，比晓乃愈。又芝隐方云：宋度宗欲赏花，一夜忽舌肿满口。蔡御医用蒲黄、干姜末等分，干搽而愈。据此二说，则蒲黄之凉血活血可证矣。盖舌乃心之外候，而手厥阴相火乃心之臣使，得干姜是阴阳相济也。

‖ **附方** ‖

旧十四，新十一。**舌胀满口**方见上。**重舌生疮**蒲黄傅之。不过三上瘥。千金方。**肺热衄血**蒲黄、青黛各一钱，新汲水服之。或去青黛，入油发灰等分，生地黄汁调下。简便单方。**吐血唾血**蒲黄末二两，每日温酒或冷水服三钱妙。简要济众方。**老幼吐血**蒲黄末，每服半钱，生地黄汁调下，量人加减。或入发灰等分。圣济总录。**小便出血**方同上。**小便转胞**以布包蒲黄裹腰肾，令头致地，数次取通。肘后方。**金疮出血**闷绝。蒲黄半两，热酒灌下。危氏方。**瘀血内漏**蒲黄末二两，每服方寸匕，水调下，服尽止。肘后方。**肠痔出血**蒲黄末方寸匕，水服之，日三服。肘后方。**小儿奶痔**蒲黄末，空心温酒服方寸匕，日三。塞上方。**脱肛不收**蒲黄和猪脂傅，日三五度。子母秘录。**胎动欲产**日月未足者。蒲黄二钱，井华水服。同上。**产妇催生**蒲黄、地龙洗焙、陈橘皮等分，为末，另收。临时各抄一钱，新汲水调服，立产。此常亲用甚妙。唐慎微方。**胞衣不下**蒲黄二钱，井水服之。集验方。**产后下血**羸瘦迨死。蒲黄二两，水二升，煎八合，顿服。产宝方。**产后血瘀**蒲黄三两，水三升，煎一升，顿服。梅师方。**儿枕血瘕**蒲黄三钱，米饮服。产宝。**产后烦闷**蒲黄方寸匕，东流水服，极良。产宝。**坠伤扑损**瘀血在内，烦闷者。蒲黄末，空心温酒服三钱。塞上方。**关节疼痛**蒲黄八两，熟附子一两，为末。每服一钱，凉水下，日一。肘后方。**阴下湿痒**蒲黄末，傅三四度瘥。千金方。**聤耳出脓**蒲黄末掺之。圣惠。**口耳大衄**蒲黄、阿胶炙各半两。每用二钱，水一盏，生地黄汁一合，煎至六分，温服。急以帛系两乳，止乃已。圣惠方。**耳中出血**蒲黄炒黑研末，掺入。简便方。

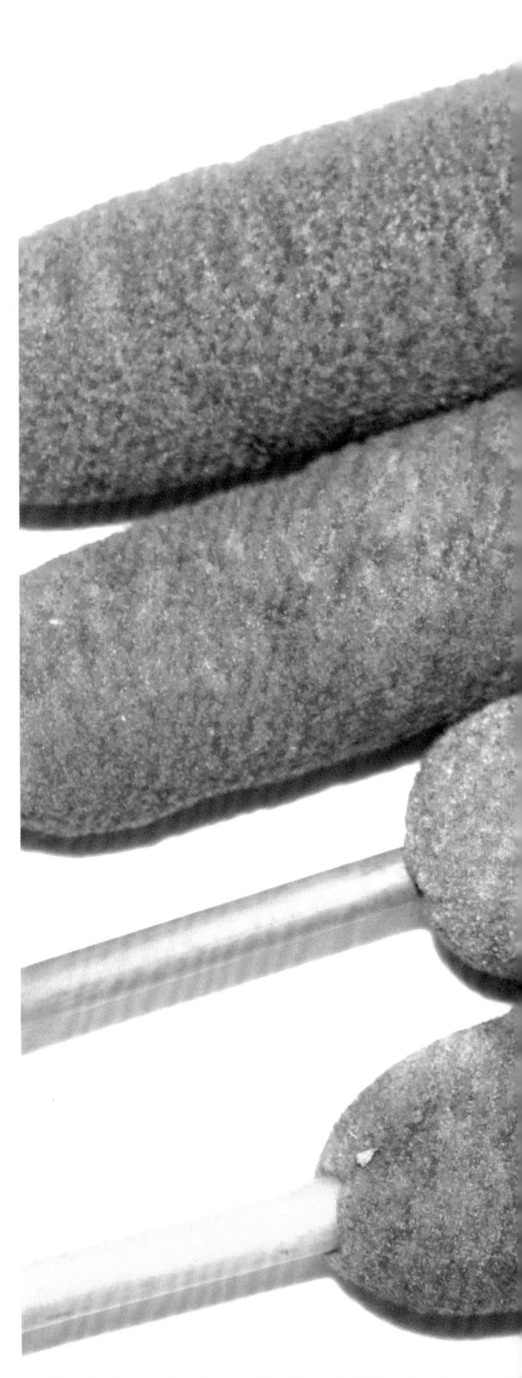

蒲黄滓

[大明曰] 蒲黄中筛出赤滓，名曰蒲萼也。

‖ **主治** ‖

炒用涩肠，止泻血、血痢妙。大明。

◁香蒲的原植物（雄花序）

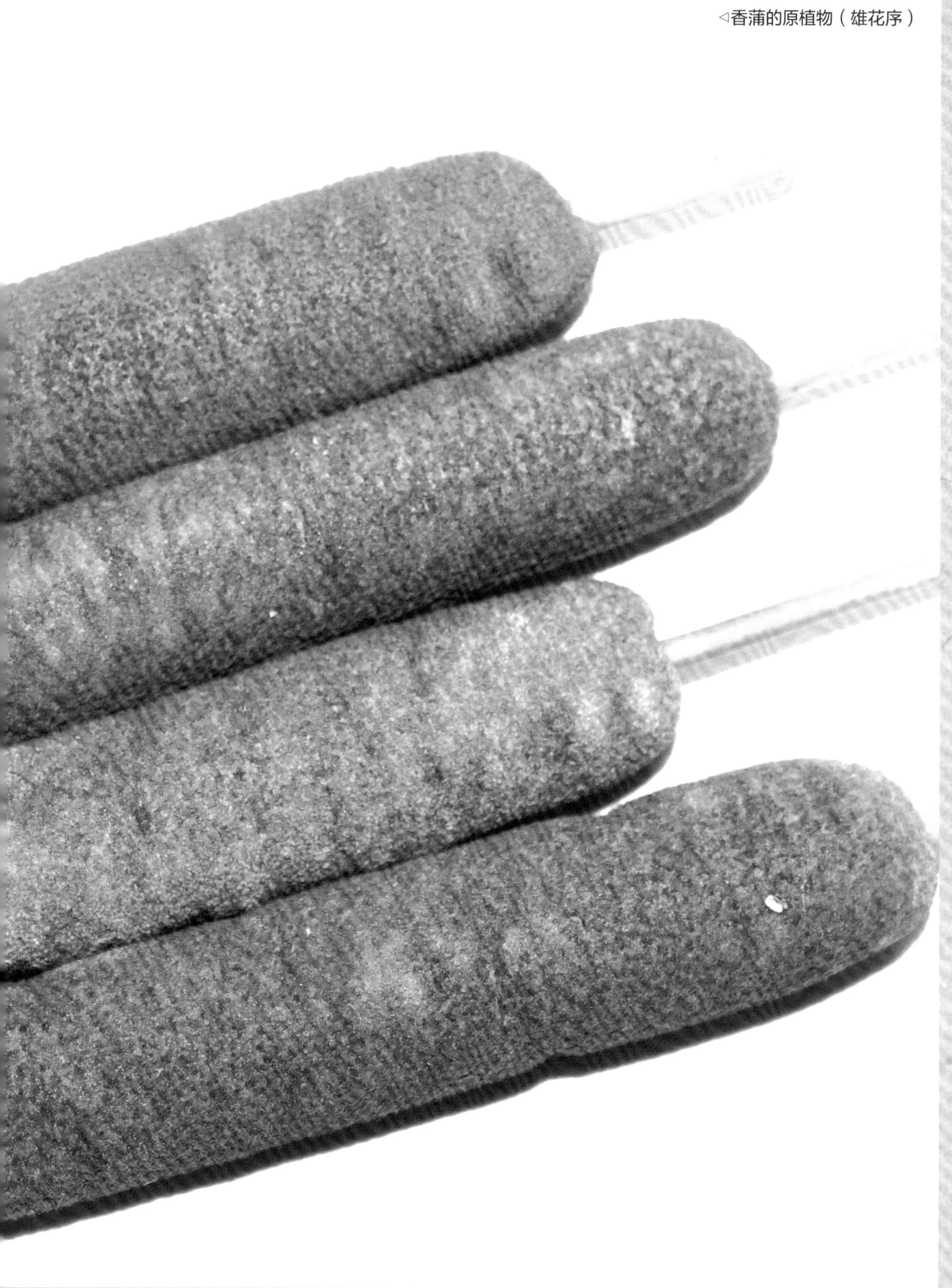

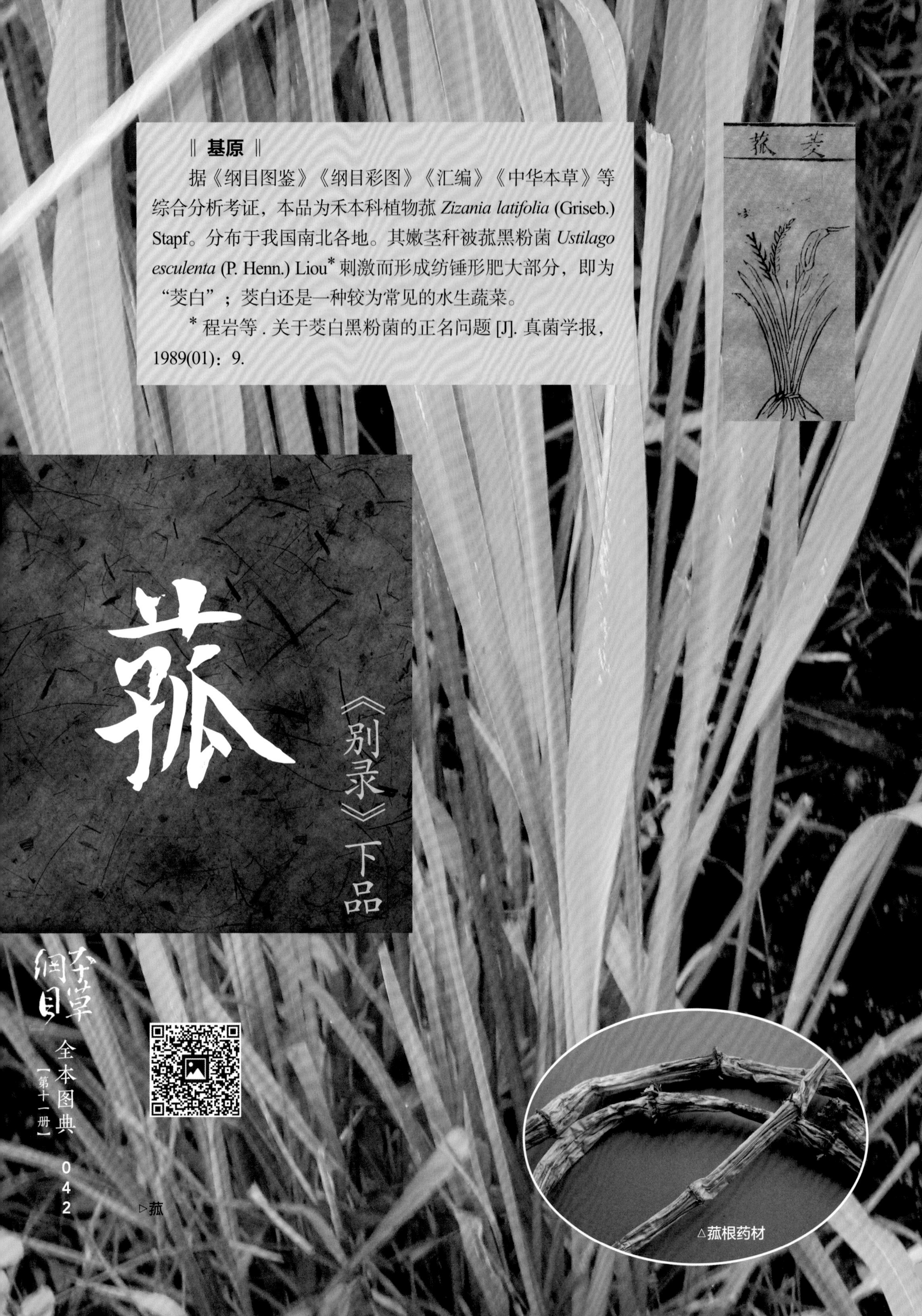

‖ **基原** ‖

据《纲目图鉴》《纲目彩图》《汇编》《中华本草》等综合分析考证，本品为禾本科植物菰 *Zizania latifolia* (Griseb.) Stapf。分布于我国南北各地。其嫩茎秆被菰黑粉菌 *Ustilago esculenta* (P. Henn.) Liou* 刺激而形成纺锤形肥大部分，即为“茭白”；茭白还是一种较为常见的水生蔬菜。

* 程岩等 . 关于茭白黑粉菌的正名问题 [J]. 真菌学报，1989(01)：9.

菰

《别录》下品

▷菰

△菰根药材

‖ **释名** ‖

茭草说文**蒋草。**[时珍曰] 按许氏说文菰本作苽，从瓜谐声也。有米谓之彫菰，已见谷部菰米下。江南人呼菰为茭，以其根交结也。蒋义未详。

‖ **集解** ‖

[保升曰] 菰根生水中，叶如蔗、荻，久则根盘而厚。夏月生菌堪啖，名菰菜。三年者，中心生白苔如藕状，似小儿臂而白软，中有黑脉，堪啖者，名菰首也。[藏器曰] 菰首小者，擘之内有黑灰如墨者，名乌郁，人亦食之。晋·张翰思吴中莼、菰，即此也。[颂曰] 菰根，江湖陂泽中皆有之。生水中，叶如蒲、苇辈，刈以秣马甚肥。春末生白茅如笋，即菰菜也，又谓之茭白，生熟皆可啖，甜美。其中心如小儿臂者，名菰手。作菰首者，非矣。尔雅云：出隧，蘧蔬。注云：生菰草中，状似土菌，江东人啖之，甜滑。即此也。故南方人至今谓菌为菰，亦缘此义。其根亦如芦根，冷利更甚。二浙下泽处，菰草最多。其根相结而生，久则并土浮于水上，彼人谓之菰葑。刈去其叶，便可耕莳，又名葑田。其苗有茎梗者，谓之菰蒋草。至秋结实，乃雕胡米也。岁饥，人以当粮。[宗奭曰] 菰乃蒲类。河朔边人，止以饲马作荐。八月开花如苇。结青子，合粟为粥食，甚济饥。杜甫所谓波漂菰米沉云黑者，是也。

菰笋

一名茭笋日用**茭白**图经**菰菜**同。

‖ **气味** ‖

甘，冷，滑，无毒。[诜曰] 滑中，不可多食。[颂曰] 菰之各类皆极冷，不可过食，甚不益人，惟服金石人相宜耳。

‖ **主治** ‖

利五脏邪气，酒齄面赤，白癞疬疡，目赤。热毒风气，卒心痛，可盐、醋煮食之。孟诜。**去烦热，止渴，除目黄，利大小便，止热痢。杂鲫鱼为羹食，开胃口，解酒毒，压丹石毒发。**藏器。

菰手

一名菰菜日用**茭白**通志**茭粑**俗名**蘧蔬**音毬氍。

‖ **气味** ‖

甘，冷，滑，无毒。[大明曰] 微毒。[诜曰] 性滑，发冷气，令人下焦寒，伤阳道。禁蜜食，发痼疾。服巴豆人不可食。

‖ **主治** ‖

心胸中浮热风气，滋人齿。孟诜。**煮食，止渴及小儿水痢。**藏器。

菰根

‖ **气味** ‖

甘，大寒，无毒。[颂曰] 菰根亦如芦根，冷利更甚。

‖ **主治** ‖

肠胃痼热，消渴，止小便利。捣汁饮之。别录。**烧灰，和鸡子白，涂火烧疮。**藏器。

‖ **附方** ‖

旧二。**小儿风疮**久不愈者。用菰蒋节烧研，傅之。子母秘录。**毒蛇伤啮**菰蒋草根烧灰，傅之。外台秘要。

叶

‖ **主治** ‖

利五脏。大明。

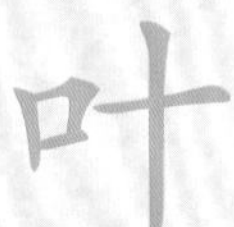

菰米

见谷部。

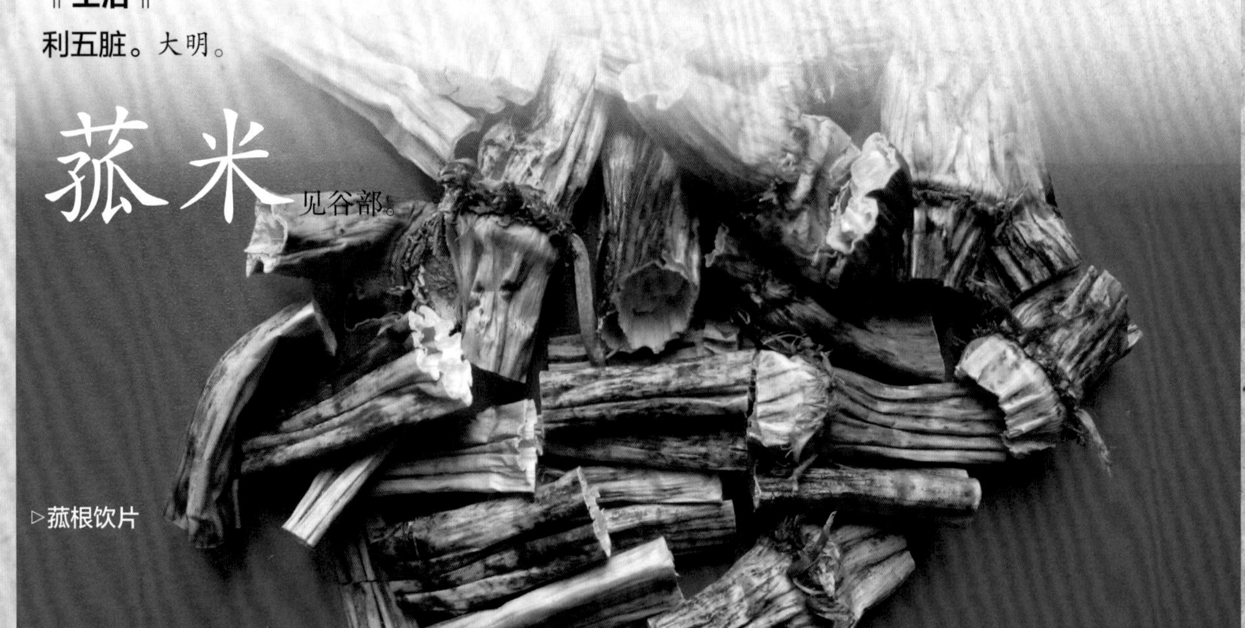

▷菰根饮片

‖ **基原** ‖

据《纲目图鉴》《大辞典》等综合分析考证，本品为水鳖科植物苦草 *Vallisneria natans* (Lour.) Hara。分布于全国各地。

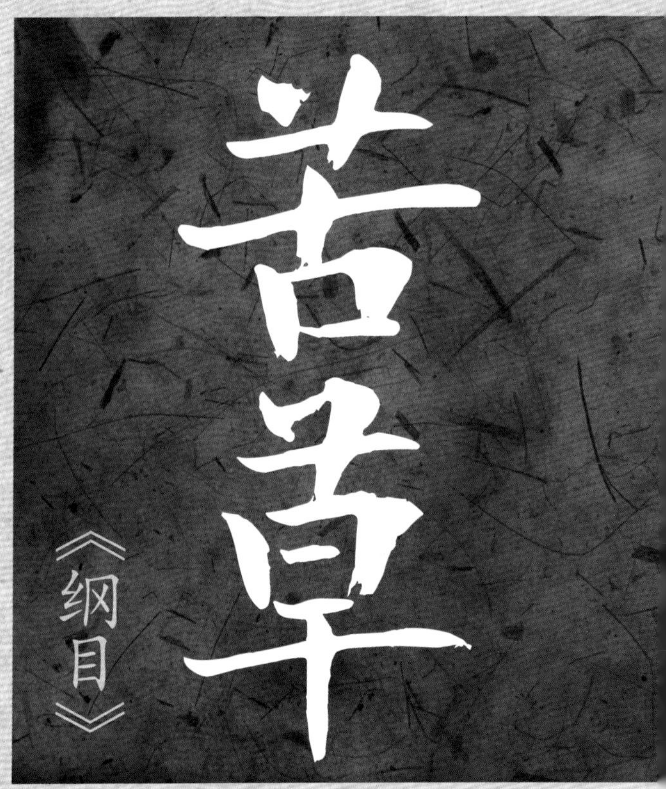

‖ **集解** ‖

[时珍曰] 生湖泽中，长二三尺，状如茅、蒲之类。

‖ **气味** ‖

缺。

‖ **主治** ‖

妇人白带，煎汤服。又主好嗜干茶不已，面黄无力，为末，和炒脂麻不时干嚼之。时珍。

水萍

《本经》中品

‖ **基原** ‖

据《纲目图鉴》《中华本草》《大辞典》等综合分析考证，本品为浮萍科植物紫萍 *Spirodela polyrrhiza* (L.) Schleid.、青萍 *Lemna minor* L.。《纲目彩图》《药典图鉴》认为本品为紫萍。全国各地均有分布。《药典》收载浮萍药材为浮萍科植物紫萍的干燥全草；6 ~ 9月采收，洗净，除去杂质，晒干。

水萍

小萍

大薸

▷水萍

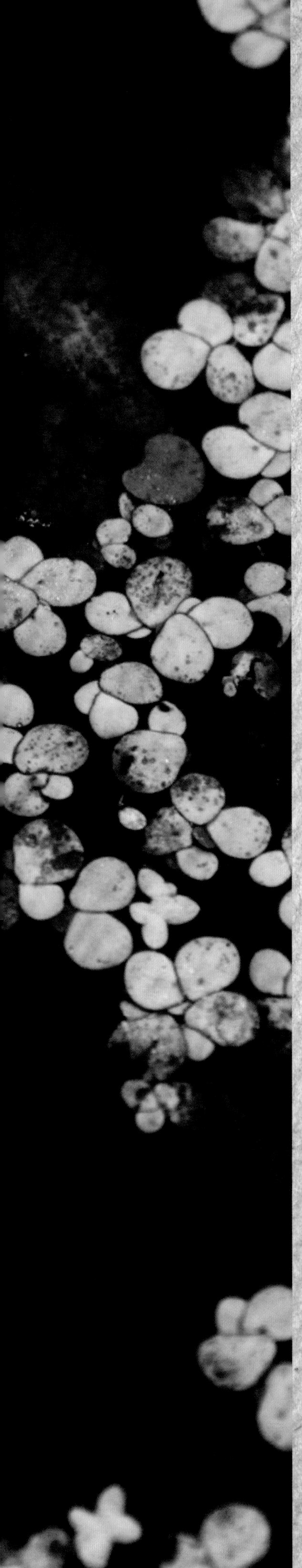

‖ **释名** ‖

水花本经**水白**别录**水苏**别录**水廉**吴普。

‖ **集解** ‖

[别录曰] 水萍生雷泽池泽。三月采，暴干。[弘景曰] 此是水中大萍，非今浮萍子。药对云：五月有花白色。即非今沟渠所生者，楚王渡江所得，乃斯实也。[藏器曰] 水萍有三种。大者曰蘋，叶圆，阔寸许。小萍子是沟渠间者。本经云水萍，应是小者。[颂曰] 尔雅云：萍，蓱。其大者蘋。苏恭言有三种：大者曰蘋，中者曰荇，小者即水上浮萍。今医家鲜用大蘋，惟用浮萍。[时珍曰] 本草所用水萍，乃小浮萍，非大蘋也。陶、苏俱以大蘋注之，误矣。萍之与蘋，音虽相近，字却不同，形亦迥别，今厘正之，互见蘋下。浮萍处处池泽止水中甚多，季春始生。或云杨花所化。一叶经宿即生数叶。叶下有微须，即其根也。一种背面皆绿者。一种面青背紫赤若血者，谓之紫萍，入药为良，七月采之。淮南万毕术云：老血化为紫萍。恐自有此种，不尽然也。小雅：呦呦鹿鸣，食野之苹者，乃蒿属。陆佃指为此萍，误矣。

‖ **修治** ‖

[时珍曰] 紫背浮萍，七月采之，拣净，以竹筛摊晒，下置水一盆映之，即易干也。

‖ **气味** ‖

辛，寒，无毒。[别录曰] 酸。

‖ **主治** ‖

暴热身痒，下水气，胜酒，长须发，止消渴。久服轻身。本经。**下气。以沐浴，生毛发。**别录。**治热毒、风热、热狂，熁肿毒、汤火伤、风疹。**大明。**捣汁服，主水肿，利小便。为末，酒服方寸匕，治人中毒。为膏，傅面䵟。**藏器。**主风湿麻痹，脚气，打扑伤损，目赤翳膜，口舌生疮，吐血衄血，癜风丹毒。**时珍。

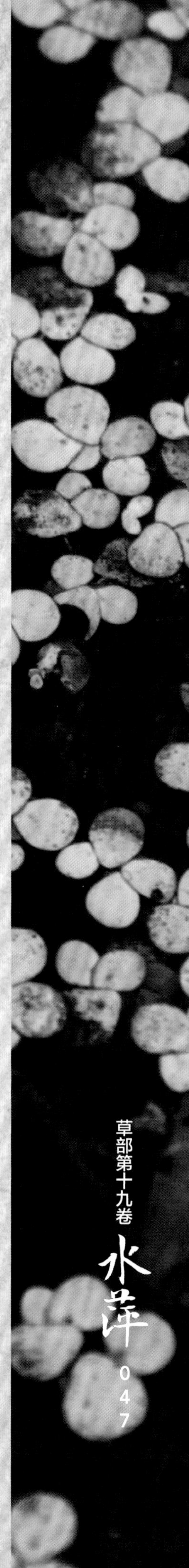

‖ 发明 ‖

[震亨曰] 浮萍发汗，胜于麻黄。[颂曰] 俗医用治时行热病，亦堪发汗，甚有功。其方用浮萍一两，四月十五日采之，麻黄去根节，桂心，附子炮裂去脐皮，各半两，四物捣细筛。每服一钱，以水一中盏，生姜半分，煎至六分，和滓热服，汗出乃瘥。乃治恶疾疠疮遍身者，浓煮汁渍浴半日，多效，此方甚奇古也。[时珍曰] 浮萍其性轻浮，入肺经，达皮肤，所以能发扬邪汗也。世传宋时东京开河，掘得石碑，梵书大篆一诗，无能晓者。真人林灵素逐字辨译，乃是治中风方，名去风丹也。诗云：天生灵草无根干，不在山间不在岸。始因飞絮逐东风，泛梗青青飘水面。神仙一味去沉疴，采时须在七月半。选甚瘫风与大风，些小微风都不算。豆淋酒化服三丸，铁镤头上也出汗。其法：以紫色浮萍晒干为细末，炼蜜和丸弹子大。每服一粒，以豆淋酒化下。治左瘫右痪，三十六种风，偏正头风，口眼㖞斜，大风癞风，一切无名风及脚气，并打扑伤折，及胎孕有伤。服过百粒，即为全人。此方，后人易名紫萍一粒丹。

‖ 附方 ‖

旧七，新十八。**夹惊伤寒**紫背浮萍一钱，犀角屑半钱，钓藤钩三七个，为末。每服半钱，蜜水调下，连进三服，出汗为度。圣济录。**消渴饮水**日至一石者。浮萍捣汁服之。又方：用干浮萍、栝楼根等分，为末，人乳汁和丸梧子大。空腹饮服二十丸。三年者，数日愈。千金方。**小便不利**膀胱水气流滞。浮萍日干为末。饮服方寸匕，日二服。千金翼。**水气洪肿**小便不利。浮萍日干为末。每服方寸匕，白汤下，日二服。圣惠方。**霍乱心烦**芦根炙一两半，水萍焙、人参、枇杷叶炙各一两。每服五钱，入薤白四寸，水煎温服。圣惠方。**吐血不止**紫背浮萍焙半两，黄芪炙二钱半，为末。每服一钱，姜蜜水调下。圣济总录。**鼻衄不止**浮萍末，吹之。圣惠方。**中水毒病**手足指冷至膝肘，即是。以浮萍日干为末。饮服方寸匕良。姚僧坦集验方。**大肠脱肛**水圣散：用紫浮萍为末，干贴之。危氏得效方。**身上虚痒**浮萍末一钱，以黄芩一钱同四物汤煎汤调下。丹溪纂要。**风热瘾疹**浮萍蒸过焙干，牛蒡子酒煮晒干炒，各一两，为末。每薄荷汤服一二钱，日二次。古今录验。**风热丹毒**浮萍捣汁，遍涂之。子母秘录。**汗斑癜风**端午日收紫背浮萍晒干。每以四两煎水浴，并以萍擦之。或入汉防己二钱亦可。袖珍方。**少年面疱**圣惠方：用浮萍日挼盦之，并饮汁少许。普济方：用紫背萍四两，防己一两，煎浓汁洗之。仍以萍于斑鼾上热擦，日三五次。物虽微末，其功甚大，不可小看。普济方。**粉滓面鼾**沟渠小萍为末。日傅之。圣惠方。**大风疠疾**浮萍草三月采，淘三五次，窨三五日，焙为末，不得见日。每服三钱，食前温酒下。常持观音圣号。忌猪、鱼、鸡、蒜。又方：七月七日，取紫背浮萍，日干为末。半升，入好消风散五两。每服五钱，水煎频饮，仍以煎汤洗浴之。十便良方。**癍疮入目**浮萍阴干为末，以生羊子肝半个，同水半盏煮熟，捣烂绞汁，调末服。甚者，不过一服；已伤者，十服见效。危氏得效方。**弩肉攀睛**青萍少许，研烂，入片脑少许，贴眼上效。危氏得效方。**毒肿初起**水中萍子草，捣傅之。肘后方。**发背初起**肿焮赤热。浮萍捣和鸡子清贴之。圣惠方。**杨梅疮癣**水萍煎汁，浸洗半日。数日一作。集简方。**烧烟去蚊**五月取浮萍阴干用之。孙真人方。

紫萍 *Spirodela polyrrhiza psbA-trnH* 条形码主导单倍型序列：

```
1   GACTTTTTGT CTTAGTGTAT AGGGCTTGAT AAAGGAATAA TACCAAACCT CCTTATTAGA GGTTTGGTAT TGCTCCTTTT
81  GTGTGAATTA GTGCACTCTT ATTTTGTCTA CATAAGGATT TTTTACATTT GTACTTAGCA TACTTTGTAT TTTTGTCAAT
161 TTGTAATTAA TGTCCATTCT TTCGTTTTGG AATGAAAGAA ATCCTTTATT TAATTATATT TACATATTTG ATATTTACAT
241 ATTATATTAT ATAAATATAT CTATTATATA AATAAAATCT ATAACTATAA TATAATTAAA TCTTAAATCT ATAATATAAT
321 TCAAGGAAAA AAGAAATCCA ATTTTAATAT TTAAAAAATA AAAGAAACAA AAAAGGTGAA ATACTTTAGC TAAGCTTAAG
401 TAAGGGGGCG G
```

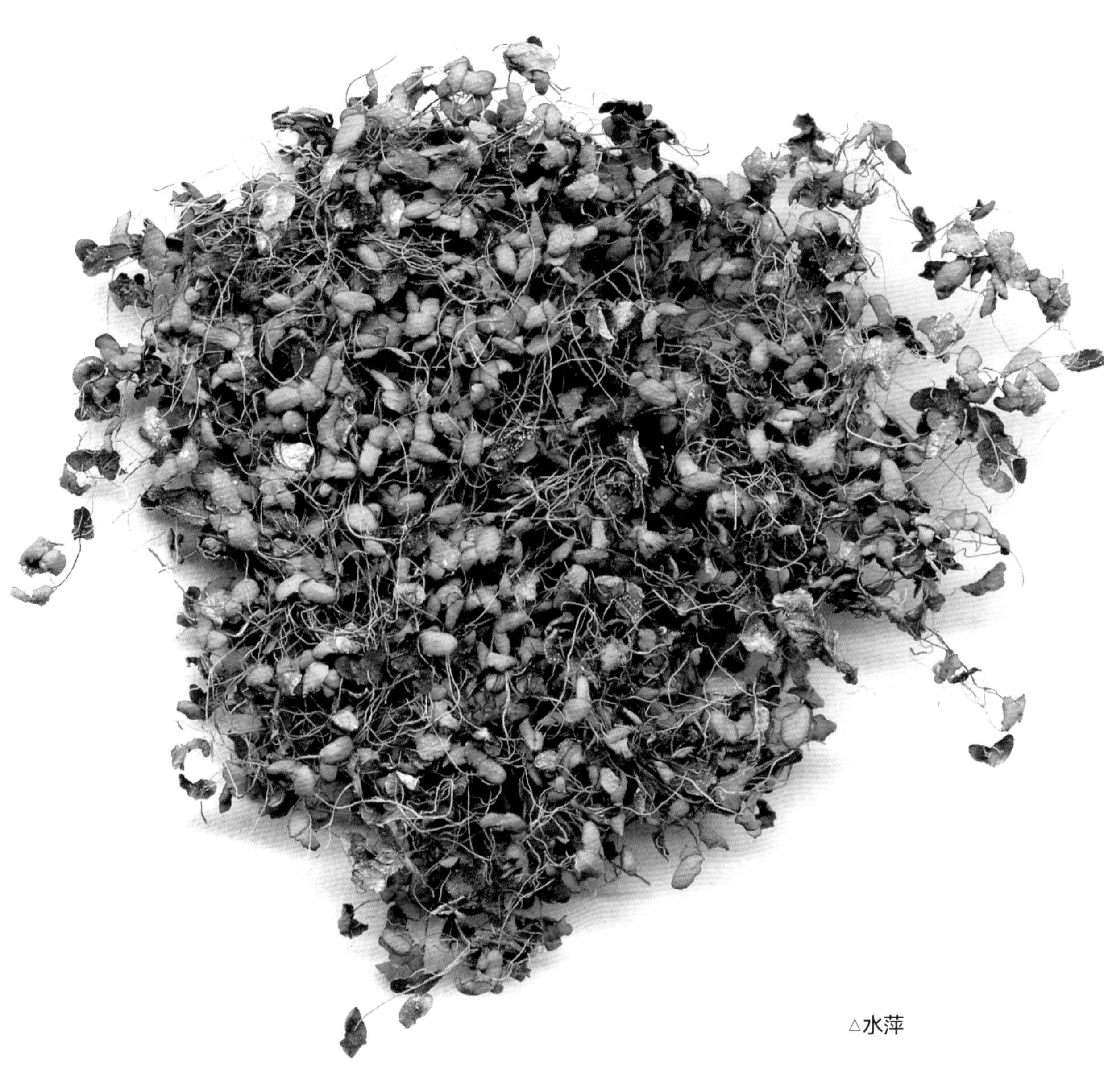

△水萍

‖ **基原** ‖

据《纲目图鉴》《纲目彩图》《中华本草》《大辞典》等综合分析考证，本品为苹科植物苹 *Marsilea quadrifolia* L.。分布于长江以南各地、华北及辽宁等地。

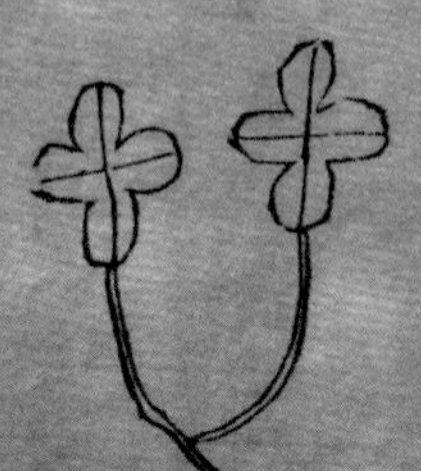

蘋

《吴普本草》

▷蘋

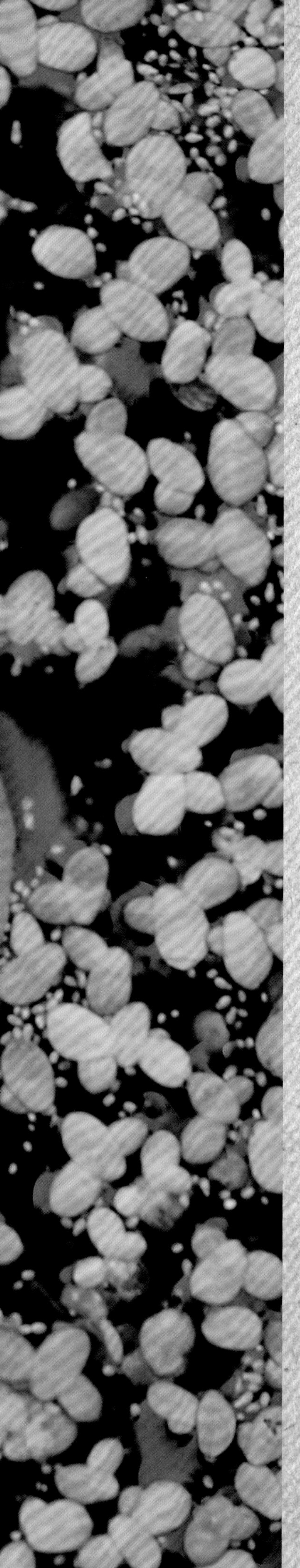

‖**释名**‖

苤菜拾遗**四叶菜**卮言**田字草**。[时珍曰] 蘋本作薲。左传蘋苹蘩蕴藻之菜，可荐于鬼神，可羞于王公。则薲有宾之之义，故字从宾。其草四叶相合，中折十字，故俗呼为四叶菜、田字草、破铜钱，皆象形也。诸家本草皆以蘋注水萍，盖由蘋、萍二字，音相近也。按韵书：蘋在真韵，蒲真切；萍在庚韵，薄经切。切脚不同，为物亦异。今依吴普本草别出于此。

‖**集解**‖

[普曰] 水萍一名水廉，生池泽水上。叶圆小，一茎一叶，根入水底，五月花白。三月采，日干之。[弘景曰] 水中大萍，五月有花白色，非沟渠所生之萍。楚王渡江所得，即斯实也。[恭曰] 萍有三种：大者名蘋；中者名荇，叶皆相似而圆；其小者，即水上浮萍也。[藏器曰] 蘋叶圆，阔寸许。叶下有一点，如水沫。一名苤菜。曝干可入药用。小萍是沟渠间者。[禹锡曰] 按尔雅云：萍，蓱也。其大者曰蘋。又诗云：于以采蘋，于涧之滨。陆玑注云：其粗大者谓之蘋，小者为萍。季春始生。可糁蒸为茹，又可以苦酒淹之按酒。今医家少用此蘋，惟用小萍耳。[时珍曰] 蘋乃四叶菜也。叶浮水面，根连水底。其茎细于莼、莕。其叶大如指顶，面青背紫，有细纹，颇似马蹄决明之叶，四叶合成，中折十字。夏秋开小白花，故称白蘋。其叶攒簇如萍，故尔雅谓大者为蘋也。吕氏春秋云：菜之美者，有昆仑之蘋。即此。韩诗外传谓浮者为薸，沉者为蘋。臞仙谓白花者为蘋，黄花者为莕，即金莲也。苏恭谓大者为蘋，小者为莕。杨慎卮言谓四叶菜为莕。陶弘景谓楚王所得者为蘋。皆无一定之言。盖未深加体审，惟据纸上猜度而已。时珍一一采视，颇得其真云。其叶径一二寸，有一缺而形圆如马蹄者，莼也。似莼而稍尖长者，莕也。其花并有黄白二色。叶径四五寸如小荷叶而黄花，结实如小角黍者，萍蓬草也。楚王所得萍实，乃此萍之实也。四

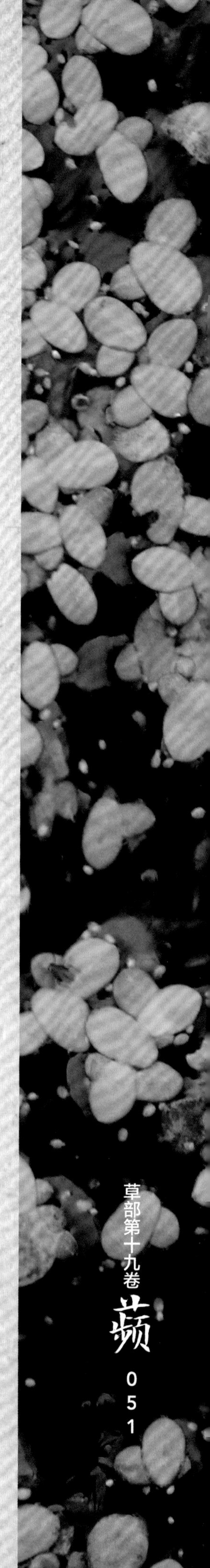

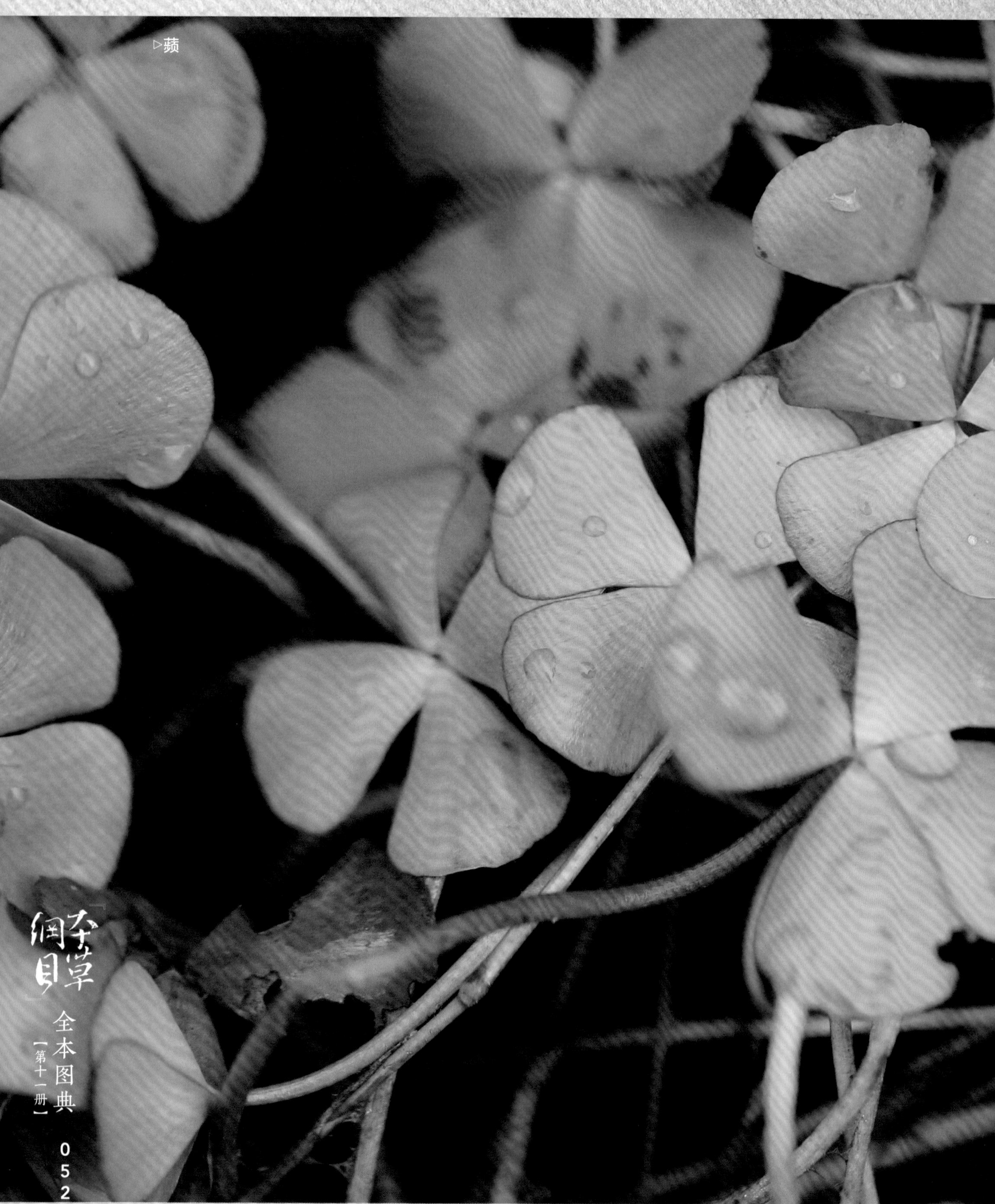

▷蘋

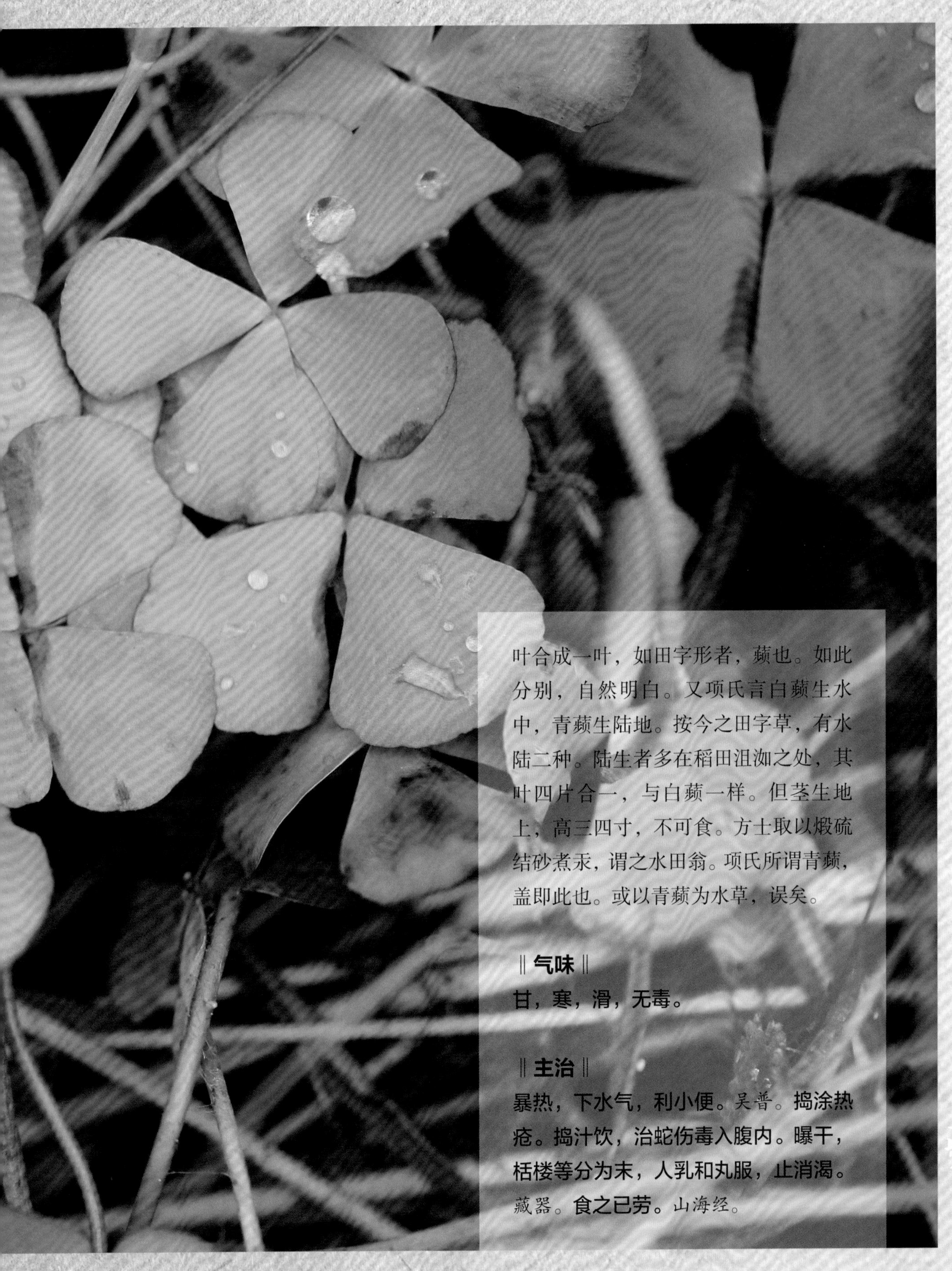

叶合成一叶，如田字形者，蘋也。如此分别，自然明白。又项氏言白蘋生水中，青蘋生陆地。按今之田字草，有水陆二种。陆生者多在稻田沮洳之处，其叶四片合一，与白蘋一样。但茎生地上，高三四寸，不可食。方士取以煅硫结砂煮汞，谓之水田翁。项氏所谓青蘋，盖即此也。或以青蘋为水草，误矣。

‖**气味**‖

甘，寒，滑，无毒。

‖**主治**‖

暴热，下水气，利小便。吴普。**捣涂热疮。捣汁饮，治蛇伤毒入腹内。曝干，栝楼等分为末，人乳和丸服，止消渴。**藏器。**食之已劳。**山海经。

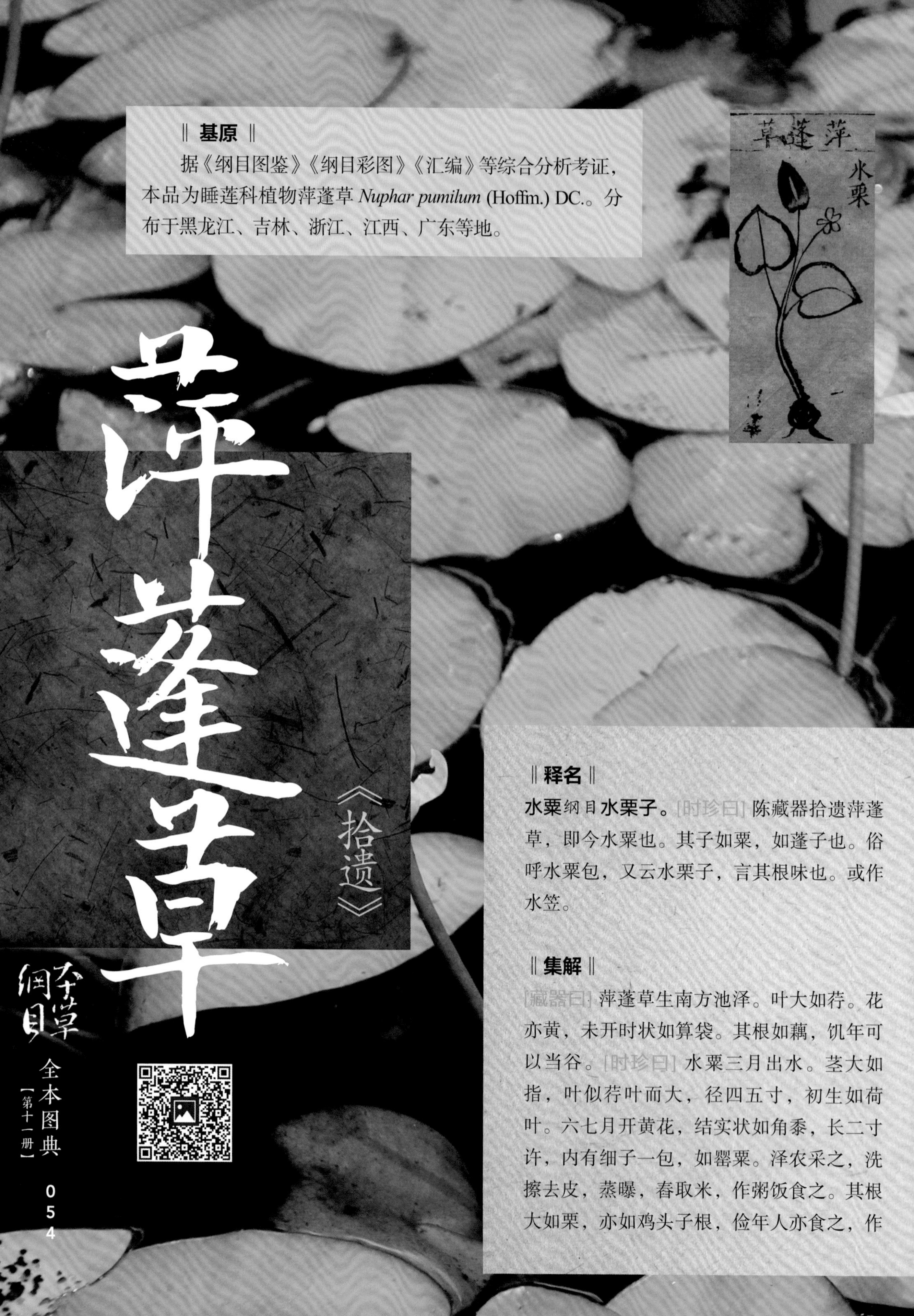

萍蓬草

《拾遗》

‖ **基原** ‖

据《纲目图鉴》《纲目彩图》《汇编》等综合分析考证，本品为睡莲科植物萍蓬草 *Nuphar pumilum* (Hoffm.) DC.。分布于黑龙江、吉林、浙江、江西、广东等地。

‖ **释名** ‖

水粟纲目**水粟子。**[时珍曰] 陈藏器拾遗萍蓬草，即今水粟也。其子如粟，如蓬子也。俗呼水粟包，又云水栗子，言其根味也。或作水笠。

‖ **集解** ‖

[藏器曰] 萍蓬草生南方池泽。叶大如荇。花亦黄，未开时状如算袋。其根如藕，饥年可以当谷。[时珍曰] 水粟三月出水。茎大如指，叶似荇叶而大，径四五寸，初生如荷叶。六七月开黄花，结实状如角黍，长二寸许，内有细子一包，如罂粟。泽农采之，洗擦去皮，蒸曝，舂取米，作粥饭食之。其根大如栗，亦如鸡头子根，俭年人亦食之，作

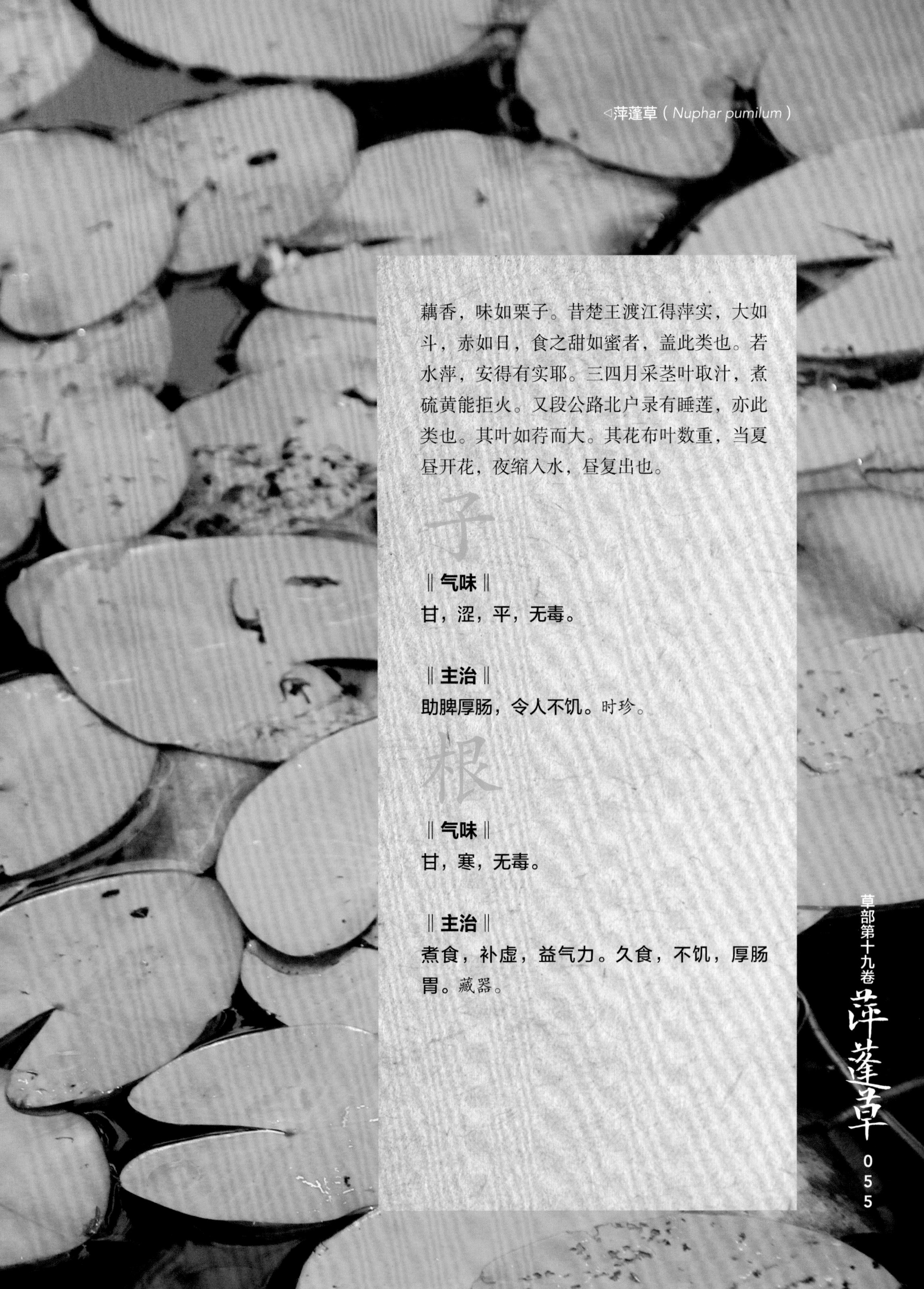

◁萍蓬草（*Nuphar pumilum*）

藕香，味如栗子。昔楚王渡江得萍实，大如斗，赤如日，食之甜如蜜者，盖此类也。若水萍，安得有实耶。三四月采茎叶取汁，煮硫黄能拒火。又段公路北户录有睡莲，亦此类也。其叶如荇而大。其花布叶数重，当夏昼开花，夜缩入水，昼复出也。

子

‖**气味**‖

甘，涩，平，无毒。

‖**主治**‖

助脾厚肠，令人不饥。时珍。

根

‖**气味**‖

甘，寒，无毒。

‖**主治**‖

煮食，补虚，益气力。久食，不饥，厚肠胃。藏器。

莕菜

《唐本草》

‖ 基原 ‖

据《纲目图鉴》《纲目彩图》《大辞典》《汇编》等综合分析考证，本品为龙胆科植物莕菜 *Nymphoides peltatum* (Gmel.) O. Kuntze。分布于我国南北各地。

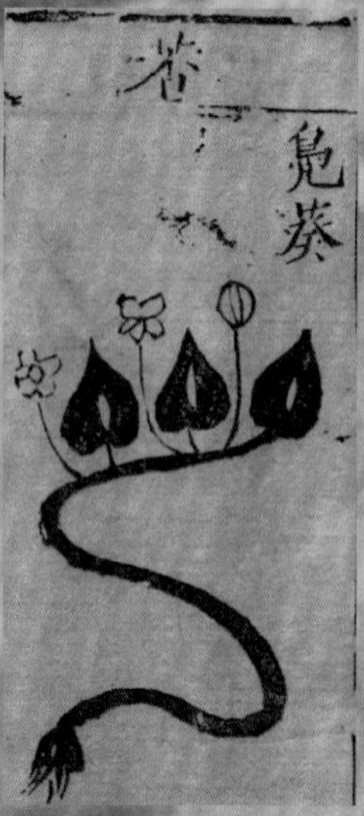

莕 凫葵

‖ 释名 ‖

凫葵唐本**水葵**马融传**水镜草**土宿本草**靥子菜**野菜谱**金莲子　接余。**[时珍曰] 按尔雅云：莕，接余也。其叶苻。则凫葵当作苻葵，古文通用耳。或云，凫喜食之，故称凫葵，亦通。其性滑如葵，其叶颇似荇，故曰葵，曰莕。诗经作荇，俗呼荇丝菜。池人谓之莕公须，淮人谓之靥子菜，江东谓之金莲子。许氏说文谓之莁，音恋。楚辞谓之屏风，云紫茎屏风文绿波，是矣。

‖ 集解 ‖

[恭曰] 凫葵即莕菜也。生水中。[颂曰] 处处池泽有之。叶似莼而茎涩，根甚长，花黄色。郭璞注尔雅云：丛生水中。叶圆在茎端，长短随水深浅。江东人食之。陆玑诗疏云：荇茎白，而叶紫赤色，正圆，径寸余，浮在水上。根在水底，大如钗股，上青下白，可以按酒。用苦酒浸其白茎，肥美。今

▷莕菜（*Nymphoides peltatum*）

人不食，医方亦鲜用之。[时珍曰] 莕与莼，一类二种也。并根连水底，叶浮水上。其叶似马蹄而圆者，莼也；叶似莼而微尖长者，莕也。夏月俱开黄花，亦有白花者。结实大如棠梨，中有细子。按宁献王庚辛玉册云：凫葵，黄花者是莕菜，白花者是白蘋，即水镜草，一种泡子名水鳖。虽有数种，其用一也。其茎叶根花，并可伏硫，煮砂，制矾。此以花色分别蘋、莕，似亦未稳。详见蘋下。

‖ **正误** ‖

[恭曰] 凫葵，南人名猪莼，堪食，有名未用条中载也。[志曰] 凫葵即莕菜，叶似莼，根极长。江南人多食之。今云是猪莼，误矣。今以春夏细长肥滑者为丝莼，至冬粗短者为猪莼，亦呼为龟莼，与凫葵殊不相似也。而有名未用类，即无凫葵、猪莼之名，盖后人删去也。[时珍曰] 杨慎卮言以四叶菜为莕者，亦非也。四叶菜乃蘋也。

‖ **气味** ‖

甘，冷，无毒。

‖ **主治** ‖

消渴，去热淋，利小便。唐本。**捣汁服，疗寒热。**开宝。**捣傅诸肿毒，火丹游肿。**时珍。

‖ **附方** ‖

新四。**一切痈疽**及疮疖。用莕丝菜或根，马蹄草茎或子，即莼也，各取半碗，同苎麻根五寸去皮，以石器捣烂，傅毒四围。春夏秋日换四五次，冬换二三次，换时以荠水洗之，甚效。保生余录。**谷道生疮**荇叶捣烂，绵裹纳之下部，日三次。范汪方。**毒蛇螫伤**牙入肉中，痛不可堪者。勿令人知，私以荇叶覆其上穿，以物包之，一时折牙自出也。肘后方。**点眼去翳**莕丝菜根一钱半，捣烂，即叶如马蹄开黄花者，川楝子十五个，胆矾七分，石决明五钱，皂荚一两，海螵蛸二钱，各为末，同菜根，以水一钟浸二宿，去滓。一日点数次，七日见效也。孙氏集效方。

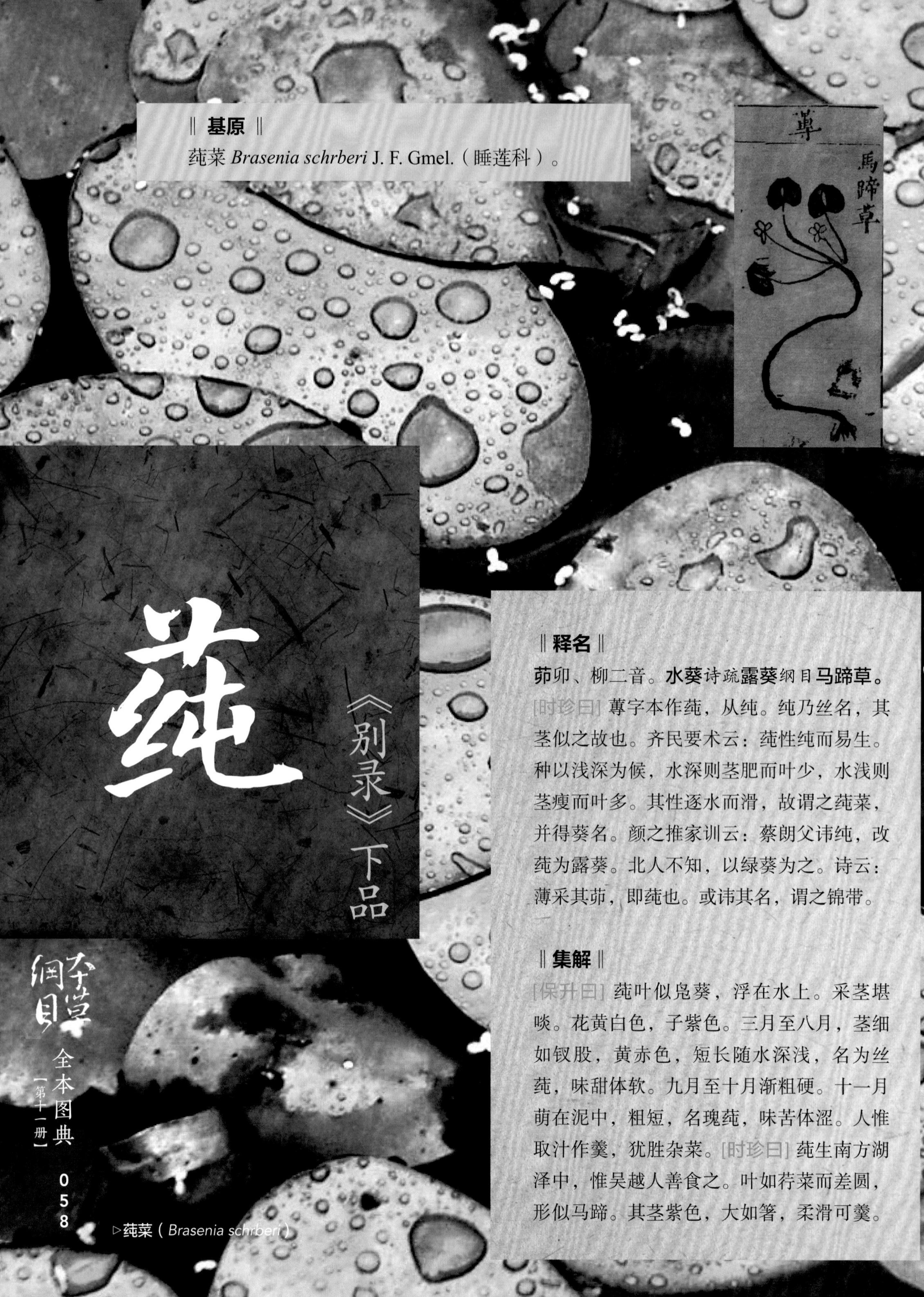

‖ **基原** ‖

莼菜 *Brasenia schrberi* J. F. Gmel.（睡莲科）。

莼

《别录》下品

‖ **释名** ‖

茆卯、柳二音。**水葵**诗疏**露葵**纲目**马蹄草**。

[时珍曰] 蓴字本作莼，从纯。纯乃丝名，其茎似之故也。齐民要术云：莼性纯而易生。种以浅深为候，水深则茎肥而叶少，水浅则茎瘦而叶多。其性逐水而滑，故谓之莼菜，并得葵名。颜之推家训云：蔡朗父讳纯，改莼为露葵。北人不知，以绿葵为之。诗云：薄采其茆，即莼也。或讳其名，谓之锦带。

‖ **集解** ‖

[保升曰] 莼叶似凫葵，浮在水上。采茎堪啖。花黄白色，子紫色。三月至八月，茎细如钗股，黄赤色，短长随水深浅，名为丝莼，味甜体软。九月至十月渐粗硬。十一月萌在泥中，粗短，名瑰莼，味苦体涩。人惟取汁作羹，犹胜杂菜。[时珍曰] 莼生南方湖泽中，惟吴越人善食之。叶如荇菜而差圆，形似马蹄。其茎紫色，大如箸，柔滑可羹。

▷莼菜（*Brasenia schrberi*）

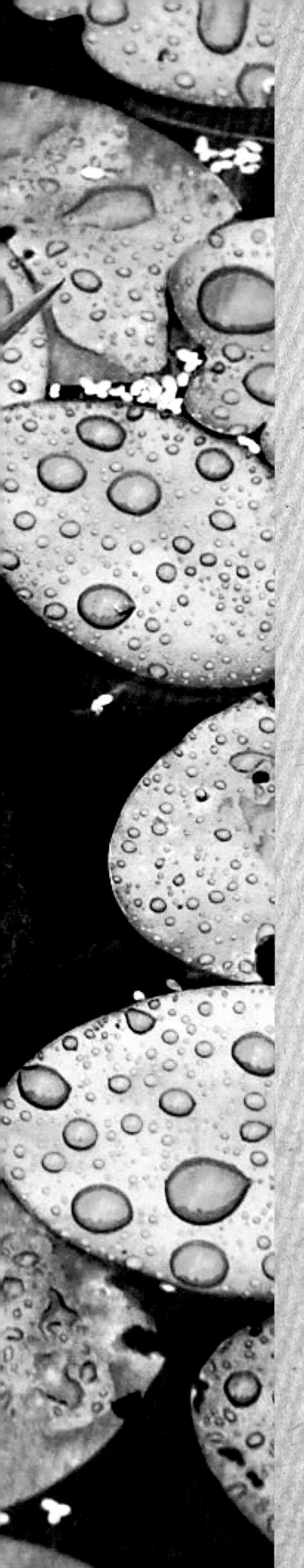

夏月开黄花。结实青紫色，大如棠梨，中有细子。春夏嫩茎未叶者名稚莼，稚者小也。叶稍舒长者名丝莼，其茎如丝也。至秋老则名葵莼，或作猪莼，言可饲猪也。又讹为瑰蓴、龟莼焉。余见凫葵下。

‖**气味**‖

甘，寒，无毒。[藏器曰] 莼虽水草，而性热拥。[诜曰] 莼虽冷补，热食及多食亦拥气不下，甚损人胃及齿，令人颜色恶，损毛发。和醋食，令人骨痿。[李廷飞曰] 多食性滑发痔。七月有虫着上，食之令人霍乱。

‖**主治**‖

消渴热痹。别录。**和鲫鱼作羹食，下气止呕。多食，压丹石。补大小肠虚气，不宜过多。**孟诜。**治热疸，厚肠胃，安下焦，逐水，解百药毒并蛊气。**大明。

‖**发明**‖

[弘景曰] 莼性冷而补，下气。杂鳢鱼作羹食，亦逐水。而性滑，服食家不可多用。[恭曰] 莼久食大宜人。合鲋鱼作羹食，主胃弱不下食者，至效。又宜老人，应入上品。故张翰临秋风思吴中之鲈鱼莼羹也。[藏器曰] 莼体滑，常食发气，令关节急，嗜睡。脚气论中令人食之，此误极深也。温病后脾弱不能磨化，食者多死。予所居近湖，湖中有莼、藕。年中疫甚，饥人取莼食之，虽病瘥者亦死。至秋大旱，人多血痢，湖中水竭，掘藕食之，阖境无他。莼、藕之功，于斯见矣。

‖**附方**‖

新三。**一切痈疽**马蹄草即莼菜，春夏用茎，冬月用子，就于根侧寻取，捣烂傅之。未成即消，已成即毒散。用叶亦可。保生余录。**头上恶疮**以黄泥包豆豉煨熟，取出为末，以莼菜汁调傅之。保幼大全。**数种疔疮**马蹄草又名缺盆草、大青叶、臭紫草各等分，擂烂，以酒一碗浸之，去滓温服，三服立愈。经验良方。

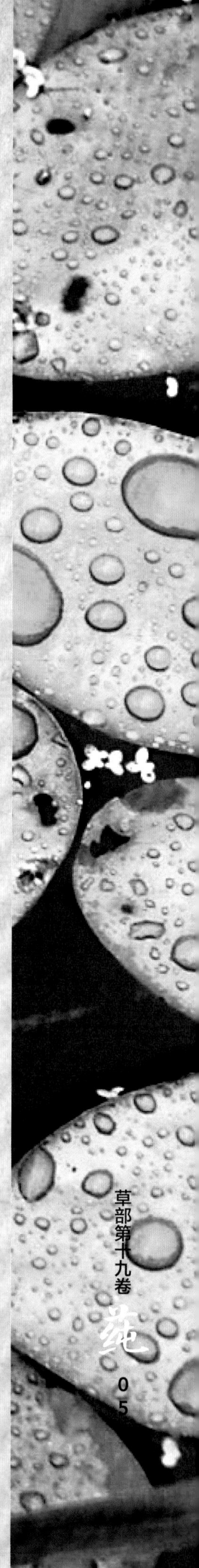

‖ **基原** ‖

据《纲目图鉴》《纲目彩图》《中华本草》等综合分析考证，本品为金鱼藻科植物金鱼藻 *Ceratophyllum demersum* Linn.。分布于我国南北各地。

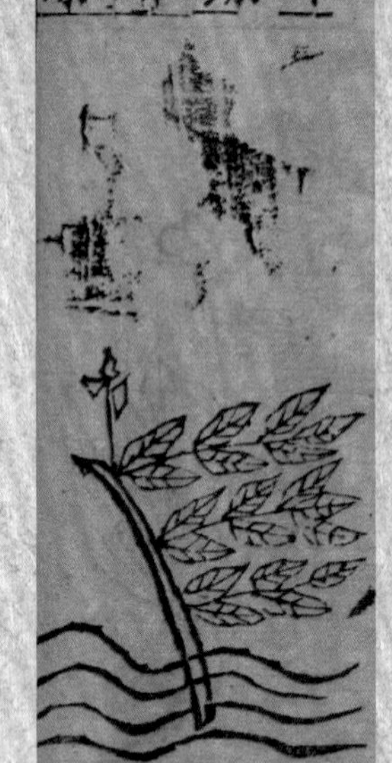

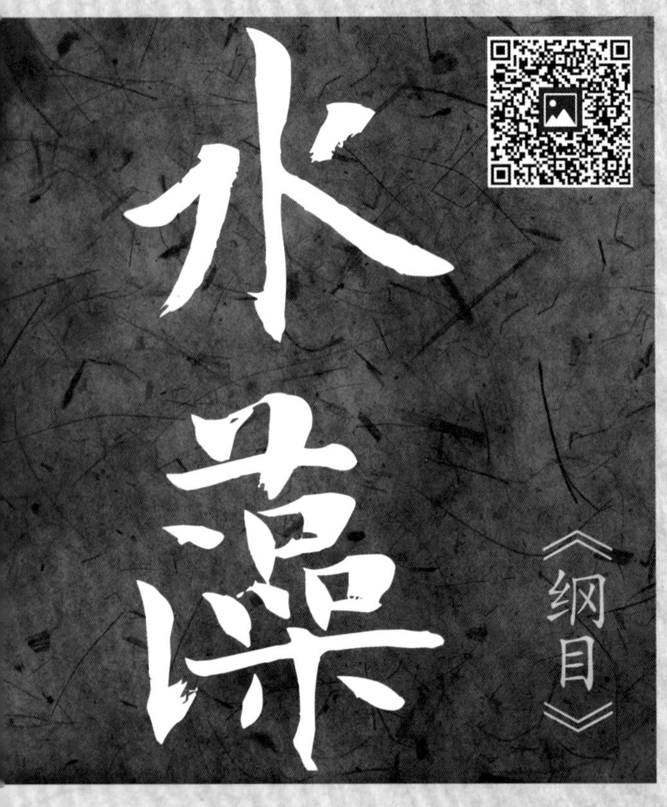

‖ **释名** ‖

[时珍曰] 藻乃水草之有文者，洁净如澡浴，故谓之藻。

‖ **集解** ‖

[颂曰] 藻生水中，处处有之。周南·诗云：于以采藻，于沼于沚，于彼行潦，是也。陆玑注云：藻生水底，有二种：一种叶如鸡苏，茎如箸，长四五尺；一种叶如蓬蒿，茎如钗股，谓之聚藻。二藻皆可食，熟挼去腥气，米面糁蒸为茹，甚滑美。荆扬人饥荒以当谷食。[藏器曰] 马藻生水中，如马齿相连。[时珍曰] 藻有二种，水中甚多。水藻，叶长二三寸，两两对生，即马藻也；聚藻，叶细如丝及鱼鳃状，节节连生，即水蕴也，俗名鳃草，又名牛尾蕴，是矣。尔雅云：莙，牛藻也。郭璞注云：细叶蓬茸，如丝可爱，一节长数寸，长者二三十节，即蕴也。二藻皆可食，入药以马藻为胜。左传云：蘋蘩蕴藻之菜，即此。

‖ **气味** ‖

甘，大寒，滑，无毒。

‖ **主治** ‖

去暴热热痢，止渴，捣汁服之。小儿赤白游疹，火焱热疮，捣烂封之。藏器。

‖ **发明** ‖

[思邈曰] 凡天下极冷，无过藻菜。但有患热毒肿并丹毒者，取渠中藻菜切捣傅之，厚三分，干即易，其效无比。

海藻

《本经》中品

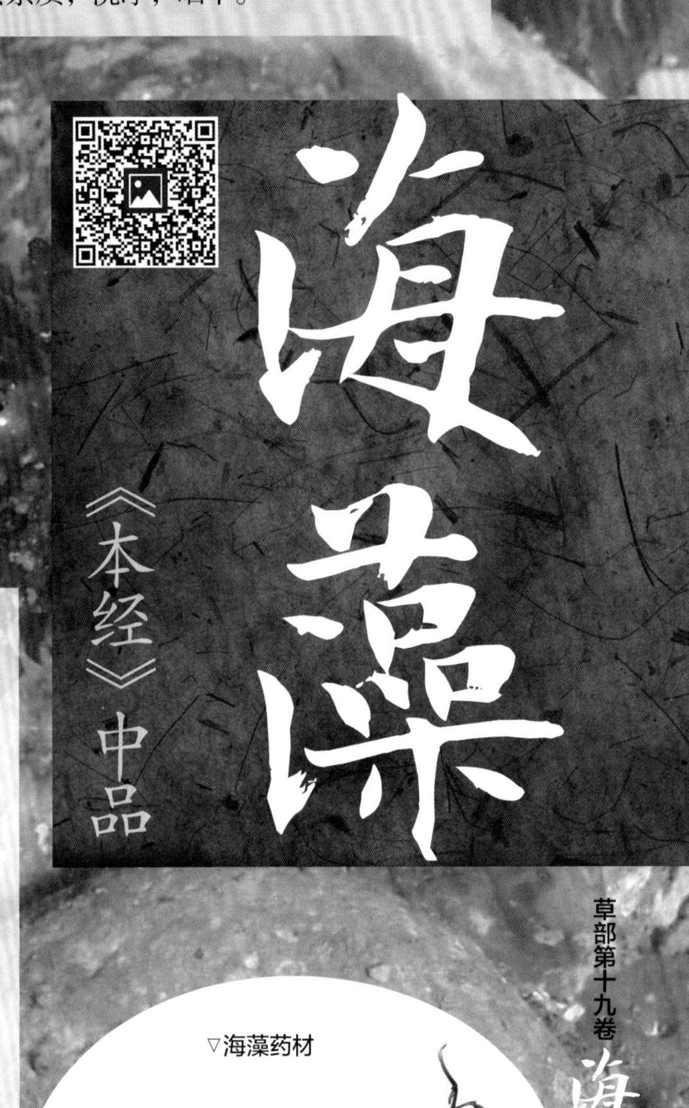

▽海藻药材

水藻 海藻

▽纯藻

‖ **基原** ‖

据《纲目图鉴》《纲目彩图》《大辞典》《中华本草》等综合分析考证，本品为马尾藻科植物海蒿子 *Sargassum pallidum* (Turn.) C. Ag. 或羊栖菜 *S. fusiforme* (Harv.) Setch.。《纲目图鉴》认为还包括同属植物马尾藻 *S. enerve* C. Ag.。海蒿子分布于我国黄海、渤海沿岸等地，羊栖菜分布于我国辽宁至海南沿岸等地，马尾藻分布于我国华东地区沿海等地。《药典》收载海藻药材为马尾藻科植物海蒿子或羊栖菜的干燥藻体，前者习称“大叶海藻”，后者习称“小叶海藻”；夏、秋二季采捞，除去杂质，洗净，晒干。

‖ **释名** ‖

蕁音单，出尔雅，别录作藫。**落首**本经**海萝**尔雅注。

‖ **集解** ‖

[别录曰] 海藻生东海池泽，七月七日采，暴干。[弘景曰] 生海岛上，黑色如乱发而大少许，叶大都似藻叶。[藏器曰] 此有二种：马尾藻生浅水中，如短马尾细，黑色，用之当浸去咸味；大叶藻生深海中及新罗，叶如水藻而大。海人以绳系腰没水取之。五月以后，有大鱼伤人，不可取也。尔雅云，纶似纶，组似组，东海有之，正为二藻也。[颂曰] 此即水藻生于海中者，今登、莱诸州有之。陶隐居引尔雅纶、组注昆布，谓昆布似组，青苔、紫菜似纶；而陈藏器以纶、组为二藻。陶说似近之。[时珍曰] 海藻近海诸地采取，亦作海菜，乃立名目，货之四方云。

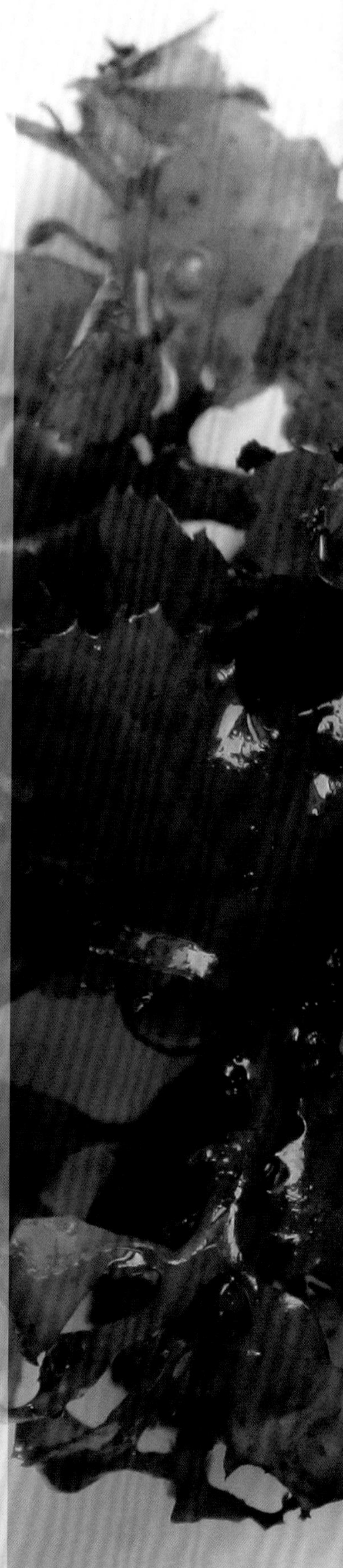

‖ **修治** ‖

[敩曰] 凡使须用生乌豆，并紫背天葵，三件同蒸伏时，日干用。[时珍曰] 近人但洗净咸味，焙干用。

‖ **气味** ‖

苦、咸，寒，无毒。[权曰] 咸，有小毒。[之才曰] 反甘草。[时珍曰] 按东垣李氏治瘰疬马刀，散肿溃坚汤，海藻、甘草两用之。盖以坚积之病，非平和之药所能取捷，必令反夺以成其功也。

‖ **主治** ‖

瘿瘤结气，散颈下硬核痛，痈肿癥瘕坚气，腹中上下雷鸣，下十二水肿。本经。**疗皮间积聚暴㿗，瘤气结热，利小便。**别录。**辟百邪鬼魅，治气急心下满，疝气下坠，疼痛卵肿，去腹中幽幽作声。**甄权。**治奔豚气脚气，水气浮肿，宿食不消，五膈痰壅。**李珣。

‖ **发明** ‖

[元素曰] 海藻气味俱厚，纯阴，沉也。治瘿瘤马刀诸疮，坚而不溃者。经云：咸能软坚。营气不从，外为浮肿。随各引经药治之，肿无不消。[成无己曰] 咸味涌泄。故海藻之咸，以泄水气也。[诜曰] 海藻起男子阴，消男子㿗疾，宜常食之。南方人多食，北方人效之，倍生诸疾，更不宜矣。[时珍曰] 海藻咸能润下，寒能泄热引水，故能消瘿瘤结核，阴㿗坚聚，而除浮肿脚气留饮痰气之湿热，使邪气自小便出也。

‖ **附方** ‖

旧二，新二。**海藻酒**治瘿气。用海藻一斤，绢袋盛之，以清酒二升浸之，春夏二日，秋冬三日。每服两合，日三。酒尽再作。其滓曝干为末。每服方寸匕，日三服。不过两剂即瘥。范汪方。**瘿气初起**海藻一两，黄连二两，为末。时时舐咽。先断一切厚味。丹溪方。**项下瘰疬**如梅李状。宜连服前方海藻酒消之。肘后方。**蛇盘瘰疬**头项交接者。海藻菜以荞面炒过，白僵蚕炒，等分为末，以白梅泡汤和丸梧子大。每服六十丸，米饮下，必泄出毒气。危氏得效方。

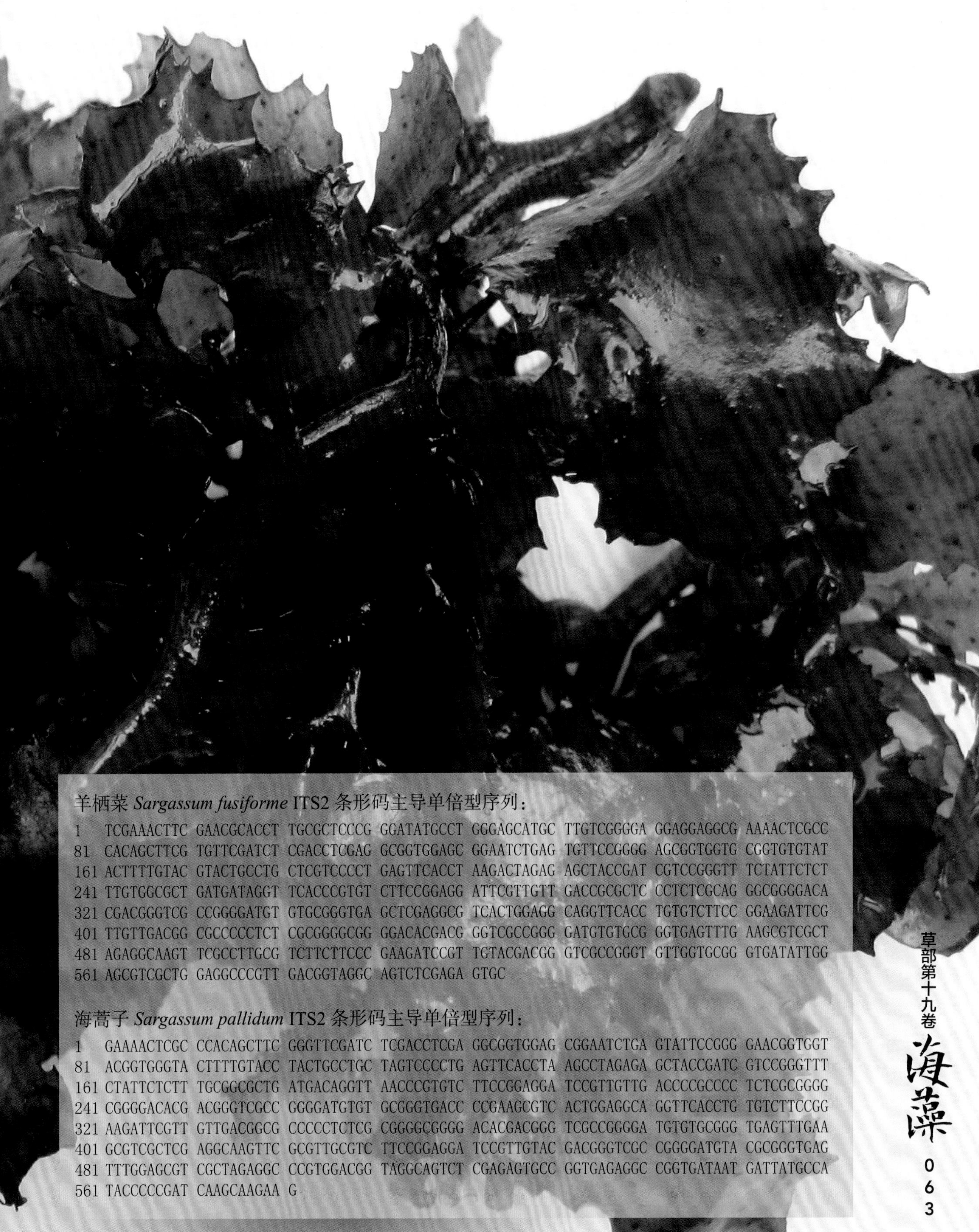

羊栖菜 *Sargassum fusiforme* ITS2 条形码主导单倍型序列：

1 TCGAAACTTC GAACGCACCT TGCGCTCCCG GGATATGCCT GGGAGCATGC TTGTCGGGGA GGAGGAGGCG AAAACTCGCC
81 CACAGCTTCG TGTTCGATCT CGACCTCGAG GCGGTGGAGC GGAATCTGAG TGTTCCGGGG AGCGGTGGTG CGGTGTGTAT
161 ACTTTTGTAC GTACTGCCTG CTCGTCCCCT GAGTTCACCT AAGACTAGAG AGCTACCGAT CGTCCGGGTT TCTATTCTCT
241 TTGTGGCGCT GATGATAGGT TCACCCGTGT CTTCCGGAGG ATTCGTTGTT GACCGCGCTC CCTCTCGCAG GGCGGGGACA
321 CGACGGGTCG CCGGGGATGT GTGCGGGTGA GCTCGAGGCG TCACTGGAGG CAGGTTCACC TGTGTCTTCC GGAAGATTCG
401 TTGTTGACGG CGCCCCCTCT CGCGGGGCGG GGACACGACG GGTCGCCGGG GATGTGTGCG GGTGAGTTTG AAGCGTCGCT
481 AGAGGCAAGT TCGCCTTGCG TCTTCTTCCC GAAGATCCGT TGTACGACGG GTCGCCGGGT GTTGGTGCGG GTGATATTGG
561 AGCGTCGCTG GAGGCCCGTT GACGGTAGGC AGTCTCGAGA GTGC

海蒿子 *Sargassum pallidum* ITS2 条形码主导单倍型序列：

1 GAAAACTCGC CCACAGCTTC GGGTTCGATC TCGACCTCGA GGCGGTGGAG CGGAATCTGA GTATTCCGGG GAACGGTGGT
81 ACGGTGGGTA CTTTTGTACC TACTGCCTGC TAGTCCCCTG AGTTCACCTA AGCCTAGAGA GCTACCGATC GTCCGGGTTT
161 CTATTCTCTT TGCGGCGCTG ATGACAGGTT AACCCGTGTC TTCCGGAGGA TCCGTTGTTG ACCCCGCCCC TCTCGCGGGG
241 CGGGGACACG ACGGGTCGCC GGGGATGTGT GCGGGTGACC CCGAAGCGTC ACTGGAGGCA GGTTCACCTG TGTCTTCCGG
321 AAGATTCGTT GTTGACGGCG CCCCCTCTCG CGGGGCGGGG ACACGACGGG TCGCCGGGGA TGTGTGCGGG TGAGTTTGAA
401 GCGTCGCTCG AGGCAAGTTC GCGTTGCGTC TTCCGGAGGA TCCGTTGTAC GACGGGTCGC CGGGGATGTA CGCGGGTGAG
481 TTTGGAGCGT CGCTAGAGGC CCGTGGACGG TAGGCAGTCT CGAGAGTGCC GGTGAGAGGC CGGTGATAAT GATTATGCCA
561 TACCCCCGAT CAAGCAAGAA G

‖ **基原** ‖

据《纲目图鉴》《大辞典》《中华本草》等综合分析考证，本品为海蕴科植物海蕴 *Nemacystus decipiens* (Sur.) Kuck.。我国沿海均有分布。

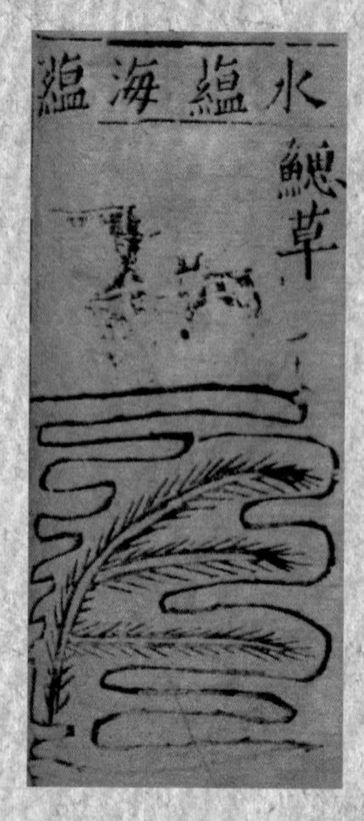

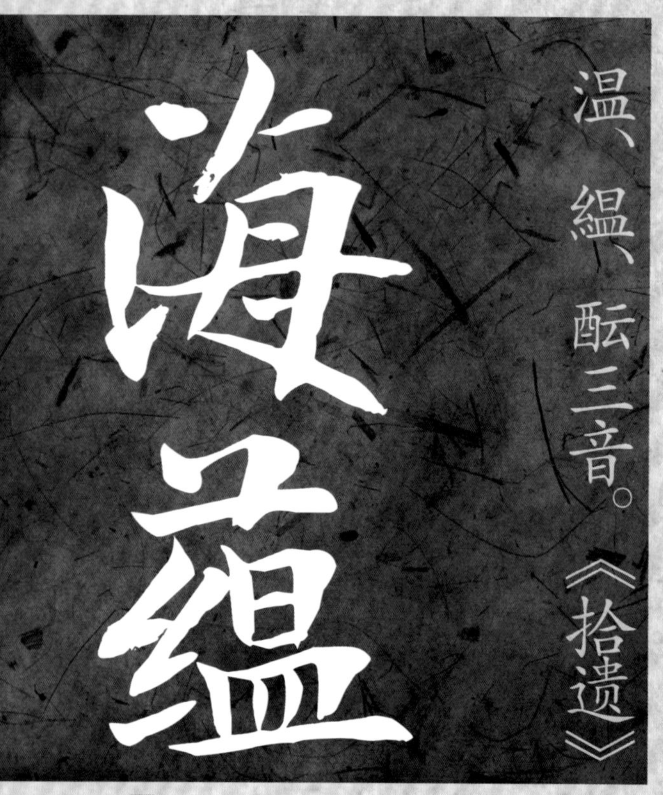

校正：自草部移入此。

‖ **释名** ‖

[时珍曰] 緼，乱丝也。其叶似之，故名。

‖ **气味** ‖

咸，寒，无毒。

‖ **主治** ‖

瘿瘤结气在喉间，下水。藏器。主水癞。苏颂。

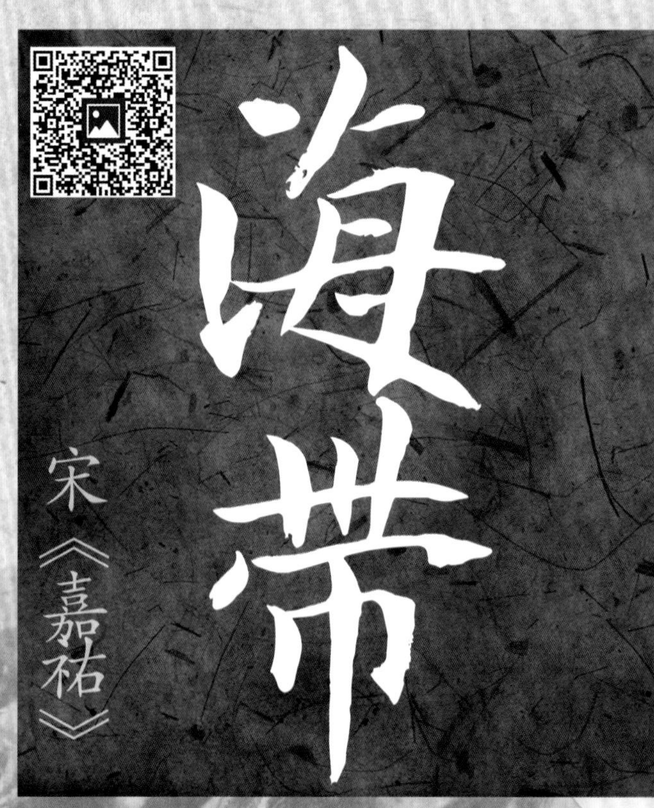

‖ **基原** ‖

《纲目图鉴》认为本品为大叶藻科植物大叶藻 *Zostera marina* Linn. 或眼子菜科黑纤维虾海藻 *Phyllospadix japonica* Makino。大叶藻分布于辽宁、河北、山东等地，黑纤维虾海藻分布于辽东半岛及山东半岛沿海。《纲目彩图》《草药大典》认为本品为海带科植物海带 *Laminaria japonica* Aresch.，分布参见本卷“昆布”项下。

‖ **集解** ‖

[禹锡曰] 海带出东海水中石上，似海藻而粗，柔韧而长。今登州人干之以束器物。医家用以下水，胜于海藻、昆布。

‖ **气味** ‖

咸，寒，无毒。

‖ **主治** ‖

催生，治妇人病，及疗风下水。嘉祐。**治水病瘿瘤，功同海藻。**时珍。

海带 *Laminaria japonica* ITS2 条形码主导单倍型序列：

```
1   GACACCACTC GCCCCTCTTC TCTCCTGTCT CACGACGGGG GAGTCGCGGC GGCGGACTTT GAGTGTTCCG GAGTTCCCAT
81  GCTCCGAGTG CACCTAATCT CGTGAACGAA GCCTCTCGCG CCCTGCCGCA CAGAGTTGTT GACGGCGCTC GCTTCGGCGG
161 CGACTCTCGA CTCACCAAAC GTGCGCAGGA TGCCTGCCTC ATTCCGGCGC TCCGACGCCG ACCCTTCTGG GTCAGCGTTG
241 GAAACCGTAC CACTTTCGTT C
```

◁海带药材

‖ **基原** ‖

据《纲目图鉴》《纲目彩图》综合考证认为，本品为翅藻科植物昆布（黑昆布）*Ecklonia kurome* Okam.。分布于浙江、福建等地沿海。《大辞典》《中华本草》认为还包括海带科植物海带 *Laminaria japonica* Aiesch. 和裙带菜 *Undaria pinnatifida* (Harv.) Sur.；海带分布于辽东半岛、山东半岛的肥沃海区，现已在浙江、福建、广东等地沿海人工养殖，裙带菜分布于大连、山东等地沿海。《药典》收载昆布药材为海带科植物海带或翅藻科植物昆布的干燥叶状体；夏、秋二季采捞，晒干。

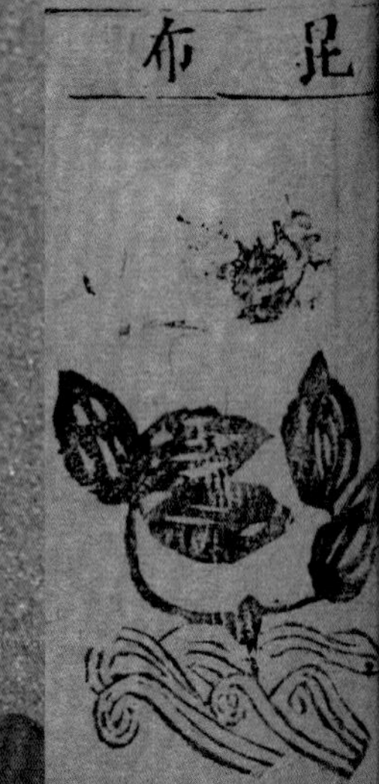

昆布

《别录》中品

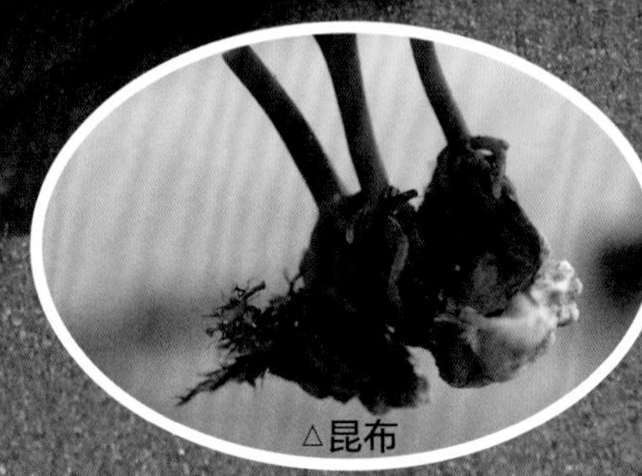

△昆布

海带 *Laminaria japonica* ITS2 条形码主导单倍型序列：

```
1   GACACCACTC GCCCCTCTTC TCTCCTGTCT CACGACGGGG GAGTCGCGGC GGCGGACTTT GAGTGTTCCG GAGTTCCCAT
81  GCTCCGAGTG CACCTAATCT CGTGAACGAA GCCTCTCGCG CCCTGCCGCA CAGAGTTGTT GACGGCGCTC GCTTCGGCGG
161 CGACTCTCGA CTCACCAAAC GTGCGCAGGA TGCCTGCCTC ATTCCGGCGC TCCGACGCCG ACCCTTCTGG GTCAGCGTTG
241 GAAACCGTAC CACTTTCGTT C
```

▷昆布（黑昆布）（*Ecklonia kurome*）

‖ **释名** ‖

纶布 [时珍曰] 按吴普本草，纶布一名昆布，则尔雅所谓纶似纶，东海有之者，即昆布也。纶音关，青丝绶也，讹而为昆耳。陶弘景以纶为青苔、紫菜辈，谓组为昆布；陈藏器又谓纶、组是二种藻。不同如此。

‖ **集解** ‖

[别录曰] 昆布生东海。[弘景曰] 今惟出高丽。绳把索之如卷麻，作黄黑色，柔韧可食。尔雅云：纶似纶，组似组，东海有之。今青苔、紫菜皆似纶，而昆布亦似组，恐即是也。[藏器曰] 昆布生南海，叶如手，大似薄苇，紫赤色。其细叶者，海藻也。[珣曰] 其草顺流而生。出新罗者叶细，黄黑色。胡人搓之为索，阴干，从舶上来中国。[时珍曰] 昆布生登、莱者，搓如绳索之状。出闽、浙者，大叶似菜。盖海中诸菜性味相近，主疗一致。虽稍有不同，亦无大异也。

‖ **修治** ‖

[敩曰] 凡使昆布，每一斤，用甑箅大小十个，同剉细，以东流水煮之，从巳至亥，待咸味去，乃晒焙用。

‖ **气味** ‖

咸，寒，滑，无毒。[普曰] 酸、咸，寒，无毒。[权曰] 温，有小毒。

‖ **主治** ‖

十二种水肿，瘿瘤聚结气，瘘疮。别录。**破积聚。**思邈。**治阴癀肿，含之咽汁。**藏器。**利水道，去面肿，治恶疮鼠瘘。**甄权。

‖ **发明** ‖

[杲曰] 咸能软坚，故瘿坚如石者非此不除，与海藻同功。[诜曰] 昆布下气，久服瘦人，无此疾者不可食。海岛之人爱食之，为无好菜，只食此物，服久相习，病亦不生，遂传说其功于北人。北人食之皆生病，是水土不宜耳。凡是海中菜，皆损人，不可多食。

‖ **附方** ‖

旧四。**昆布臛**治膀胱结气，急宜下气。用高丽昆布一斤，白米泔浸一宿，洗去咸味。以水一斛，煮熟劈细。入葱白一握，寸断之。更煮极烂，乃下盐酢豉糁姜橘椒末调和食之。仍宜食粱米、粳米饭。极能下气。无所忌。海藻亦可依此法作之。广济方。**瘿气结核**瘰瘰肿硬。以昆布一两，洗去咸，晒干为散。每以一钱绵裹，好醋中浸过，含之咽津，味尽再易之。圣惠方。**项下五瘿**方同上。**项下卒肿**其囊渐大，欲成瘿者。昆布、海藻等分，为末，蜜丸杏核大。时时含之，咽汁。外台。

‖ **基原** ‖

据《纲目图鉴》《纲目彩图》等综合考证认为，本品为沙箸科动物海柳 *Virgularia gustaviana* (Hcrklots)。分布于我国胶州湾以南软质海底。《中华本草》记载本品为鞭柳珊瑚科动物灯芯柳珊瑚 *Junceella juncea* (Pallas)、鳞灯芯柳珊瑚 *J. squamata* Toeplitz 的群体，均分布于广东、海南沿海及西沙群岛等海域。

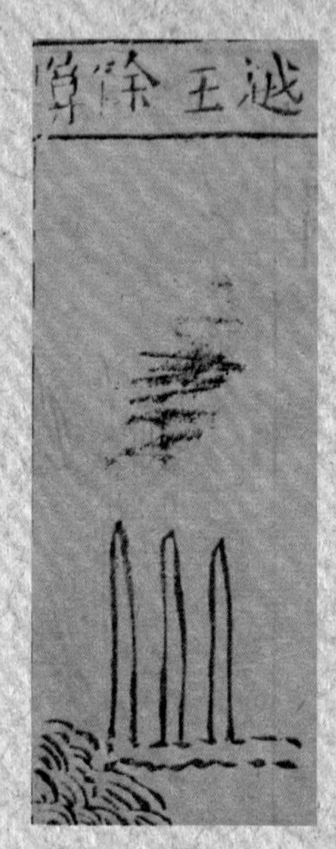

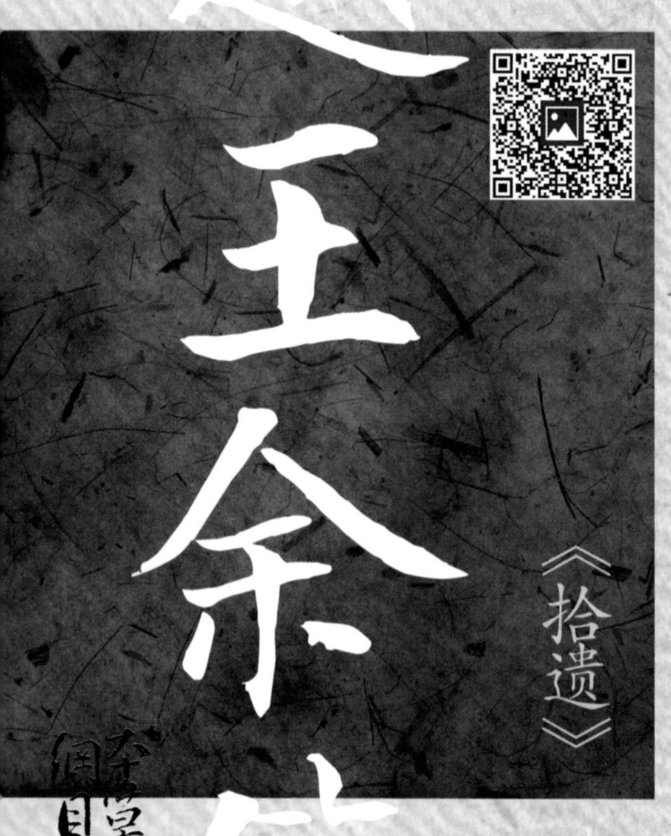

越王余算

《拾遗》

‖ **释名、集解** ‖

[珣曰] 越王余算生南海水中，如竹算子，长尺许。刘敬叔异苑云：昔晋安越王渡南海，将黑角白骨作算筹，其有余者，弃于水中而生此。故叶白者似骨，黑者似角，遂名之。相传可食。

‖ **气味** ‖

咸，温，无毒。

‖ **主治** ‖

水肿浮气结聚，宿滞不消，腹中虚鸣，并煮服之。李珣。

‖ **附录** ‖

沙箸[时珍曰] 按刘恂岭表录异有沙箸，似是余算之类，今附于此。云：海岸沙中生沙箸，春吐苗，其心若骨，白而且劲，可为酒筹。凡欲采者，须轻步向前拔之。不然，闻行声遽缩入沙中，不可得也。

‖ **基原** ‖

据《纲目图鉴》《纲目彩图》《大辞典》综合考证认为，本品为柳珊瑚科动物柳珊瑚 *Gorgonia flabellum* L.，分布于我国南方沿海。《中华本草》记载本品为软柳珊瑚科动物网状软柳珊瑚 *Subergorgia reticulata* (Ellis et Solander) 的群体，分布于我国广东西部沿海至雷州半岛及海南海域。

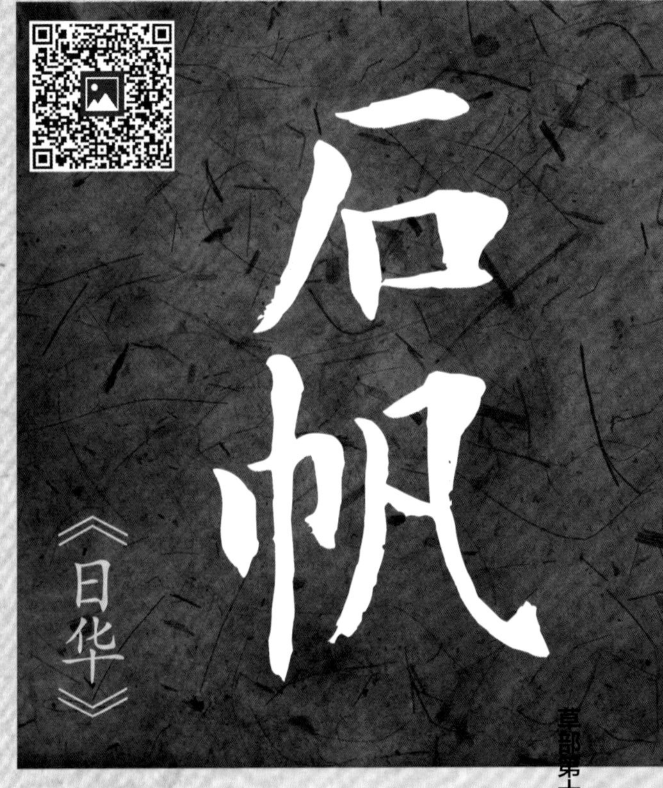

‖ **集解** ‖

[弘景曰] 石帆状如柏，水松状如松。[藏器曰] 石帆生海底，高尺余。根如漆色，至梢上渐软，作交罗纹。[大明曰] 石帆紫色，梗大者如箸，见风渐硬，色如漆，人以饰作珊瑚装。[颂曰] 左思吴都赋：草则石帆、水松。刘渊林注云：石帆生海屿石上，草类也。无叶，高尺许，其花离楼相贯连。若死则浮水中，人于海边得之，稀有见其生者。

‖ **气味** ‖

甜、咸，平，无毒。

‖ **主治** ‖

石淋。弘景。**煮汁服，主妇人血结月闭。**藏器。

‖ **基原** ‖

据《纲目图鉴》《纲目彩图》《大辞典》综合考证认为，本品为松藻科植物刺松藻 *Codium fragile* (Sur.) Hariot。分布于我国山东、浙江、福建等地。

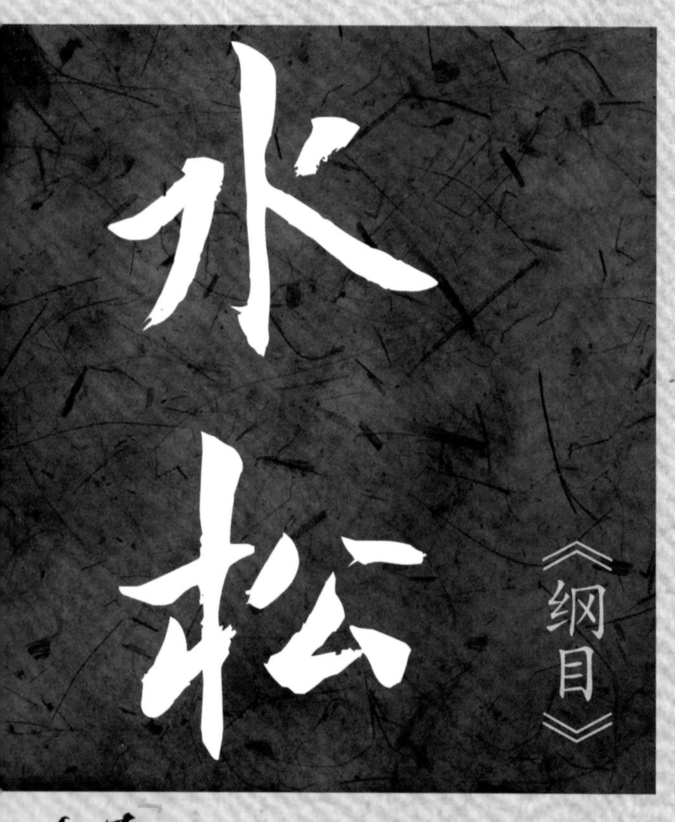

‖ **集解** ‖

[弘景曰] 水松状如松，丰口口食。[颂曰] 出南海及交趾，生海水中。

‖ **气味** ‖

甘、咸，寒，无毒。

‖ **主治** ‖

溪毒。弘景。水肿，催生。藏器。

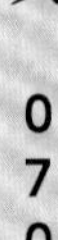

本草纲目

草部第二十卷

草之九石草类一十九种

‖ **基原** ‖

据《纲目图鉴》《汇编》《药典图鉴》等综合分析考证，本品为兰科植物金钗石斛 *Dendrobium nobile* Lindl.。《纲目彩图》《中华本草》《大辞典》《中药志》认为还包括同属植物铁皮石斛 *D. officinale* Kimura et Migo、美花石斛（环草石斛）*D. loddigesii* Rolfe、束花石斛（黄草石斛）*D. chrysanthum* Lindl. 等。金钗石斛分布于云南、贵州、四川、重庆、广东、台湾等地，铁皮石斛分布于浙江、江西、福建、安徽、湖南、广西等地。《药典》收载石斛药材为兰科植物金钗石斛、鼓槌石斛 *D. chrysotoxum* Lindl. 或流苏石斛 *D. fimbriatum* Hook. 的栽培品及其同属植物近似种的新鲜或干燥茎。全年均可采收，鲜用者除去根和泥沙；干用者采收后，除去杂质，用开水略烫或烘软，再边搓边烘晒，至叶鞘搓净，干燥。收载铁皮石斛药材为兰科植物铁皮石斛的干燥茎。11月至翌年3月采收，除去杂质，剪去部分须根，边加热边扭成螺旋形或弹簧状，烘干；或切成段，干燥或低温烘干，前者习称“铁皮枫斗”（耳环石斛）；后者习称“铁皮石斛”。

石斛

《本经》上品

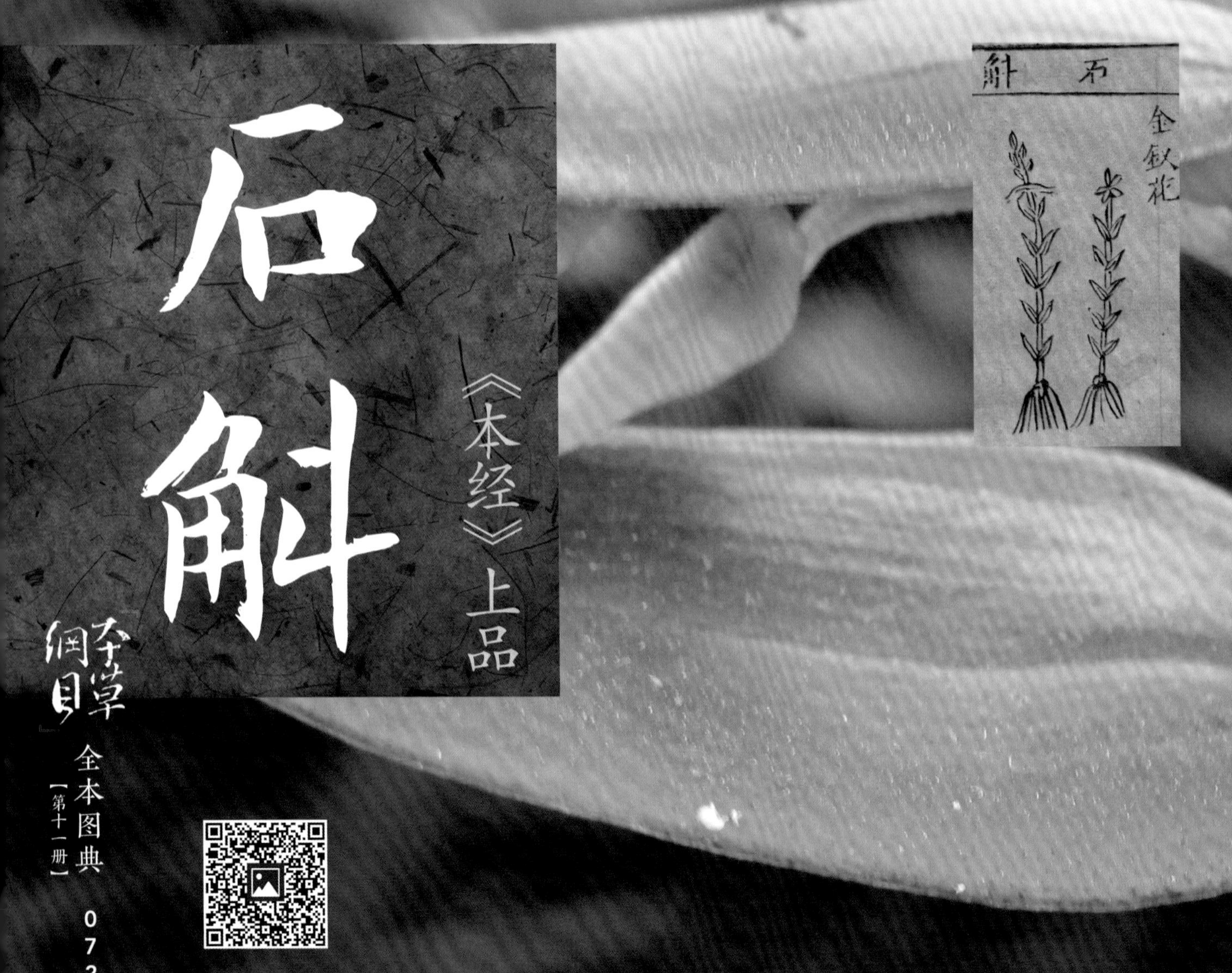

▷石斛的原植物

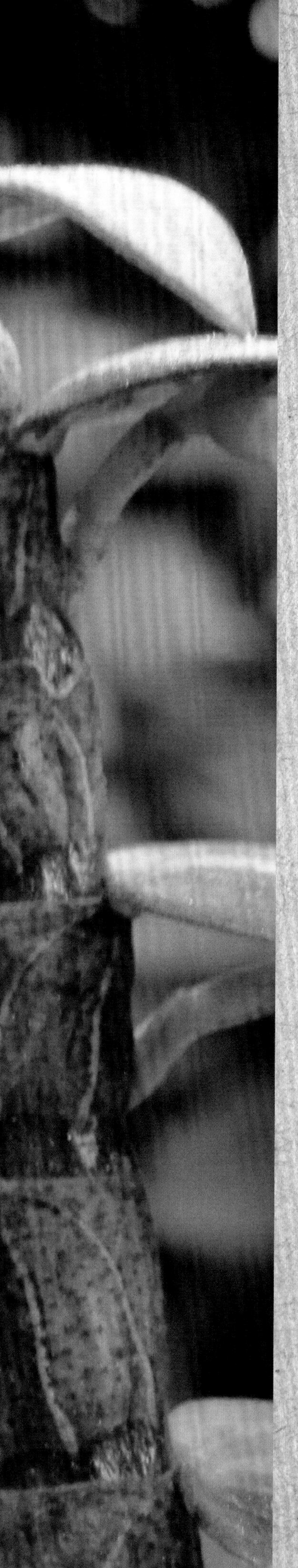

‖ **释名** ‖

石蓫别录**金钗**纲目**禁生**别录**林兰**本经**杜兰**别录。[时珍曰] 石斛名义未详。其茎状如金钗之股，故古有金钗石斛之称。今蜀人栽之，呼为金钗花。盛弘之荆州记云，耒阳龙石山多石斛，精好如金钗，是矣。林兰、杜兰，与木部木兰同名，恐误。

‖ **集解** ‖

[别录曰] 石斛生六安山谷水旁石上。七月、八月采茎，阴干。[弘景曰] 今用石斛，出始兴。生石上，细实，以桑灰汤沃之，色如金，形如蚱蜢髀者佳。近道亦有，次于宣城者。其生栎木上者，名木斛。其茎至虚，长大而色浅。不入丸散，惟可为酒渍煮之用。俗方最以补虚，疗脚膝。[恭曰] 今荆襄及汉中、江左又有二种：一种似大麦，累累相连，头生一叶，而性冷，名麦斛；一种茎大如雀髀，叶在茎头，名雀髀斛。其他斛如竹，而节间生叶也。作干石斛法：以酒洗蒸暴成，不用灰汤。或言生者渍酒，胜于干者。[颂曰] 今荆州、光州、寿州、庐州、江州、温州、台州亦有之，以广南者为佳。多在山谷中。五月生苗，茎似小竹节，节间出碎叶。七月开花，十月结实。其根细长，黄色。惟生石上者为胜。[宗奭曰] 石斛细若小草，长三四寸，柔韧，折之如肉而实。今人多以木斛混之，亦不能明。木斛中虚如禾草，长尺余，但色深黄光泽耳。[时珍曰] 石斛丛生石上。其根纠结甚繁，干则白软。其茎叶生皆青色，干则黄色。开红花。节上自生根须。人亦折下，以砂石栽之，或以物盛挂屋下，频浇以水，经年不死，俗称为千年润。石斛短而中实，木斛长而中虚，甚易分别。处处有之，以蜀中者为胜。

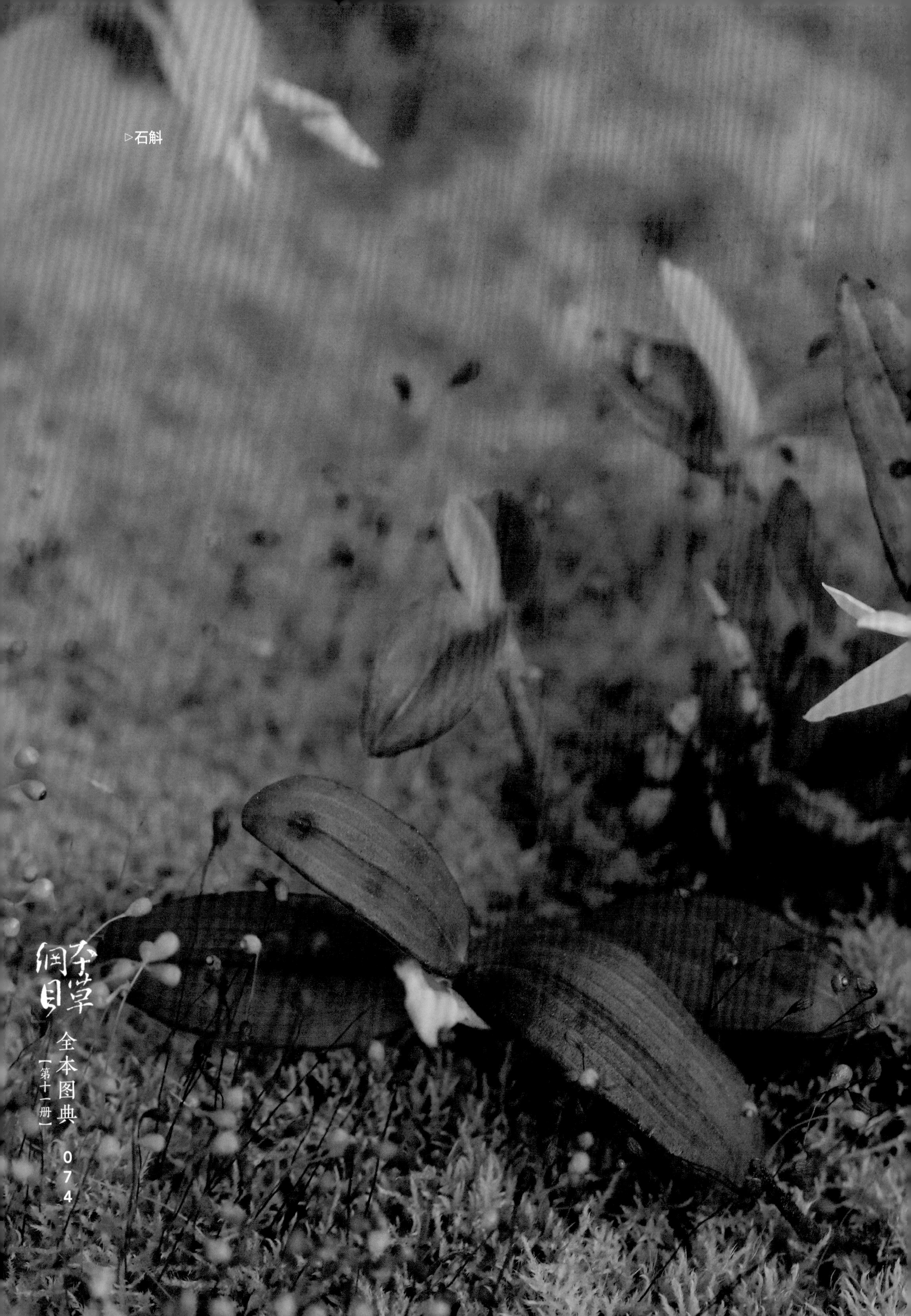

▷石斛

金钗石斛 *Dendrobium nobile* ITS2 条形码主导单倍型序列：

1 AGCATTTTAT CGCTCCGTGC CTAGTCTCCC ATCCATGGAT GTGTTGCCAA GGCTCGGATG TGTACGGTGG CTCGTCGTGC
81 CCCTTGGTGC GACGGGCTGA AGGGCGGGTC ATCTTCTCAT TGGCTGCCAA CAATAAGGGG TGGATTAAAT AAGGCCTATG
161 CTATTGTGTC AAGCGCGCCT GAGAGATGAT CATACTTTTT AGGTGATCCC AATTCATGCG TCGATCCATG GATGGCGTAT
241 CGAATG

鼓槌石斛 *Dendrobium chrysotoxum* ITS2 条形码主导单倍型序列：

1 AGCGTTACGT CGCTCCGTGT CCAGCCACCC GTCGATGGAT GGGCTGGCGA TGGCTCGGAT GTGCACAGTG GCTCCTCGTG
81 CCCCTCGGCA CGGCGGGCTT AAGAGCGGGT AATCATCTCG TTGGCTGCGA ACAATATGGG GTGGATAAAT GCGATGCTTA
161 TGATATTGTG CCGTGCATGC CCGAGAGATG ATCATACTTA TTCAGGTGAT CCCAAACCAT GCGTCGATCC ATGGATGGCG
241 TTTTGAATG

流苏石斛 *Dendrobium fimbriatum* ITS2 条形码主导单倍型序列：

1 AGCGTTACGT CGCTCCACGC CAAGTCACCC ATCGATGGAT GGGCCGACGA AGGCTCGGAT GTGCACAGTG GCTCGTCGTG
81 CCCCTCGGTG CGGCGGGCTG AAGAGCGGGT CATCATCTCG TTGGCTGCAG GCAATAATGG GTGGATAAAC GTGAGGCCTA
161 TGTTATTGTG TCGTGCATGC CTAAGAGATG ATTAAACTCT TTAGGTGATC CCAAATCATG CGTCGATCCA CGGATGGCGT
241 TTTGAATG

铁皮石斛 *Dendrobium officinale* ITS2 条形码主导单倍型序列：

1 AGCATTTTAT CTCTCCGTGC CTAATCTCCC ATCCATGGAT GTGTTACTAA GGCTCGGATG TGCATGGTGG CTCCTCGTGC
81 CCCTTGGTGC GGCGGGCTGA AGGGCGGGTC ATCTTCTCGT TGGTTGCCAA CAATAAGGGG TGGATTAAAA AAGGCCTATG
161 CTATTGTGAT AAGCGCGCCC GAGAGATGAT CATACTTTTT AGGTGATCCC AATCCATGCG CTAATCCATG GATGGCGTAT
241 CGAATG

‖ **修治** ‖

[敩曰] 凡使，去根头，用酒浸一宿，暴干，以酥拌蒸之，从巳至酉，徐徐焙干，用入补药乃效。

‖ **气味** ‖

甘，平，无毒。[普曰] 神农：甘，平。扁鹊：酸。李当之：寒。[时珍曰] 甘、淡、微咸。[之才曰] 陆英为之使，恶凝水石、巴豆，畏雷丸、僵蚕。

‖ **主治** ‖

伤中，除痹下气，补五脏虚劳羸瘦，强阴益精。久服，厚肠胃。本经。**补内绝不足，平胃气，长肌肉，逐皮肤邪热痱气，脚膝疼冷痹弱，定志除惊。轻身延年。**别录。**益气除热，治男子腰脚软弱，健阳，逐皮肌风痹，骨中久冷，补肾益力。**权。**壮筋骨，暖水脏，益智清气。**日华。**治发热自汗，痈疽排脓内塞。**时珍。

▽石斛饮片

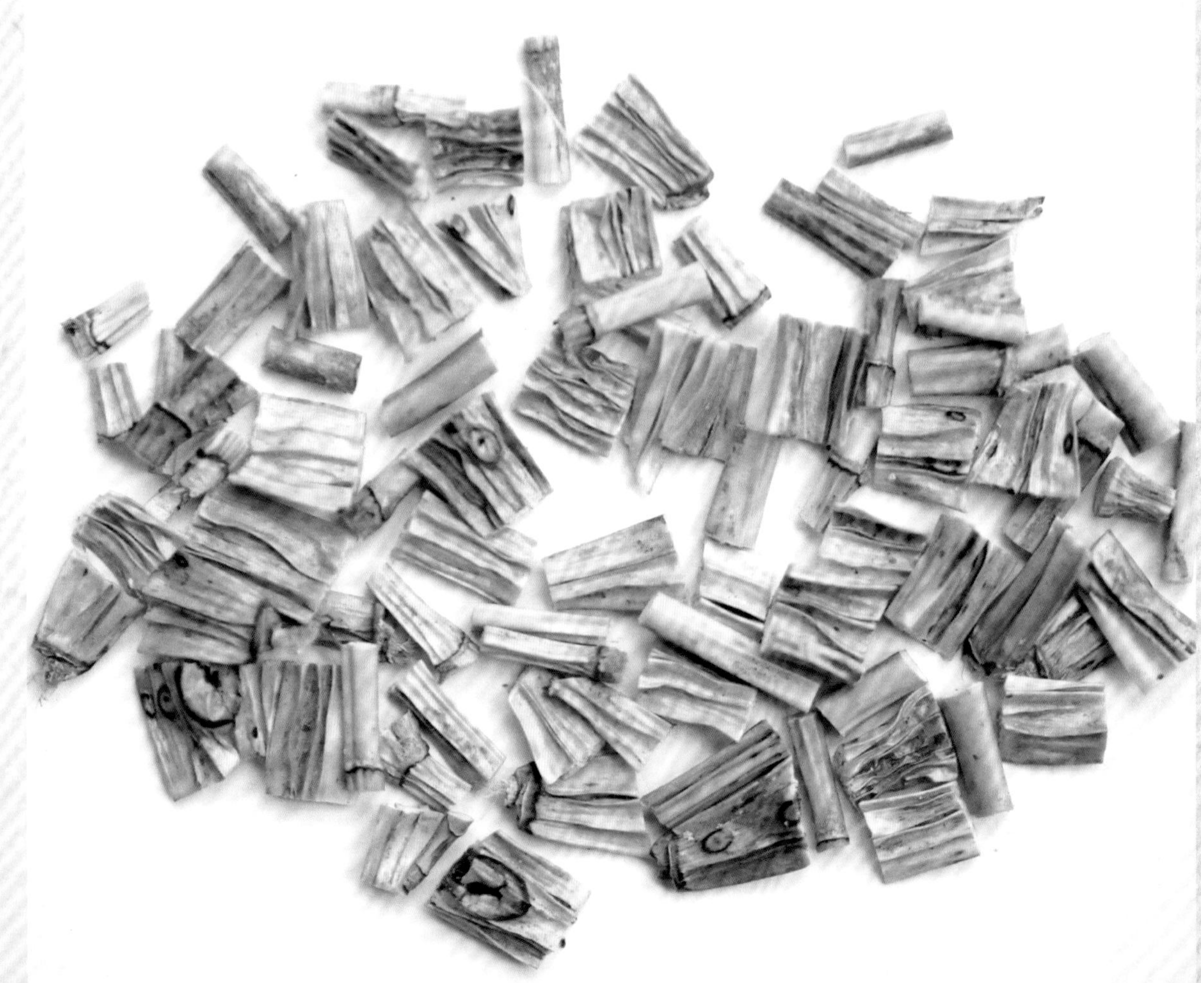

‖ **发明** ‖

[敩曰] 石斛镇涎，涩丈夫元气。酒浸酥蒸，服满一镒，永不骨痛也。[宗奭曰] 石斛治胃中虚热有功。[时珍曰] 石斛气平，味甘、淡、微咸，阴中之阳，降也。乃足太阴脾、足少阴右肾之药。深师云：囊湿精少，小便余沥者，宜加之。一法：每以二钱入生姜一片，水煎代茶饮，甚清肺补脾也。

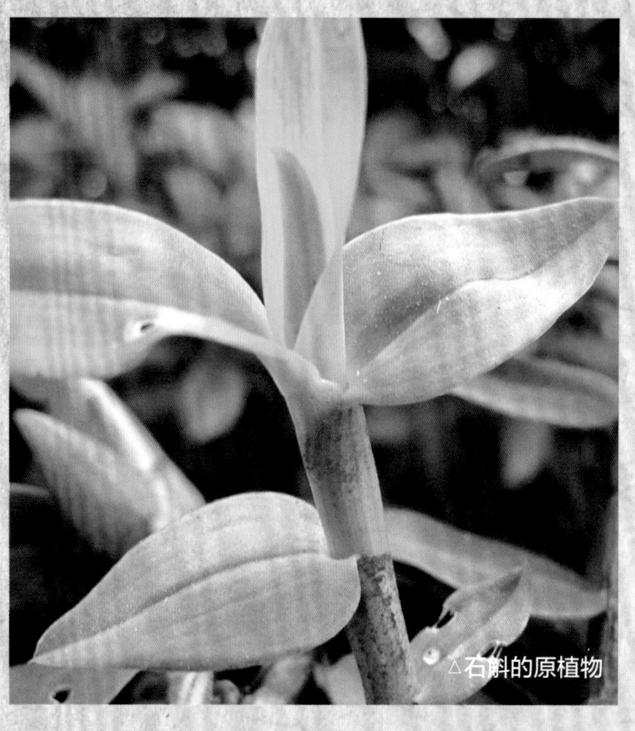

△石斛的原植物

‖ **附方** ‖

新二。**睫毛倒入**川石斛、川芎䓖等分，为末。口内含水，随左右㗜鼻，日二次。袖珍方。**飞虫入耳**石斛数条，去根如筒子，一边纴入耳中，四畔以蜡封闭，用火烧石斛，尽则止。熏右耳，则虫从左出。未出更作。圣济。

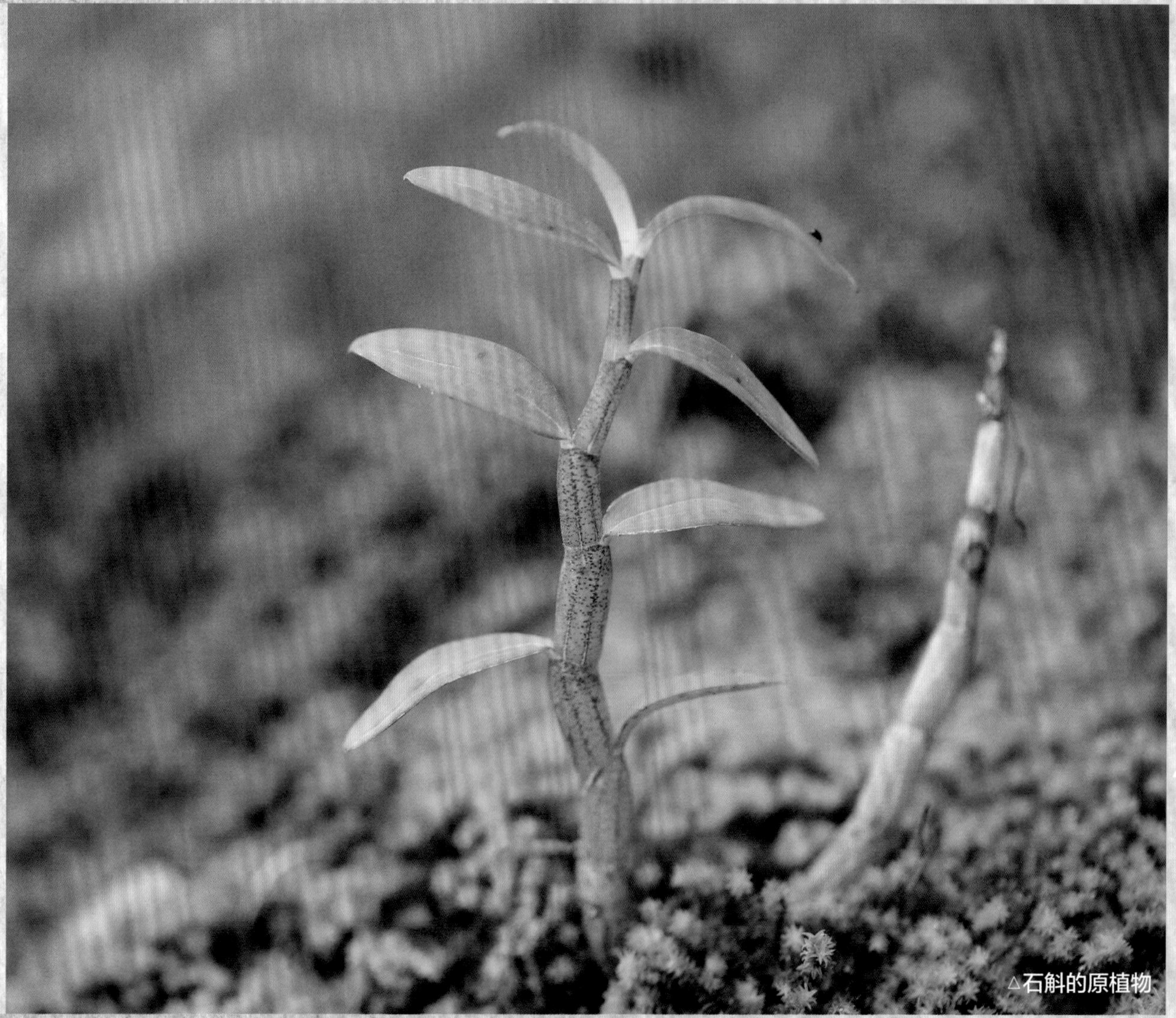

△石斛的原植物

骨碎补

宋《开宝》

‖ 基原 ‖

据《纲目图鉴》《纲目彩图》《药典图鉴》等综合分析考证，本品为水龙骨科植物槲蕨 *Drynaria fortunei* (Kunze) J. Sm.。分布于西南及浙江、江西、福建、湖北等地。《中华本草》《大辞典》认为还包括同属植物秦岭槲蕨 *D. sinica* Diels 及光叶槲蕨 *D. propinqua* (Wall.) J. Smith。《药典》收载骨碎补药材为水龙骨科植物槲蕨的干燥根茎；全年均可采挖，除去泥沙，干燥或再燎去茸毛（鳞片）。

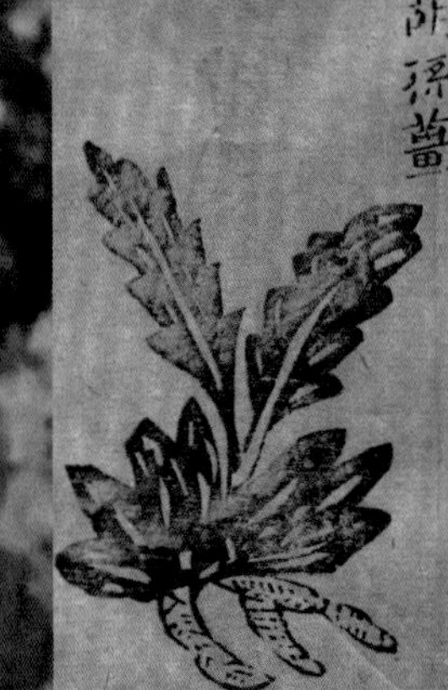

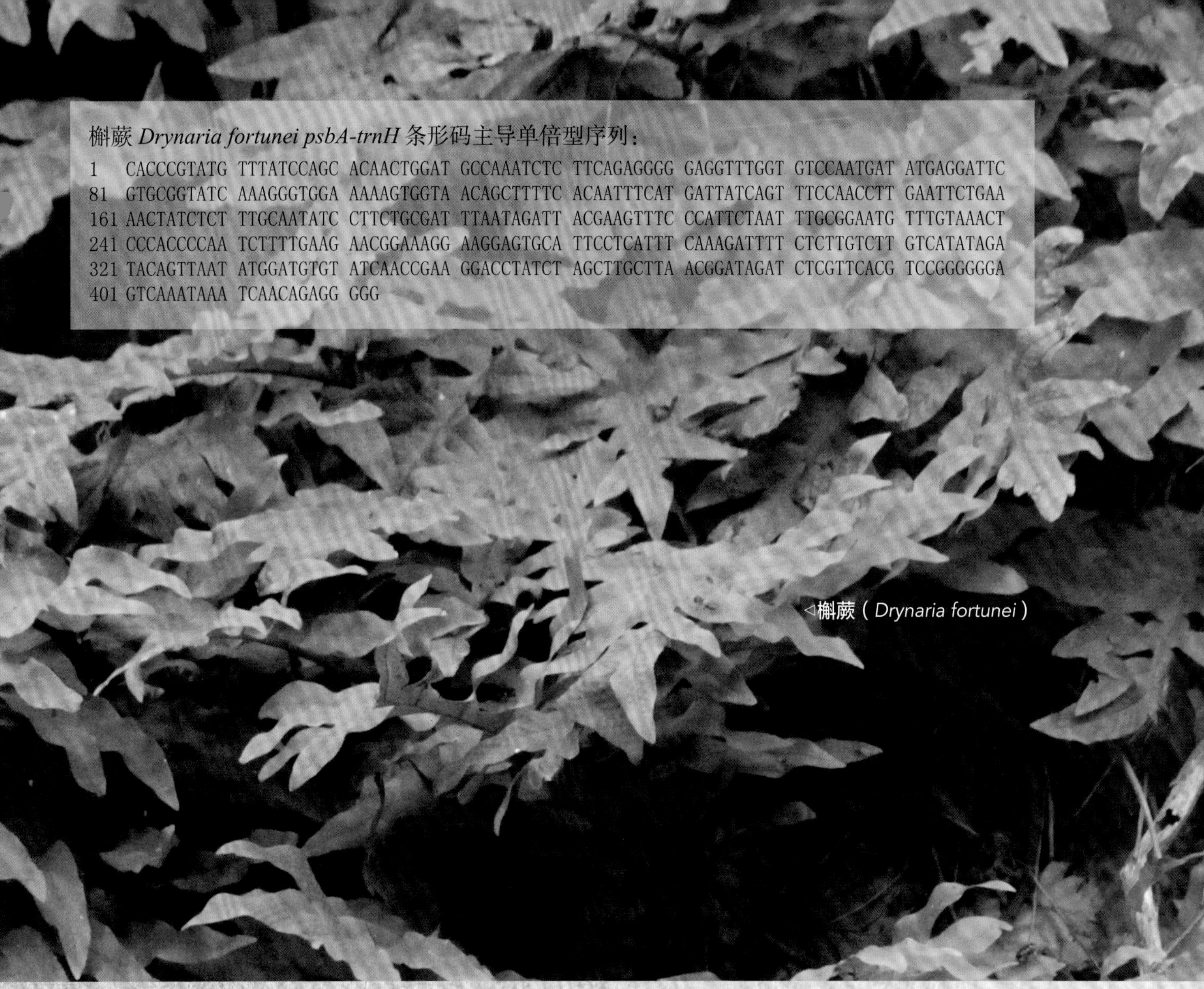

槲蕨 *Drynaria fortunei psbA-trnH* 条形码主导单倍型序列：
1 CACCCGTATG TTTATCCAGC ACAACTGGAT GCCAAATCTC TTCAGAGGGG GAGGTTTGGT GTCCAATGAT ATGAGGATTC
81 GTGCGGTATC AAAGGGTGGA AAAAGTGGTA ACAGCTTTTC ACAATTTCAT GATTATCAGT TTCCAACCTT GAATTCTGAA
161 AACTATCTCT TTGCAATATC CTTCTGCGAT TTAATAGATT ACGAAGTTTC CCATTCTAAT TTGCGGAATG TTTGTAAACT
241 CCCACCCCAA TCTTTTGAAG AACGGAAAGG AAGGAGTGCA TTCCTCATTT CAAAGATTTT CTCTTGTCTT GTCATATAGA
321 TACAGTTAAT ATGGATGTGT ATCAACCGAA GGACCTATCT AGCTTGCTTA ACGGATAGAT CTCGTTCACG TCCGGGGGGA
401 GTCAAATAAA TCAACAGAGG GGG

◁槲蕨（*Drynaria fortunei*）

‖**释名**‖

猴姜拾遗**胡孙姜**志**石毛姜**苏颂**石庵䕡。**[藏器曰] 骨碎补本名猴姜。开元皇帝以其主伤折，补骨碎，故命此名。或作骨碎布，讹矣。江西人呼为胡孙姜，象形也。[时珍曰] 庵䕡主折伤破血。此物功同，故有庵䕡之名。

‖**集解**‖

[志曰] 骨碎补生江南。根寄树石上，有毛。叶如庵䕡。[藏器曰] 岭南虔、吉州亦有之。叶似石韦而一根，余叶生于木。[大明曰] 是树上寄生草，根似姜而细长。[颂曰] 今淮、浙、陕西、夔路州郡皆有之。生木或石上。多在背阴处，引根成条，上有黄赤毛及短叶附之。又抽大叶成枝。叶面青绿色，有青黄点；背青白色，有赤紫点。春生叶，至冬干黄。无花实。采根入药。[宗奭曰] 此苗不似姜，亦不似庵䕡。每一大叶两旁，小叶叉牙，两两相对，叶长有尖瓣也。[时珍曰] 其根扁长，略似姜形。其叶有桠缺，颇似贯众叶，谓叶如䕡者，殊谬；如石韦者，亦差。

根

‖ **修治** ‖

[敩曰] 凡采得，用铜刀刮去黄赤毛，细切，蜜拌润，甑蒸一日，晒干用。急用只焙干，不蒸亦得也。

‖ **气味** ‖

苦，温，无毒。[大明曰] 平。

‖ **主治** ‖

破血止血，补伤折。开宝。**主骨中毒气，风血疼痛，五劳六极，足手不收，上热下冷。**权。**恶疮，蚀烂肉，杀虫。**大明。**研末，猪肾夹煨，空心食，治耳鸣，及肾虚久泄，牙疼。**时珍。

‖ **发明** ‖

[颂曰] 骨碎补，入妇人血气药。蜀人治闪折筋骨伤损，取根捣筛，煮黄米粥，和裹伤处有效。[时珍曰] 骨碎补，足少阴药也。故能入骨，治牙，及久泄痢。昔有魏刺史子久泄，诸医不效，垂殆。予用此药末入猪肾中煨熟与

▷骨碎补饮片

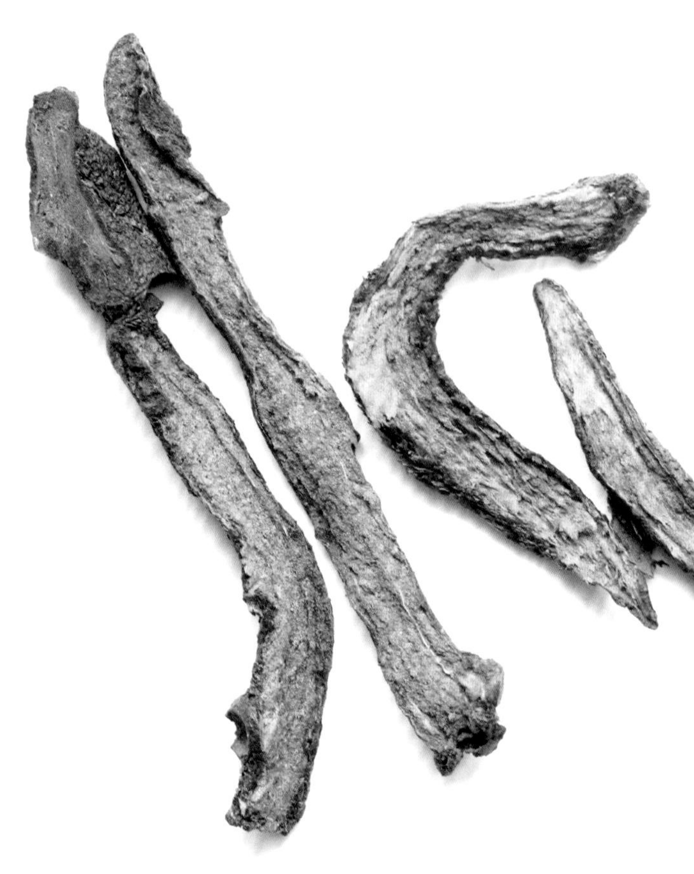

食，顿住。盖肾主大小便，久泄属肾虚，不可专从脾胃也。雷公炮炙论用此方治耳鸣，耳亦肾之窍也。案戴原礼证治要诀云：痢后下虚，不善调养，或远行，或房劳，或外感，致两足痿软，或痛或痹，遂成痢风。宜用独活寄生汤吞虎骨四斤丸，仍以骨碎补三分之一，同研取汁，酒解服之。外用杜仲、牛膝、杉木节、萆薢、白芷、南星煎汤，频频熏洗。此亦从肾虚骨痿而治也。

‖ **附方** ‖

旧二，新三。**虚气攻牙**齿痛血出，或痒痛。骨碎补二两，铜刀细剉，瓦锅慢火炒黑，为末。如常揩齿，良久吐之，咽下亦可。刘松石云：此法出灵苑方，不独治牙痛，极能坚骨固牙，益精髓，去骨中毒气疼痛。牙动将落者，数擦立住，再不复动，经用有神。**风虫牙痛**骨碎补、乳香等分，为末糊丸，塞孔中。名金针丸。圣济总录。**耳鸣耳闭**骨碎补削作细条，火炮，乘热塞之。苏氏图经。**病后发落**胡孙姜、野蔷薇嫩枝煎汁，刷之。**肠风失血**胡孙姜烧存性五钱，酒或米饮服。仁存方。

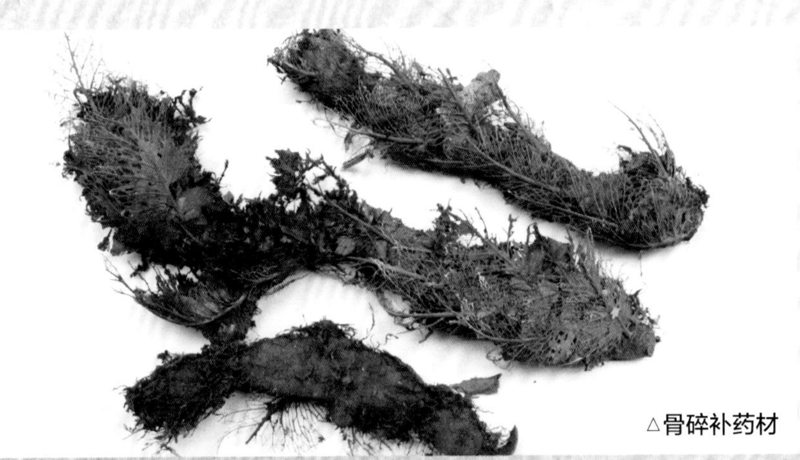
△骨碎补药材

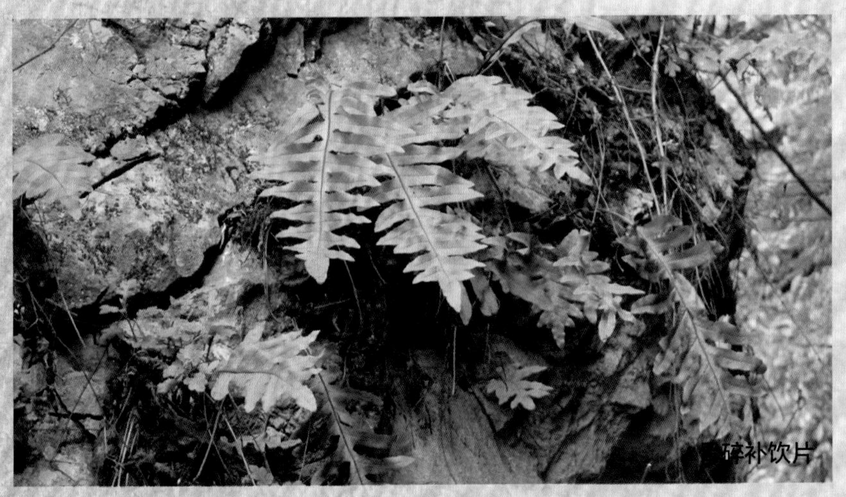
△骨碎补饮片

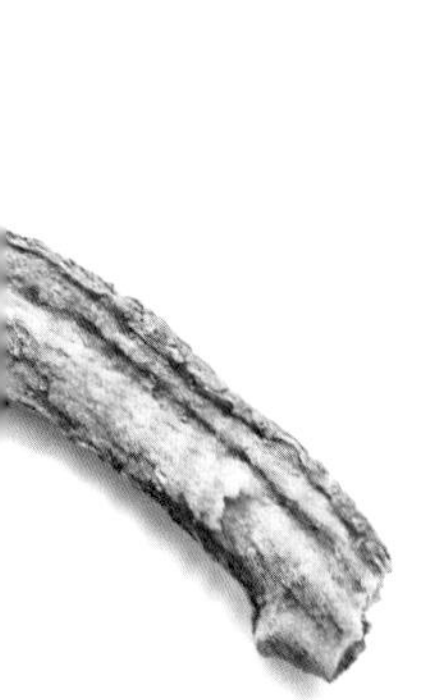

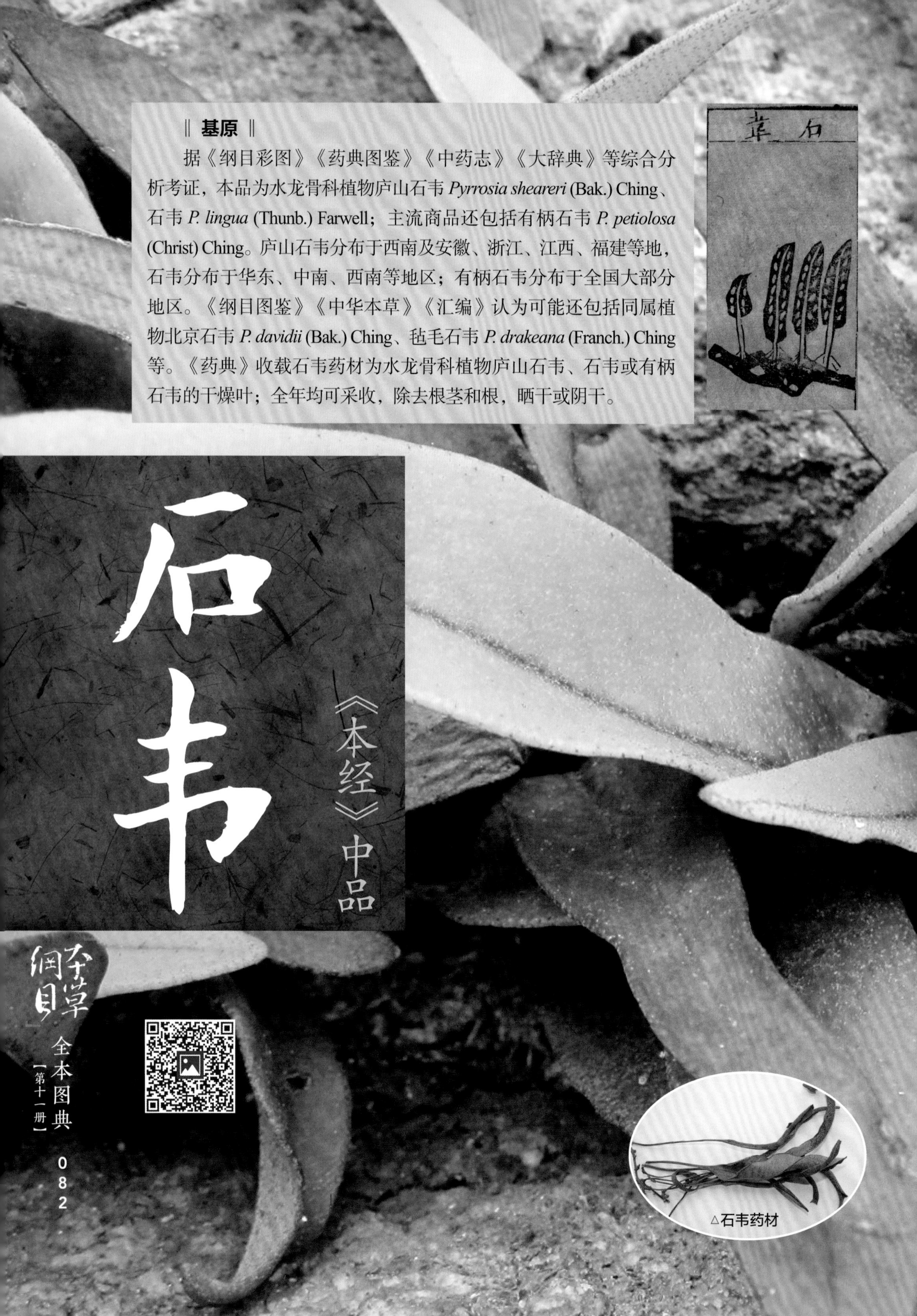

‖ **基原** ‖

据《纲目彩图》《药典图鉴》《中药志》《大辞典》等综合分析考证，本品为水龙骨科植物庐山石韦 *Pyrrosia sheareri* (Bak.) Ching、石韦 *P. lingua* (Thunb.) Farwell；主流商品还包括有柄石韦 *P. petiolosa* (Christ) Ching。庐山石韦分布于西南及安徽、浙江、江西、福建等地，石韦分布于华东、中南、西南等地区；有柄石韦分布于全国大部分地区。《纲目图鉴》《中华本草》《汇编》认为可能还包括同属植物北京石韦 *P. davidii* (Bak.) Ching、毡毛石韦 *P. drakeana* (Franch.) Ching 等。《药典》收载石韦药材为水龙骨科植物庐山石韦、石韦或有柄石韦的干燥叶；全年均可采收，除去根茎和根，晒干或阴干。

石韦

《本经》中品

△石韦药材

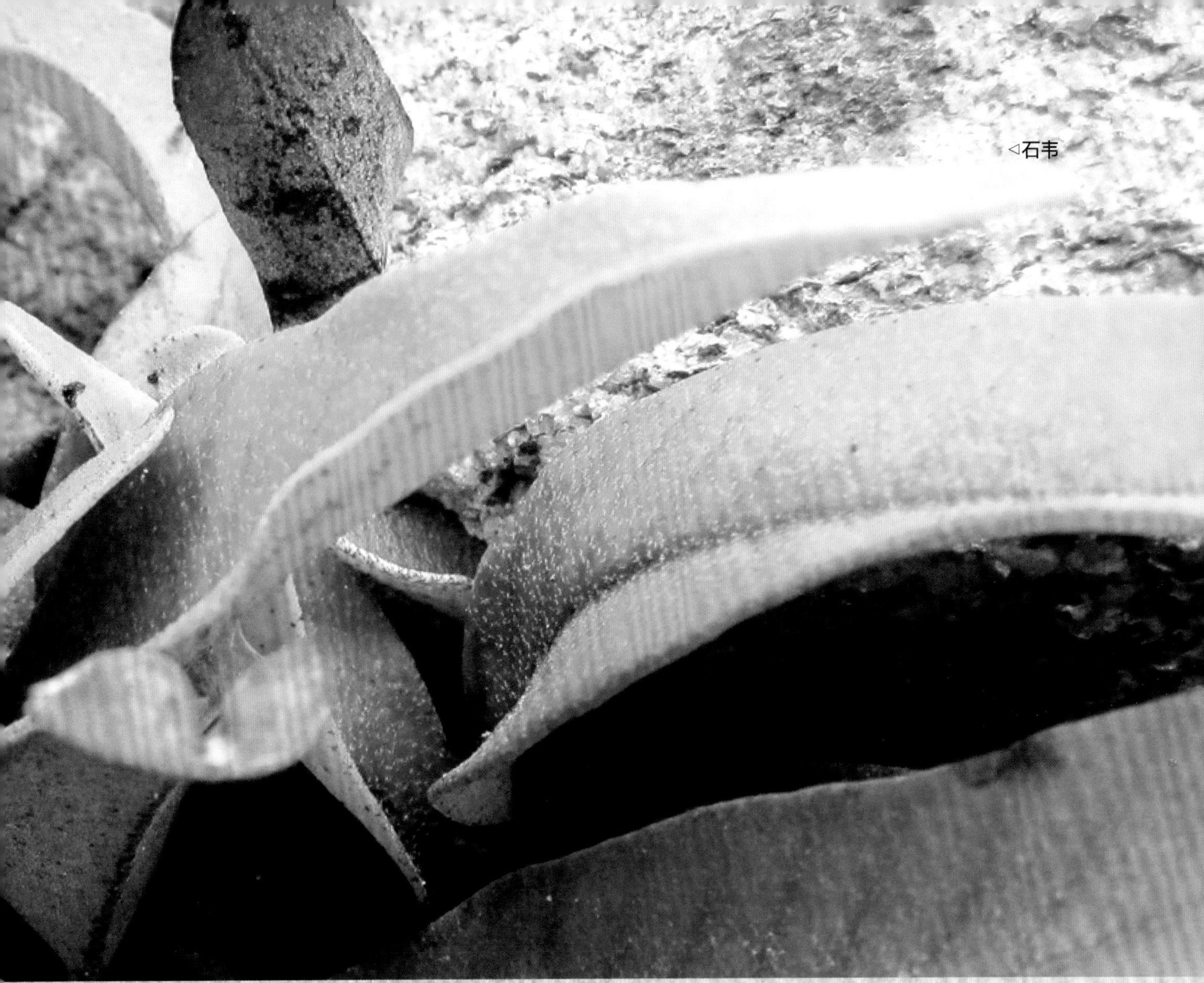

‖ **释名** ‖

石韀音蔗**石皮**别录**石兰**。[弘景曰] 蔓延石上，生叶如皮，故名石韦。[时珍曰] 柔皮曰韦，韀亦皮也。

‖ **集解** ‖

[别录曰] 石韦生华阴山谷石上，不闻水声及人声者良。二月采叶，阴干。[弘景曰] 处处有之。出建平者，叶长大而厚。[恭曰] 此物丛生石旁阴处，亦不作蔓。其生古瓦屋上者名瓦韦，疗淋亦好。[颂曰] 今晋、绛、滁、海、福州，江宁皆有之。丛生石上，叶如柳，背有毛，而斑点如皮。福州别有一种石皮，三月有毛，采作浴汤，治风。[时珍曰] 多生阴崖险罅处。其叶长者近尺，阔寸余，柔韧如皮，背有黄毛。亦有金星者，名金星草，此凌冬不凋。又一种如杏叶者，亦生石上，其性相同。

‖ **修治** ‖

[别录曰] 凡用去黄毛。毛射人肺，令人咳，不可疗。[大明曰] 入药去梗，须微炙用。一法：以羊脂炒干用。

‖ **气味** ‖

苦，平，无毒。[别录曰] 甘。[权曰] 微寒。[之才曰] 滑石、杏仁、射干为之使，得菖蒲良。制丹砂、矾石。

‖ **主治** ‖

劳热邪气，五癃闭不通，利小便水道。本经。**止烦下气，通膀胱满，补五劳，安五脏，去恶风，益精气。**别录。**治淋沥遗溺。**日华。**炒末，冷酒调服，治发背。**颂。**主崩漏金疮，清肺气。**时珍。

‖ **附方** ‖

新五。**小便淋痛**石韦、滑石等分，为末。每饮服刀圭，最快。圣惠。**小便转脬**石韦去毛、车前子各二钱半，水二盏，煎一盏，食前服。指迷方。**崩中漏下**石韦为末。每服三钱，温酒服，甚效。**便前有血**石皮为末。茄子枝煎汤下二钱。普济方。**气热咳嗽**石韦、槟榔等分，为末。姜汤服二钱。圣济录。

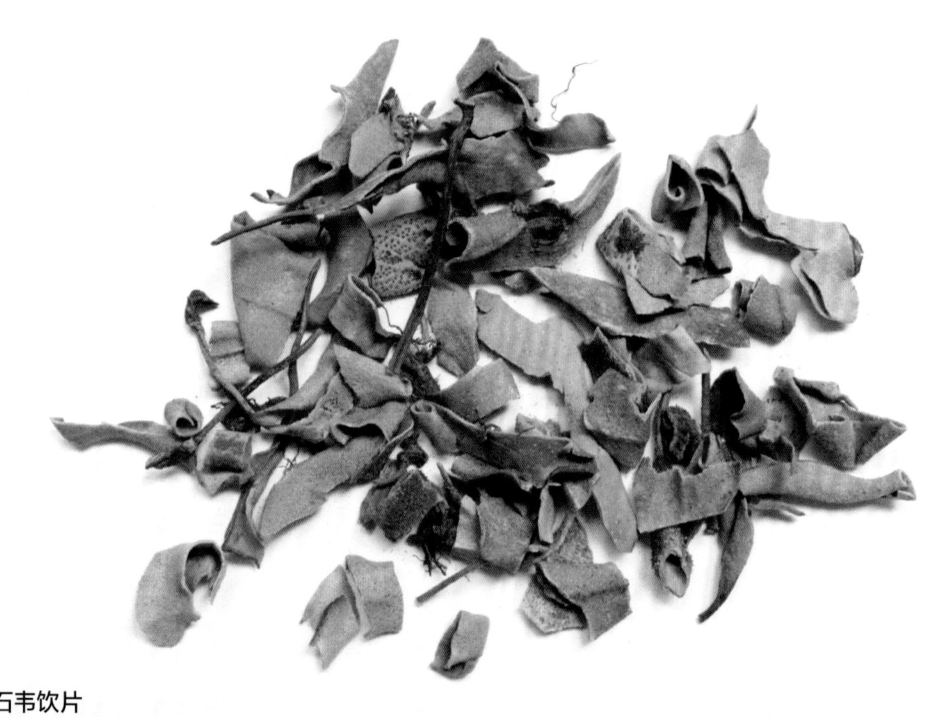

△石韦饮片

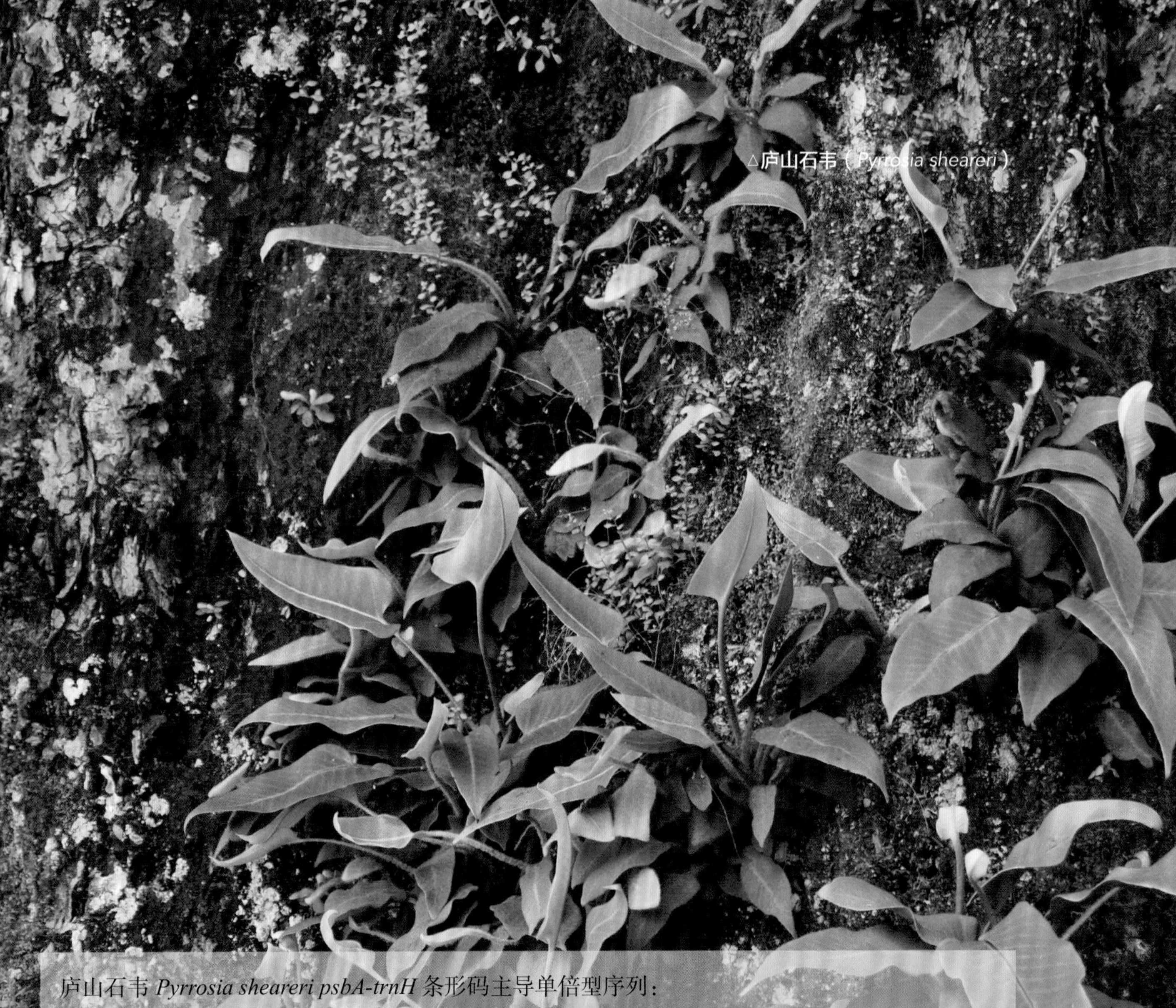

△庐山石韦（*Pyrrosia sheareri*）

庐山石韦 *Pyrrosia sheareri psbA-trnH* 条形码主导单倍型序列：

1 CACCTGTATG GTTATCCAGC ACAACTGGAT GCCAAATCTC TTCAGAGGGG GAGGTTTGGT GTCCAATGAT ATGAAGATTC
81 GTGCGGTATA AAGAAAGGGT GGAAGAAGTG GTAACAGCTT TTCACAATTT CATGATTATC AGTTTCCAAC CTTGAATTCT
161 GAAAACTAGT TGCAATATCC TTCCGCGATT TAATACGTTA CGAAGTTTCC TATTCTAATT TGCGGAATGT TTGTAAACTG
241 CCACTCCAAT CTTTTGAAGA ACGGAAAGGA AGGAGTGCAT TCCTCATTTC AAATATTTTC TATCGTCTTG TTGTAGAAAT
321 ACAGTTAATA TGGATGTGTA TCAACCGAAG GACCTATCTA TAGCTTGCTT AACGGATAGA TCTCGTCCAC GTCCGGGGGG
401 AGTCAAAGAA ATCAACAGAG GGGG

石韦 *Pyrrosia lingua psbA-trnH* 条形码主导单倍型序列：

1 CACCTGTATG GTTATCCAGC ACAACTGGAT GCCAAATCTC TTCAGAGGGG GAGGTTTGGT GTCCAATGAT ATGAAGATTC
81 GTGCGGTATA AAGAAAGGGT GGAAGAAGTG GTAACAGCTT TTCACAATTT CATGATTATC AGTTTCCAAC CTTGAATTCT
161 GAAAACTATT TGCAATATCC TTCCGCAATT TAATACATTA CGAAGTTTCC TATTCTAATT TGCGGAATGT TTGTAAACTG
241 CCACCCCAAT CTTTTGAAGA ACGGAAAGGG AGGAGTGCAT TCCTCATTTC AAAGATTTTT TATCGTCTTG TTATAGAAAT
321 ACATTGAATA TGGATGTGTA TCAACCGAAG GACCTATCTA GCTTGCTTAA CGGATAGATC TCGTTCACGT CCGGGGGGAG
401 TCAAAGAAAT CAACAGAGGG GG

有柄石韦 *Pyrrosia petiolosa psbA-trnH* 条形码主导单倍型序列：

1 CACCTGTATG GTTATCCAGC ACAACTGGAT GCCAAATCTC TTCAGAGGGG GAGGTTTGGT GTCCAATGAT ATGAAGATTC
81 GTGCGGTATA AAGAAAGGGT GGAAGAAGTG GTAACAGCTT TTCACAATTT CATGATTATC AGTTTCCAAC CTTGAATTCT
161 GAAAACTATT TGCAATATCC TTCCGCAATT TAATACATTA CGAAGTTTCC TATTCTAATT TGCGGAATGT TTGTAAACTG
241 CCACCCCAAT CTTTTGAAGA ACGGAAAGGG AGGAGTGCAT TCCTCATTTC AAAGATTTTT TATCGTCTTG TTATAGAAAT
321 ACATTGAATA TGGATGTGTA TCAACCGAAG GACCTATCTA GCTTGCTTAA CGGATAGATC TCGTTCACGT CCGGGGGGAG
401 TCAAAGAAAT CAACAGAGGG GG

‖ 基原 ‖

据《纲目图鉴》《纲目彩图》《中华本草》《大辞典》等综合分析考证，本品为水龙骨科植物大果假瘤蕨 *Phymatopsis griffithiana* (Hook.) J. Sm.。分布于西南及浙江、安徽、湖南、广西等地。

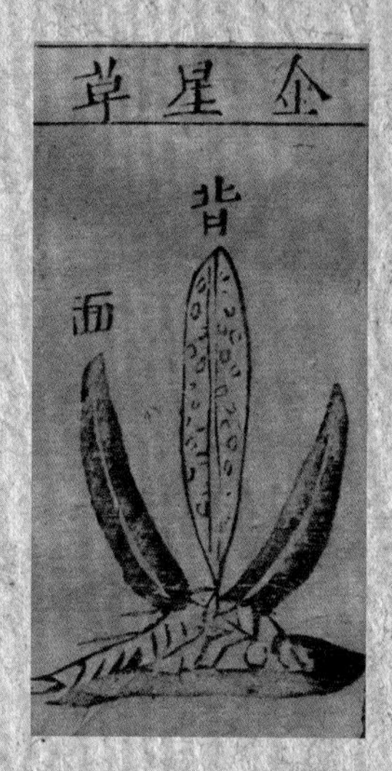

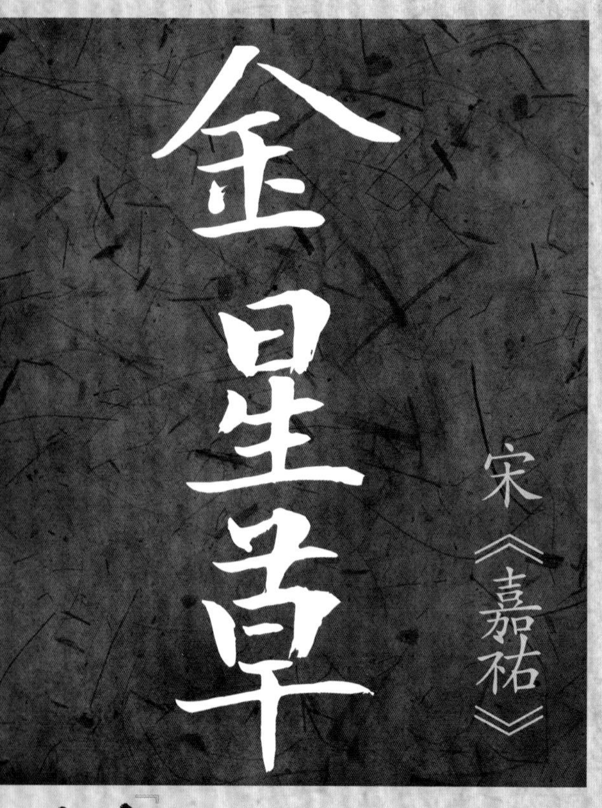

‖ 释名 ‖

金钏草图经**凤尾草**纲目**七星草**。[时珍曰] 即石韦之有金星者。图经重出七星草，并入。

‖ 集解 ‖

[禹锡曰] 金星草，西南州郡多有之，以戎州者为上。喜生背阴石上净处，及竹箐中少日色处，或生大木下，及背阴古瓦屋上。初出深绿色，叶长一二尺，至深冬背生黄星点子，两两相对，色如金，因得金星之名。无花实，凌冬不凋。其根盘屈如竹根而细，折之有筋，如猪马鬃。五月和根采之，风干用。[颂曰] 七星草生江州山谷石上。叶如柳而长，作蔓延，长二三尺。其叶坚硬，背上有黄点如七星。采无时。

‖ 气味 ‖

苦，寒，无毒。[颂曰] 微酸。[崔昉曰] 制三黄、砂、汞、矾石。

‖ **主治** ‖

发背痈疮结核，解硫黄丹石毒，连根半斤，酒五升，银器煎服，先服石药悉下。亦可作末，冷水服方寸匕。涂疮肿，殊效。根浸油涂头，大生毛发。嘉祐。**乌髭发。**颂。**解热，通五淋，凉血。**时珍。

‖ **发明** ‖

[颂曰] 但是疮毒，皆可服之。然性至冷，服后下利，须补治乃平复。老年不可辄服。[宗奭曰] 丹石毒发于背，及一切痈肿。以其根叶二钱半，酒一大盏，煎服，取下黑汁。不惟下所服石药，兼毒去疮愈也。如不饮酒，则为末，以新汲水服，以知为度。[时珍曰] 此药大抵治金石发毒者。若忧郁气血凝滞而发毒者，非所宜也。

‖ **附方** ‖

旧一，新二。**五毒发背**金星草和根净洗，慢火焙干。每四两入生甘草一钱，捣末，分作四服。每服用酒一升，煎二三沸，更以温酒三二升相和，入瓶器内封固，时时饮之。忌生冷油肥毒物。经验方。**热毒下血**金星草、陈干姜各三两，为末。每服一钱，新汲水下。本事方。**脚膝烂疮**金星草背上星，刮下傅之，即干。集简方。

‖ **基原** ‖

据《纲目图鉴》《纲目彩图》《中华本草》《大辞典》等综合分析考证，本品为铁线蕨科植物单盖铁线蕨 *Adiantum monochlamys* Eaton。分布于浙江、江西、四川、台湾等地。

石長生

鳳尾草

石长生

《本经》下品

▷单盖铁线蕨（*Adiantum monochlamys*）

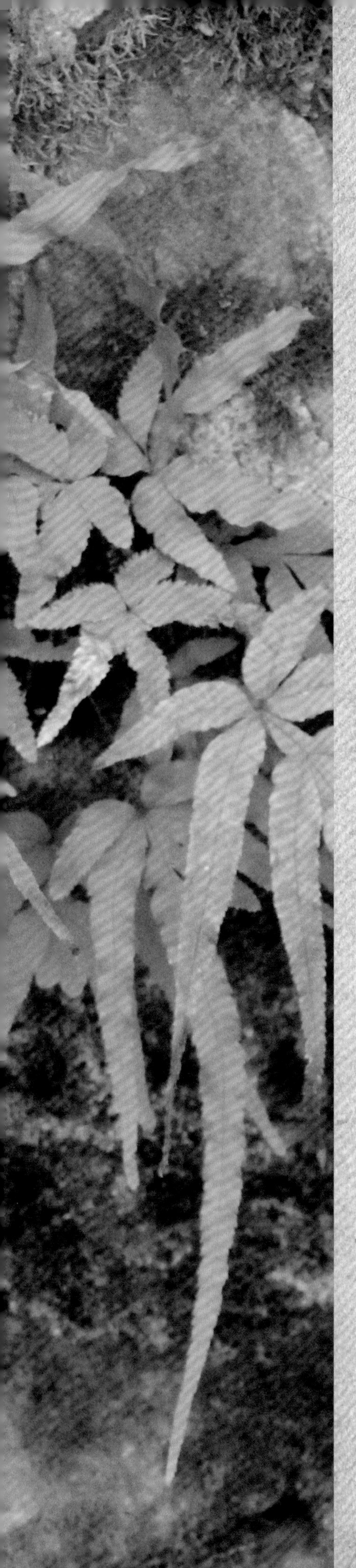

‖ **释名** ‖

丹草本经**丹沙草。**[时珍曰] 四时不凋，故曰长生。

‖ **集解** ‖

[别录曰] 石长生，生咸阳山谷。[弘景曰] 俗中时有采者，方药不复用。近道亦有，是细细草叶，花紫色。南中多生石岩下，叶似蕨，而细如龙须，黑如光漆，高尺余，不与余草杂也。[恭曰] 苗高尺许，五六月采茎叶用。今市人用黔筋草为之，叶似青葙，茎细劲紫色，今太常用者是也。[时珍曰] 宋祁益部方物记：长生草生山阴蕨地，修茎茸叶，色似桧而泽，经冬不凋。

‖ **气味** ‖

咸，微寒，有毒。[普曰] 神农：苦。雷公：辛。桐君：甘。[权曰] 酸，有小毒。

‖ **主治** ‖

寒热恶疮大热，辟鬼气不祥。本经。**下三虫。**别录。**治疥癣，逐诸风，治百邪魅。**权。

‖ **附录** ‖

红茂草图经　[颂曰] 味苦，大凉，无毒。主痈疽疮肿。焙研为末，冷水调贴。一名地没药，一名长生草。生施州，四季枝叶繁，故有长生之名。春采根叶。[时珍曰] 案庚辛玉册云：通泉草一名长生草，多生古道丘垄荒芜之地。叶似地丁，中心抽一茎，开黄白花如雪，又似麦饭，摘下经年不槁。根入地至泉，故名通泉。俗呼秃疮花。此草有长生之名，不知与石长生及红茂草亦一类否？故并附之。

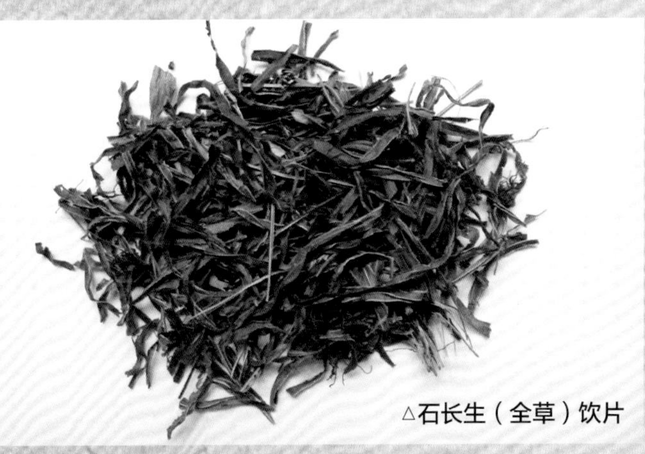

△石长生（全草）饮片

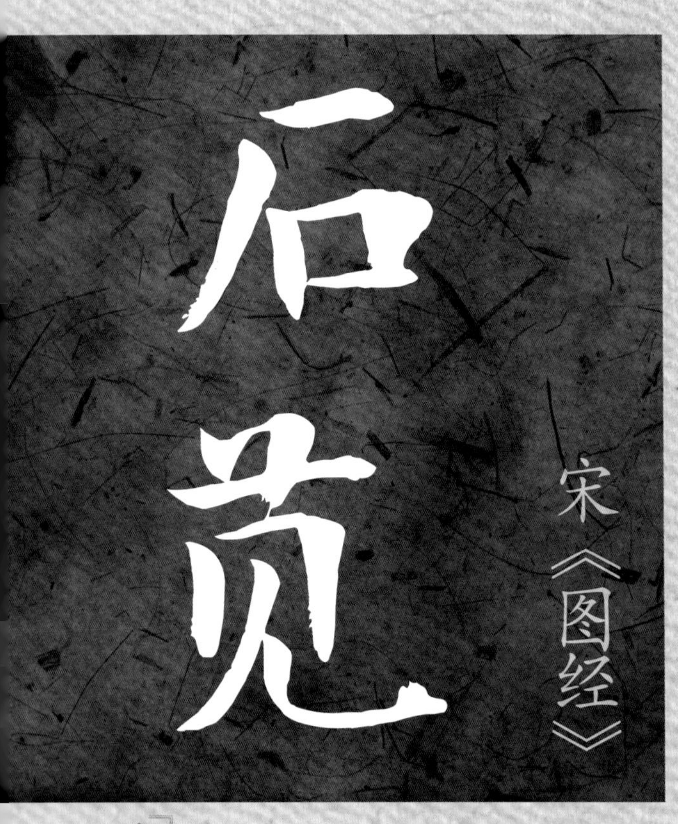

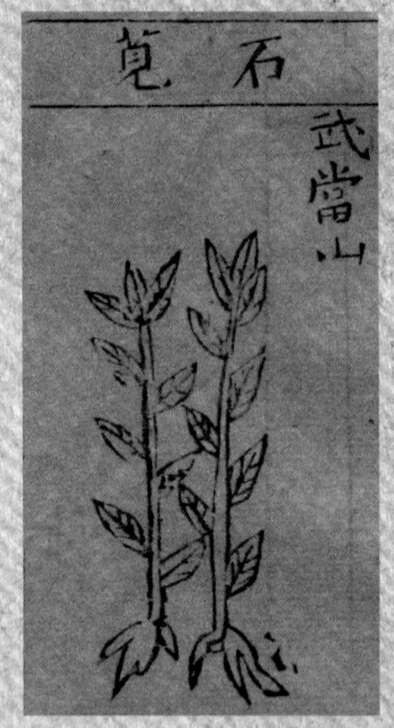

‖ **集解** ‖

[颂曰] 生筠州，多附河岸沙石上。春生苗，茎青，高一尺以来，叶如水柳而短。八九月土人采之。

‖ **气味** ‖

辛、苦，有小毒。

‖ **主治** ‖

同甘草煎服，主齁䶎，又吐风涎。颂。

‖ **附录** ‖

石垂 [颂曰] 生福州山中。三月花，四月采子，生捣为末，丸服，治蛊毒。

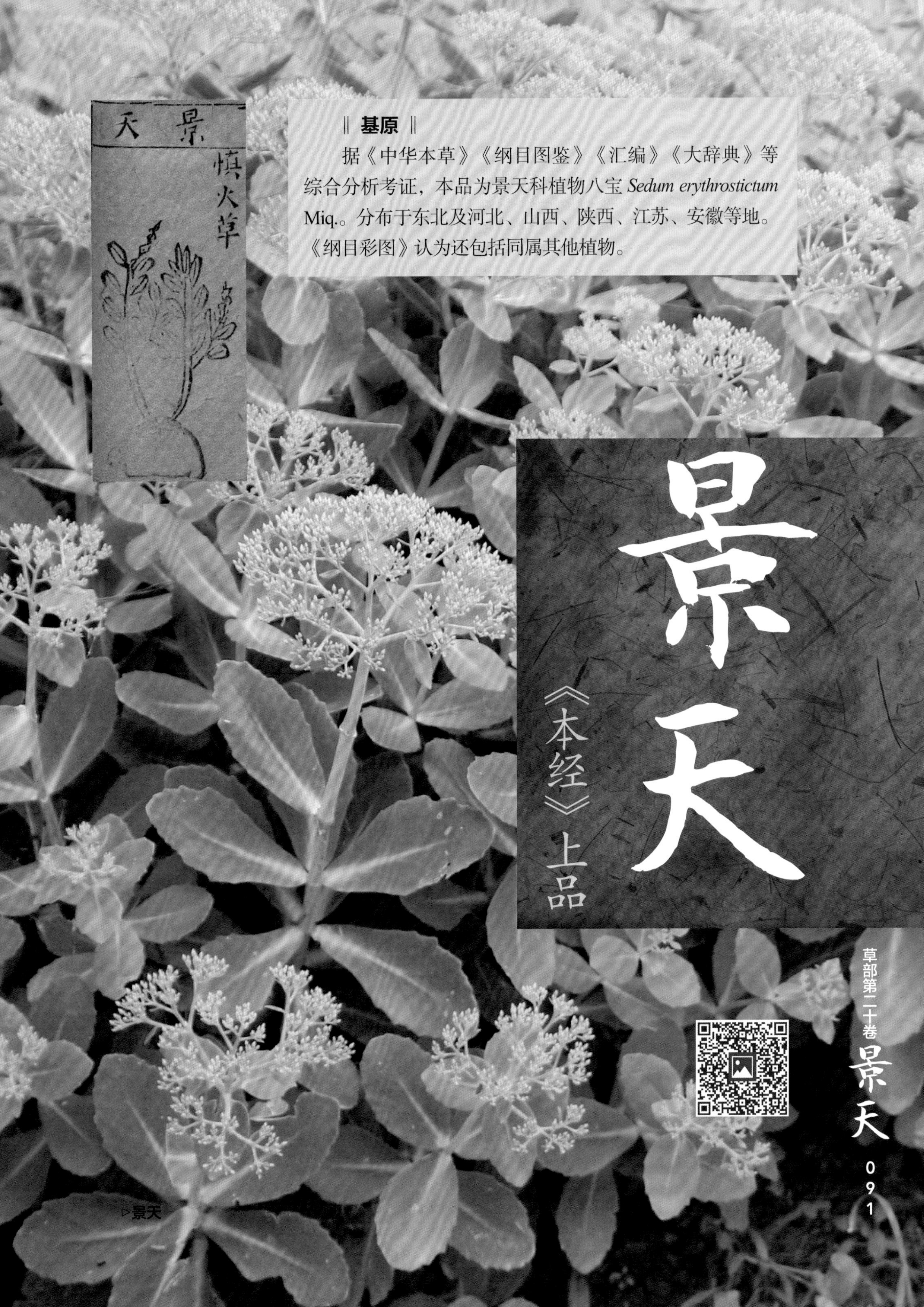

‖ **基原** ‖

据《中华本草》《纲目图鉴》《汇编》《大辞典》等综合分析考证，本品为景天科植物八宝 *Sedum erythrostictum* Miq.。分布于东北及河北、山西、陕西、江苏、安徽等地。《纲目彩图》认为还包括同属其他植物。

景天

《本经》上品

▷景天

‖ **释名** ‖

慎火本经**戒火**同**救火**同**据火**同**护火**纲目**辟火**同**火母**别录。[弘景曰] 众药之名，景天为丽。人皆盆盛，养于屋上，云可辟火，故曰慎火。方用亦希。

‖ **集解** ‖

[别录曰] 景天生太山川谷。四月四日、七月七日采，阴干。[颂曰] 今南北皆有之。人家种于中庭，或盆置屋上。春生苗，叶似马齿苋而大，作层而上，茎极脆弱。夏中开红紫碎花，秋后枯死。亦有宿根者。苗、叶、花并可用。[宗奭曰] 极易种，折枝置土中，浇溉旬日便生也。[时珍曰] 景天，人多栽于石山上。二月生苗，脆茎，微带赤黄色，高一二尺，折之有汁。叶淡绿色，光泽柔厚，状似长匙头及胡豆叶而不尖。夏开小白花，结实如连翘而小，中有黑子如粟粒。其叶味微甘苦，煠熟水淘可食。

‖ **正误** ‖

[弘景曰] 广州城外有一树，大三四围，名慎火树。[志曰] 岭表人言，并无此说。盖录书者篡入谬言，非陶氏语也。

‖ **气味** ‖

苦，平，无毒。[别录曰] 酸。[大明曰] 寒，有小毒。可煅朱砂。

‖ **主治** ‖

大热火疮，身热烦，邪恶气。本经。**诸蛊毒痂疕，寒热风痹，诸不足。**别录。**疗金疮止血。煎水浴小儿，去烦热惊气。**弘景。**风疹恶痒，小儿丹毒及发热。**权。**热狂赤眼，头痛寒热游风，女人带下。**日华。

花

‖ **主治** ‖

女人漏下赤白。轻身明目。本经。

‖ **附方** ‖

旧五，新二。**惊风烦热**慎火草煎水浴之。普济方。**小儿中风**汗出中风，一日头顶腰热，二日手足不屈。用慎火草干者半两，麻黄、丹参、白术各二钱半，为末。每服半钱，浆水调服。三四岁服一钱。圣济录。**婴孺风疹**在皮肤不出，及疮毒。取慎火苗叶五大两，和盐三大两，同研绞汁。以热手摩涂，日再上之。图经。**热毒丹疮**千金：用慎火草捣汁拭之。日夜拭一二十遍。一方：入苦酒捣泥涂之。杨氏产乳：治烟火丹毒，从两股两胁起，赤如火。景天草、真珠末一两，捣如泥。涂之，干则易。**漆疮作痒**挼慎火草涂之。外台。**眼生花翳**涩痛难开。景天捣汁，日点三五次。圣惠。**产后阴脱**慎火草一斤阴干，酒五升，煮汁一升，分四服。子母秘录。

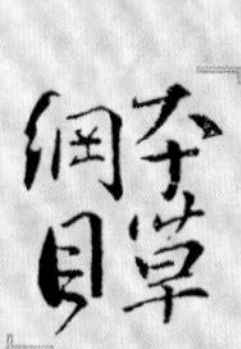

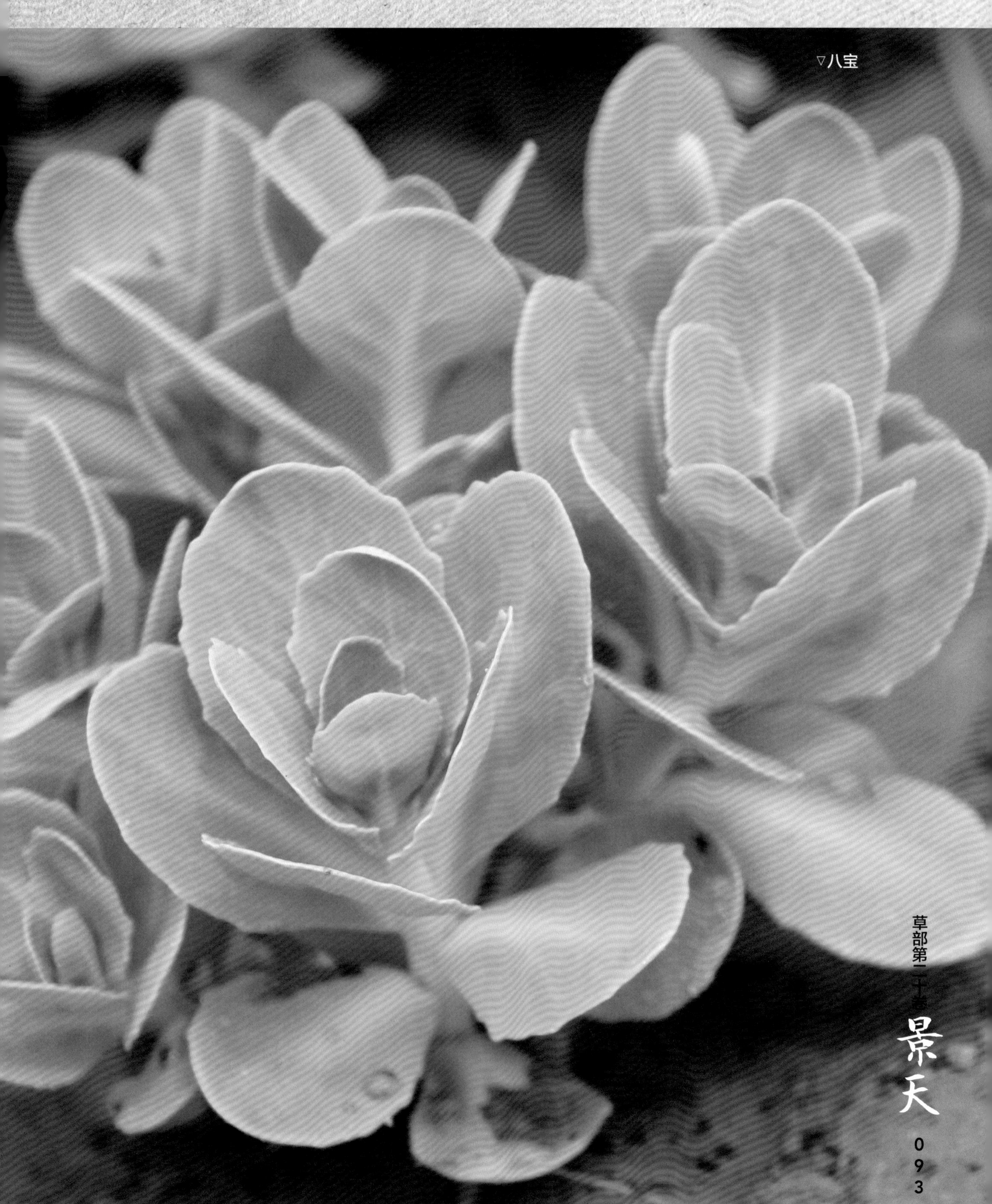
▽八宝

佛甲草

宋《图经》

‖ **基原** ‖

据《纲目彩图》《纲目图鉴》《中华本草》《大辞典》等综合分析考证，本品为景天科植物佛甲草 *Sedum lineare* Thunb.。分布于中南及陕西、江苏、福建、台湾等地。

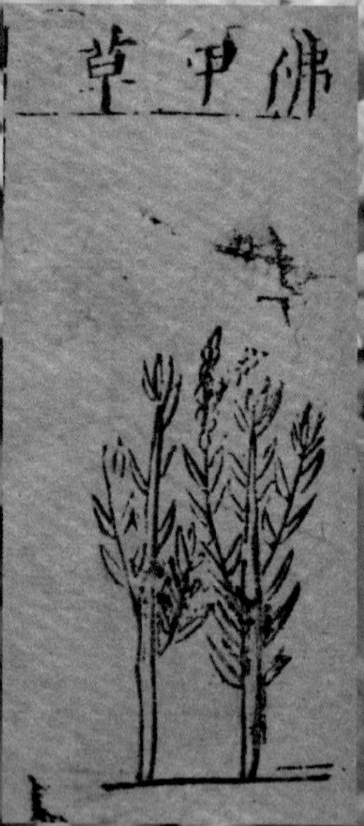

佛甲草

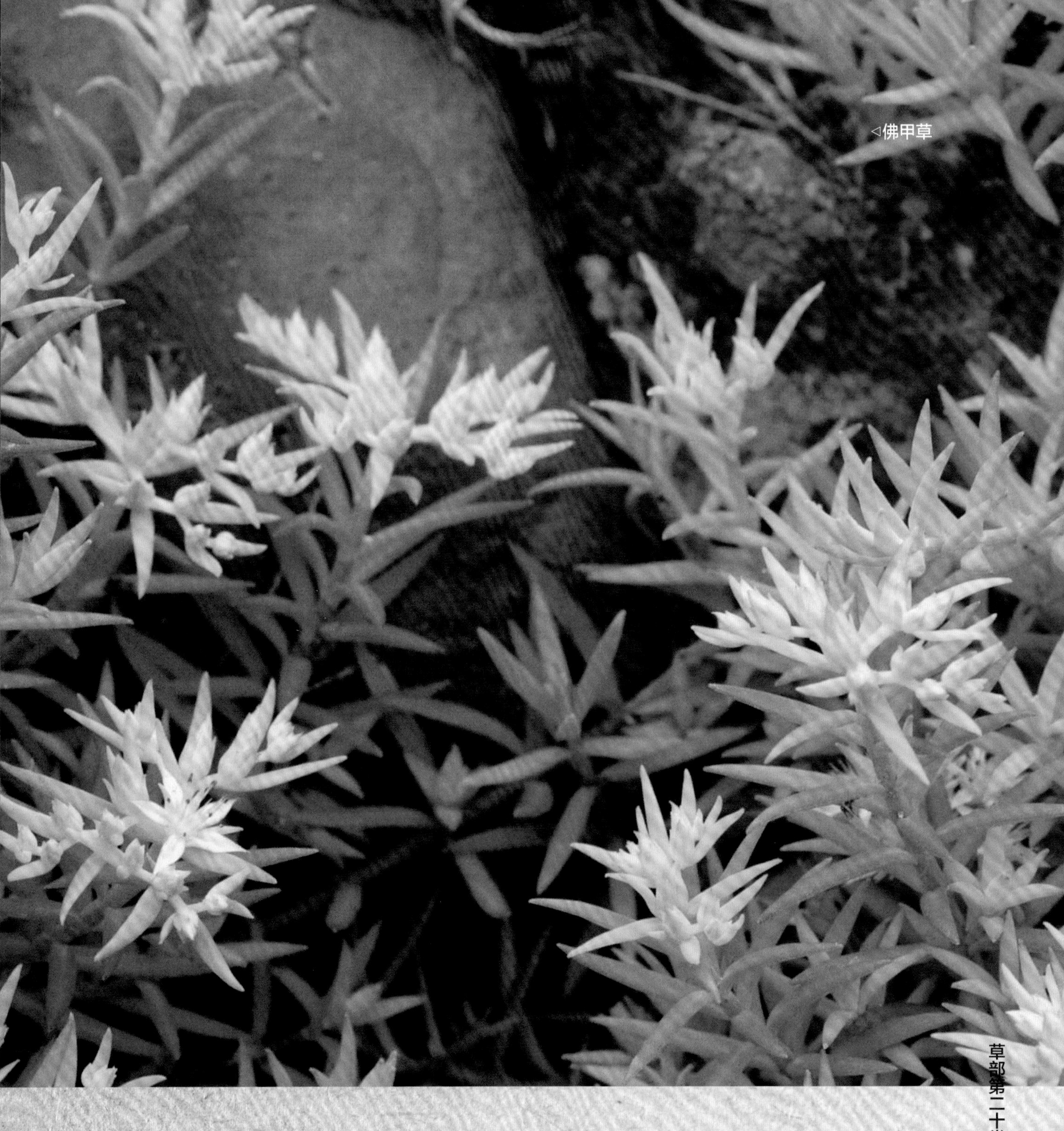

◁佛甲草

‖**集解**‖

[颂曰] 佛甲草生筠州。多附石向阳而生，似马齿苋而细小且长，有花黄色，不结实，四季皆有。[时珍曰] 二月生苗成丛，高四五寸，脆茎细叶，柔泽如马齿苋，尖长而小。夏开黄花，经霜则枯。人多栽于石山瓦墙上，呼为佛指甲。救荒本草言高一二尺，叶甚大者，乃景天，非此也。

‖ **气味** ‖

甘，寒，微毒。

‖ **主治** ‖

汤火灼疮，研贴之。颂。

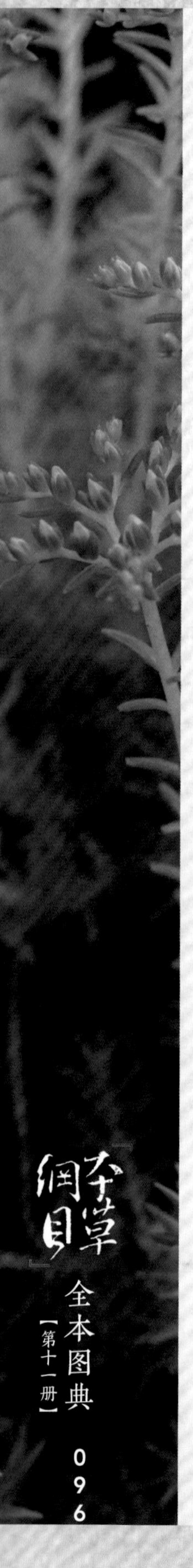

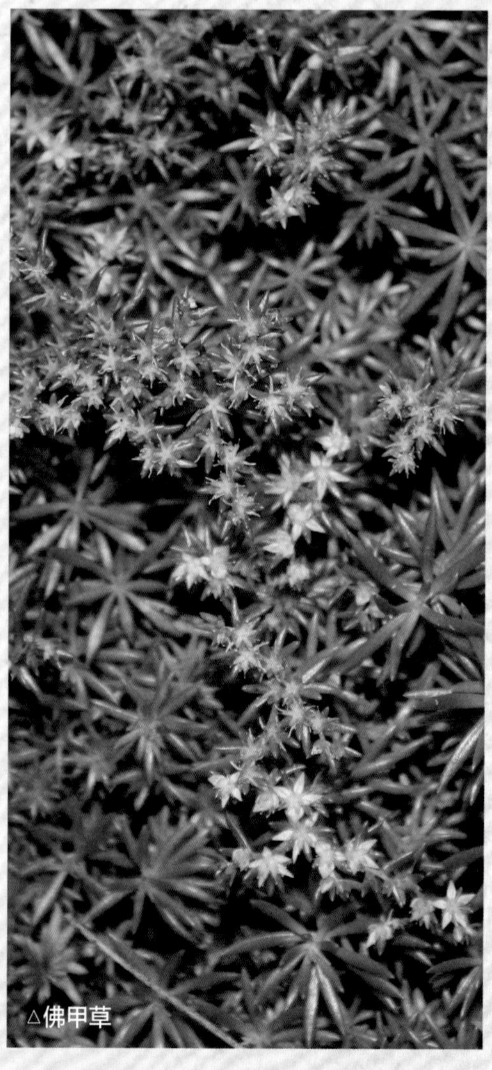

△佛甲草

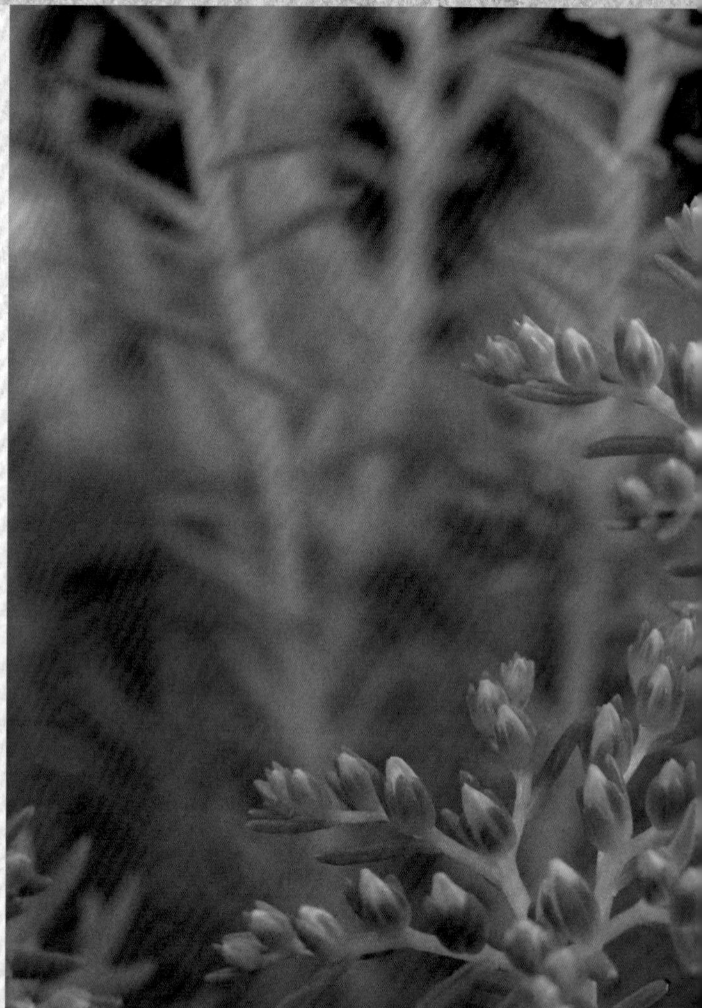

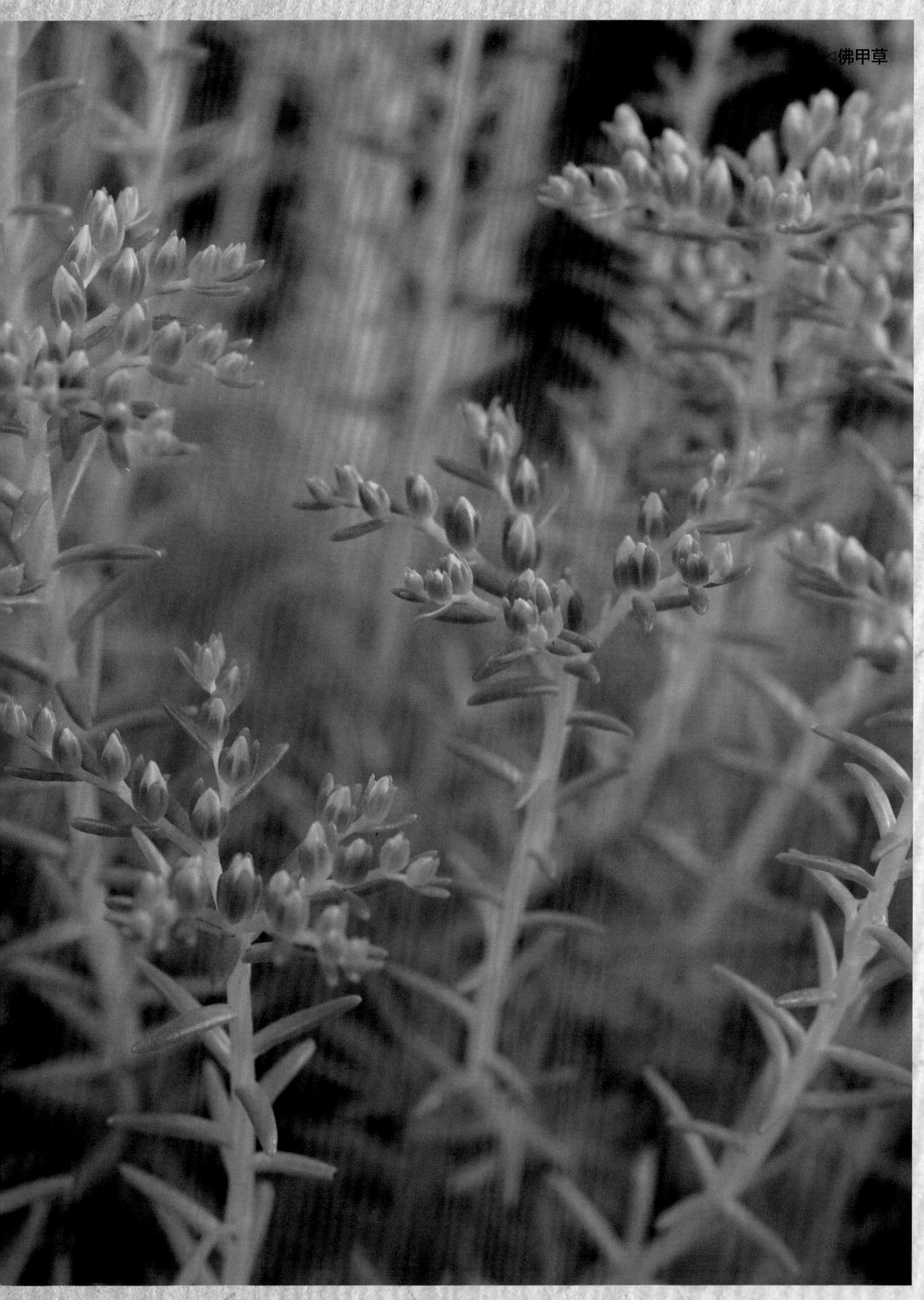
◁佛甲草

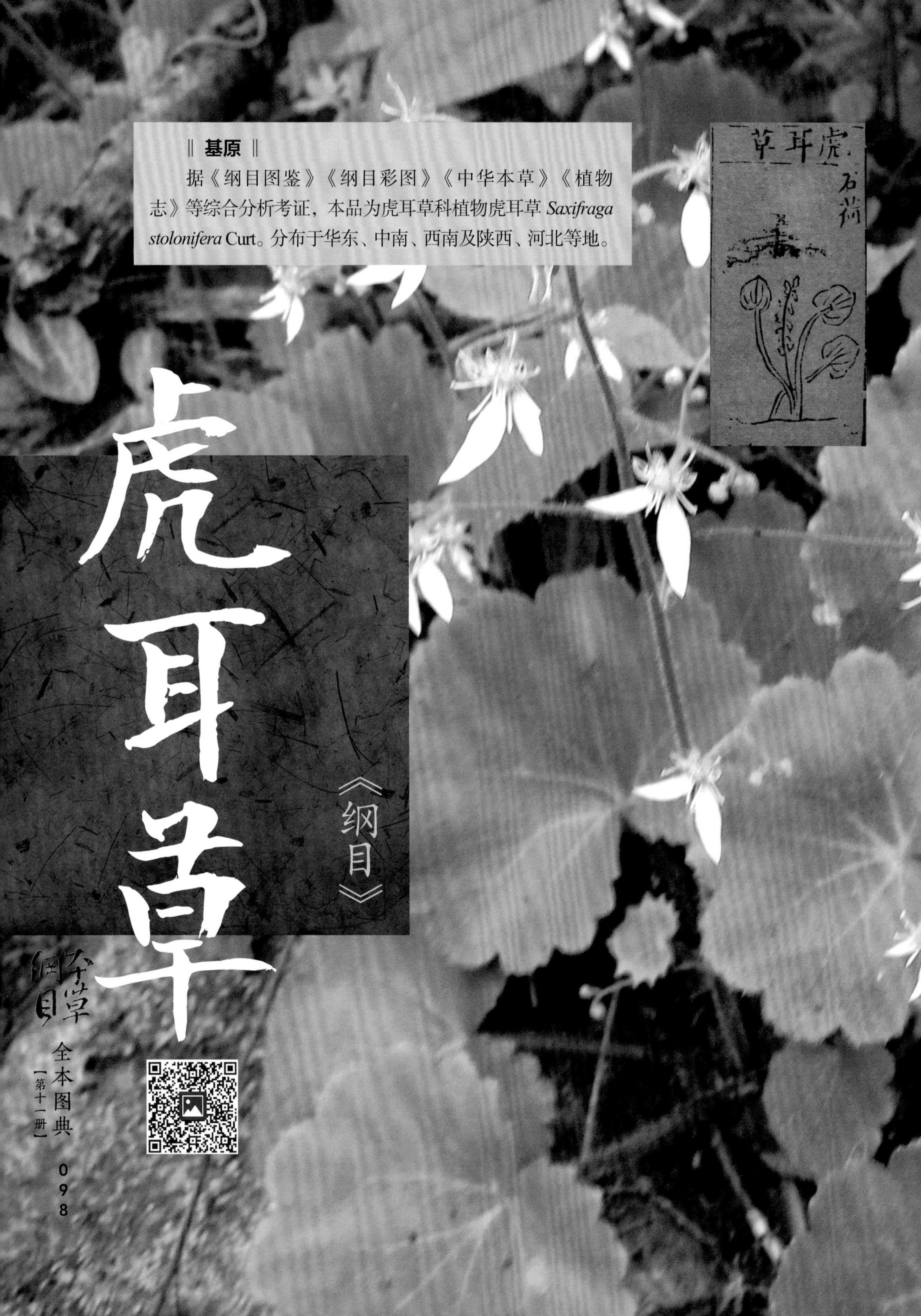

‖ **基原** ‖

据《纲目图鉴》《纲目彩图》《中华本草》《植物志》等综合分析考证，本品为虎耳草科植物虎耳草 *Saxifraga stolonifera* Curt。分布于华东、中南、西南及陕西、河北等地。

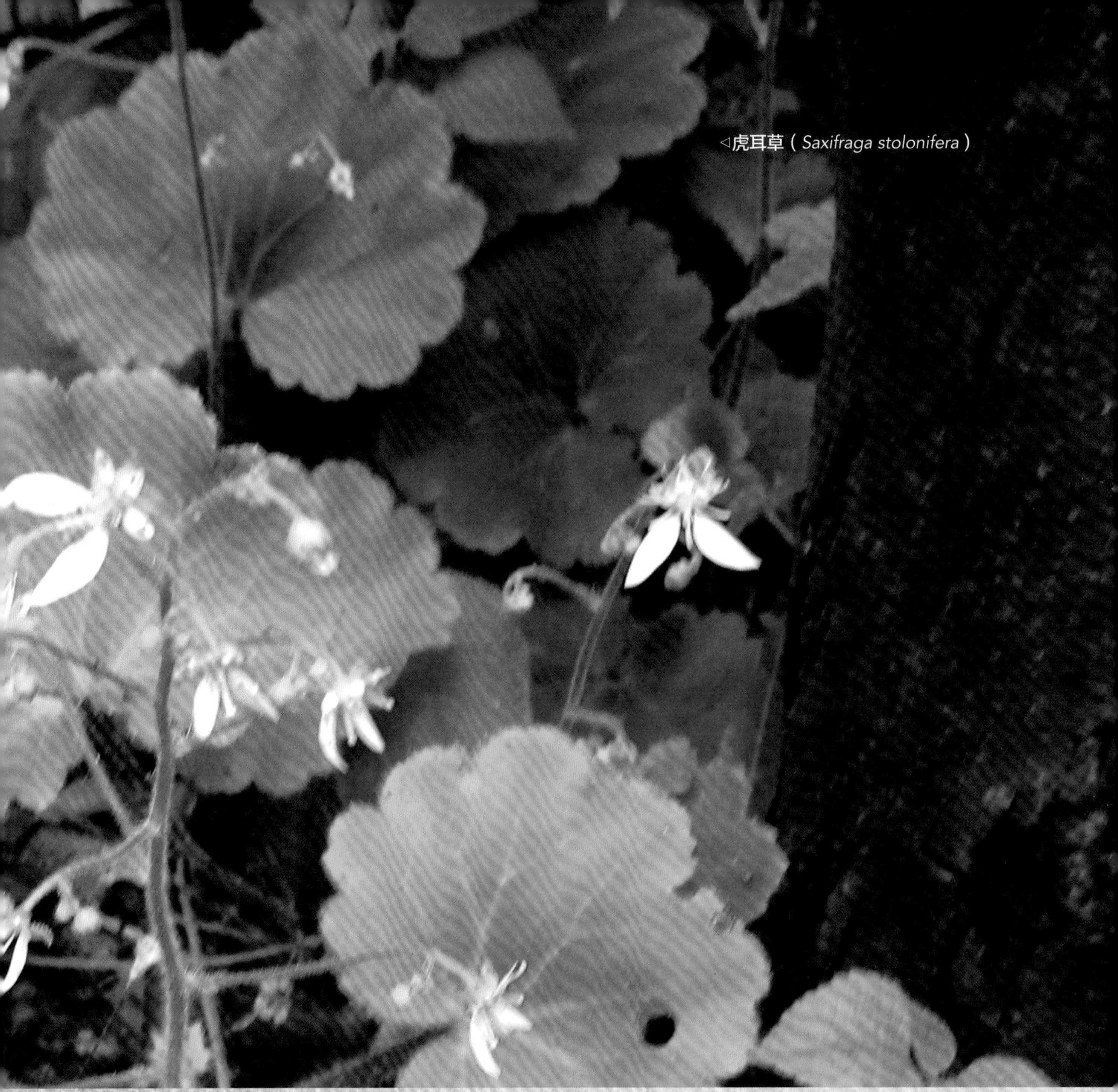

◁虎耳草（*Saxifraga stolonifera*）

‖**释名**‖

石荷叶见下。

‖**集解**‖

[时珍曰] 虎耳生阴湿处，人亦栽于石山上。茎高五六寸，有细毛，一茎一叶，如荷盖状。人呼为石荷叶。叶大如钱，状似初生小葵叶，及虎之耳形。夏开小花，淡红色。

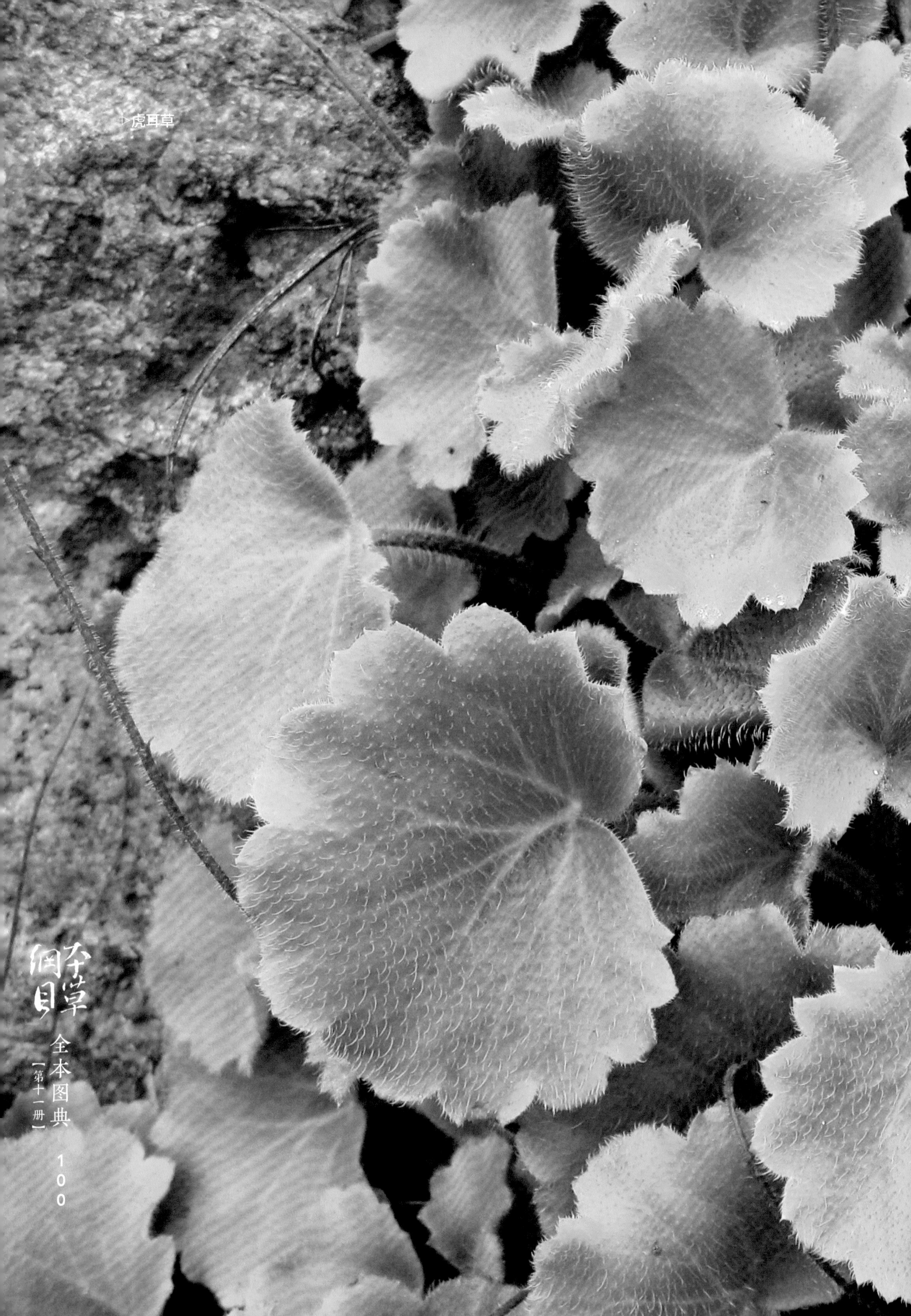
▷虎耳草

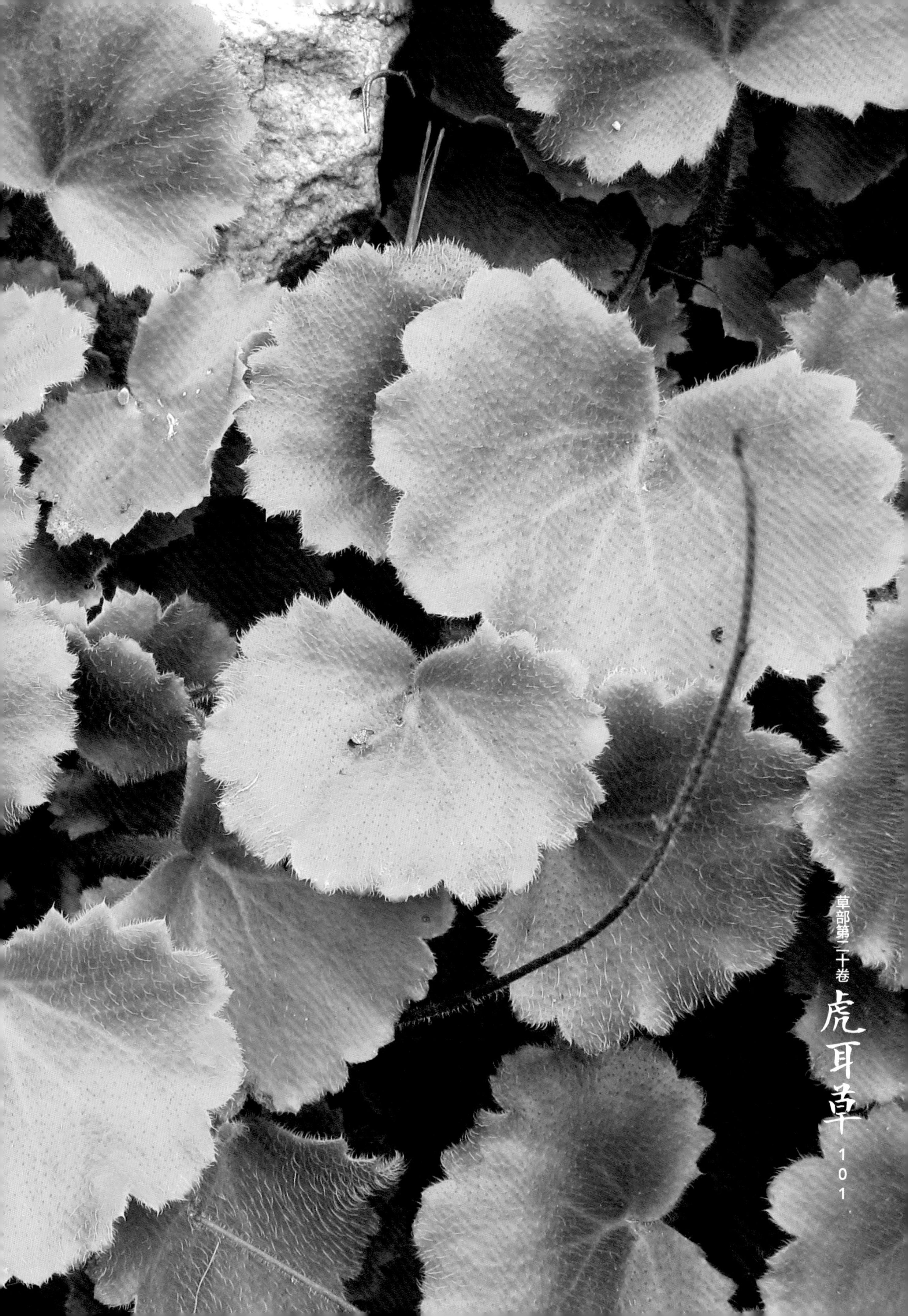

草部第二十卷

虎耳草

101

‖ **气味** ‖

微苦、辛，寒，有小毒。[独孤滔曰] 汁煮砂子。

‖ **主治** ‖

瘟疫，擂酒服。生用吐利人，熟用则止吐利。又治聤耳，捣汁滴之。痔疮肿痛者，阴干，烧烟桶中熏之。时珍。

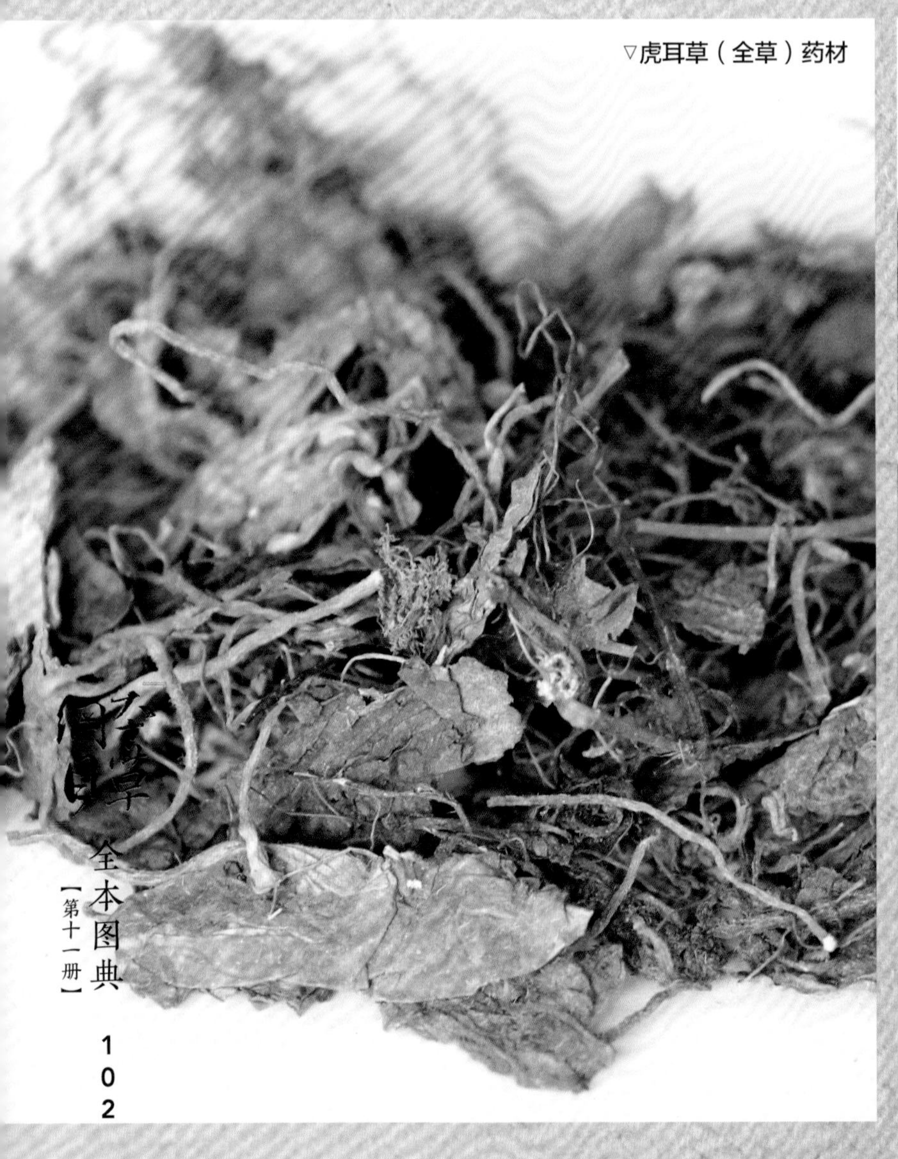

▽虎耳草（全草）药材

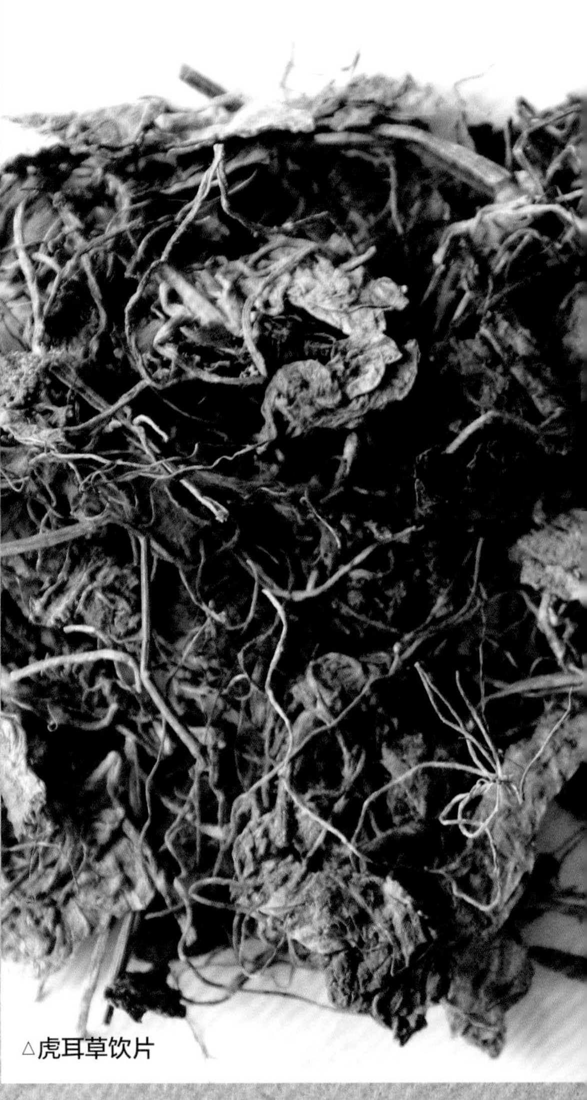

△虎耳草饮片

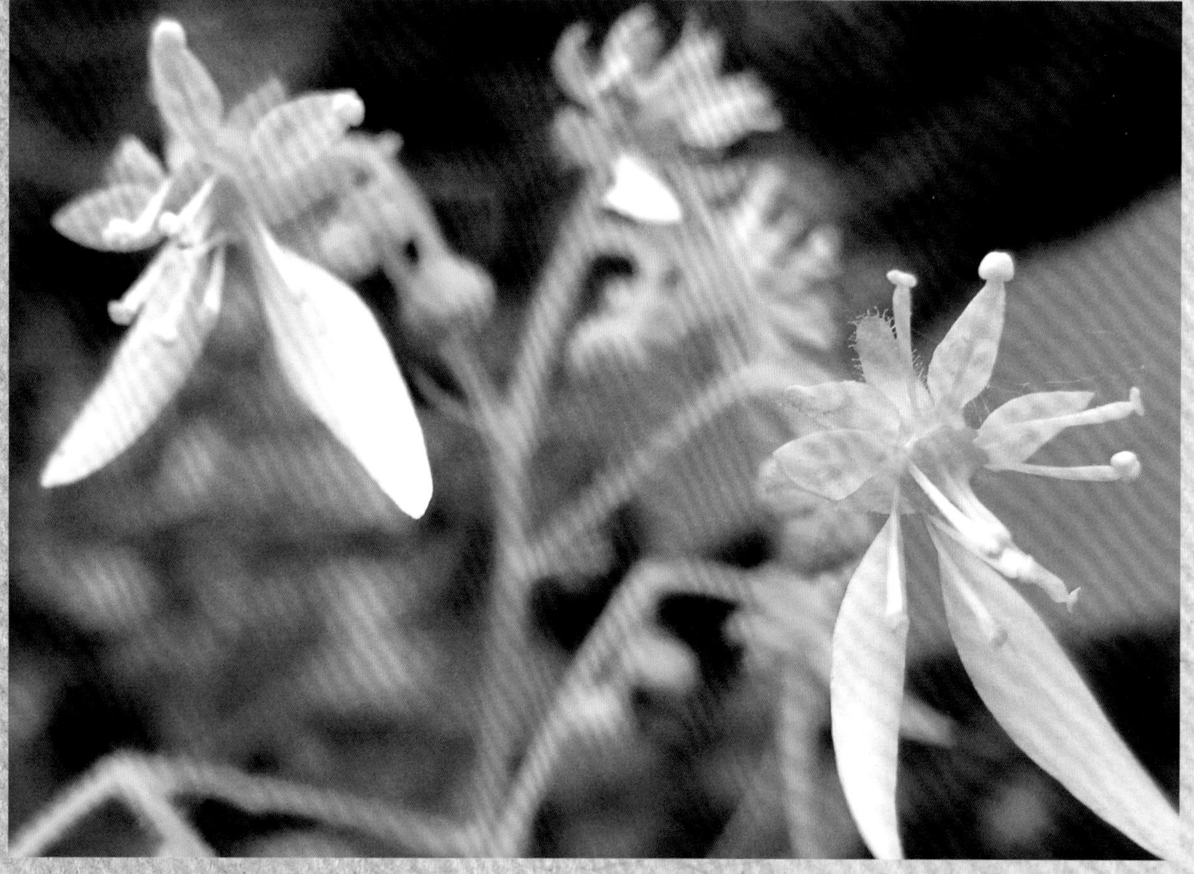

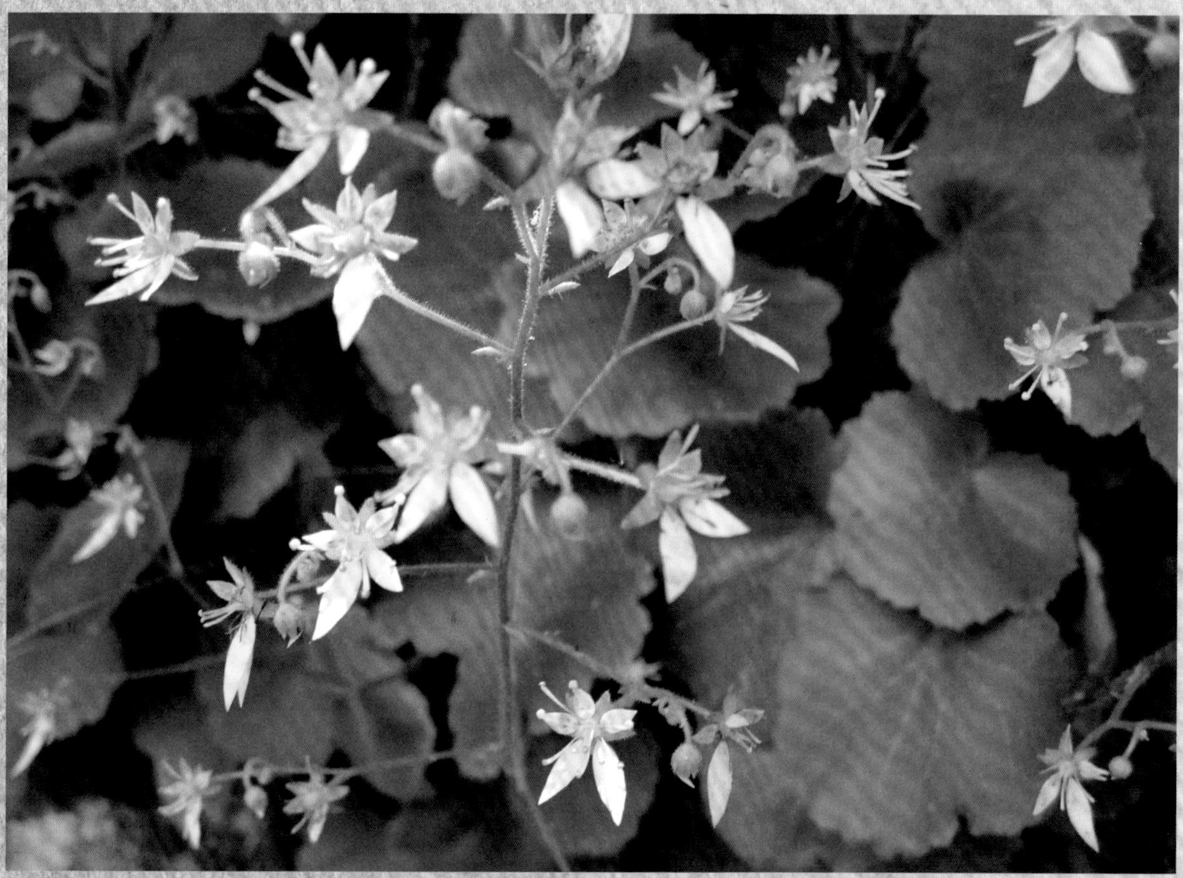

虎耳草

‖ **基原** ‖

据《纲目彩图》《中华本草》《药典图鉴》《大辞典》等综合分析考证，本品为菊科植物鹅不食草 *Centipeda minima* (L.) A. Br. et Aschers.。分布于东北、华北、华中、华南、华东及西南等地。《纲目图鉴》认为还可能为伞形科植物天胡荽 *Hydrocotyle sibthorpioides* Lam.，分布于华东、华中、华南、西南等地。《药典》收载鹅不食草药材为菊科植物鹅不食草的干燥全草；夏、秋二季花开时采收，洗去泥沙，晒干。

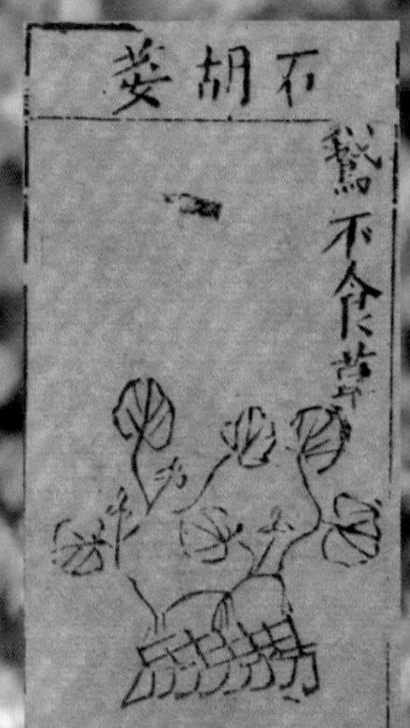

石胡荽

《四声本草》

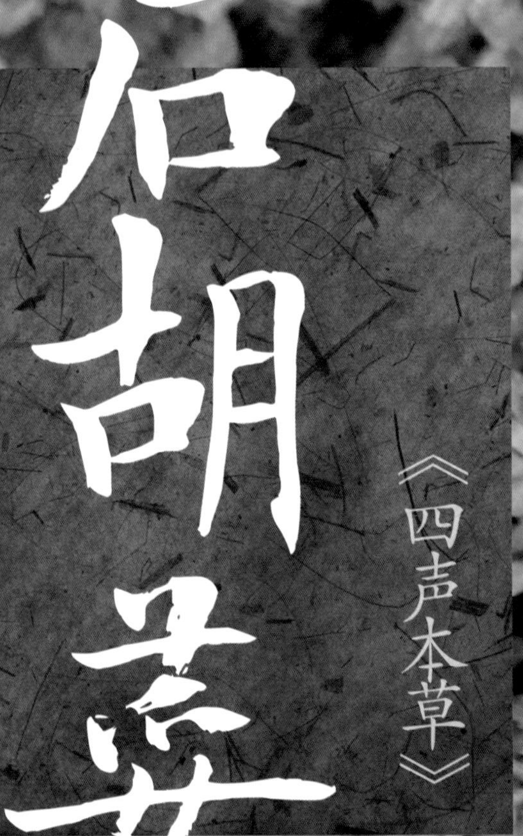

▷鹅不食草（*Centipeda minima*）

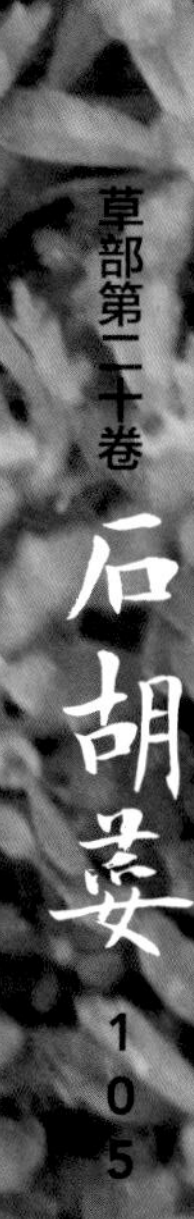

校正：自菜部移入此。

‖释名‖

天胡荽纲目**野园荽**同**鹅不食草**食性**鸡肠草**详见下名。

‖集解‖

[时珍曰] 石胡荽，生石缝及阴湿处小草也。高二三寸，冬月生苗，细茎小叶，形状宛如嫩胡荽。其气辛熏不堪食，鹅亦不食之。夏开细花，黄色，结细子。极易繁衍，僻地则铺满也。案孙思邈千金方云：一种小草，生近水渠中湿处，

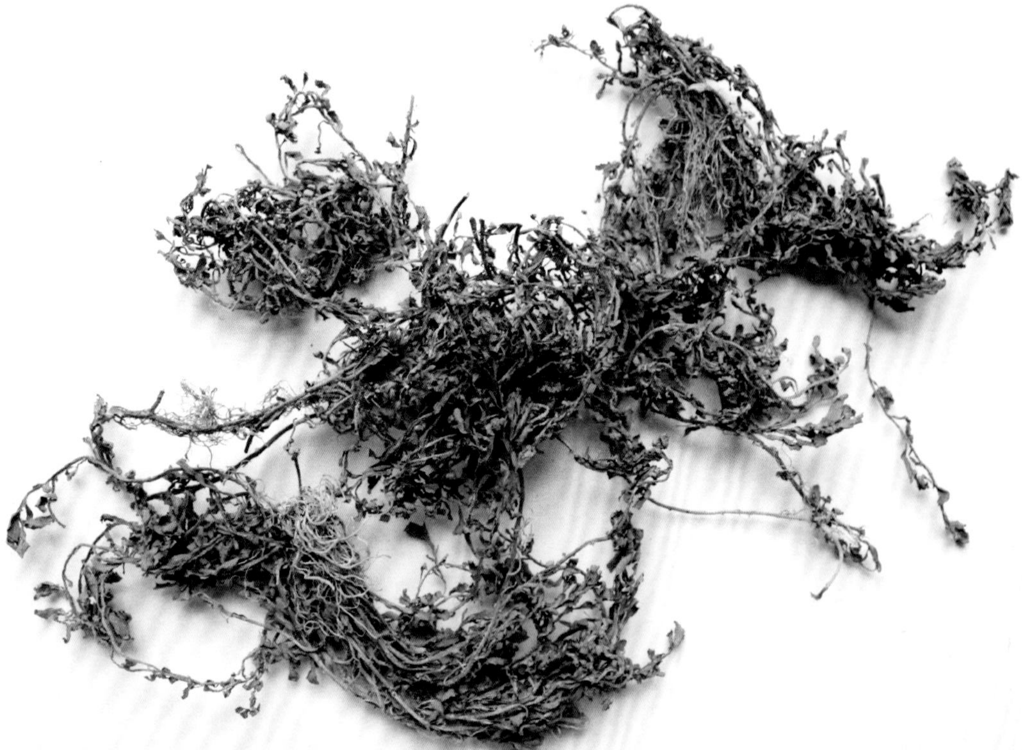

△鹅不食草药材

状类胡荽，名天胡荽，亦名鸡肠草。即此草也。与繁缕之鸡肠，名同物异。

‖ **气味** ‖

辛，寒，无毒。[时珍曰] 辛，温。汁制砒石、雄黄。

‖ **主治** ‖

通鼻气，利九窍，吐风痰。炳。**去目翳，挼塞鼻中，翳膜自落。**藏器。**疗痔病。**诜。**解毒，明目，散目赤肿云翳，耳聋头痛脑酸，治痰疟齁船，鼻窒不通，塞鼻息自落，又散疮肿。**时珍。

‖ **发明** ‖

[时珍曰] 鹅不食草，气温而升，味辛而散，阳也，能通于天。头与肺皆天也，故能上达头脑，而治顶痛目病，通鼻气而落息肉；内达肺经，而治齁船痰疟，散疮肿。其除翳之功，尤显神妙。人谓陈藏器本草惟务广博，鄙俚之言也。若此药之类，表出殊功，可谓务博已乎。案倪维德原机启微集云：治目翳嗃鼻碧云散，用鹅不食草解毒为君，青黛去热为佐，川芎大辛破留除邪为使，升透之药也。大抵如开锅盖法，常欲邪毒不闭，令有出路。然力小而锐，宜常嗃以聚其力。凡目中诸病，皆可用之。生挼更神。王玺集要诗云：赤眼之余翳忽生，草中鹅不食为名。塞于鼻内频频换，三日之间复旧明。

‖附方‖

新十。**寒痰齁喘**野园荽研汁，和酒服，即住。集简方。**嗃鼻去翳**碧云散；治目赤肿胀，羞明昏暗，隐涩疼痛，眵泪风痒，鼻塞头痛脑酸，外翳扳睛诸病。鹅不食草晒干二钱，青黛、川芎各一钱，为细末。噙水一口，每以米许嗃入鼻内，泪出为度。一方：去青黛。倪氏启微集。**贴目取翳**鹅不食草捣汁熬膏一两，炉甘石火煅童便淬三次三钱，上等瓷器末一钱半，熊胆二钱，硇砂少许，为极细末，和作膏。贴在翳上，一夜取下。用黄连、黄柏煎汤洗净，看如有，再贴。孙天仁集效方。**塞鼻治翳**诗见发明。**牙疼嗃鼻**鹅不食草绵裹怀干为末。含水一口，随左右嗃之。亦可挼塞。圣济录。**一切肿毒**野园荽一把，穿山甲烧存性七分，当归尾三钱，擂烂，入酒一碗，绞汁服。以渣傅之。集简方。**湿毒胫疮**砖缝中生出野园荽，夏月采取，晒收为末。每以五钱，汞粉五分，桐油调作隔纸膏，周围缝定。以茶洗净，缚上膏药，黄水出，五六日愈。此吴竹卿方也。简便方。**脾寒疟疾**石胡荽一把，杵汁半碗，入酒半碗和服，甚效。集简方。**痔疮肿痛**石胡荽捣，贴之。同上。

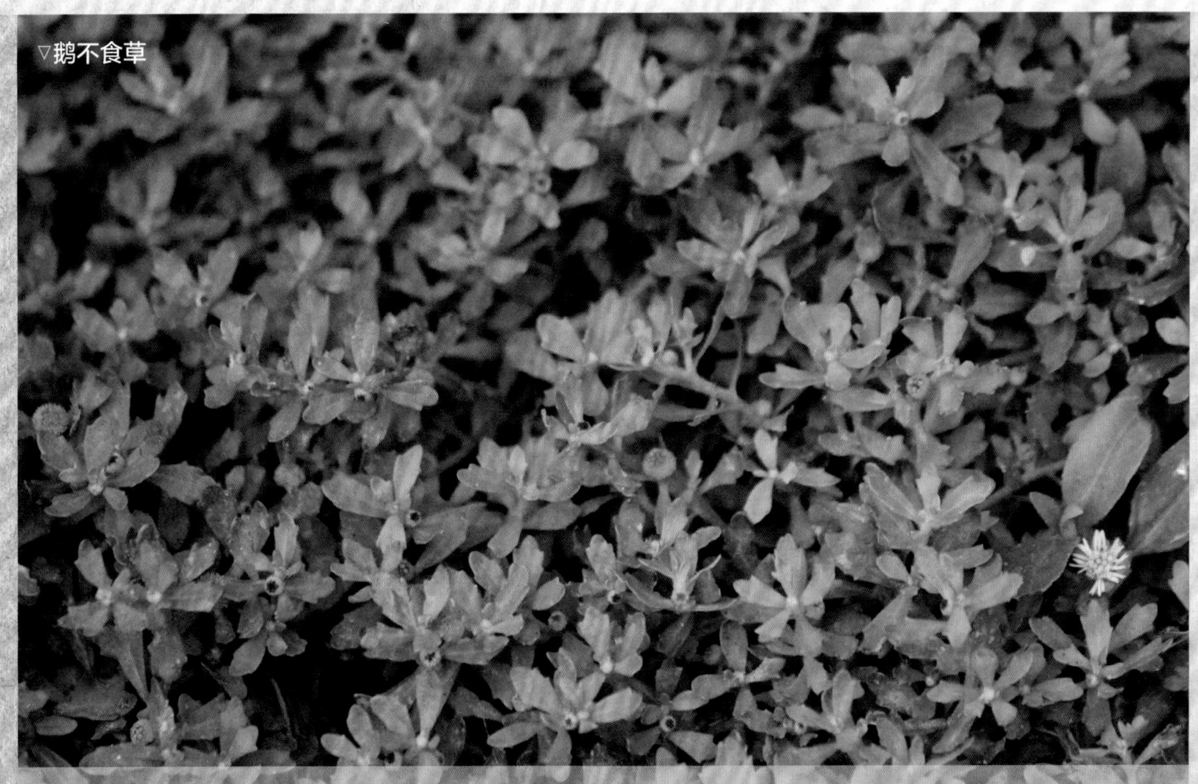

▽鹅不食草

鹅不食草 *Centipeda minima* ITS2 条形码主导单倍型序列：

1 CGCATCACGT CGCCCCCACC AACCATTCCC TTTAGGGATT TGTGTGATGG GGGCGGAGAT TGGTCTCCCG TGCCTTTGGT
81 GCGGTTGGCG AAAATAAGAG TCCCCTTTGA CGGACACACG GCTAGTGGTG GTTGATAAGA CCCTCGTCTC GTGTCGTGTG
161 TTTGAGTCAT AAGGGAAGAC CTCTTTAGAT ACCCCAACGT GTTGTCTTTT GATGATGCTT CGATCG

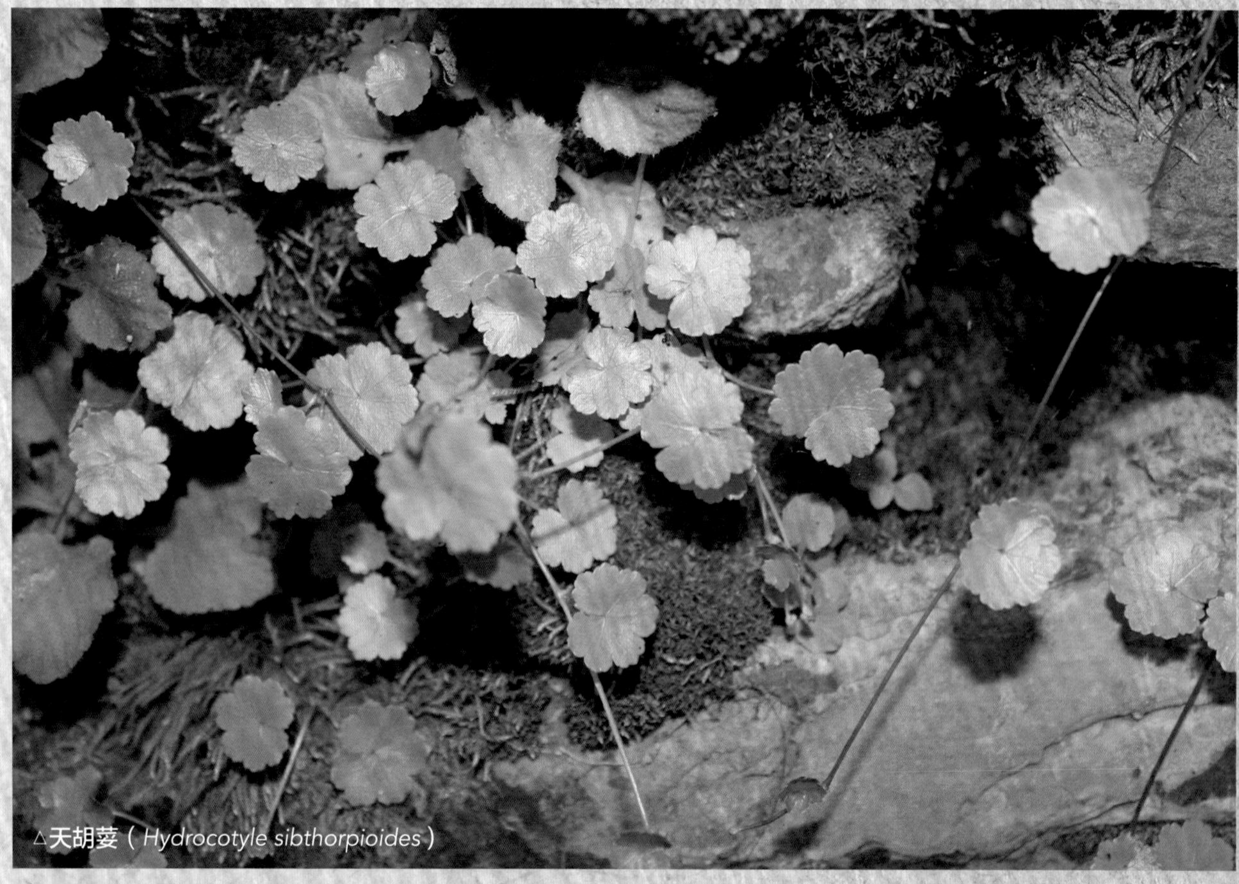
△天胡荽（*Hydrocotyle sibthorpioides*）

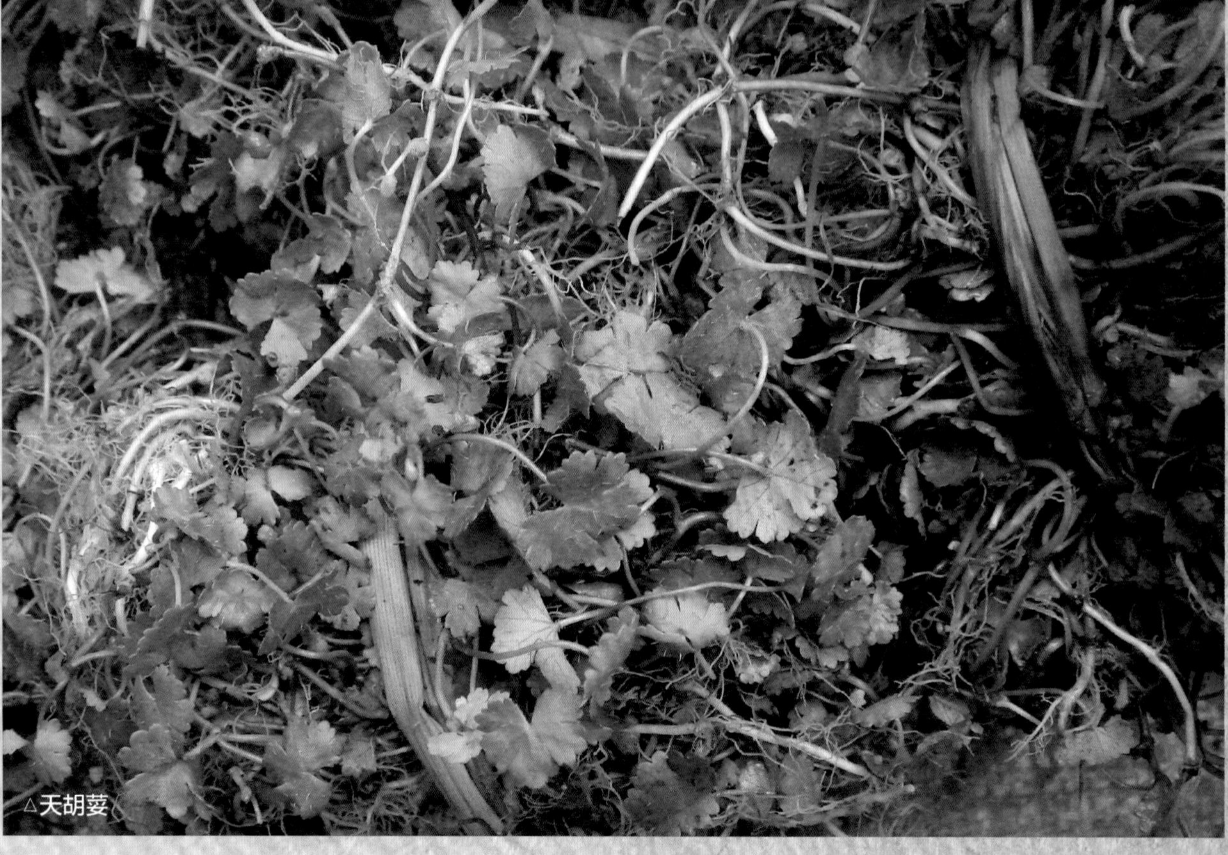
△天胡荽

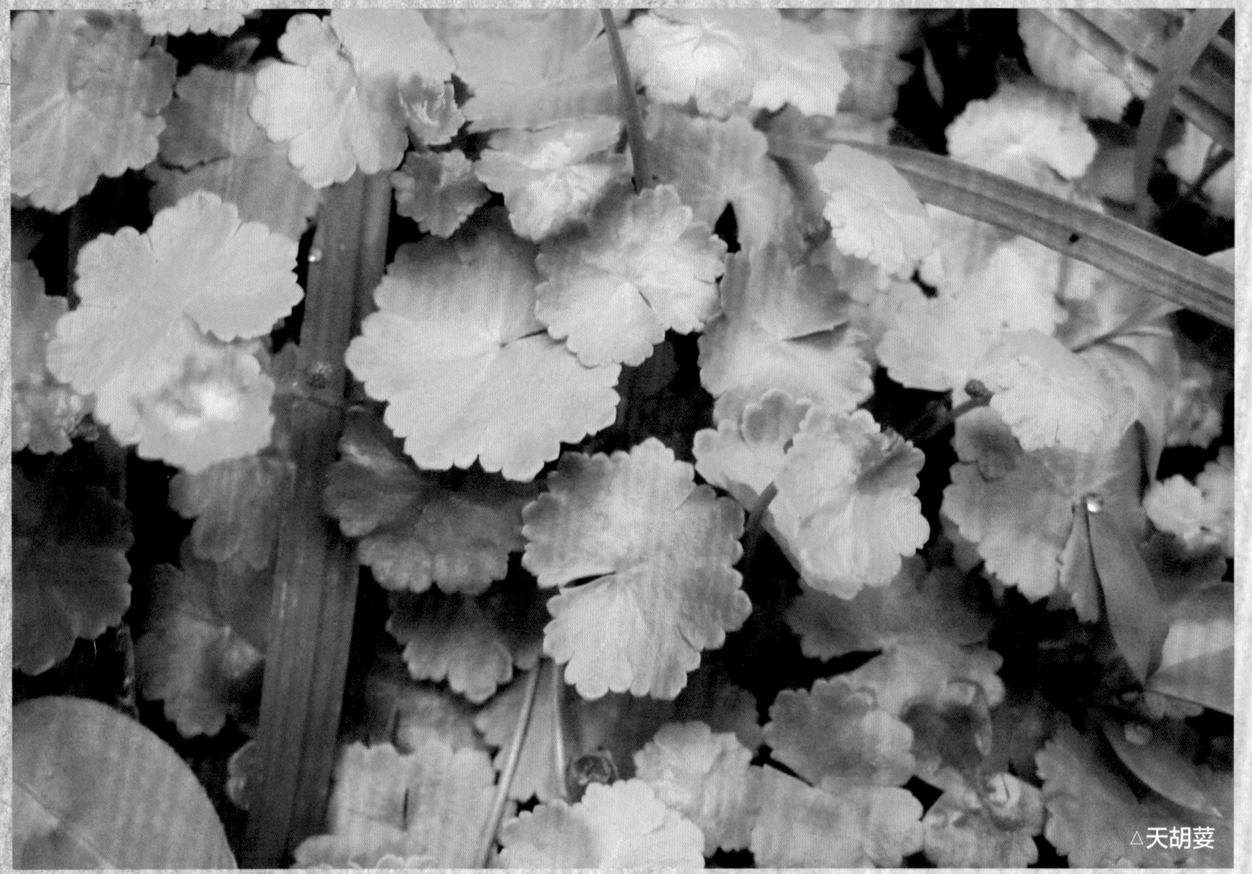

△天胡荽

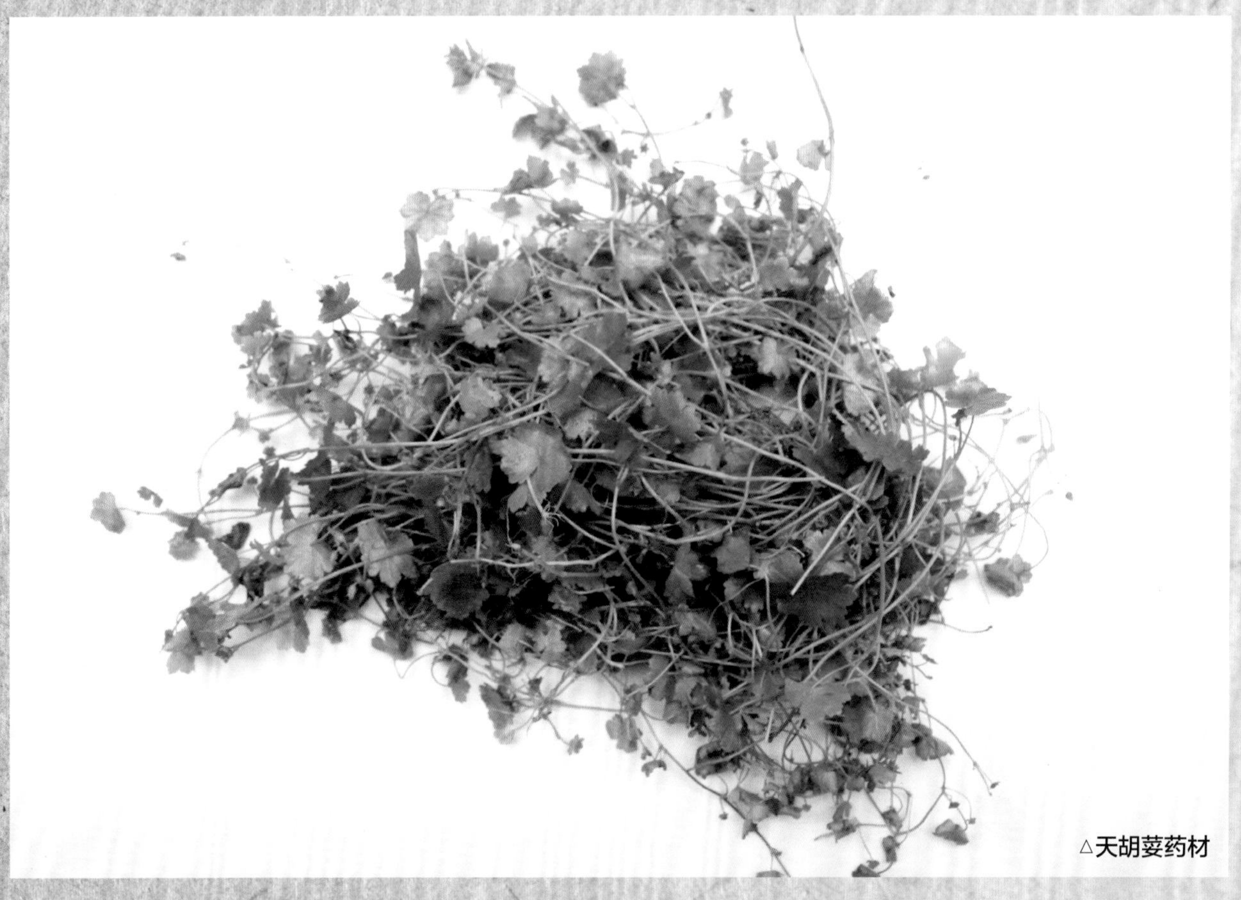

△天胡荽药材

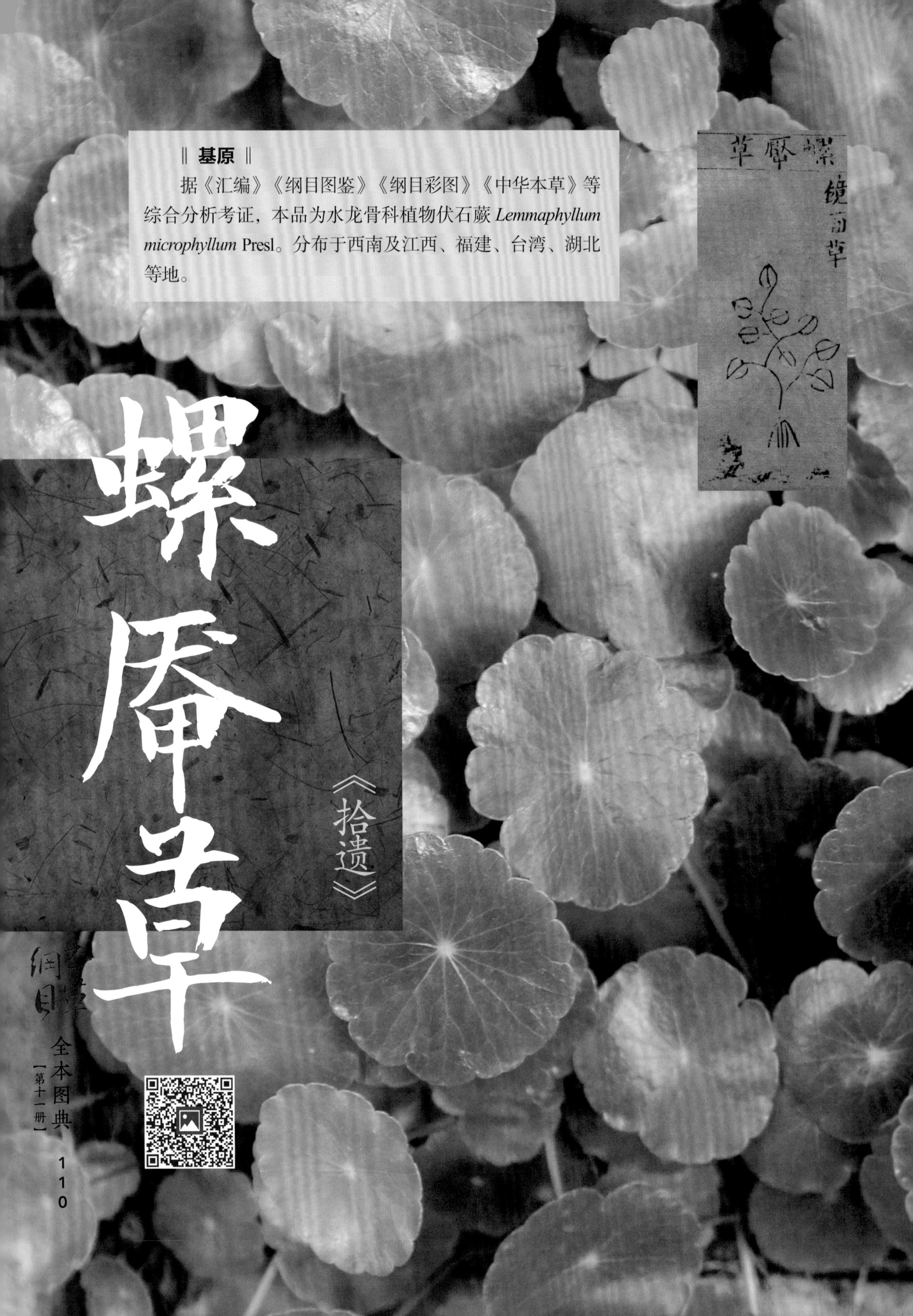

螺厣草

《拾遗》

‖ **基原** ‖

据《汇编》《纲目图鉴》《纲目彩图》《中华本草》等综合分析考证，本品为水龙骨科植物伏石蕨 *Lemmaphyllum microphyllum* Presl。分布于西南及江西、福建、台湾、湖北等地。

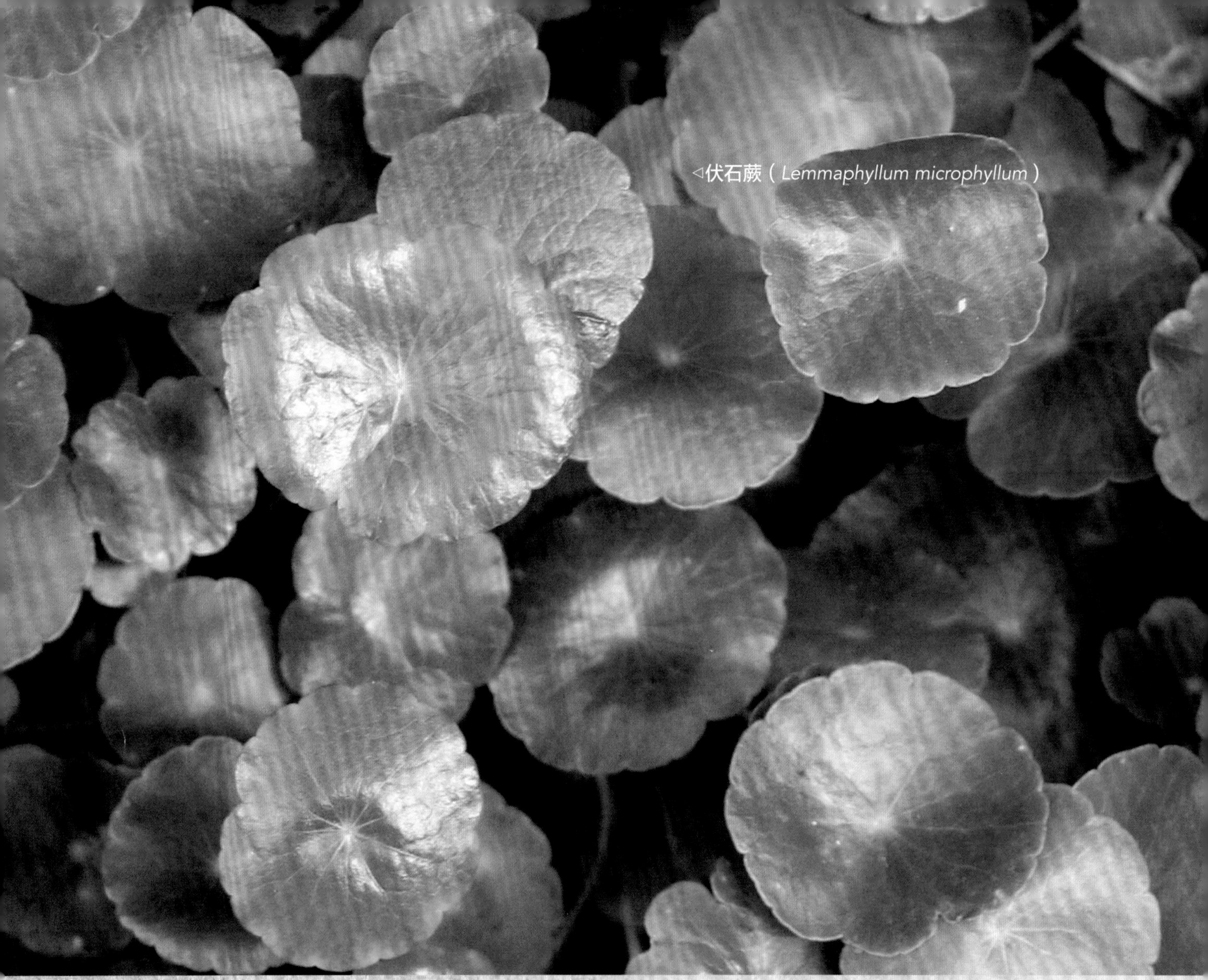

◁伏石蕨（*Lemmaphyllum microphyllum*）

‖ **释名** ‖

镜面草。[时珍曰] 皆象形也。

‖ **集解** ‖

[藏器曰] 蔓生石上，叶状似螺厣，微带赤色，而光如镜，背有少毛，小草也。

‖ **气味** ‖

辛。

‖ **主治** ‖

痈肿风疹，脚气肿，捣烂傅之。亦煮汤洗肿处。藏器。治小便出血，吐血衄血，龋齿痛。时珍。

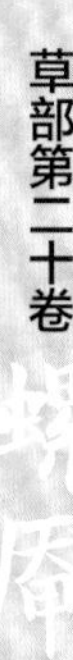

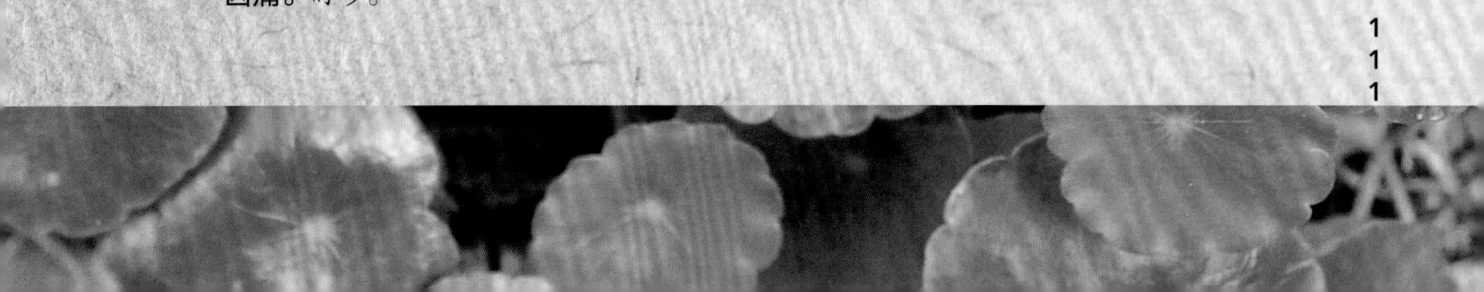

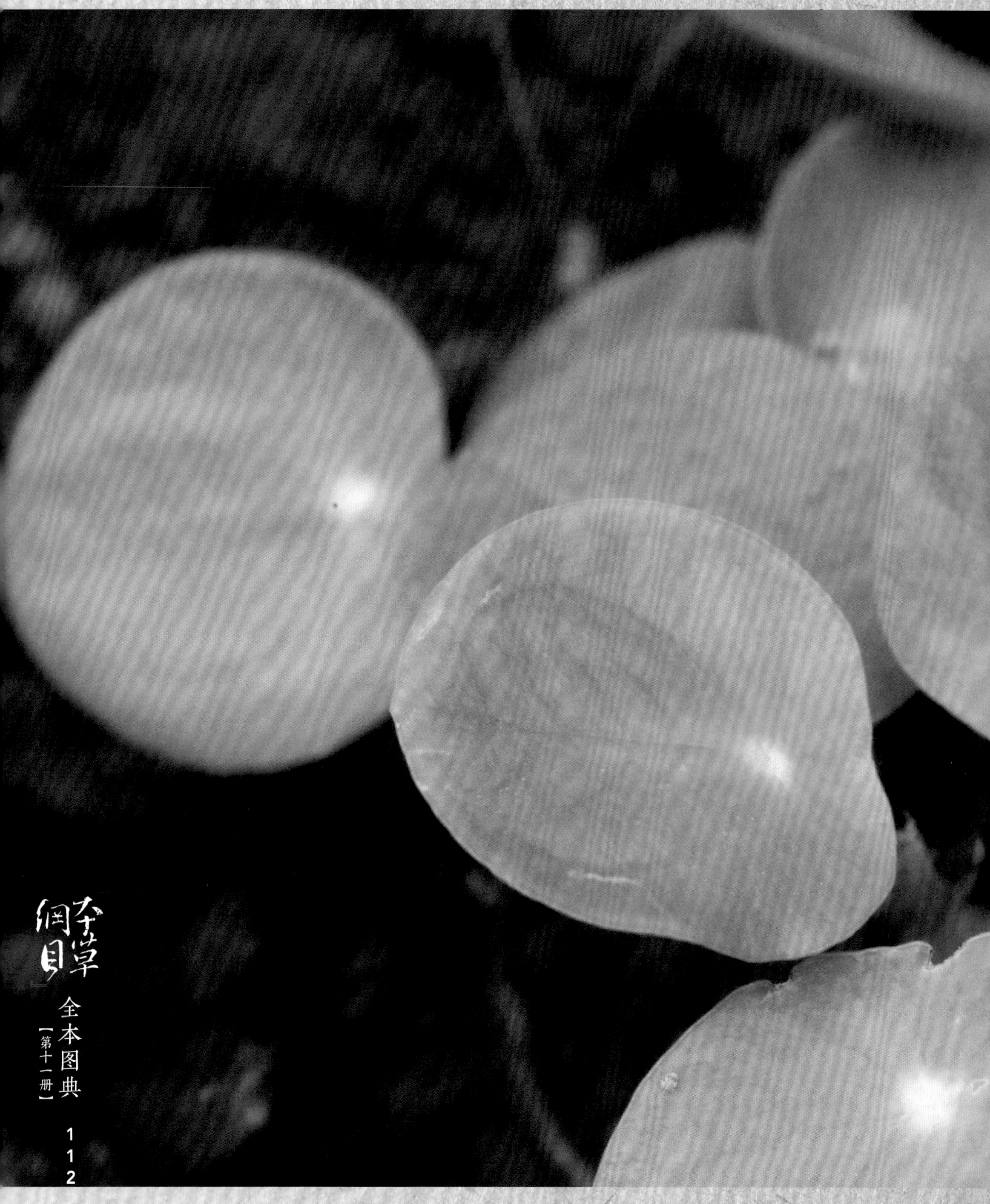

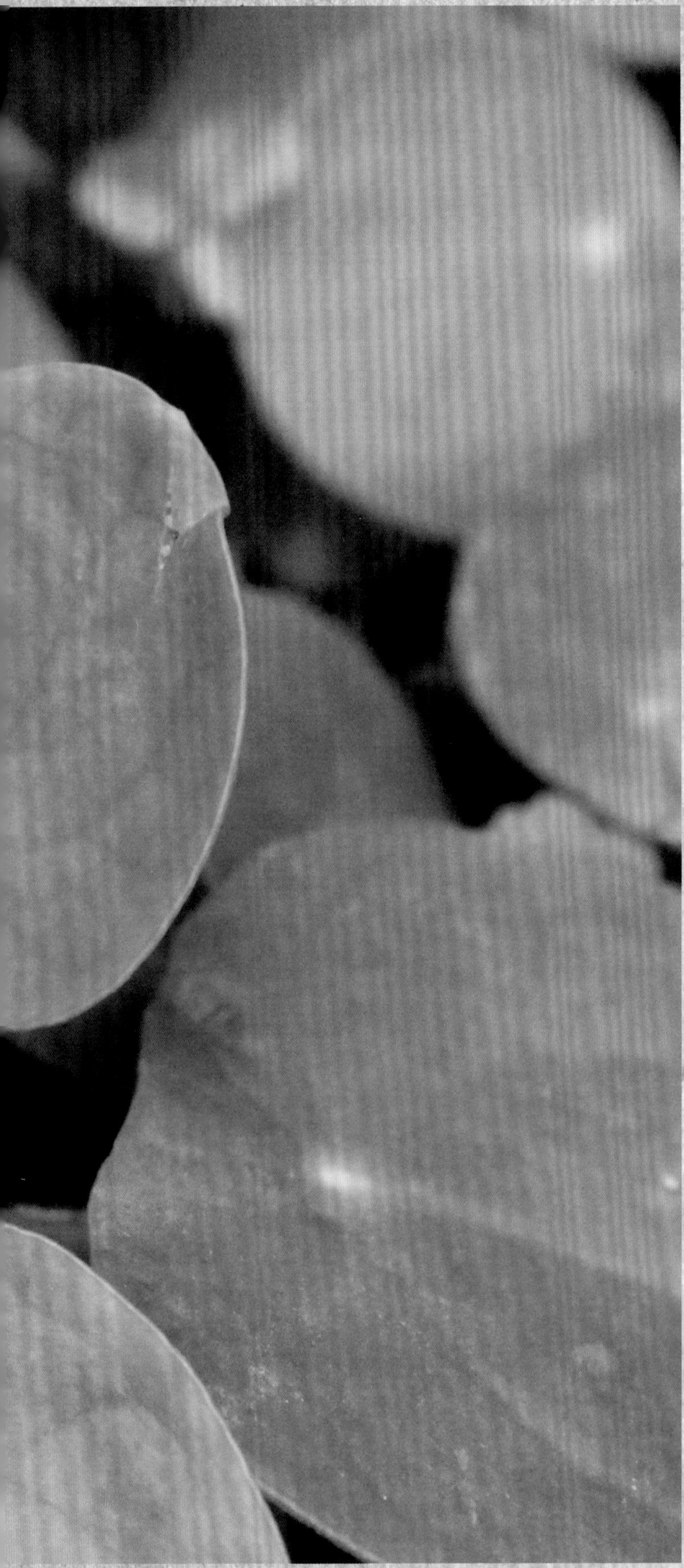

‖发明‖

[时珍曰] 案陈日华经验方云：年二十六，忽病小便后出鲜血数点而不疼，如是一月，饮酒则甚。市医张康，以草药汁一器，入少蜜水进，两服而愈。求其方，乃镜面草也。

‖附方‖

新七。**吐血衄血**镜面草水洗，擂酒服。朱氏集验方。**牙齿虫痛**乾坤生意：用镜面草不拘多少，以水缸下泥同捣成膏，入香油二三点，研匀。贴于痛处腮上。杨氏家藏方：用镜面草半握，入麻油二点，盐半捻，挼碎。左疼塞右耳，右疼塞左耳。以薄泥饼贴耳门闭其气，仍仄卧。泥耳一二时，去泥取草放水中，看有虫浮出，久者黑，次者褐，新者白。须于午前用之。徐克安一乳婢，苦此不能食，用之，出数虫而安。**小儿头疮**镜面草日干为末，和轻粉、麻油傅之，立效。杨氏家藏方。**手指肿毒**又指恶疮，消毒止痛。镜面草捣烂，傅之。寿域神方。**蛇缠恶疮**镜面草，入盐杵烂，傅之妙。**解鼠莽毒**镜面草自然汁、清油各一杯和服，即下毒三五次。以肉粥补之，不可迟。张杲医说。

酢浆草

《唐本草》

‖ **基原** ‖

据《纲目彩图》《纲目图鉴》《大辞典》《中华本草》等综合分析考证，本品为酢浆草科植物酢浆草 *Oxalis corniculata* L.。分布于我国大部分地区。《药典》四部收载酢浆草药材为酢浆草科酢浆草的干燥全草。

酢浆草

三葉酸

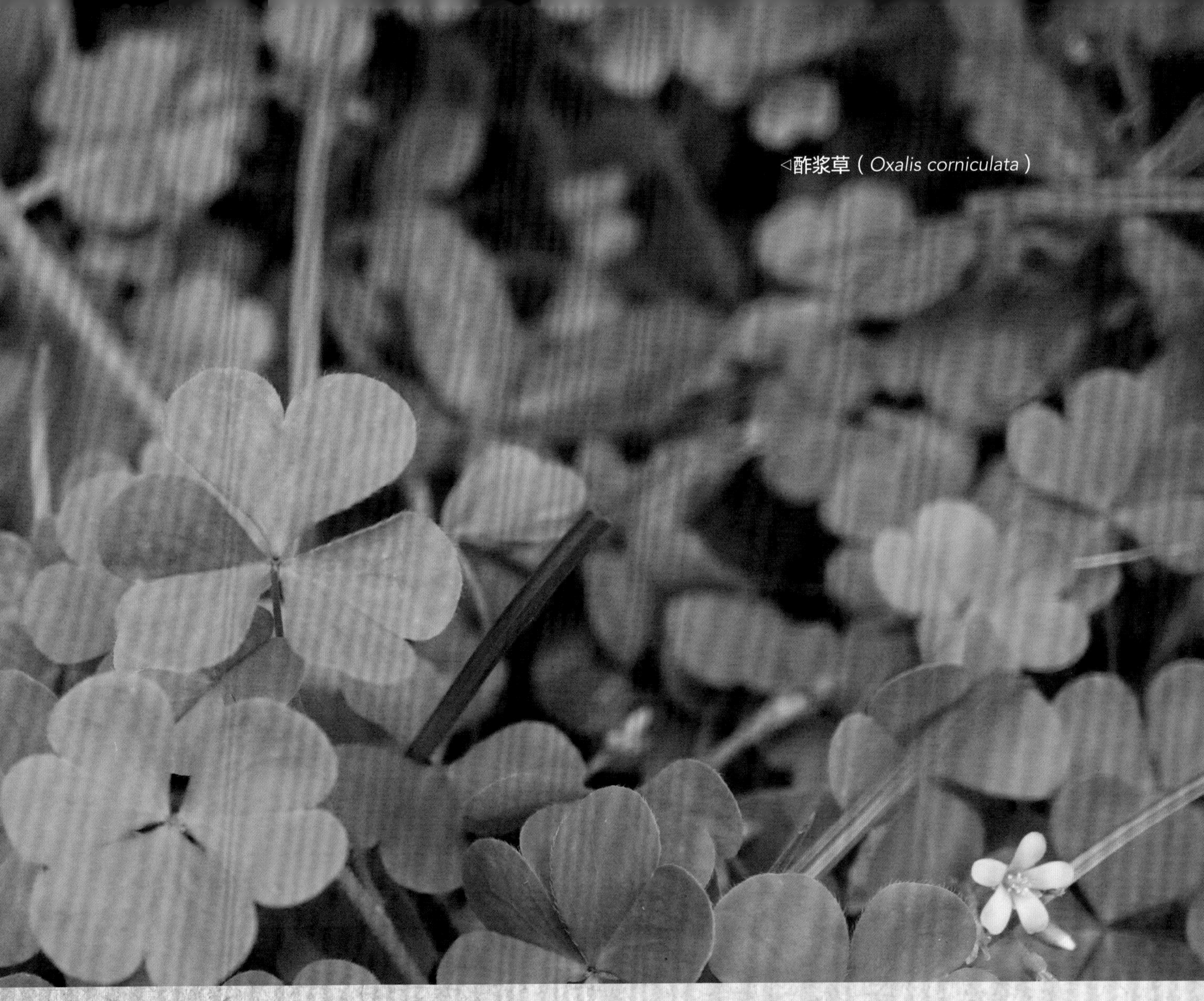
◁酢浆草（*Oxalis corniculata*）

校正：并入图经赤孙施。

‖ **释名** ‖

酸浆图经**三叶酸**纲目**三角酸**纲目**酸母**纲目**醋母**苏恭**酸箕**李当之**鸠酸**苏恭**雀儿酸**纲目**雀林草**纲目**小酸茅**苏恭**赤孙施**图经。[时珍曰] 此小草三叶酸也，其味如醋。与灯笼草之酸浆，名同物异。唐慎微本草以此草之方收入彼下，误矣。闽人郑樵通志言，福人谓之孙施。则苏颂图经赤孙施生福州，叶如浮萍者，即此也。孙施亦酸箕之讹耳。今并为一。

‖ **集解** ‖

[恭曰] 酢浆生道旁阴湿处，丛生。茎头有三叶，叶如细萍。四月、五月采，阴干。[保升曰] 叶似水萍，两叶并大叶同枝，黄花黑实。[颂曰] 南中下湿地及人家园圃中多

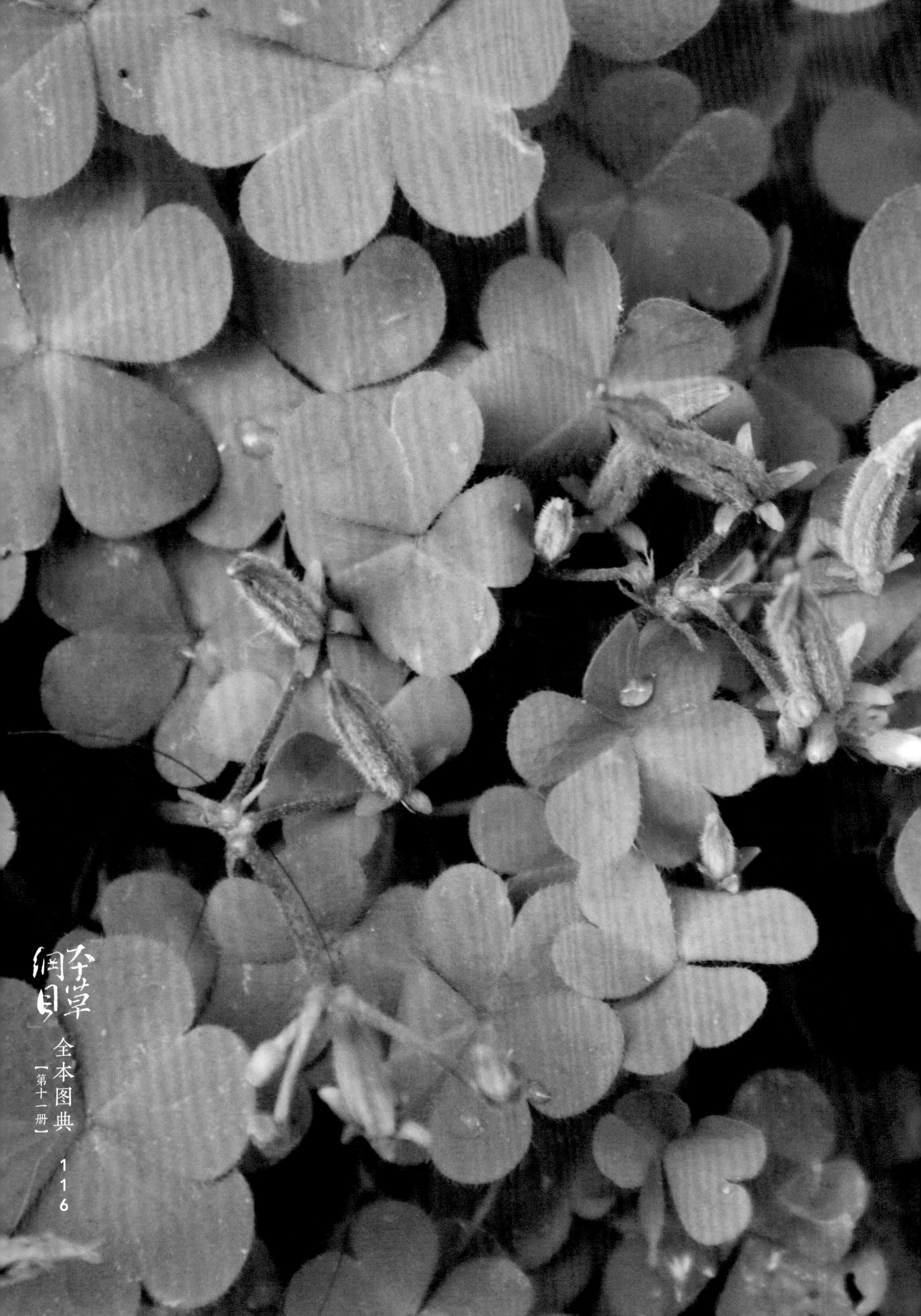

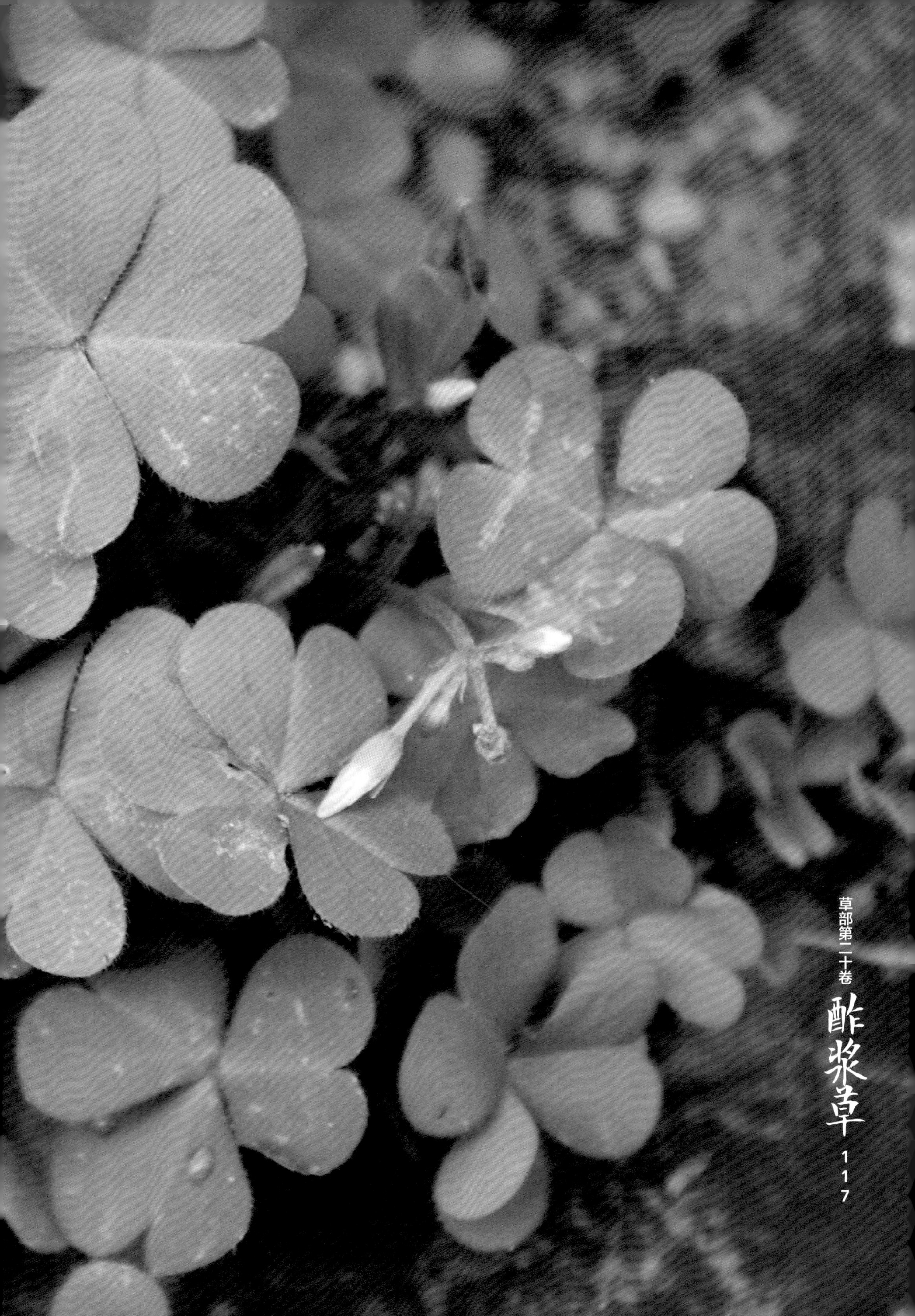

草部第二十卷

酢浆草

117

有之，北地亦或有生者。初生嫩时，小儿喜食之。南人用揩鍮石器，令白如银。[时珍曰] 苗高一二寸，丛生布地，极易繁衍。一枝三叶，一叶两片，至晚自合帖，整整如一。四月开小黄花，结小角，长一二分，内有细子。冬亦不凋。方士采制砂、汞、硇、矾、砒石。

‖ **气味** ‖

酸，寒，无毒。

‖ **主治** ‖

杀诸小虫。恶疮㾓瘘，捣傅之。食之，解热渴。唐本。**主小便诸淋，赤白带下。同地钱、地龙，治沙石淋。煎汤洗痔痛脱肛甚效。捣涂汤火蛇蝎伤。**时珍。**赤孙施：治妇人血结，用一搦洗，细研，暖酒服之。**苏颂。

‖ **附方** ‖

旧二，新六。**小便血淋**酸草捣汁，煎五苓散服之。俗名醋啾啾是也。王璆百一选方。**诸淋赤痛**三叶酸浆草洗，研取自然汁一合，酒一合和匀。空心温服，立通。沈存中灵苑方。**二便不通**酸草一大把，车前草一握，捣汁，入砂糖一钱，调服一盏。不通再服。摘玄方。**赤白带下**三叶酸草，阴干为末。空心温酒服三钱匕。千金方。**痔疮出血**雀林草一大握，水二升，煮一升服。日三次，见效。外台秘要。**癣疮作痒**雀儿草即酸母草，擦之。数次愈。永类方。**蛇虺螫伤**酸草捣

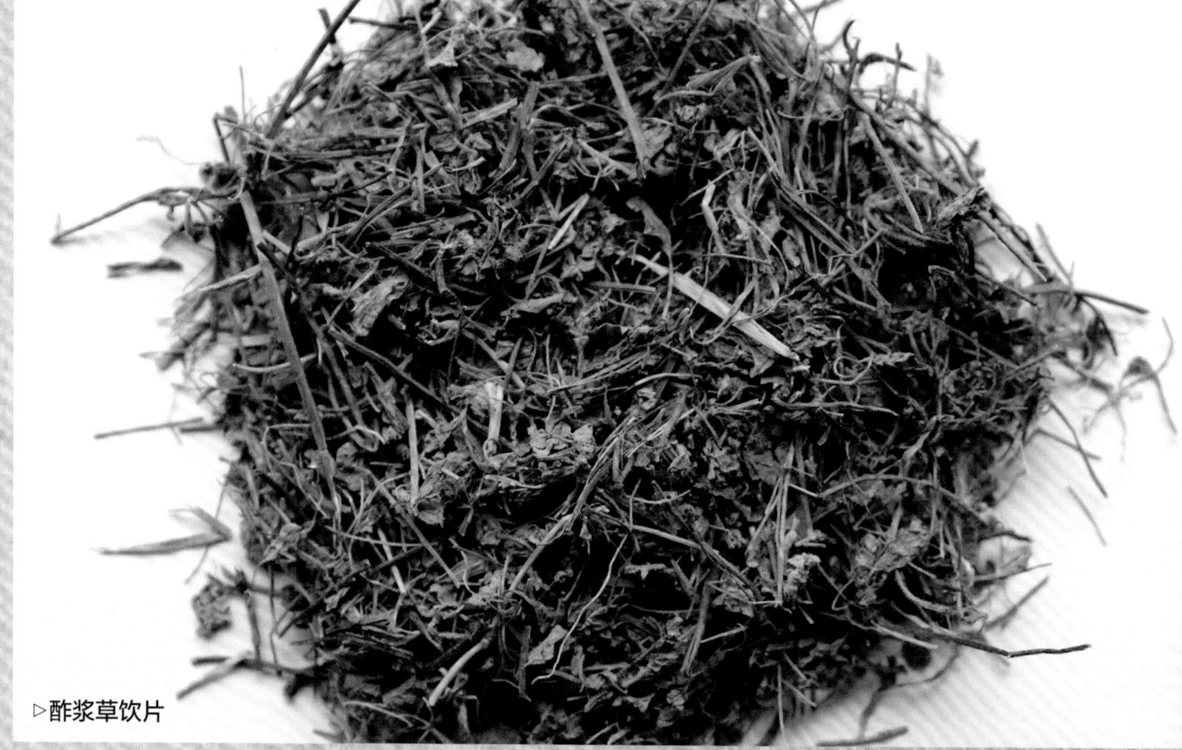

▷酢浆草饮片

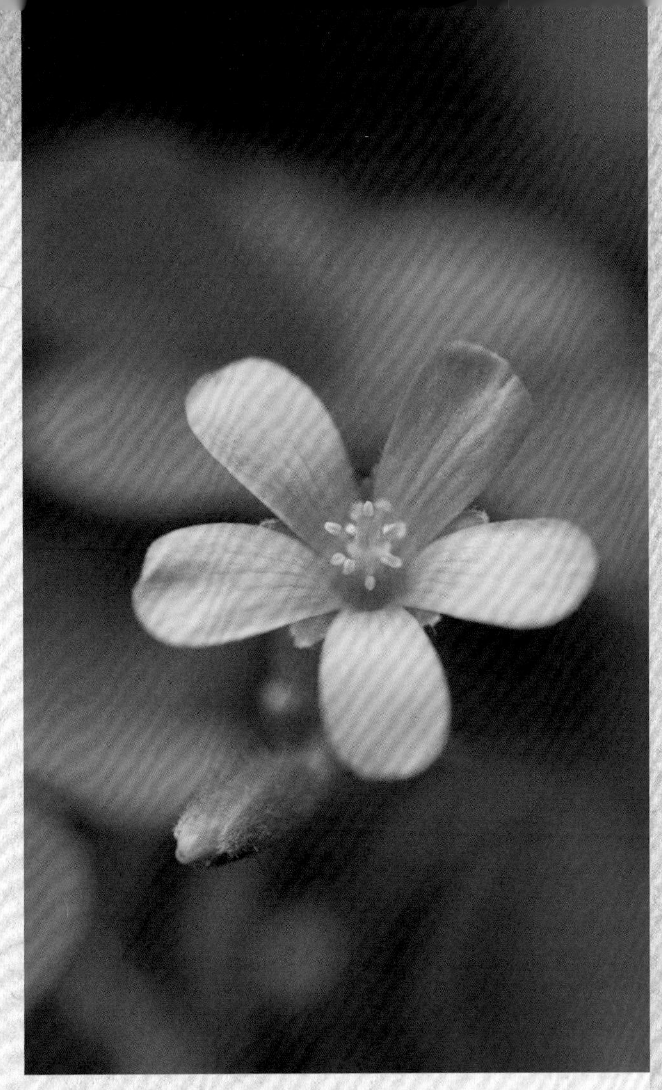

傅。崔氏方。**牙齿肿痛**酸浆草一把洗净，川椒四十九粒去目，同捣烂，绢片裹定如箸大，切成豆粒大。每以一块塞痛处，即止。节斋医论。

‖**附录**‖

酸草 [别录有名未用曰] 主轻身延年。生名山醴泉上阴厓。茎有五叶青泽，根赤黄。可以消玉。一名丑草。[弘景曰] 李当之云：是今酸箕草，布地生者，处处有之。然恐非也。

三叶 [别录有名未用曰] 味辛。主寒热，蛇蜂螫人。生田中，茎小黑白，高三尺，根黑。三月采，阴干。一名三石，一名当田，一名赴鱼。

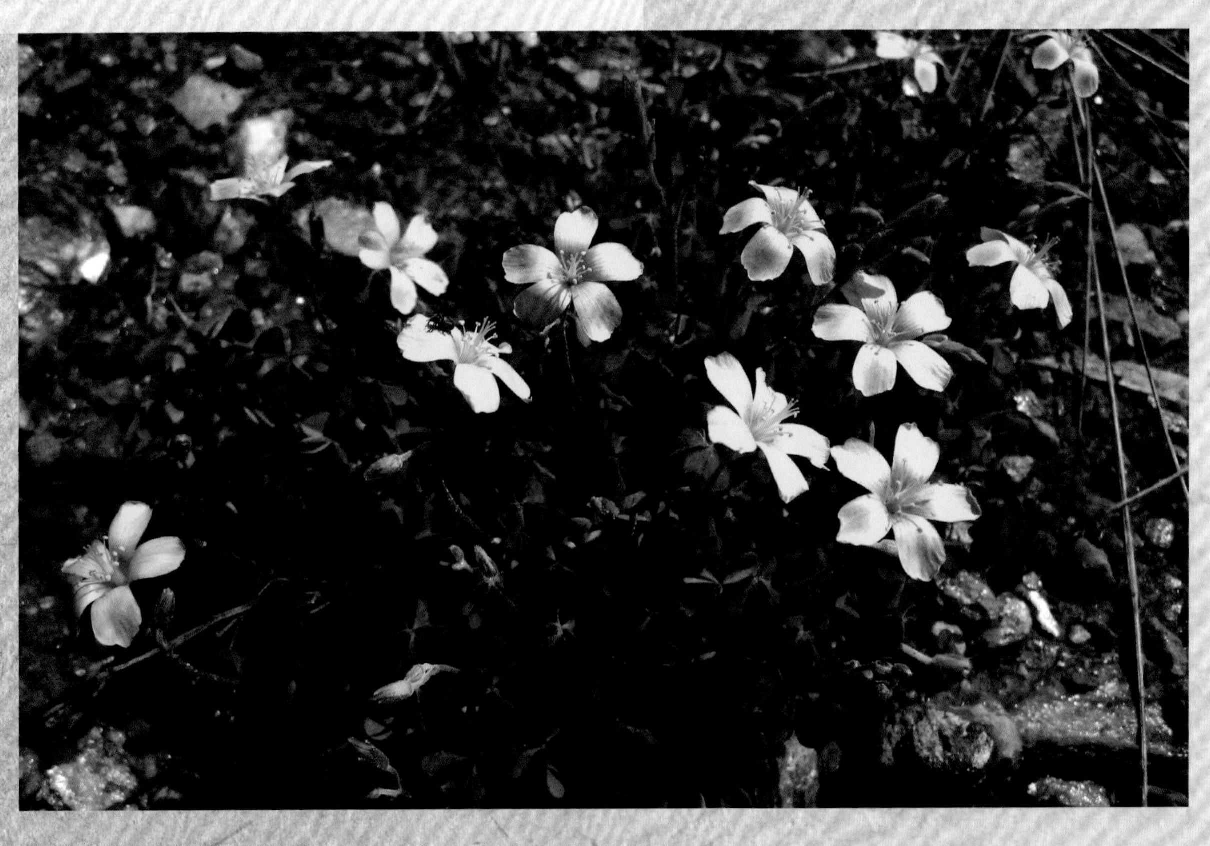

地锦

宋《嘉祐》

地錦

血見愁

‖ **基原** ‖

据《纲目图鉴》《汇编》等综合分析考证：本品为大戟科植物地锦 *Euphorbia humifusa* Willd.。除广西、广东外，分布几遍全国各地。《中华本草》《药典图鉴》《纲目彩图》认为还包括同属植物斑地锦 *E. maculata* L.。另外，《中华本草》《嘉祐本草》认为《本草拾遗》“络石”条下所注“地锦”为葡萄科植物爬山虎 *Parthenocissus tricuspidata* (Sieb. et Zucc.) Planch.。《药典》收载地锦草药材为大戟科植物地锦或斑地锦的干燥全草；夏、秋二季采收，除去杂质，晒干。

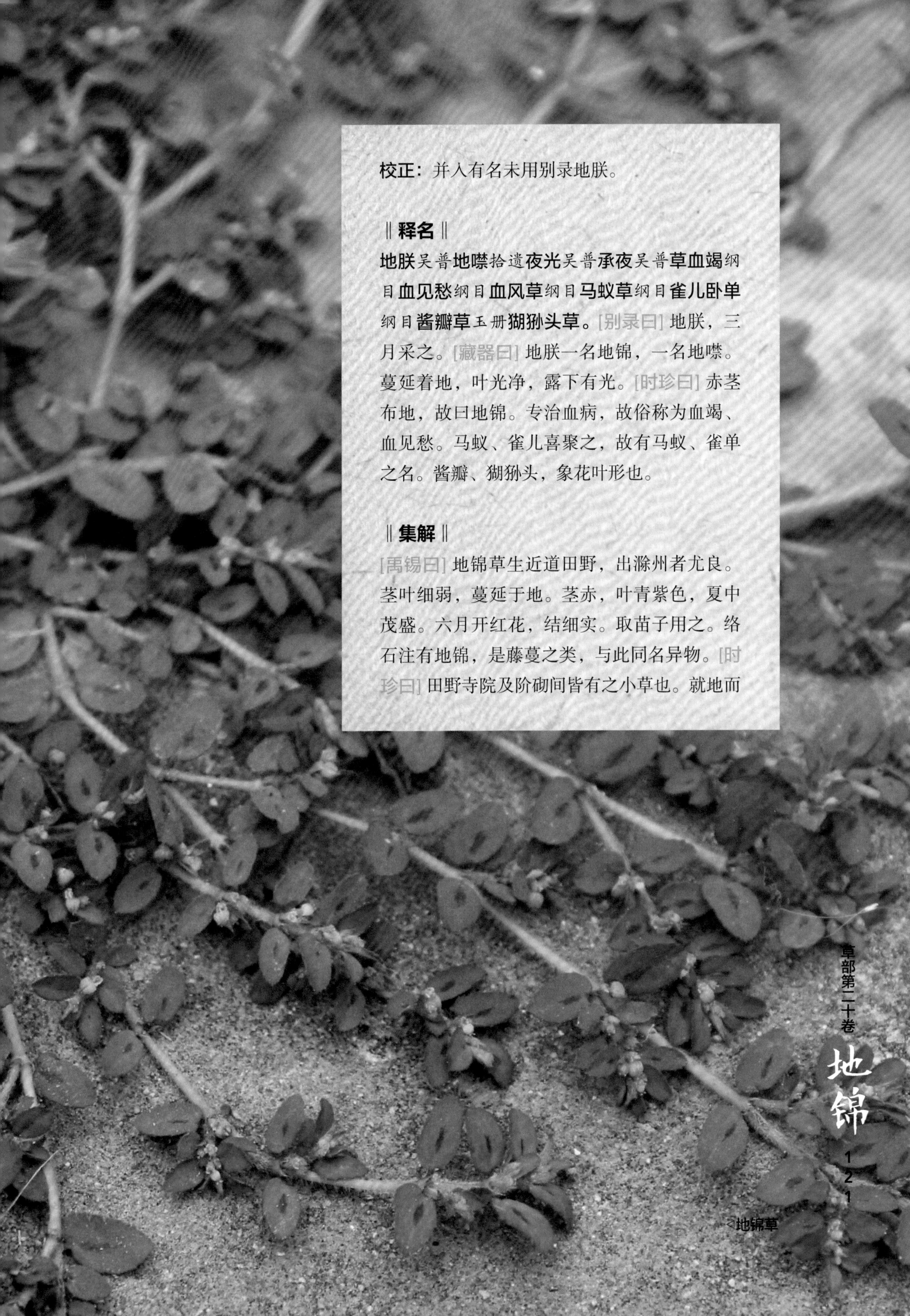

校正：并入有名未用别录地朕。

‖ **释名** ‖

地朕吴普**地噤**拾遗**夜光**吴普**承夜**吴普**草血竭**纲目**血见愁**纲目**血风草**纲目**马蚁草**纲目**雀儿卧单**纲目**酱瓣草**玉册**猢狲头草**。[别录曰] 地朕，三月采之。[藏器曰] 地朕一名地锦，一名地噤。蔓延着地，叶光净，露下有光。[时珍曰] 赤茎布地，故曰地锦。专治血病，故俗称为血竭、血见愁。马蚁、雀儿喜聚之，故有马蚁、雀单之名。酱瓣、猢狲头，象花叶形也。

‖ **集解** ‖

[禹锡曰] 地锦草生近道田野，出滁州者尤良。茎叶细弱，蔓延于地。茎赤，叶青紫色，夏中茂盛。六月开红花，结细实。取苗子用之。络石注有地锦，是藤蔓之类，与此同名异物。[时珍曰] 田野寺院及阶砌间皆有之小草也。就地而

地锦

◁地锦草

生，赤茎黄花黑实，状如蒺藜之朵，断茎有汁。方士秋月采，煮雌雄、丹砂、硫黄。

‖ **气味** ‖

辛，平，无毒。[别录曰] 地朕：苦，平，无毒。

‖ **主治** ‖

地朕：主心气，女子阴疝血结。别录。**地锦：通流血脉，亦可治气。**嘉祐。**主痈肿恶疮，金刃扑损出血，血痢下血崩中，能散血止血，利小便。**时珍。

‖ **附方** ‖

旧一，新十一。**脏毒赤白**地锦草洗，暴干为末。米饮服一钱，立止。经验方。**血痢不止**地锦草晒研。每服二钱，空心米饮下。乾坤生意。**大肠泻血**血见愁少许，姜汁和捣，米饮服之。戴原礼证治要诀。**妇人血崩**草血竭嫩者蒸熟，以油、盐、姜淹食之，饮酒一二杯送下。或阴干为末，姜酒调服一二钱，一服即止。生于砖缝井砌间，少在地上也。危亦林得效方。**小便血淋**血风草，井水擂服，三度即愈。刘长春经验方，**金**

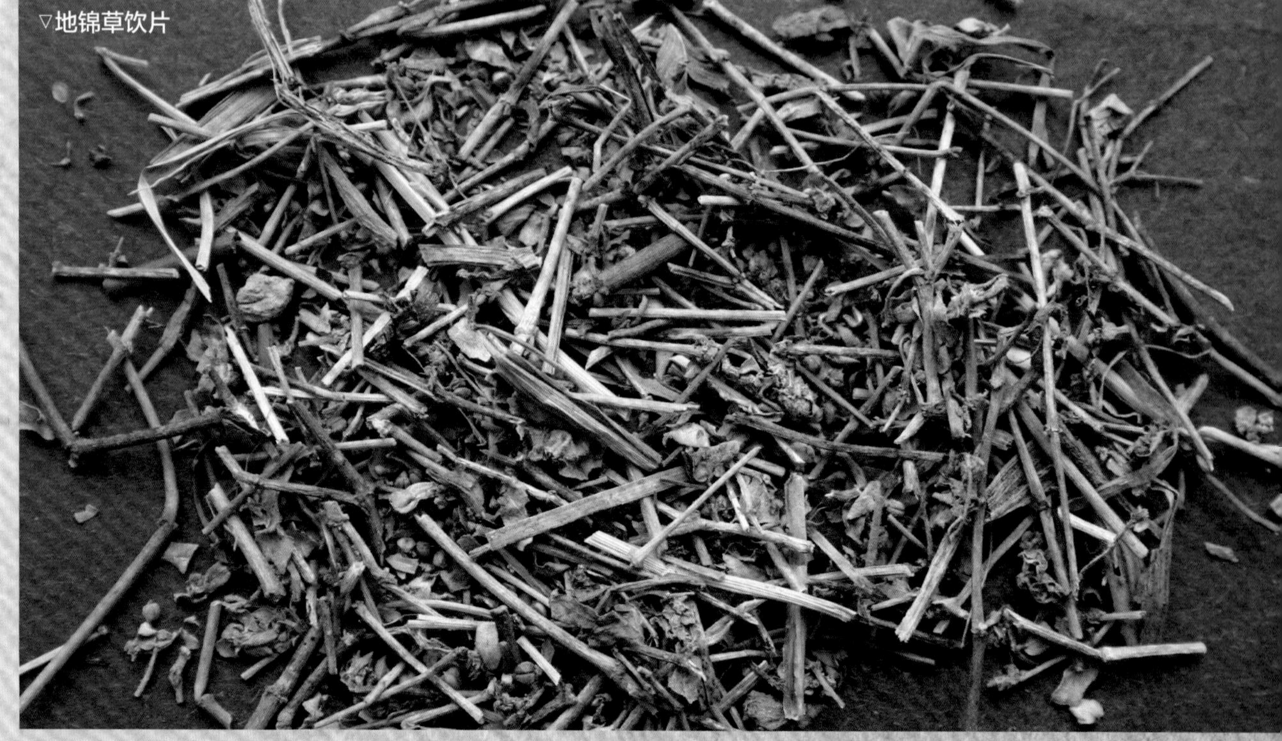

▽地锦草饮片

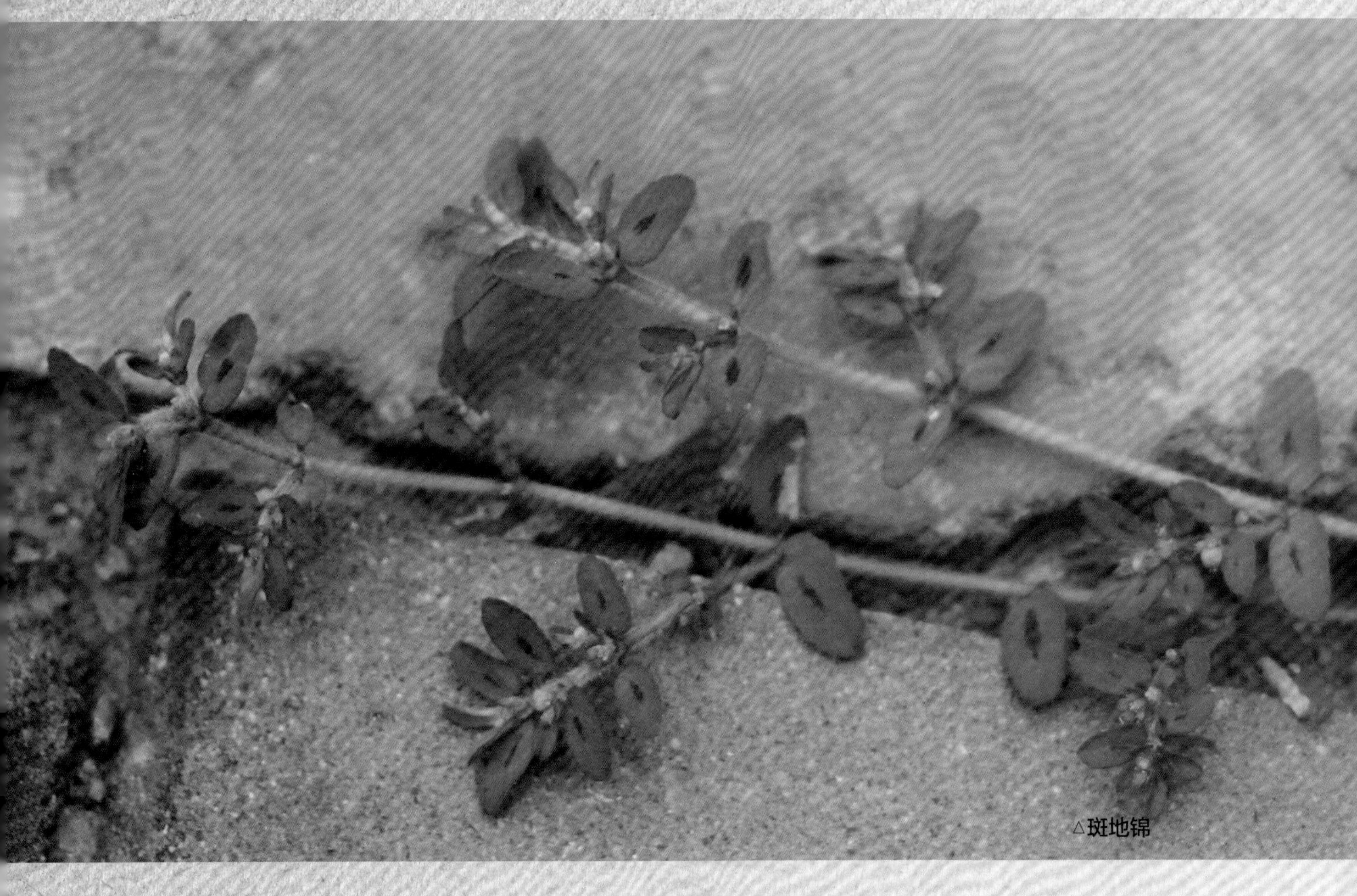

△斑地锦

疮出血不止。血见愁草研烂涂之。危氏得效方。**恶疮见血**方同上。**疮疡刺骨**草血竭捣罨之，自出。本草权度。**痈肿背疮**血见愁一两，酸浆草半两焙，当归二钱半焙，乳香、没药各一钱二分半，为末。每服七钱，热酒调下。如有生者，擂酒热服，以渣傅之亦效。血见愁惟雄疮用之，雌疮不作。杨清叟外科方。**风疮疥癞**血见愁草同满江红草捣末，傅之。乾坤秘韫。**趾间鸡眼**割破出血。以血见愁草捣傅之妙。乾坤秘韫。**脾劳黄疸**如圣丸：用草血竭、羊膻草、桔梗、苍术各一两，甘草五钱，为末。先以陈醋二碗入锅，下皂矾四两煎熬，良久下药末，再入白面不拘多少，和成一块，丸如小豆大。每服三五十丸，空腹醋汤下，一日二服。数日面色复旧也。乾坤秘韫。

‖附录‖

金疮小草拾遗。[藏器曰] 味甘，平，无毒。主金疮，止血长肌，断鼻中衄血，取叶挼傅。亦煮汁服，断血瘀及卒下血。又预和石灰杵为丸，日干，临时刮傅之。生江南村落田野间下湿地，高一二寸许，如荠而叶短。春夏间有浅紫花，长一粳米许。

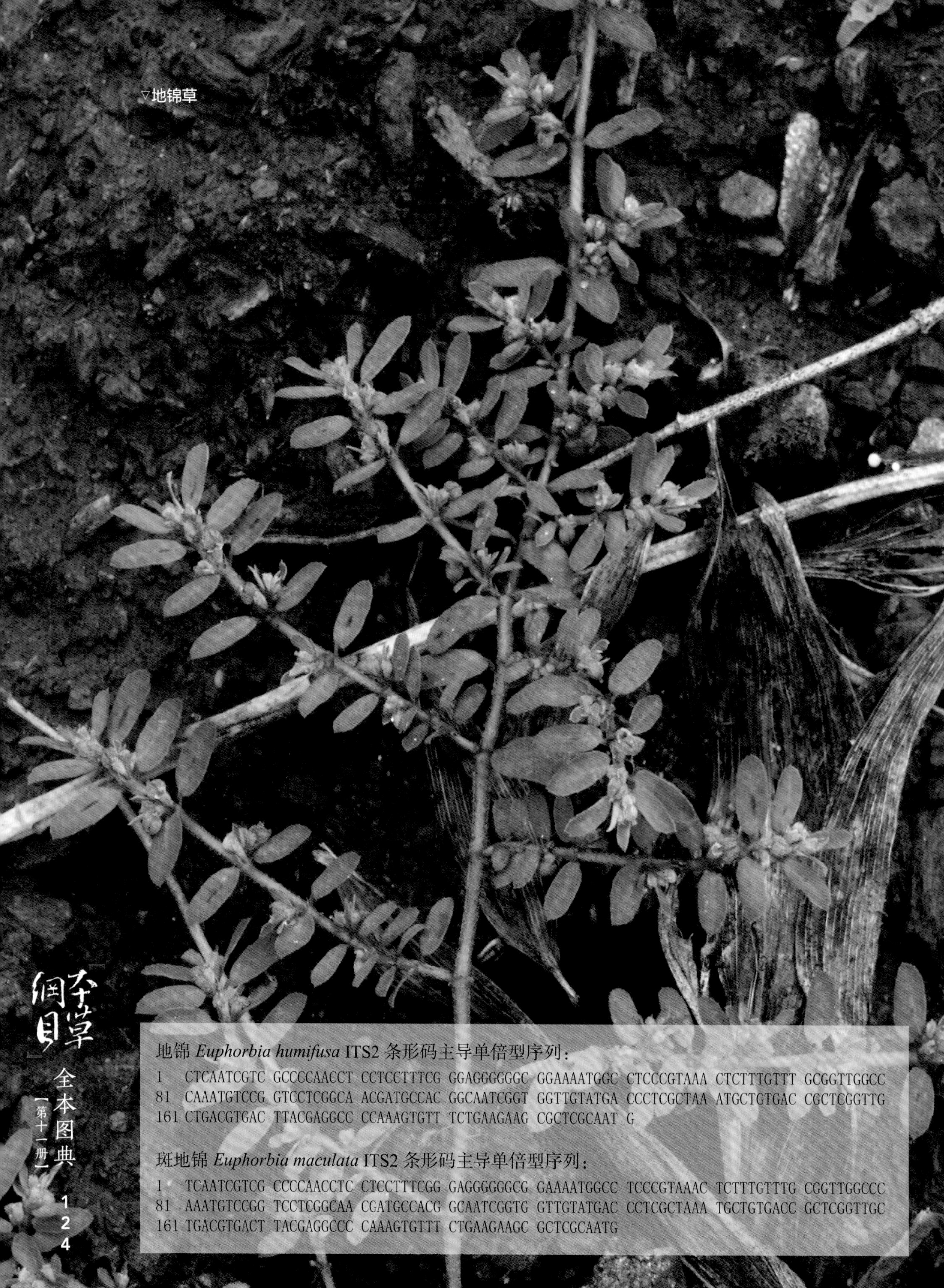

地锦 *Euphorbia humifusa* ITS2 条形码主导单倍型序列：

1 CTCAATCGTC GCCCCAACCT CCTCCTTTCG GGAGGGGGGC GGAAAATGGC CTCCCGTAAA CTCTTTGTTT GCGGTTGGCC
81 CAAATGTCCG GTCCTCGGCA ACGATGCCAC GGCAATCGGT GGTTGTATGA CCCTCGCTAA ATGCTGTGAC CGCTCGGTTG
161 CTGACGTGAC TTACGAGGCC CCAAAGTGTT TCTGAAGAAG CGCTCGCAAT G

斑地锦 *Euphorbia maculata* ITS2 条形码主导单倍型序列：

1 TCAATCGTCG CCCCAACCTC CTCCTTTCGG GAGGGGGGCG GAAAATGGCC TCCCGTAAAC TCTTTGTTTG CGGTTGGCCC
81 AAATGTCCGG TCCTCGGCAA CGATGCCACG GCAATCGGTG GTTGTATGAC CCTCGCTAAA TGCTGTGACC GCTCGGTTGC
161 TGACGTGACT TACGAGGCCC CAAAGTGTTT CTGAAGAAGC GCTCGCAATG

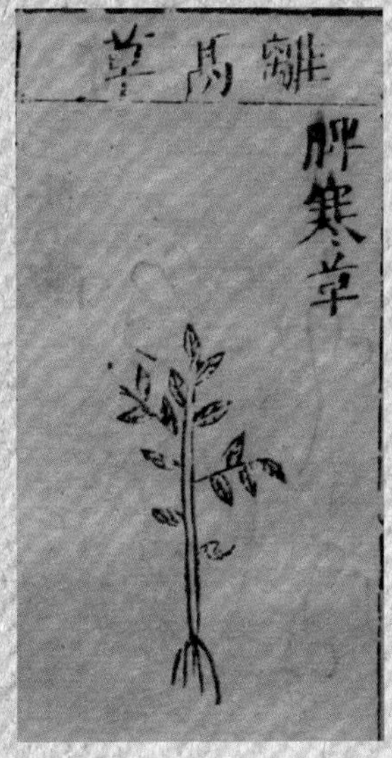

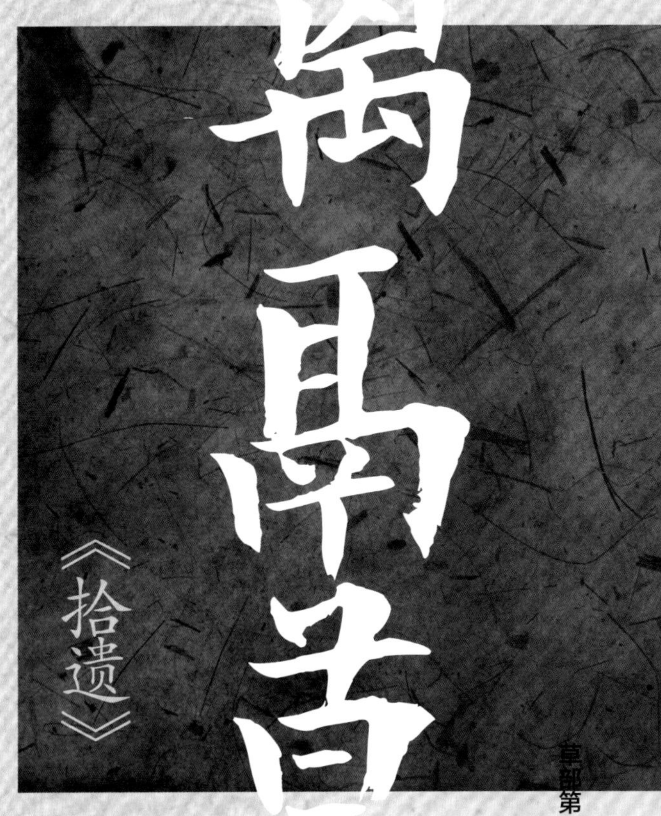

‖**集解**‖

[藏器曰] 生人家阶庭湿处，高三二寸，苗叶似幂䍠。江东有之，北土无也。

‖**气味**‖

辛，寒，有小毒。

‖**主治**‖

瘰疬丹毒，小儿无辜寒热，大腹痞满，痰饮膈上热。生研汁服一合，当吐出宿物。去疟为上。藏器。

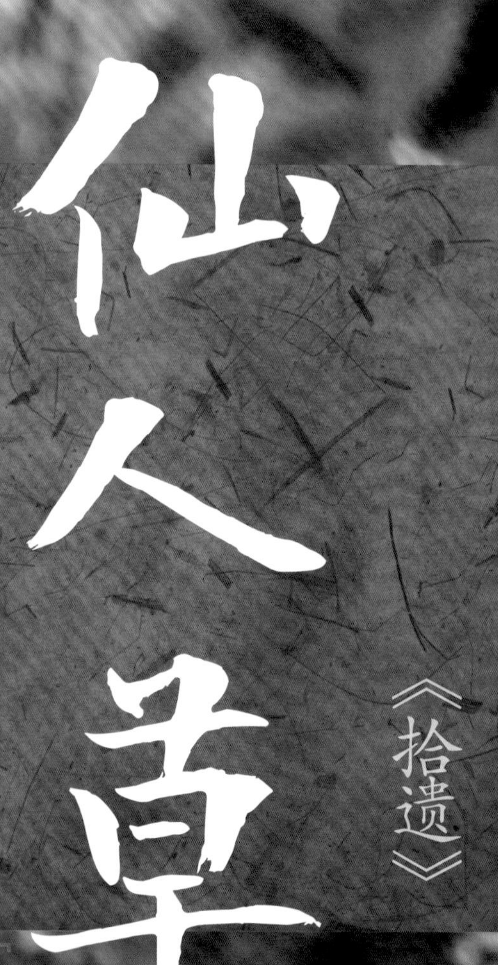

仙人草

《拾遗》

仙人草

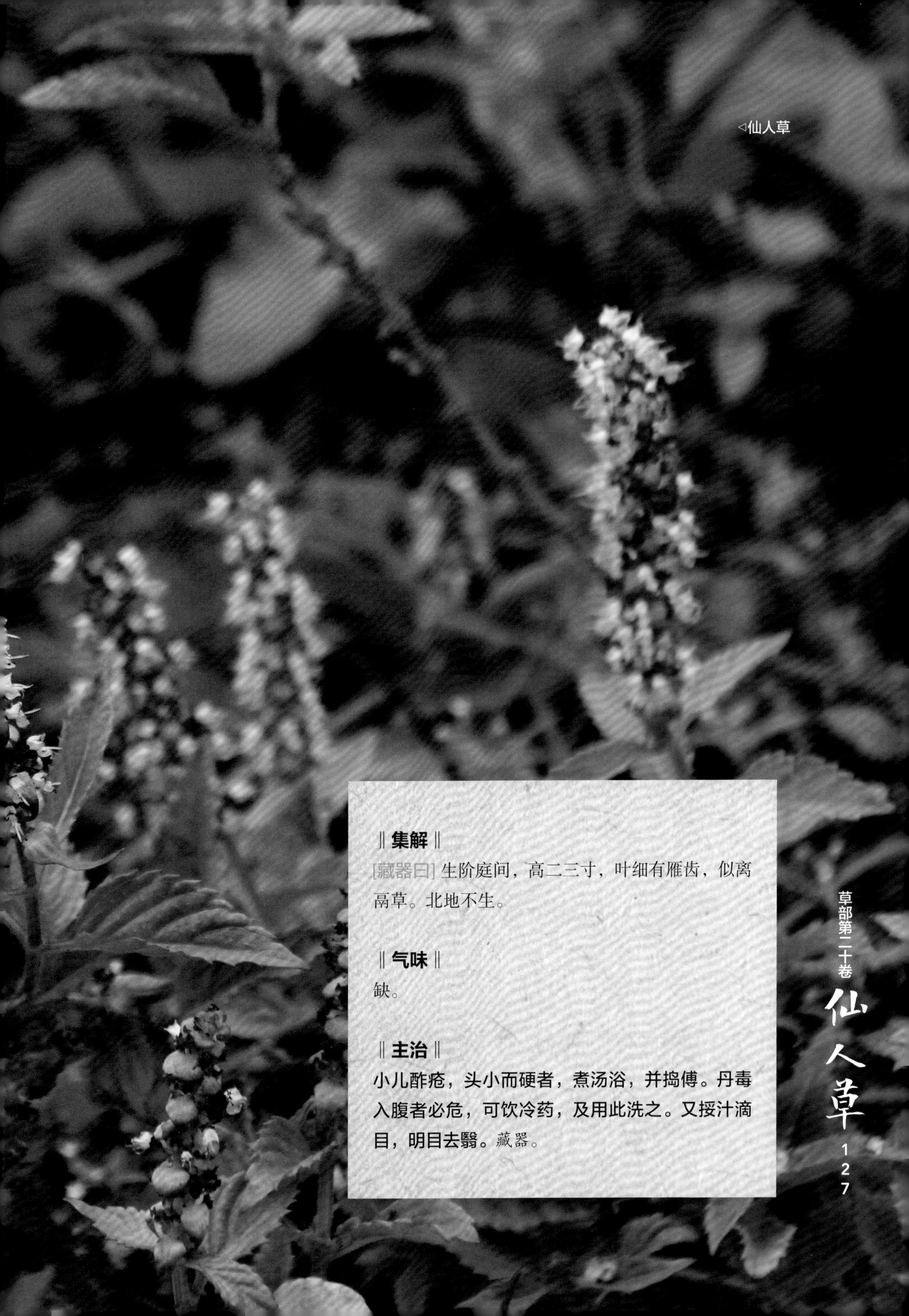

◁仙人草

‖ **集解** ‖

[藏器曰] 生阶庭间，高二三寸，叶细有雁齿，似离鬲草。北地不生。

‖ **气味** ‖

缺。

‖ **主治** ‖

小儿酢疮，头小而硬者，煮汤浴，并捣傅。丹毒入腹者必危，可饮冷药，及用此洗之。又挼汁滴目，明目去翳。藏器。

‖ **基原** ‖

部分学者 * 认为本品为仙人掌科植物梨果仙人掌 *Opuntia ficus-indica* Mill. 及仙人掌 *O. dillenii* (Ker-Gawl.) Haw. 的全草，分布于南方各地，北方温室有栽培。另有学者 ** 推测其为凤尾蕨科植物剑叶凤尾蕨 *Pteris ensiformis* Burm.，分布于浙江、江西、福建、台湾、广东、四川等地。

* 邱德文等 . 本草纲目彩色药图 [M]. 贵阳：贵州科技出版社，1998：459.

** 汪乐原 . 仙人掌草的原植物考证 [J]. 中药材，2013，36（08）：1364.

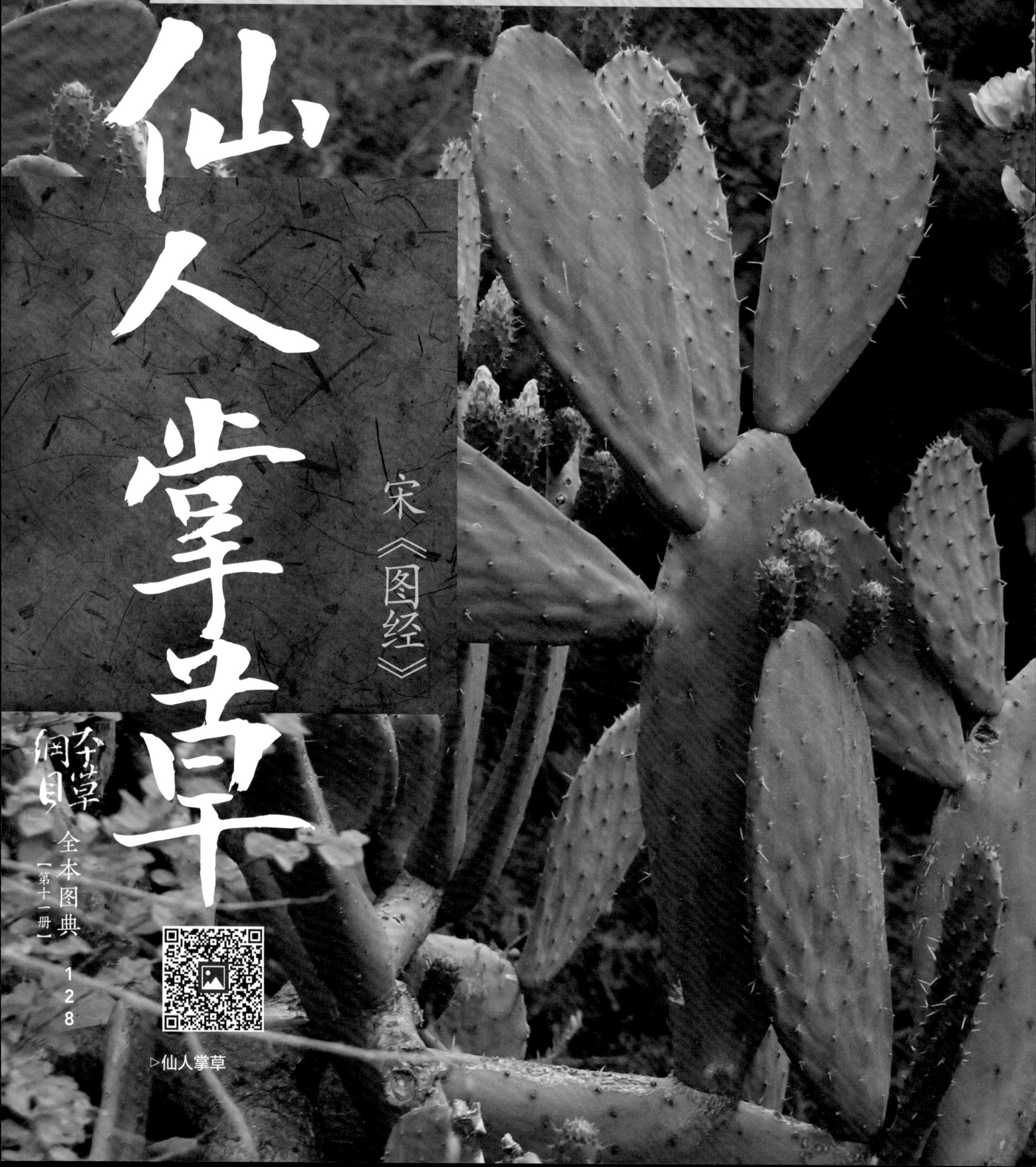

仙人掌草

宋《图经》

▷仙人掌草

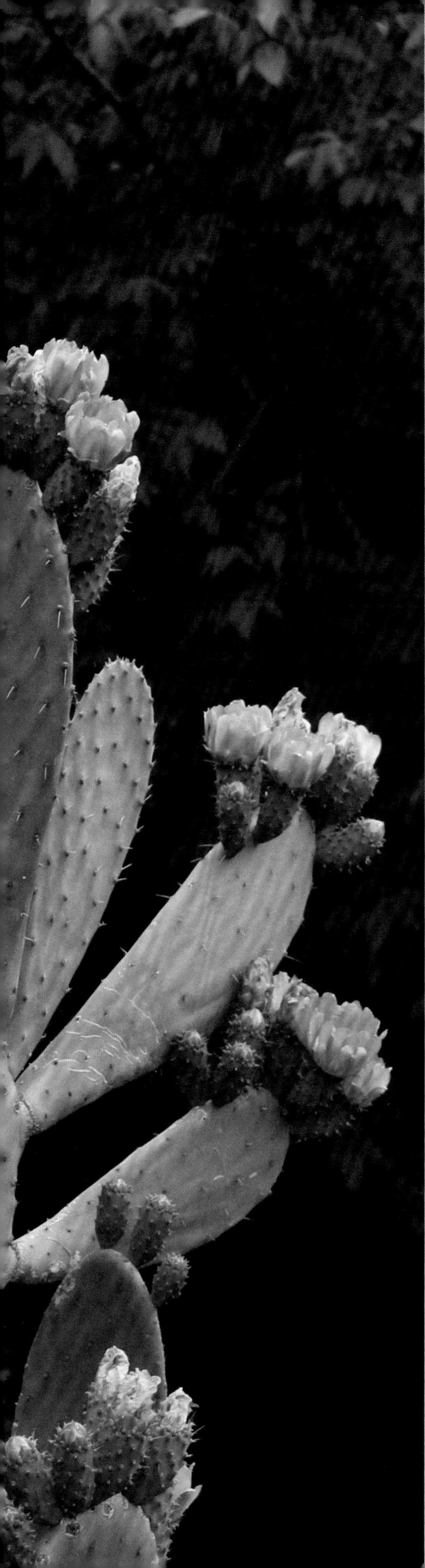

‖ **集解** ‖

[颂曰] 生合州、筠州，多于石上贴壁而生。如人掌形，故以名之。叶细而长，春生，至冬犹有。四时采之。

‖ **气味** ‖

苦，涩，寒，无毒。

‖ **主治** ‖

肠痔泻血，与甘草浸酒服。苏颂。**焙末油调，掺小儿白秃疮。**时珍。

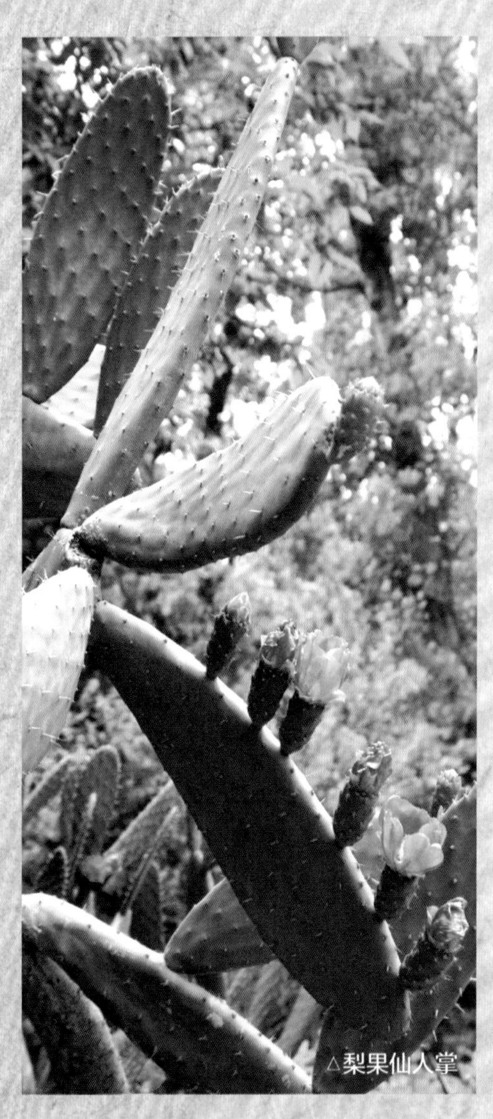
△梨果仙人掌

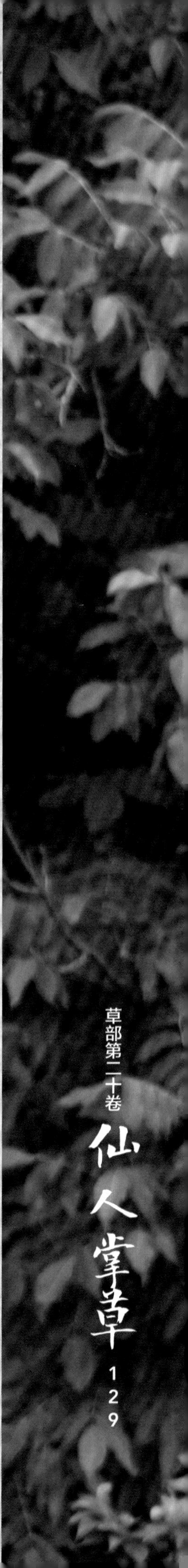

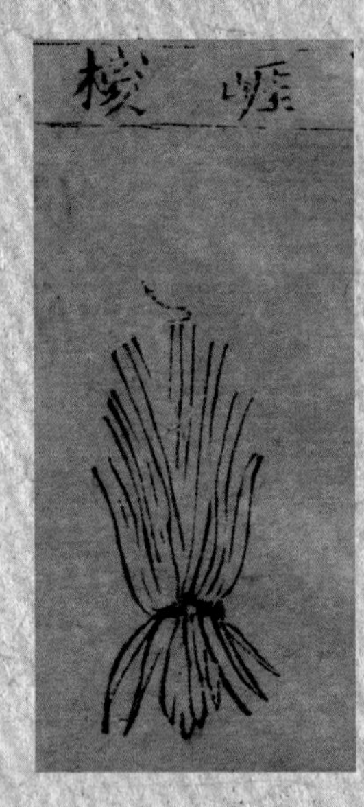

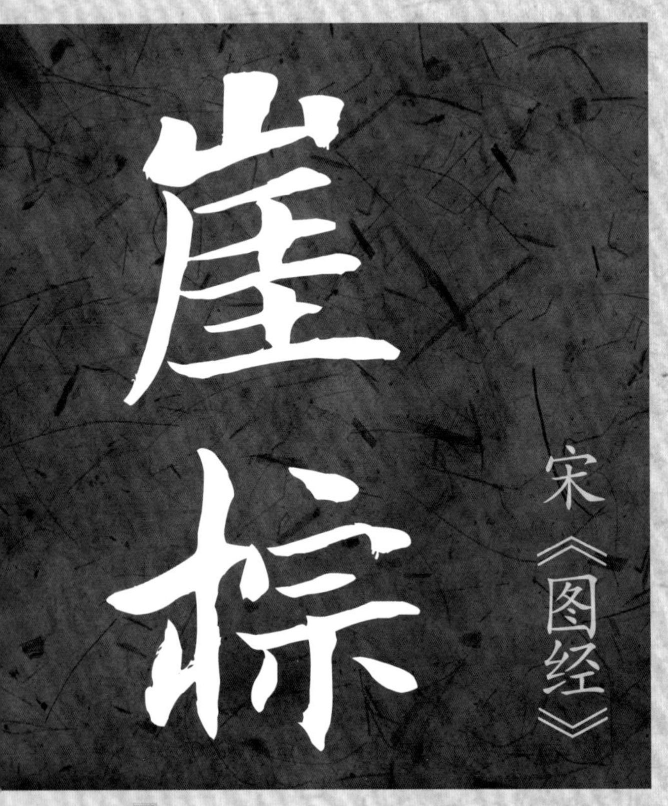

‖ **集解** ‖

[颂曰] 生施州石崖上。苗高一尺以来，其状如棕，四季有叶无花。土人采根去粗皮，入药。

‖ **气味** ‖

甘、辛，温，无毒。

‖ **主治** ‖

妇人血气并五劳七伤。以根同半天回、鸡翁藤、野兰根，四味洗焙为末。每服二钱，温酒下。丈夫无所忌，妇人忌鸡、鱼、湿面。 苏颂。

‖ **附录** ‖

鸡翁藤 [颂曰] 生施州。蔓延大木上，有叶无花。味辛，性温，无毒。采无时。

半天回 [颂曰] 生施州。春生苗，高二尺以来，赤斑色，至冬苗枯。土人夏月采根，味苦、涩，性温，无毒。

野兰根 [颂曰] 生施州。丛生，高二尺以来，四时有叶无花。其根味微苦，性温，无毒。采无时。方并见上。

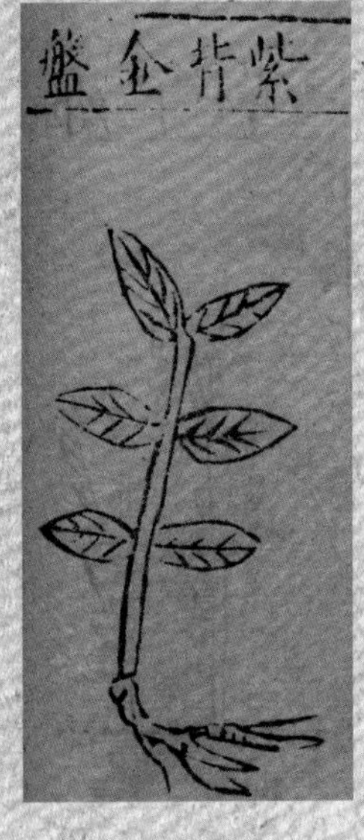

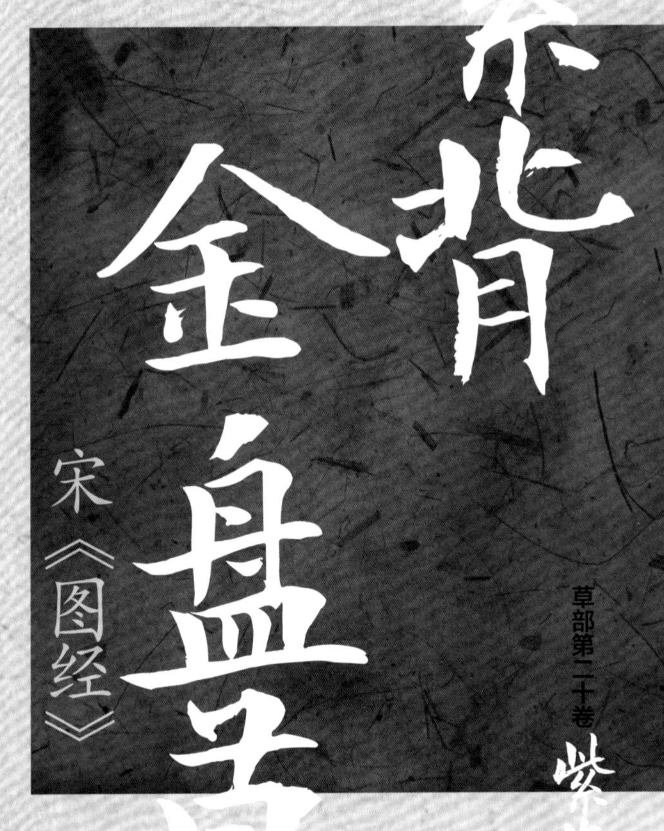

‖ **集解** ‖

[颂曰] 生施州。苗高一尺以来，叶背紫，无花。土人采根用。[时珍曰] 湖湘水石处皆有之，名金盘藤。似醋筒草而叶小，背微紫。软茎引蔓似黄丝，搓之即断，无汁可见。方士用以制汞。他处少有。醋筒草：叶似木芙蓉而偏，茎空而脆，味酸，开白花。广人以盐醋淹食之。

‖ **气味** ‖

辛，涩，热，无毒。

‖ **主治** ‖

妇人血气痛，洗焙研末，酒服半钱。孕妇勿服，能消胎气。忌鸡、鱼、羊血、湿面。苏颂。

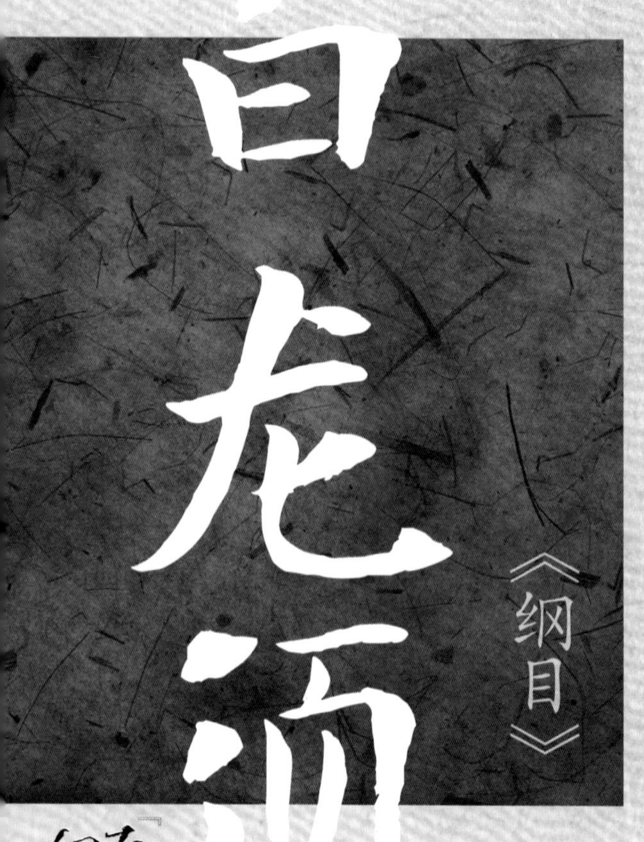

‖ **集解** ‖

[时珍曰] 刘松石保寿堂方云：白龙须生近水旁有石处，寄生搜风树节，乃树之余精也。细如棕丝，直起无枝叶，最难得真者。一种万缠草，生于白线树根，细丝相类，但有枝茎，稍粗为异。误用不效。愚案所云二树名皆隐语，无从考证。

‖ **气味** ‖

缺。**平，无毒。**

‖ **主治** ‖

男子妇人风湿腰腿疼痛，左瘫右痪，口目㖞斜，及产后气血流散，胫骨痛，头目昏暗，腰腿痛不可忍，并宜之。惟虚劳瘫痪不可服。研末，每服一钱，气弱者七分，无灰酒下。密室随左右贴床卧，待汗出自干，勿多盖被，三日勿下床见风。一方：得疾浅者，用末三钱，瓷瓶煮酒一壶。每日先服桔梗汤少顷，饮酒二盏。早一服，晚一服。保寿堂方。

‖ **发明** ‖

[时珍曰] 保寿方云：成化十二年，卢玄真道士六十七岁，六月偶得瘫痪，服白花蛇丸，牙齿尽落。三年扶病入山，得此方，服百日，复旧，寿至百岁乃卒。凡男妇风湿腰腿痛，先服小续命汤及渗湿汤后，乃服此。凡女人产后腰腿肿痛，先服四物汤二服，次日服此。若瘫痪年久，痰老气微者，服前药出汗，三日之后，则日服龙须末一分，好酒下。隔一日服二分，又隔一日服三分，又隔一日服四分，又隔一日服五分。又隔一日，复从一分起，如前法，周而复始。至月余，其病渐愈。谓之升阳降气，调髓蒸骨，追风逐邪，排血安神。忌房事、鱼、鹅、鸡、羊、韭、蒜、虾、蟹，及寒冷动风之物。又不可过饮酒及面食，只宜米粥蔬菜。

‖ **附方** ‖

新一。**诸风瘫痪**筋骨不收。用白龙须根皮一两，闹羊花即老虎花七分，好烧酒三斤，封固，煮一炷香，埋土中一夜。能饮者三杯，不能饮者一杯，卧时服。服至三五杯，见效。但知痛者可治。坦仙皆效方。

本草纲目

草部第二十一卷

草之十苔类一十六种

草之十一杂草九种，有名未用一百五十三种

‖ **基原** ‖

据《纲目彩图》《纲目图鉴》等综合分析考证，本品为双星藻科植物水绵（光亮水绵）*Spirogyra nitida* (Dillw.) Link.。分布于西南及河北、江苏、湖北、宁夏等地。《汇编》收载水绵为同属植物脆水绵（扭曲水绵）*S. intorta* Jao，分布于湖北、四川等地。《中华本草》认为还包括同属植物异形水绵 *S. varians* (Hassall) Kütz. 等，分布于东北、华北、西北、中南、西南等地。

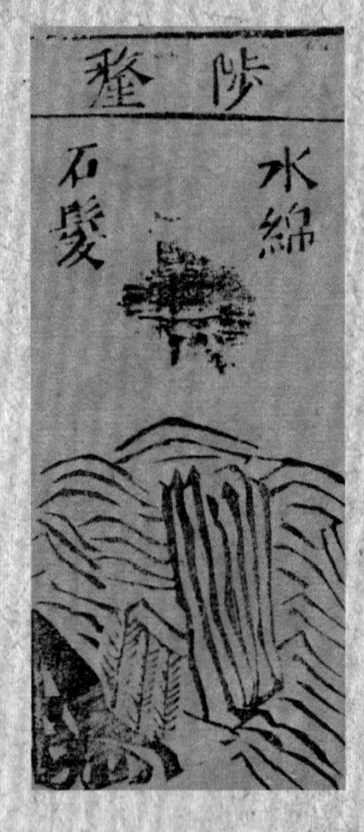

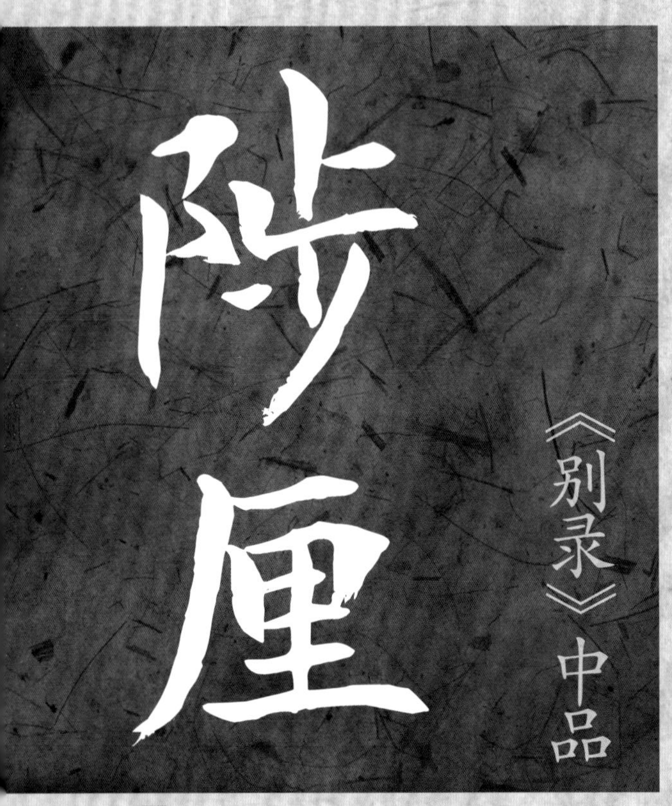

‖ **释名** ‖

侧梨恭 **水苔**开宝 **石发**同 **石衣**广雅 **水衣**说文 **水绵**纲目 **蕈**音覃。[恭曰] 药对云：河中侧梨。侧梨、陟厘，声相近也。王子年拾遗记：晋武帝赐张华侧理纸，乃水苔为之，后人讹陟厘为侧理耳。此乃水中粗苔，作纸青黄色，名苔纸，体涩。范东阳方云：水中石上生者，如毛，绿色。石发之名以此。[时珍曰] 郭璞曰：蕈，水苔也。一名石发。江东食之。案石发有二：生水中者为陟厘，生陆地者为乌韭。

‖ **集解** ‖

[别录曰] 陟厘生江南池泽。[弘景曰] 此即南人用作纸者，惟合断下药用之。[志曰] 此即石发也。色类苔而粗涩为异。水苔性冷，浮水中；陟厘性温，生水中石上。[宗奭曰] 陟厘，今人干之，治为苔脯，堪啗，青苔亦可作脯食，皆利人。汴京市中甚多。[颂曰] 石发干之作菜，以齑臛啗之尤美。苔之类有井中苔、垣衣、昔邪、屋游，大抵主疗略同。陆龟蒙苔赋云：高有瓦松，卑有泽葵。散岩窦者曰石发，补空田者曰垣衣。在屋曰昔邪，在药曰陟厘。是矣。泽葵，凫葵也。虽异类，而皆感瓦石之气而生，故推类而云耳。[时珍曰] 陟厘有水中石上生者，蒙茸如发；有水污无石而自生者，缠牵如丝绵之状，俗名水绵。其性味皆同。述异记言：苔钱谓之泽葵。与凫葵同名异物。苏氏指为凫葵者，误矣。苔赋所述，犹未详尽。盖苔衣之类有五：在水曰陟厘，在石曰石濡，在瓦曰屋游，在墙曰垣衣，在地曰地衣。其蒙翠而长数寸者亦有五：在石曰乌韭，在屋曰瓦松，在墙曰土马骔，在山曰卷柏，在水曰藫也。

‖ **气味** ‖

甘，大温，无毒。

‖ **主治** ‖

心腹大寒，温中消谷，强胃气，止泄痢。别录。**捣汁服，治天行病心闷。**日华。**作脯食，止渴疾，禁食盐。**宗奭。**捣涂丹毒赤游。**时珍。

‖ **基原** ‖

据《纲目彩图》等综合分析考证，本品为石莼科植物扁浒苔 *Enteromorpha compressa* (L.) Grev.。《纲目图鉴》认为还包括同属植物条浒苔 *E. clathrata* (Roth) Grev.。此外，《大辞典》《中华本草》认为还包括浒苔 *E. prolifera* (O. F. Müller) J. Agardh、缘管浒苔 *E. linza* (L.) J. Ag. 等。我国沿海均有分布。

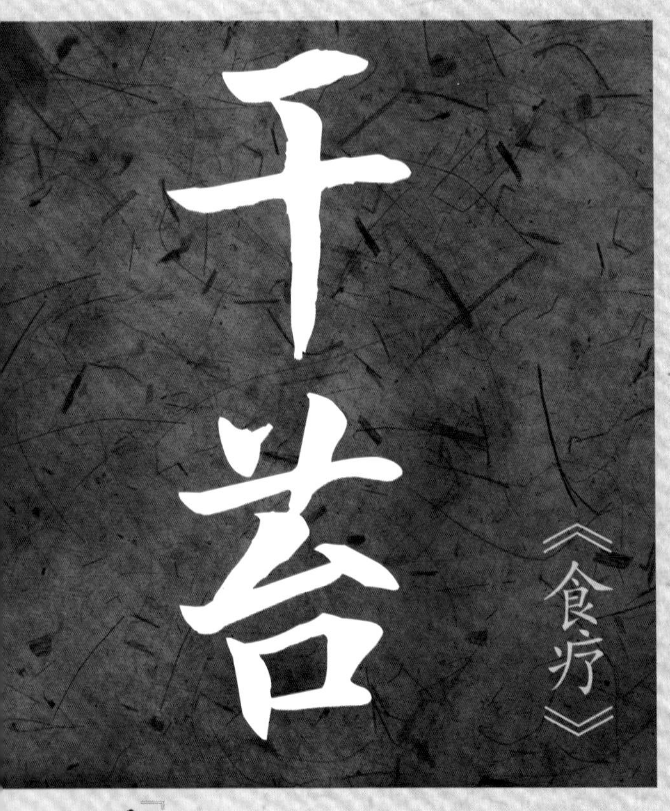

‖ **集解** ‖

[藏器曰] 干苔，海族之流也。[时珍曰] 此海苔也。彼人干之为脯。海水咸，故与陟厘不同。张华博物志云：石发生海中者，长尺余，大小如韭叶，以肉杂蒸食极美。张勃吴录云：江蓠生海水中，正青似乱发，乃海苔之类也。苏恭以此为水苔者，不同。水苔不甚咸。

‖ **气味** ‖

咸，寒，无毒。[大明曰] 温。[弘景曰] 柔苔寒，干苔热。[诜曰] 苔脯食多，发疮疥，令人痿黄少血色。[瑞曰] 有饮嗽人不可食。

‖ **主治** ‖

瘿瘤结气。弘景。**治痔杀虫，及霍乱呕吐不止，煮汁服。**孟诜。**心腹烦闷者，冷水研如泥，饮之即止。**藏器。**下一切丹石，杀诸药毒。纳木孔中，杀蠹。**日华。**消茶积。**瑞。**烧末吹鼻，止衄血。汤浸捣，傅手背肿痛。**时珍。

‖ **发明** ‖

[时珍曰] 洪氏夷坚志云：河南一寺僧尽患瘿疾。有洛阳僧共寮，每食取苔脯同餐。经数月，僧项赘皆消。乃知海物皆能除是疾也。

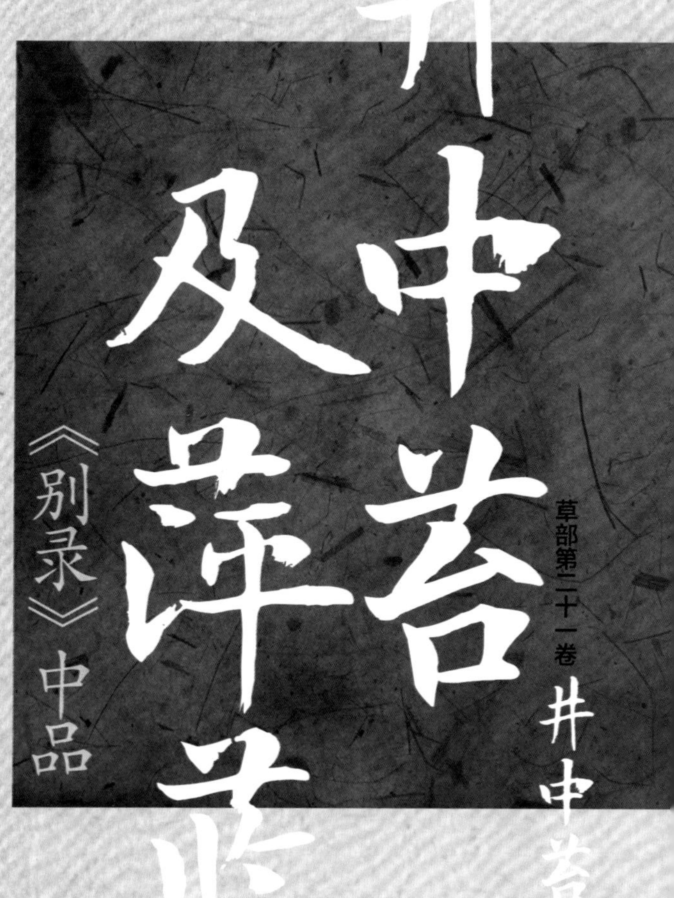

‖ **基原** ‖

《纲目图鉴》认为本品为生于废井中之苔藓类，非专指一种而言。

‖ **集解** ‖

[弘景曰] 废井中多生苔萍，及砖土间多生杂草菜。蓝既解毒，在井中者尤佳，非别一物也。

‖ **气味** ‖

甘，大寒，无毒。

‖ **主治** ‖

漆疮热疮水肿。井中蓝：杀野葛、巴豆诸毒。别录。**疗汤火伤灼疮。**弘景。

‖ **基原** ‖

《纲目图鉴》认为本品为生于船底之苔藓类，非专指一种而言。广布于各淡水湖泊河流。

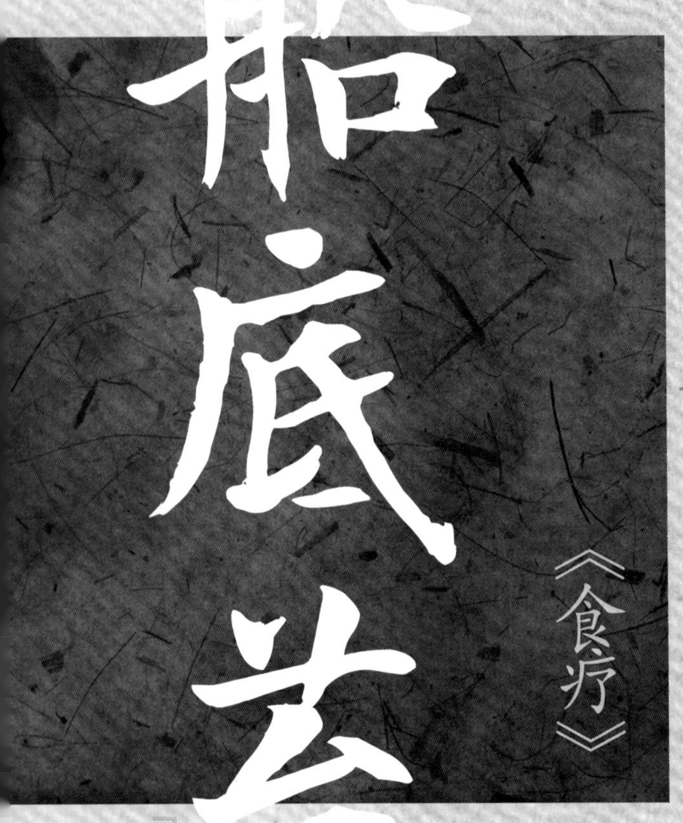

‖ **气味** ‖

甘，冷，无毒。

‖ **主治** ‖

鼻洪吐血淋疾，同炙甘草、豉汁，浓煎汤呷之。孟诜。**解天行热病伏热，头目不清，神志昏塞，及诸大毒。以五两，和酥饼末一两半，面糊丸梧子大。每温酒下五十丸。**时珍。

‖ **发明** ‖

[时珍曰] 案方贤奇效方云：水之精气，渍船板木中，累见风日，久则变为青色。盖因太阳晒之，中感阴阳之气。故服之能分阴阳，去邪热，调脏腑。物之气味所宜也。

‖ **附方** ‖

旧二。**小便五淋**船底苔一团，鸡子大，水煮饮。陈藏器。**乳石发动**小便淋沥，心神闷乱。船底青苔半鸡子大，煎汁温服，日三四次。圣惠方。

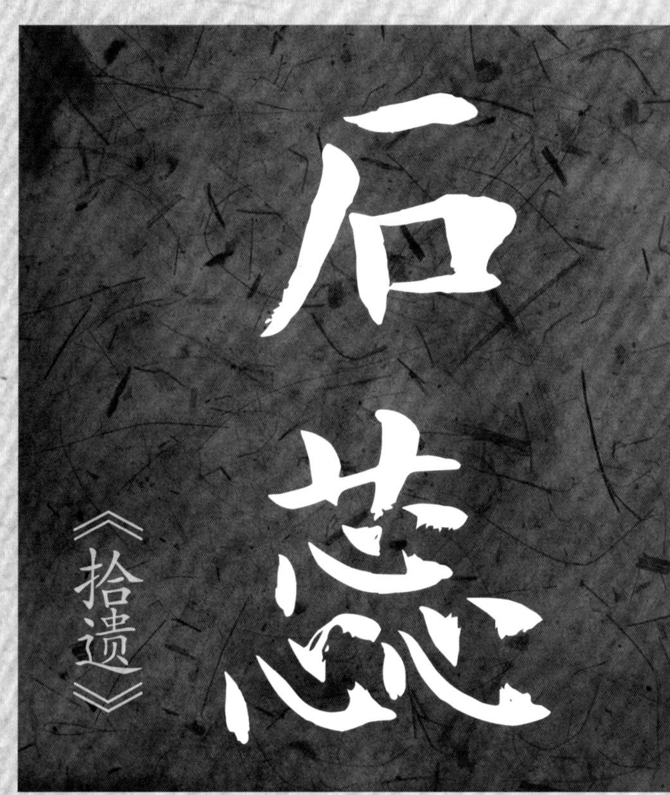

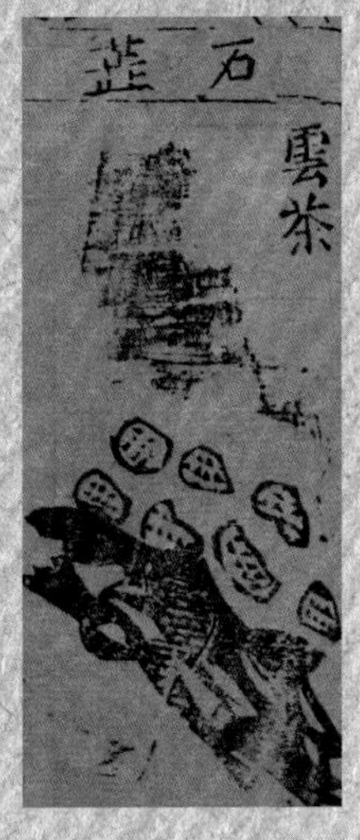

‖ **基原** ‖

据《纲目彩图》《纲目图鉴》《汇编》等综合分析考证，本品为石蕊科植物鹿蕊 *Cladonia rangiferina* (L.) Web.。分布于东北及陕西、四川、贵州、云南等地。《中华本草》《大辞典》收载其共同入药者尚有同属植物粉杆红石蕊 *C. bacillaris* (Ach.) Nyl.、红头石蕊 *C. floerkeana* (Fr.) Flk.、瘦柄红石蕊 *C. macilenta* Hoffm.、粉杯红石蕊 *C. pleurota* (Flk.) Schaer.。

校正：并入有名未用别录石濡。

‖ **释名** ‖

石濡别录**石芥同云茶**纲目**蒙顶茶**。[时珍曰] 其状如花蕊，其味如茶，故名。石芥乃茶字之误。

‖ **集解** ‖

[藏器曰] 石蕊生太山石上，如花蕊，为丸散服之。今时无复有此也。王隐晋书：庾褒入林虑山，食木实，饵石蕊，遂得长年。即此也。又曰：石濡生石之阴，如屋游、垣衣之粗，得雨即展，故名石濡。早春青翠，端开四叶。山人名石芥。[时珍曰] 别录石濡，具其功用，不言形状。陈藏器言是屋游之类，复出石蕊一条，功同石濡。盖不知其即一物也。此物惟诸高山石上者为良。今人谓之蒙顶茶，生兖州蒙山石上，乃烟雾熏染，日久结成，盖苔衣类也。彼人春初刮取曝干馈人，谓之云茶。其状白色轻薄如花蕊，其气香如蕈，其味甘涩如茗。不可煎饮，止宜咀嚼及浸汤啜，清凉有味。庾褒入山饵此，以代茗而已。长年之道，未必尽缘此物也。

‖ **气味** ‖

甘，温，无毒。[时珍曰] 甘、涩，凉。

‖ **主治** ‖

石濡：明目益精气。令人不饥渴，轻身延年。别录。**石蕊：主长年不饥。**藏器。**生津润咽，解热化痰。**时珍。

‖ **基原** ‖

《纲目图鉴》认为本品为地面平布之苔藓类及地衣之总称。

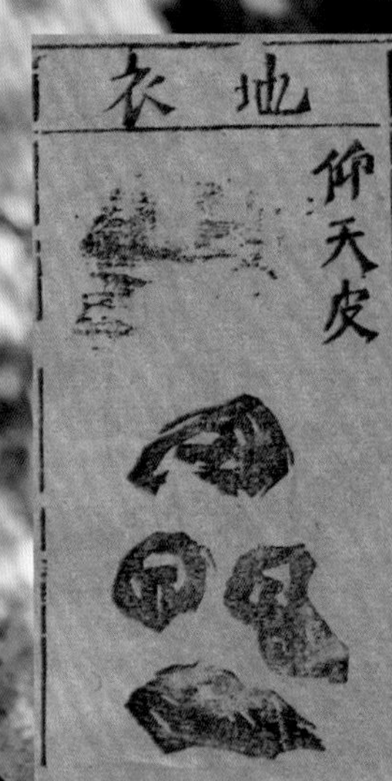

地衣草

《日华》

校正：并入拾遗土部仰天皮。

‖ **释名** ‖

仰天皮拾遗 **掬天皮**纲目。

‖ **集解** ‖

[大明曰] 此乃阴湿地被日晒起苔藓也。[藏器曰] 即湿地上苔衣如草状者耳。

‖ **气味** ‖

苦，冷，微毒。[藏器曰] 平，无毒。

‖ **主治** ‖

卒心痛中恶，以人垢腻为丸，服七粒。又主马反花疮，生油调傅。大明。**明目。**藏器。**研末，新汲水服之，治中暑。**时珍。

‖ **附方** ‖

新三。**身面丹肿**如蛇状者。以雨滴阶上苔痕水花，涂蛇头上，即愈。危氏得效方。**雀目夜昏**七月七日、九月九日取地衣草，阴干为末。酒服方寸匕，日三服，一月愈。崔知悌方。**阴上粟疮**取停水湿处干卷皮，为末。傅之，神效。外台秘要。

△地衣草的原植物

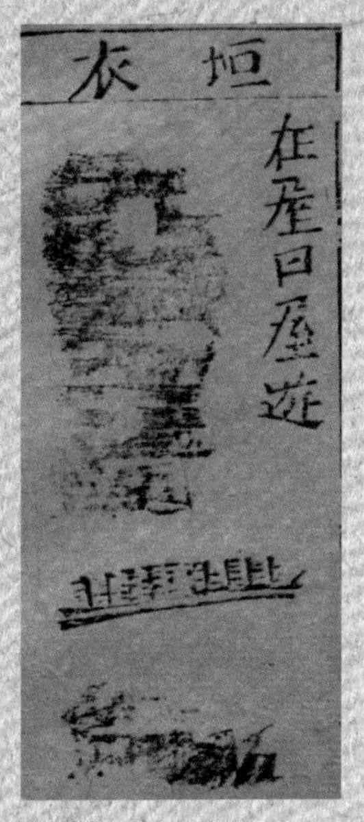

‖ **基原** ‖

《纲目图鉴》认为本品为真藓科植物银叶真藓 *Bryum argenteum* Hedw. 之生于古垣墙阴者。

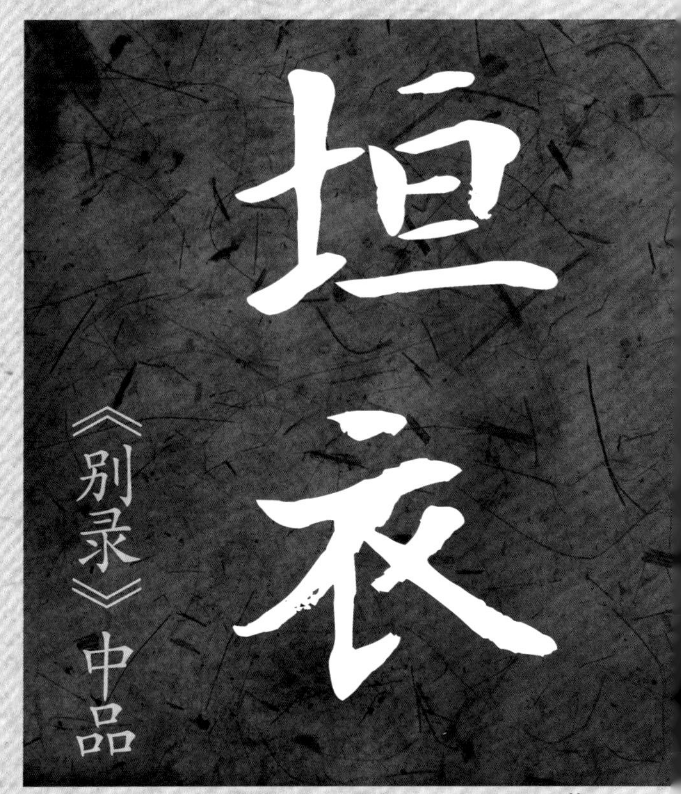

‖ **释名** ‖

垣蠃别录**天韭**别录**鼠韭**别录**昔邪**别录。

‖ **集解** ‖

[别录曰] 垣衣生古垣墙阴或屋上。三月三日采，阴干。[恭曰] 此即古墙北阴青苔衣也。其生石上者名昔邪，一名乌韭；生屋上者名屋游。形并相似，为疗略同。江南少墙，故陶弘景云：方不复用，俗中少见也。[时珍曰] 此乃砖墙城垣上苔衣也。生屋瓦上者，即为屋游。

‖ **气味** ‖

酸，冷，无毒。

‖ **主治** ‖

黄疸心烦，咳逆血气，暴热在肠胃，暴风口噤，金疮内塞，酒渍服之。久服补中益气，长肌肉，好颜色。别录。捣汁服，止衄血。烧灰油和，傅汤火伤。时珍。

‖ **基原** ‖

《纲目图鉴》认为本品为真藓科植物银叶真藓 *Bryum argenteum* Hedw. 之生于屋上者。

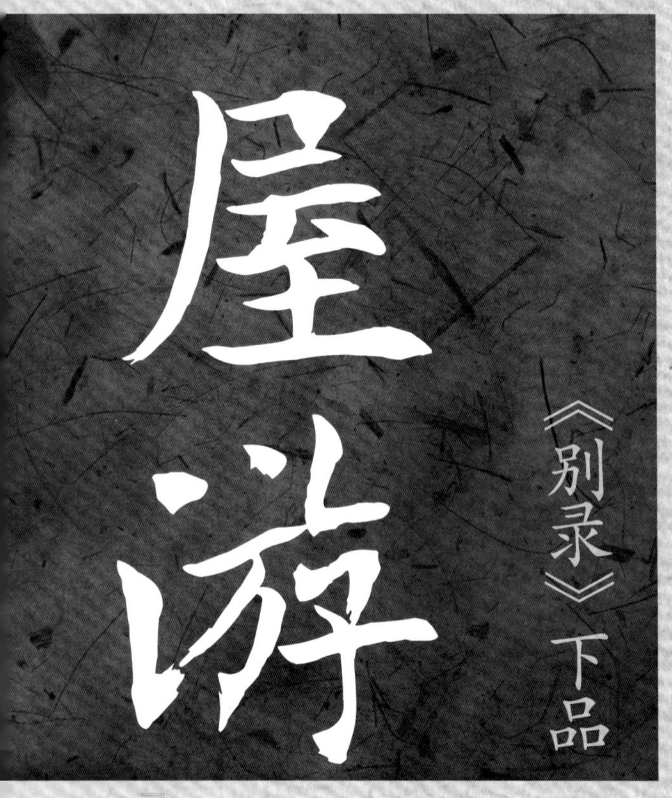

屋游

《别录》下品

‖ **释名** ‖

瓦衣纲目**瓦苔**嘉祐**瓦藓**纲目**博邪**。

‖ **集解** ‖

[别录曰] 屋游生屋上阴处。八月、九月采。[弘景曰] 此古瓦屋上苔衣也。剥取用之。[时珍曰] 其长数寸者，即为瓦松也。

‖ **气味** ‖

甘，寒，无毒。

‖ **主治** ‖

浮热在皮肤，往来寒热，利小肠膀胱气。别录。**止消渴。**之才。**小儿痫热，时气烦闷。**开宝。**煎水入盐漱口，治热毒牙龈宣露。研末，新汲水调服二钱，止鼻衄。**时珍。

‖ **发明** ‖

[时珍曰] 别录主治之证，与本经乌韭文相同。盖一类，性气不甚辽远也。

‖ **附方** ‖

新一。**犬咬**旧屋瓦上刮下青苔屑，按之即止。经验方。

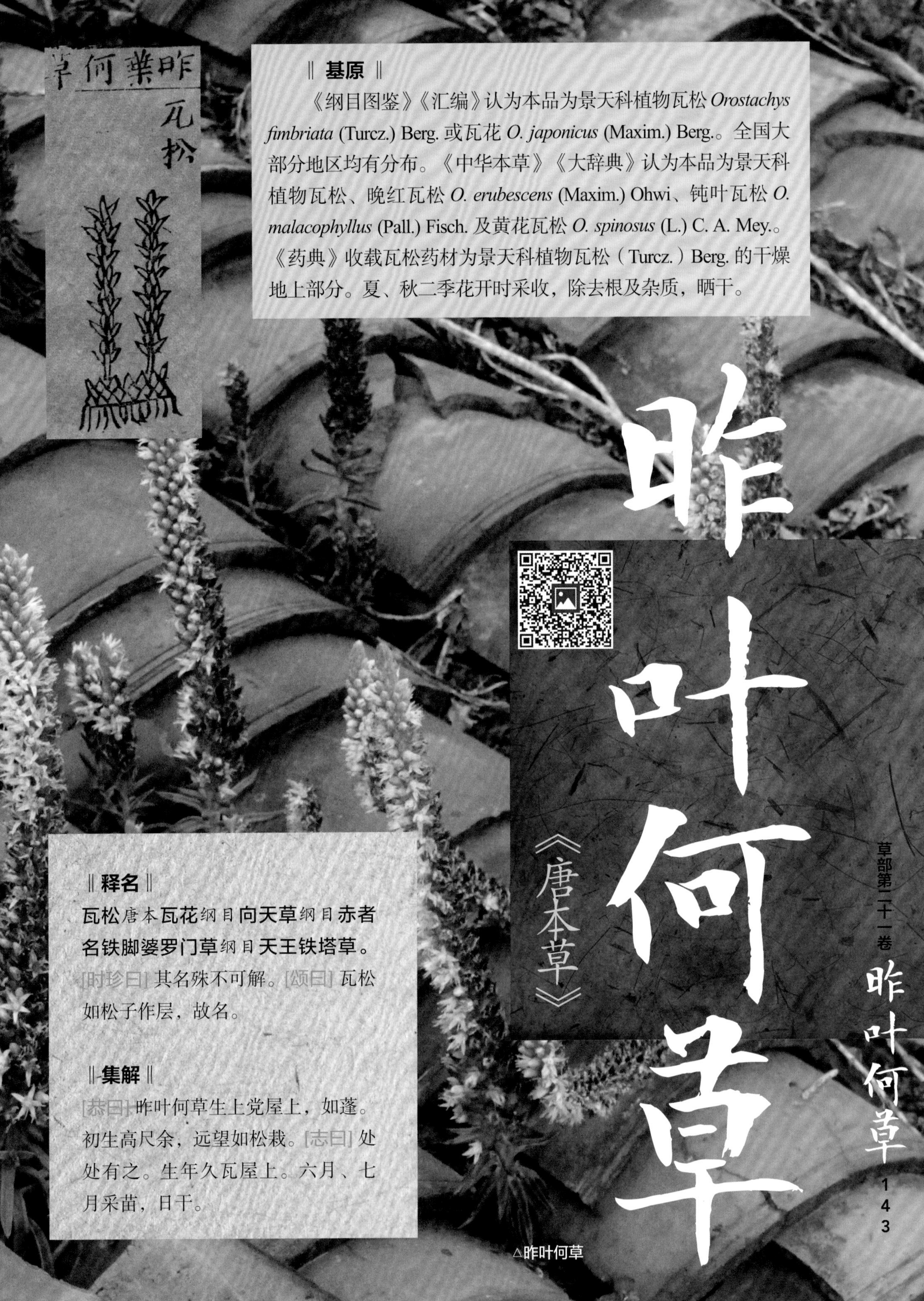

昨叶何草

《唐本草》

‖ **基原** ‖

《纲目图鉴》《汇编》认为本品为景天科植物瓦松 *Orostachys fimbriata* (Turcz.) Berg. 或瓦花 *O. japonicus* (Maxim.) Berg.。全国大部分地区均有分布。《中华本草》《大辞典》认为本品为景天科植物瓦松、晚红瓦松 *O. erubescens* (Maxim.) Ohwi、钝叶瓦松 *O. malacophyllus* (Pall.) Fisch. 及黄花瓦松 *O. spinosus* (L.) C. A. Mey.。《药典》收载瓦松药材为景天科植物瓦松（Turcz.）Berg. 的干燥地上部分。夏、秋二季花开时采收，除去根及杂质，晒干。

‖ **释名** ‖

瓦松唐本 **瓦花**纲目 **向天草**纲目 **赤者名铁脚婆罗门草**纲目 **天王铁塔草**。

[时珍曰] 其名殊不可解。[颂曰] 瓦松如松子作层，故名。

‖ **集解** ‖

[恭曰] 昨叶何草生上党屋上，如蓬。初生高尺余，远望如松栽。[志曰] 处处有之。生年久瓦屋上。六月、七月采苗，日干。

△昨叶何草

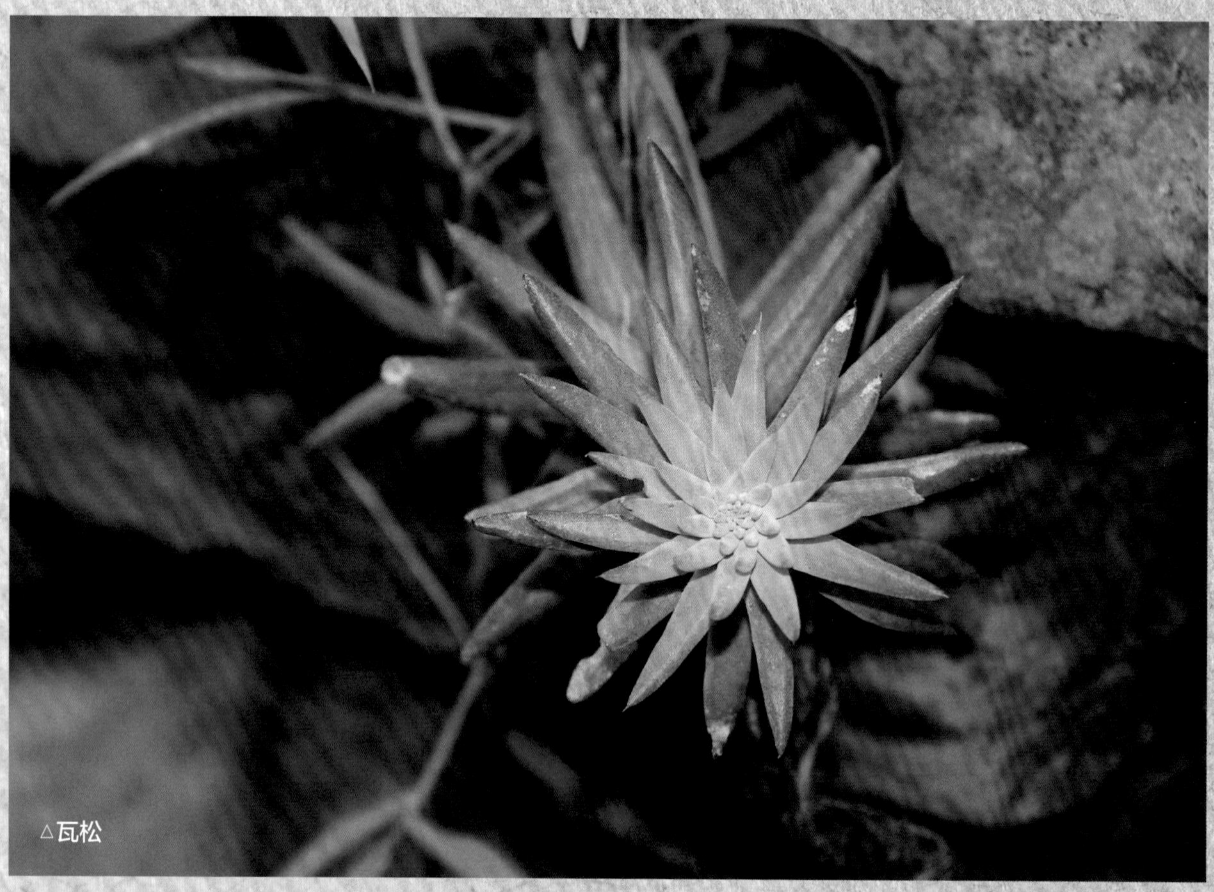
△瓦松

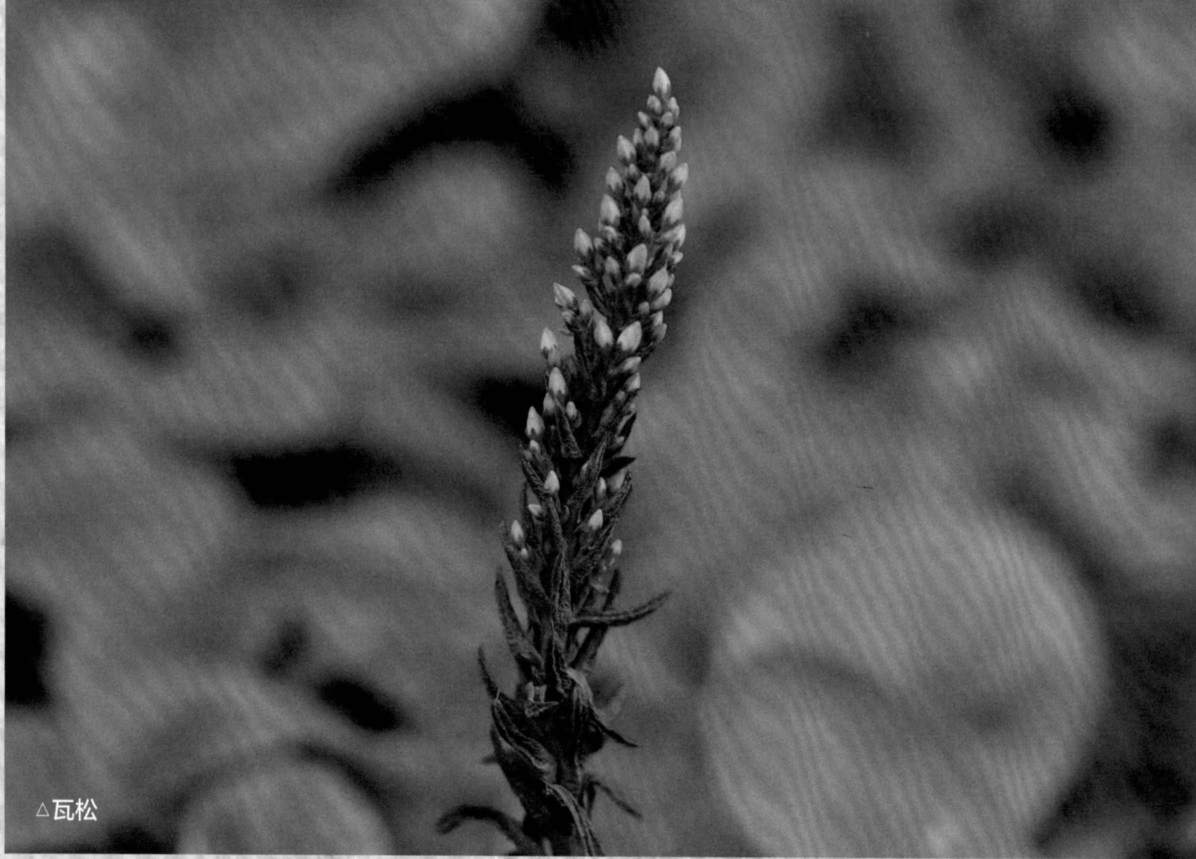
△瓦松

瓦松 *Orostachys fimbriata* ITS2 条形码主导单倍型序列：

1 CGTTTCGTGT TGCCCCTCCC GTCCGTGTGT GGGGAGCGAA GCTTGGCCTC CCGTGAGTTC CTACTCGCGG ATGGCTTAAA
81 AGCGAGCCTT GAGGCGGCGA TGTCGCGCGA CAAGTGGTGG TCAATAGGCC TTCGGGCCTC GGAGCTTTGC GGGTTGTGCG
161 CGTGCCGTTC CTTATTGTGC CCGAAAGTAA CTCGAATGGA GCGTTGCGAC GCTGCCAGCA TTG

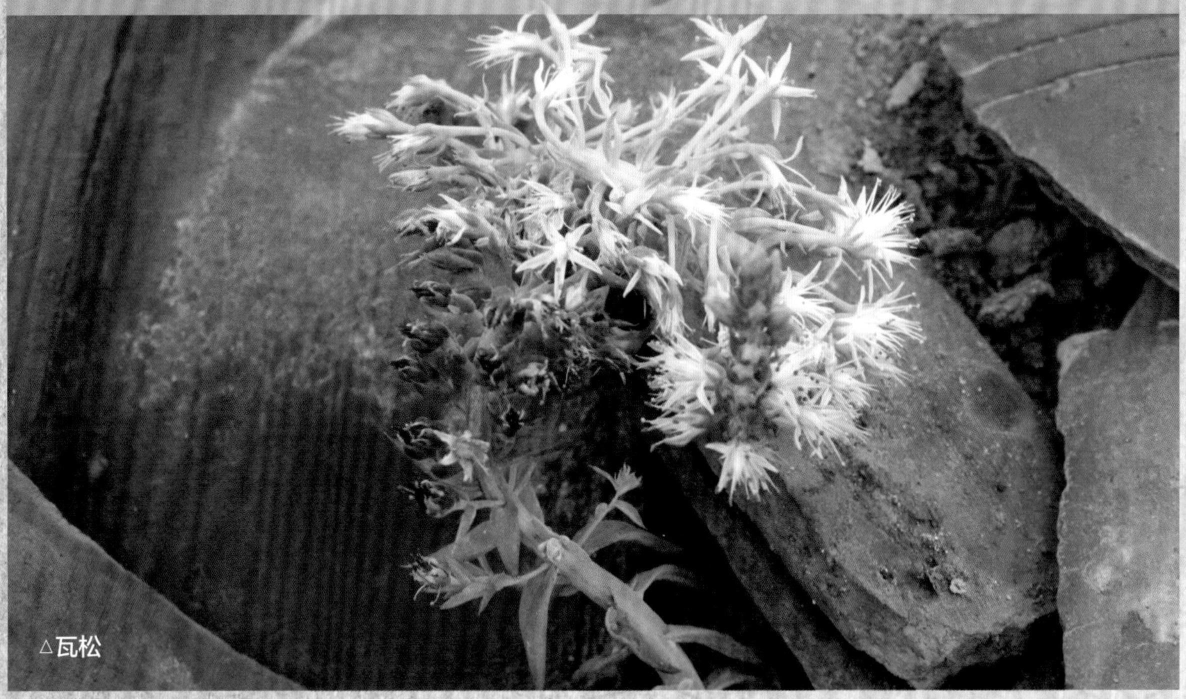

△瓦松

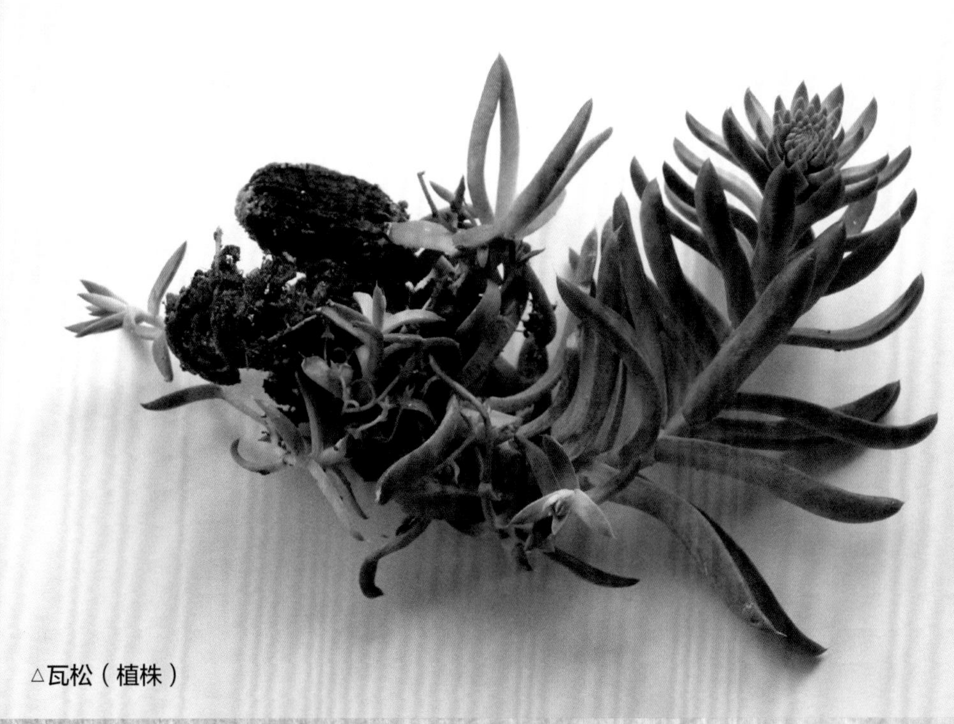

△瓦松（植株）

‖ **气味** ‖

酸，平，无毒。[时珍曰] 按庚辛玉册云：向天草即瓦松，阴草也。生屋瓦上及深山石缝中。茎如漆圆锐，叶背有白毛。有大毒。烧灰淋汁沐发，发即落。误入目，令人瞽。捣汁能结草砂，伏雌、雄、砂、汞、白矾。其说与本草无毒及生眉发之说相反，不可不知。

‖ **主治** ‖

口中干痛，水谷血痢，止血。唐本。**生眉发膏为要药。**马志。**行女子经络。**苏颂。**大肠下血，烧灰，水服一钱。又涂诸疮不敛。**时珍。

‖ **附方** ‖

旧一，新九。**小便沙淋**瓦松即屋上无根草，煎浓汤乘热熏洗小腹，约两时即通。经验良方。**通经破血**旧屋阴处瓦花活者五两熬膏，当归须，干漆一两烧烟尽，当门子二钱，为末，枣肉和丸梧子大。每服七十丸，红花汤下。摘玄

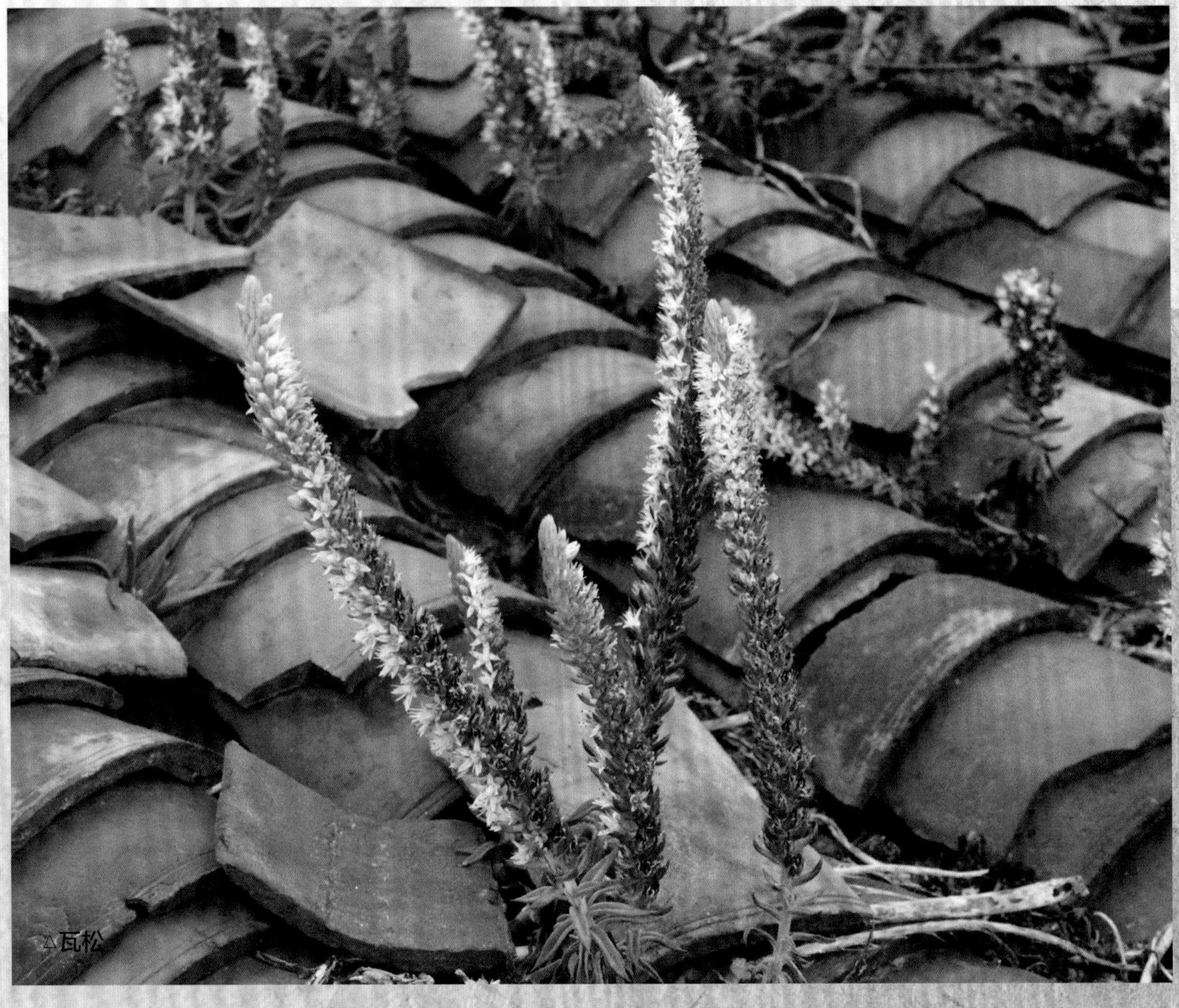
△瓦松

方。**染乌髭发**干瓦松一斤半，生麻油二斤，同煎令焦，为末。另以生麻油浸涂，甚妙。圣济录。**头风白屑**瓦松暴干，烧灰淋汁热洗，不过六七次。圣惠方。**牙龈肿痛**瓦花、白矾等分，水煎。漱之立效。摘玄方。**唇裂生疮**瓦花、生姜，入盐少许，捣涂。摘玄方。**汤火灼伤**瓦松、生柏叶同捣傅。干者为末。医方摘要。**灸疮不敛**瓦松阴干为末。先以槐枝、葱白汤洗，后掺之，立效。济生秘览。**恶疮不敛**方同上。**风狗咬伤**瓦松、雄黄研贴，即不发。生生编。

‖**附录**‖

紫衣拾遗[藏器曰] 味苦，无毒。主黄疸暴热，目黄沉重，下水痢，亦止热痢，煮服之。作灰淋汁，沐头长发。此古木锦花也，石瓦皆有之，堪染褐。

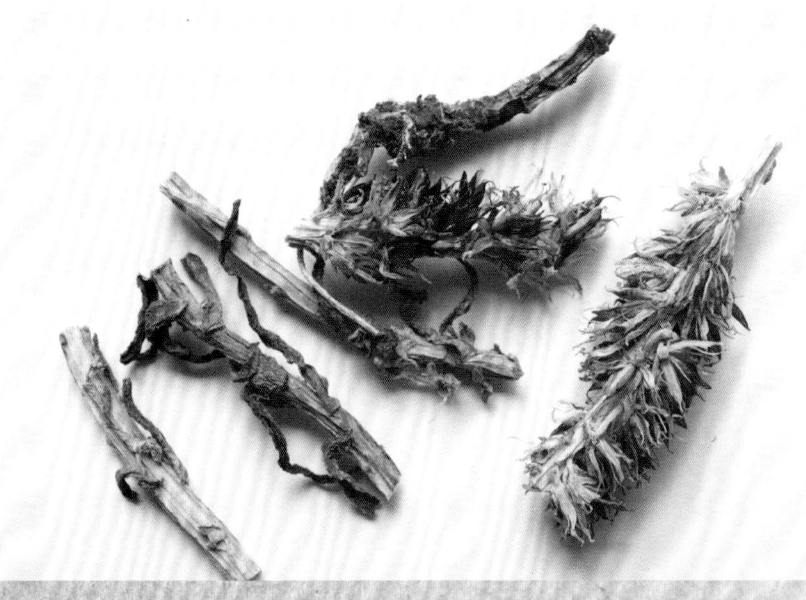

△瓦松饮片

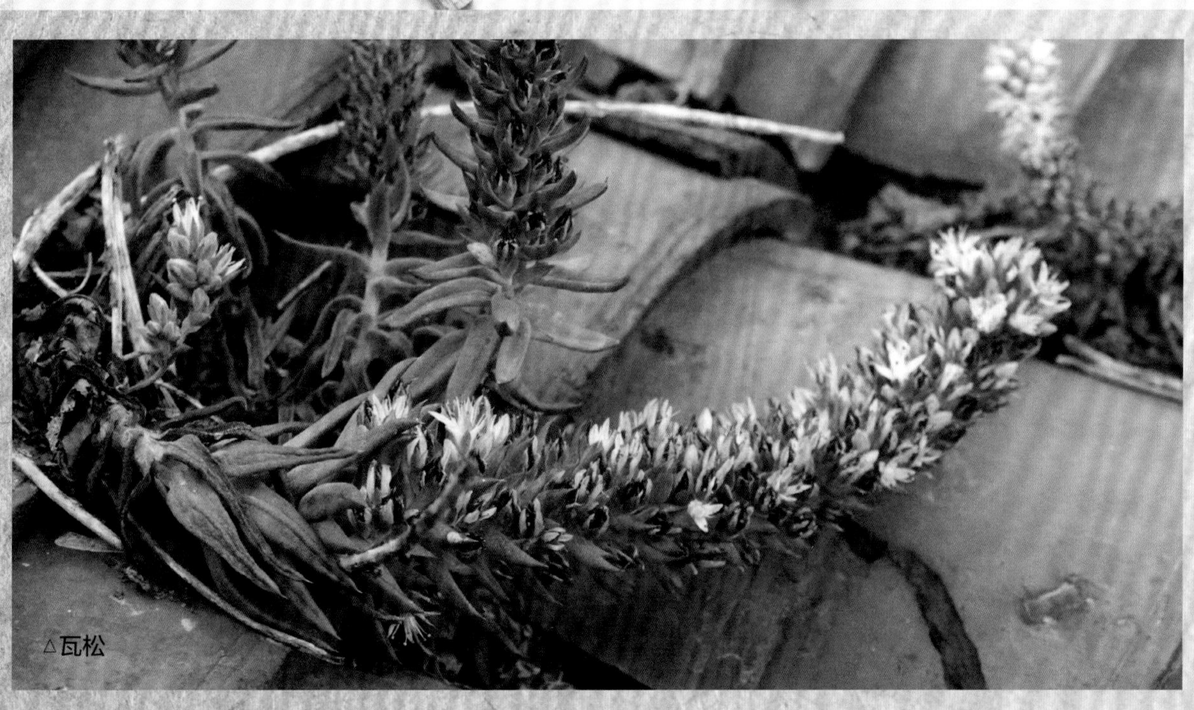

△瓦松

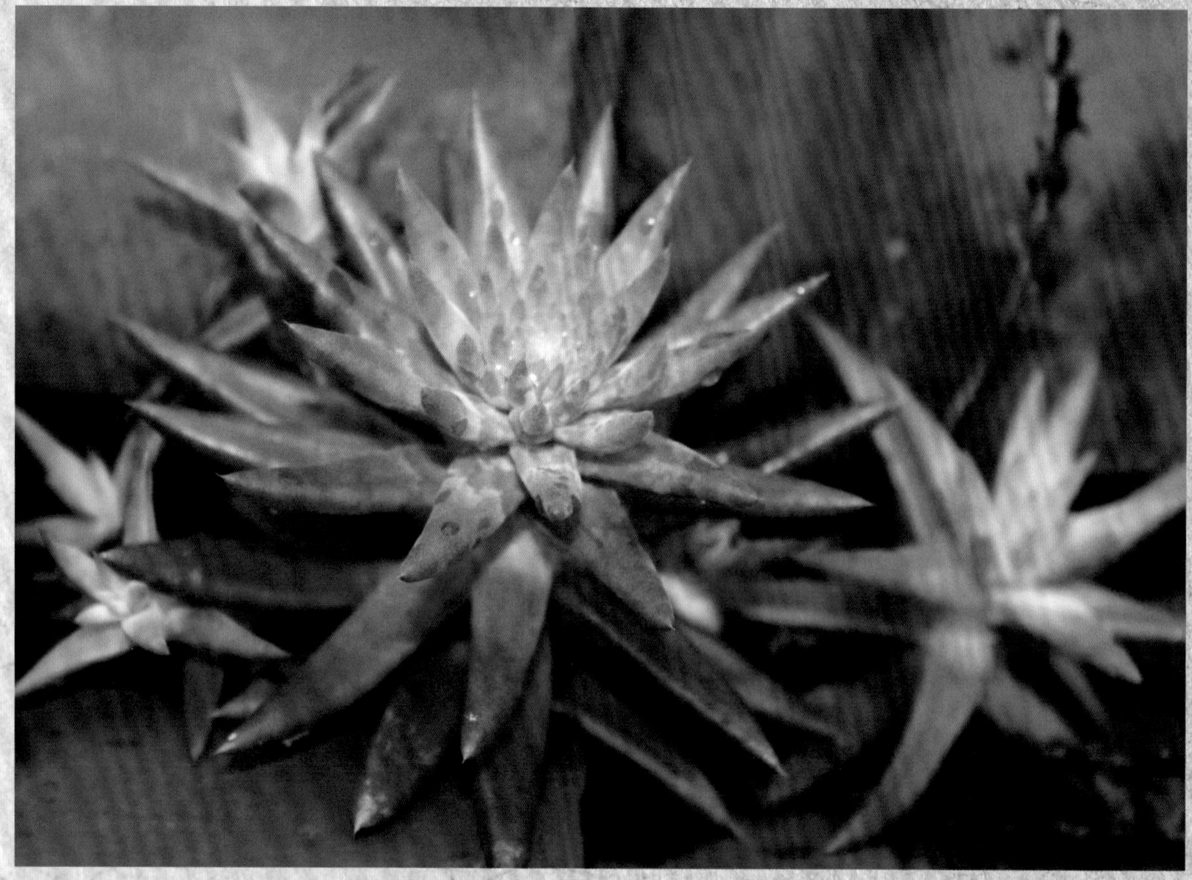

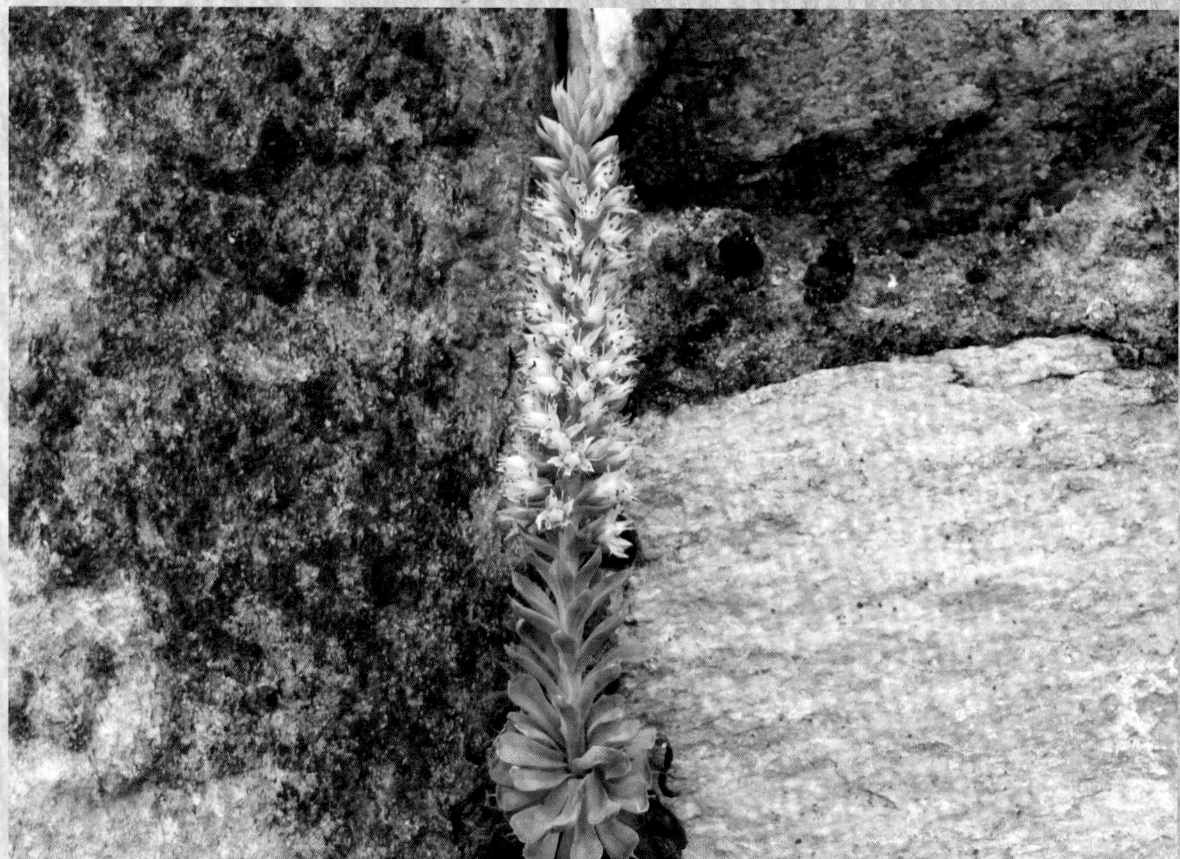

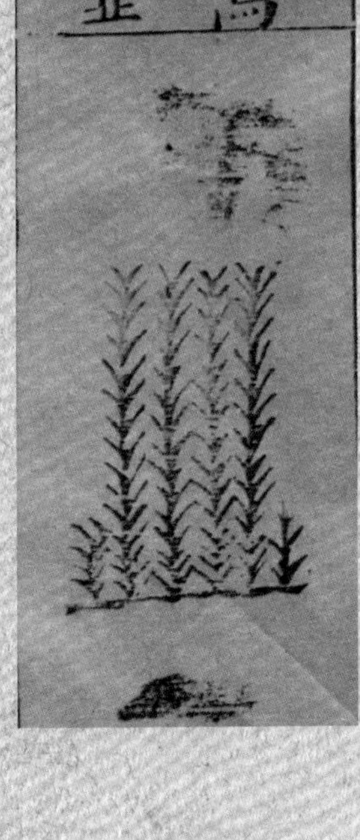

‖ **基原** ‖

据《纲目彩图》《纲目图鉴》等综合分析考证，本品为凤尾藓科植物卷叶凤尾藓 *Fissidens cristatus* Mitt.。分布于长江流域之山地。

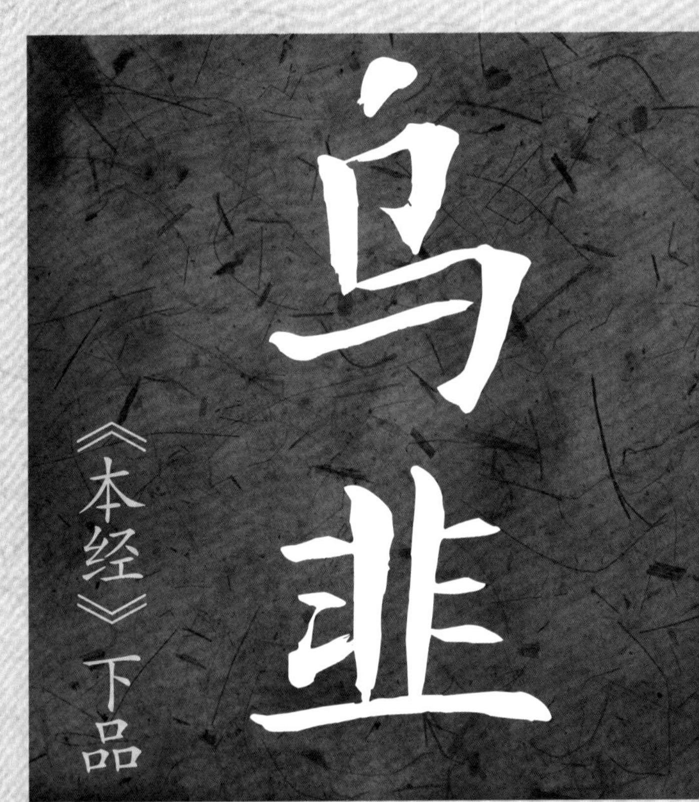

校正：移入有名未用别录鬼丽。

‖ **释名** ‖

石发唐本**石衣**日华**石苔**唐本**石花**纲目**石马骔**纲目**鬼丽**与丽同。[弘景曰] 垣衣亦名乌韭，而为疗异，非此种类也。[时珍曰] 别录主疗之证，与垣衣相同，则其为一类，通名乌韭，亦无害也。但石发与陟厘同名，则有水陆之性，稍有不同耳。

‖ **集解** ‖

[别录曰] 乌韭生山谷石上。又曰：鬼丽，生石上。挼之日干，为沐。[恭曰] 石苔也。又名石发。生岩石之阴，不见日处，与卷柏相类。[藏器曰] 生大石及木间阴处，青翠茸茸者，似苔而非苔也。[大明曰] 此即石衣也。长者可四五寸。

‖ **气味** ‖

甘，寒，无毒。[大明曰] 冷，有毒。垣衣为之使。

‖ **主治** ‖

皮肤往来寒热，利小肠膀胱气。本经。**疗黄疸，金疮内塞，补中益气。**别录。**烧灰沐头，长发令黑。**大明。

‖ **附方** ‖

新三。**腰脚风冷**石花浸酒，饮之。圣惠方。**妇人血崩**石花、细茶焙为末，旧漆碟烧存性，各一匙。以碗盛酒，放锅内煮一滚，乃入药末，露一宿。侵晨，连药再煮一滚。温服。董炳避水方。**汤火伤灼**石苔焙研，傅之。海上方。

‖ **附录** ‖

百蕊草宋图经 [颂曰] 生河中府、秦州、剑州。根黄白色。形如瓦松，茎叶俱青，有如松叶。无花。三月生苗，四月长及五六寸许。四时采根，晒用。下乳汁，顺血脉，调气甚佳。[时珍曰] 乌韭，是瓦松之生于石上者；百蕊草，是瓦松之生于地下者也。

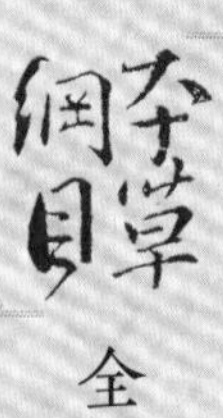

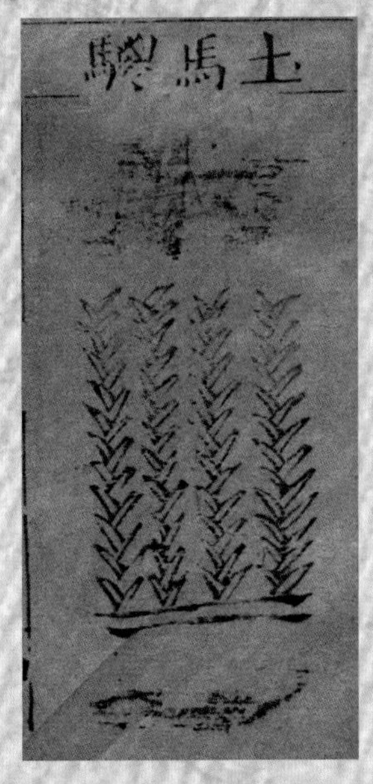

‖ **基原** ‖

据《纲目图鉴》《中华本草》《大辞典》等综合分析考证，本品为金发藓科植物大金发藓 *Polytrichum commune* L. ex Hedw.。分布于华东、中南及西南等地。

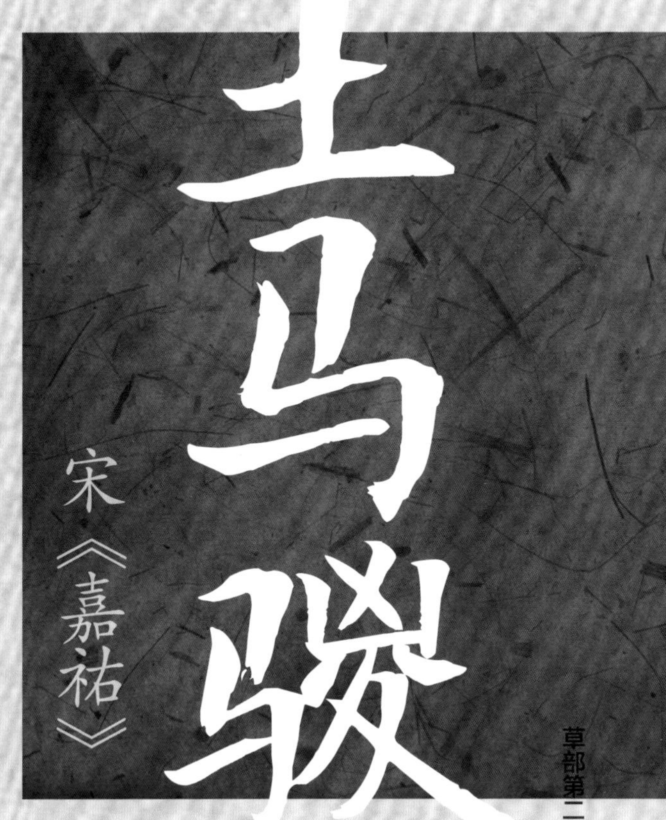

‖ **集解** ‖

[禹锡曰] 所在背阴古墙垣上有之。岁多雨则茂盛。或以为垣衣，非也。垣衣生垣墙之侧。此生垣墙之上，比垣衣更长，故谓之骔，苔之类也。[时珍曰] 垣衣乃砖墙上苔衣，此乃土墙上乌韭也。

‖ **气味** ‖

甘、酸，寒，无毒。

‖ **主治** ‖

骨热败烦，热毒壅衄鼻。嘉祐。**沐发令长黑，通大小便。**时珍。

‖ **附方** ‖

新五。**九窍出血**墙头苔挼塞之。海上方。**鼻衄不止**寸金散：用墙上土马骔二钱半，石州黄药子五钱，为末。新水服二钱，再服立止。卫生宝鉴。**二便不通**土马骔水淘净，瓦煿过，切。每服二钱，水一盏，煎服。普济。**耳上湿疮**土马骔、井中苔等分，为末。灯盏内油和，涂之。圣济录。**少年发白**土马骔、石马骔、五倍子、半夏各一两，生姜二两，胡桃十个，胆矾半两为末，捣作一块。每以绢袋盛一弹子，用热酒入少许，浸汁洗发。一月神效。圣济录。

卷柏

《本经》上品

‖ **基原** ‖

据《纲目图鉴》《中华本草》等综合分析考证，本品为卷柏科植物卷柏 *Selaginella tamariscina* (Beauv.) Spring。分布于东北、华北、华东、中南及陕西、四川等地。《药典图鉴》《中药志》《汇编》《纲目彩图》认为还包括同属植物垫状卷柏 *S. pulvinata* (Hook. et Grev.) Maxim.，分布于全国大部分地区。《药典》收载卷柏药材为卷柏科植物卷柏或垫状卷柏的干燥全草；全年均可采收，除去须根和泥沙，晒干。

卷柏

△卷柏

卷柏 *Selaginella tamariscina* ITS2 条形码主导单倍型序列：

1 TACCCCCCAA GCTGCCCTTC GCAGGGTGGA TTTGGCCGTC CGTGGTGTTC TCTCCCGGTC GGCTCGATTG CATACCGGGT
81 GCCCTGCCGA CGCTTGCTAC CGAAGTATCA AGTTTGGGCA TCGGGCGCTC CGGTCCCGGC GTGACTTGCG GCGCTTGCGC
161 CGCTCTGTTC C

垫状卷柏 *Selaginella pulvinata* ITS2 条形码主导单倍型序列：

1 TACCCCCCAA GCTGCCCCTC GCAGGGTGGA TTTGGCCGTC CGTGGTGTTC TCTCCCGGTC GGCTCGATTG CATACCGGGT
81 GCCCTGCCGG CGCTTGCTAC CGAAGTATCA AGCTCGGGCA TCGGGCGCTC CGGTCACGGC GTGACTTGCG GTGCTTGCAC
161 CGCTGCGTTC C

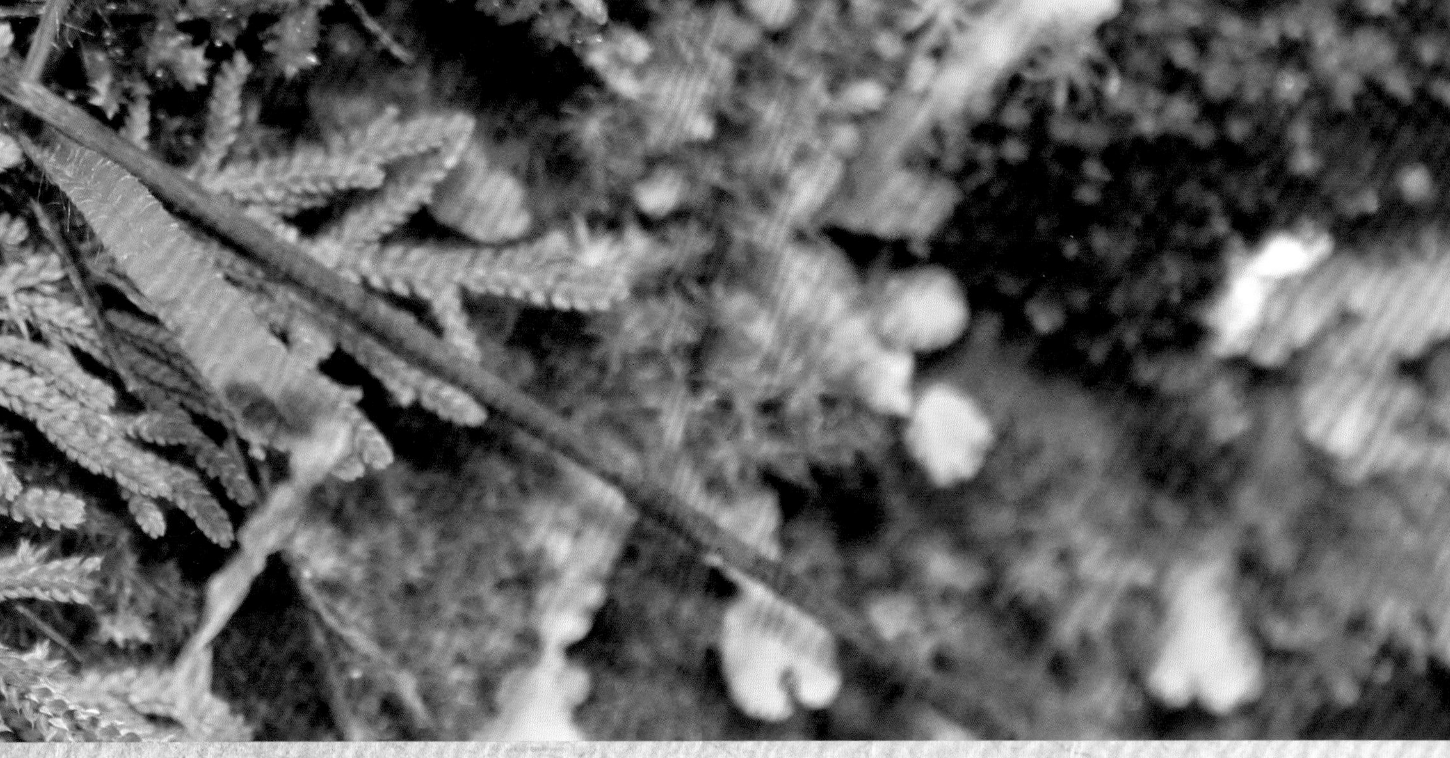

‖**释名**‖

万岁本经**长生不死草**纲目**豹足**吴普**求股**别录**交时**别录。[时珍曰] 卷柏、豹足，象形也。万岁、长生，言其耐久也。

‖**集解**‖

[别录曰] 卷柏生常山山谷石间。五月、七月采，阴干。[弘景曰] 今出近道。丛生石土上，细叶似柏，屈藏如鸡足，青黄色。用之，去下近沙石处。[禹锡曰] 出建康。范子计然曰：出三辅。[颂曰] 今关陕及沂、兖诸州亦有之。宿根紫色多须。春生苗，似柏叶而细，拳挛如鸡足，高三五寸。无花、子，多生石上。

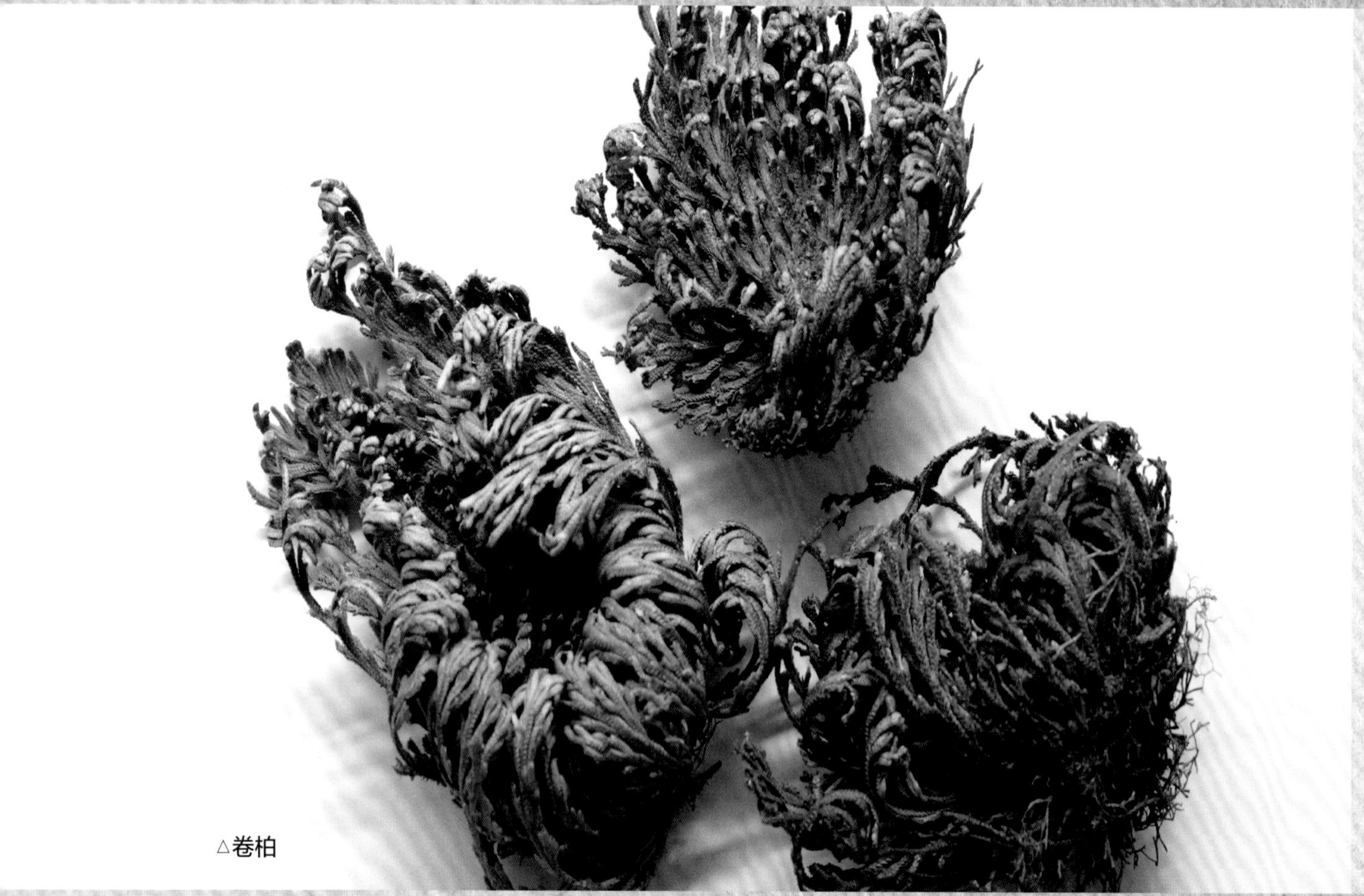

△卷柏

‖ **修治** ‖

[时珍曰] 凡用，以盐水煮半日，再以井水煮半日，晒干焙用。

‖ **气味** ‖

辛，温，无毒。[别录曰] 甘，平。[普曰] 神农：辛，平。桐君、雷公：甘，微寒。

‖ **主治** ‖

五脏邪气，女子阴中寒热痛，癥瘕血闭绝子。久服轻身和颜色。本经。**止咳逆，治脱肛，散淋结，头中风眩，痿蹶，强阴益精，令人好容颜。**别录。**通月经，治尸疰鬼疰腹痛，百邪鬼魅啼泣。**甄权。**镇心，除面皯头风，暖水脏。生用破血，炙用止血。**大明。

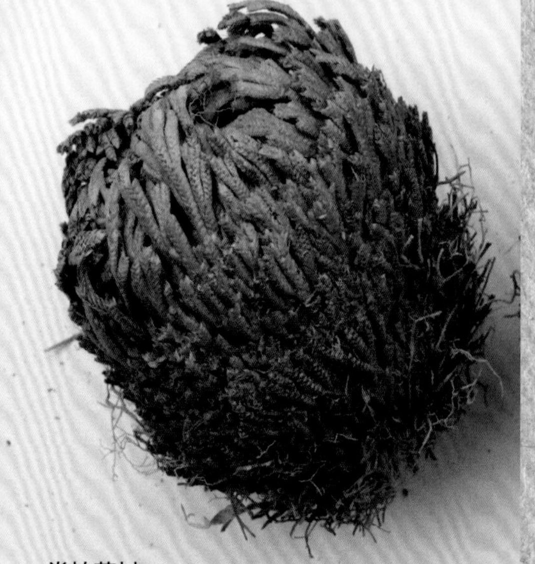
△卷柏药材

‖ **附方** ‖

新二。**大肠下血**卷柏、侧柏、棕榈等分，烧存性为末。每服三钱，酒下。亦可饭丸服。仁存方。**远年下血**卷柏、地榆焙等分。每用一两，水一碗，煎数十沸，通口服。百一选方。

‖ **附录** ‖

地柏宋图经[颂曰] 主脏毒下血。与黄芪等分为末，米饮每服二钱。蜀人甚神此方。其草生蜀中山谷，河中府亦有之。根黄，状如丝，茎细，上有黄点子，无花叶。三月生，长四五寸许。四月采，暴干用。蜀中九月采，市多货之。[时珍曰] 此亦卷柏之生于地上者耳。

含生草拾遗。[藏器曰] 生靺鞨国。叶如卷柏而大。性平，无毒。主妇人难产，含之咽汁，即生。

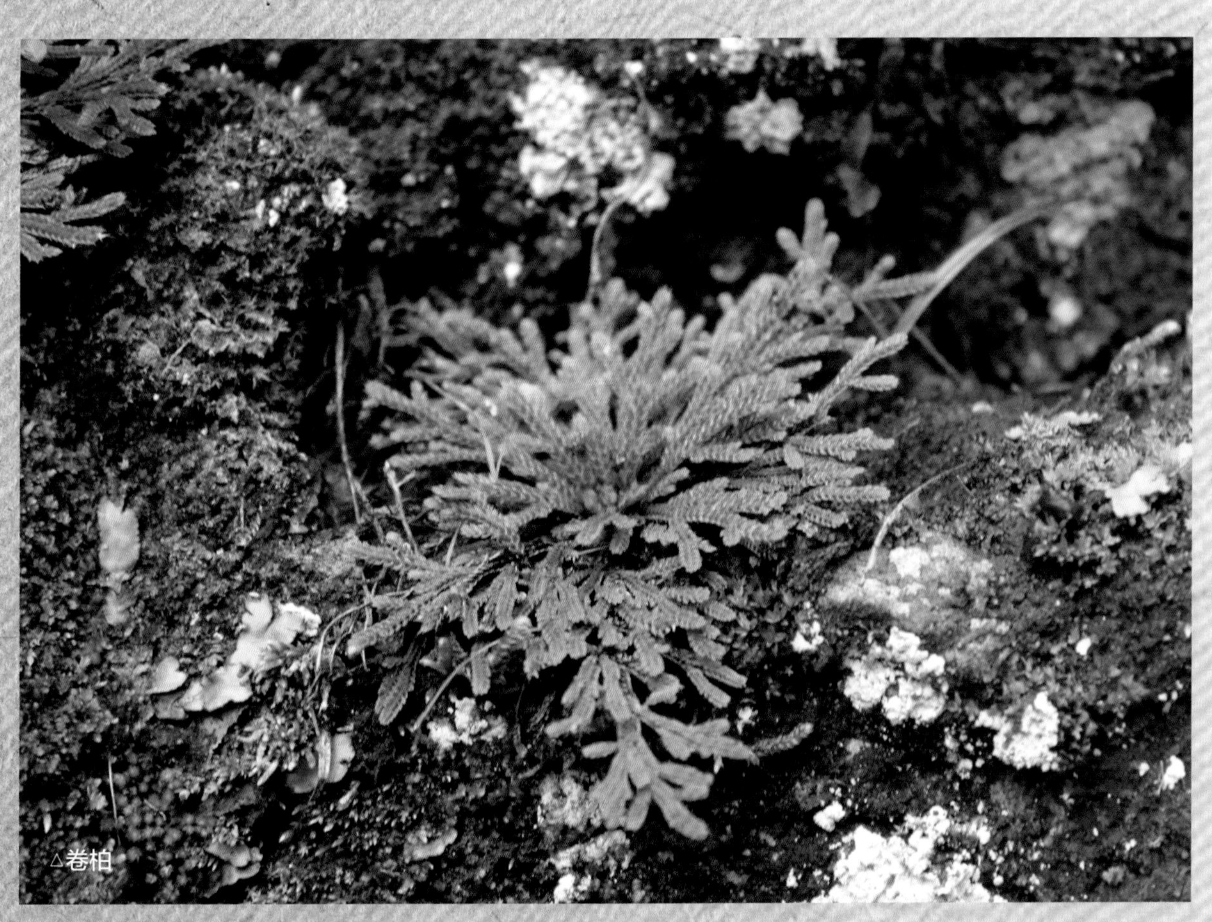

△卷柏

△垫状卷柏（*Selaginella pulvinata*）

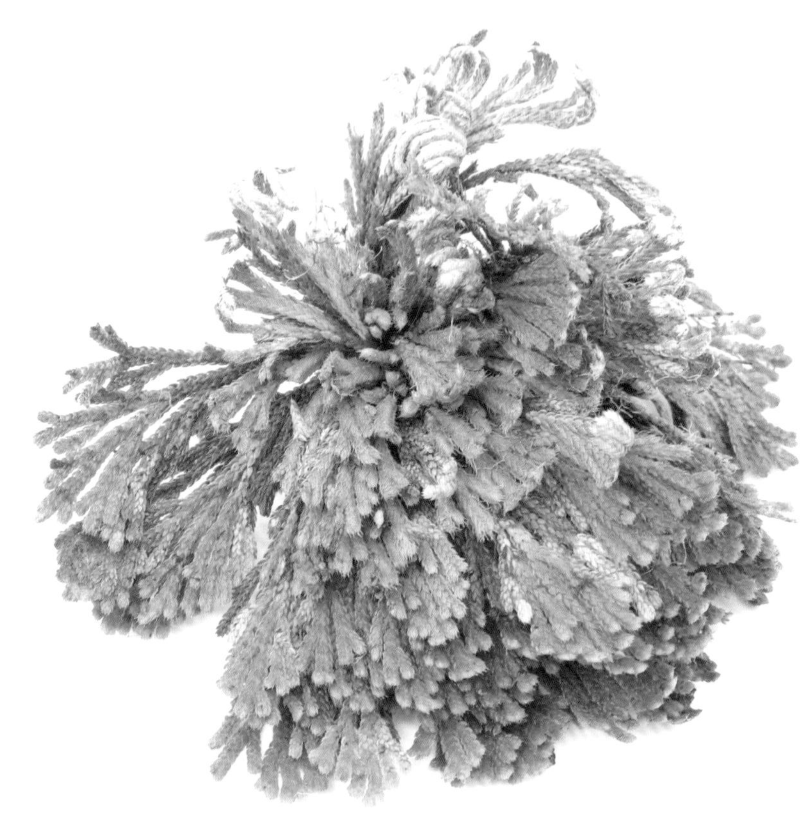

△垫状卷柏

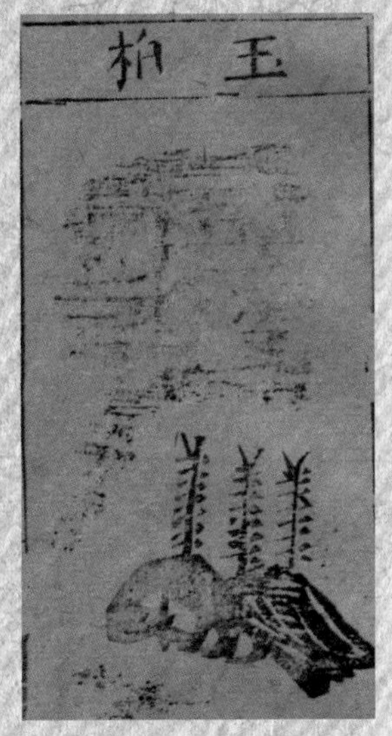

‖ **基原** ‖

据《纲目图鉴》《中华本草》《汇编》等综合分析考证，本品为石松科植物玉柏石松 *Lycopodium obscurum* L.。分布于西南及辽宁、吉林、湖北等地。

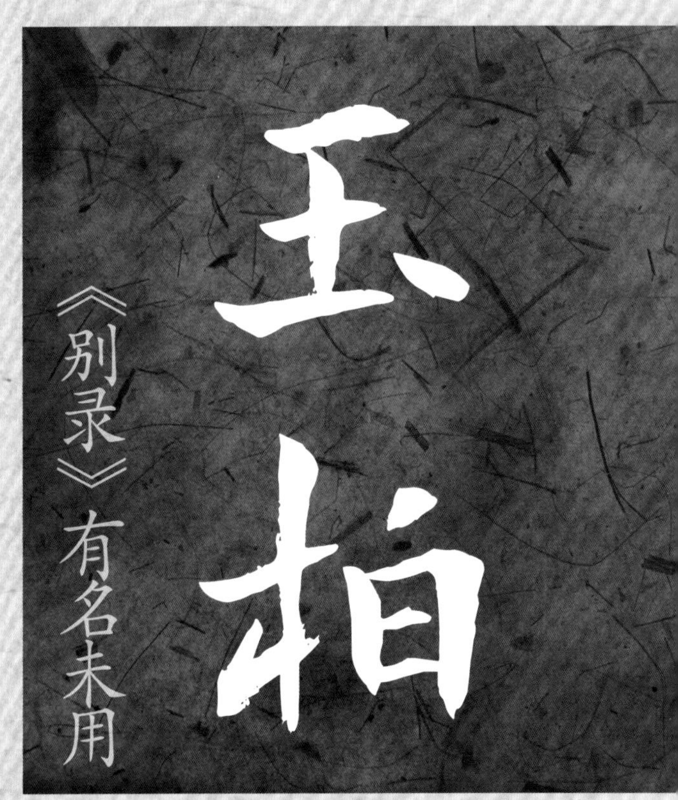

‖ **释名** ‖

玉遂别录。[藏器曰] 旧作玉伯，乃传写之误。

‖ **集解** ‖

[别录曰] 生石上，如松，高五六寸，紫花。用茎叶。[时珍曰] 此即石松之小者也。人皆采置盆中养，数年不死，呼为千年柏、万年松。

‖ **气味** ‖

酸，温，无毒。

‖ **主治** ‖

轻身，益气，止渴。别录。

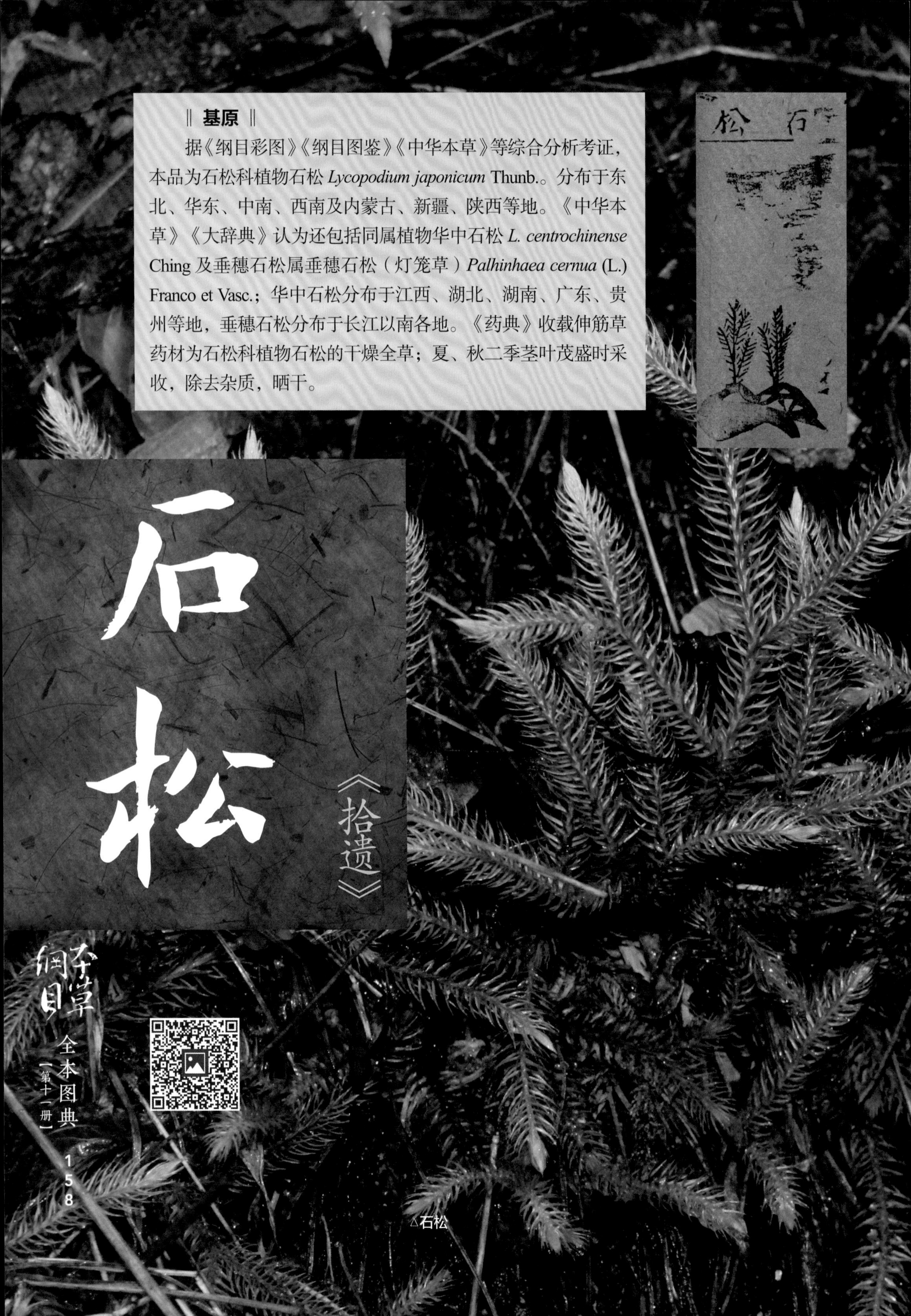

‖ **基原** ‖

据《纲目彩图》《纲目图鉴》《中华本草》等综合分析考证，本品为石松科植物石松 *Lycopodium japonicum* Thunb.。分布于东北、华东、中南、西南及内蒙古、新疆、陕西等地。《中华本草》《大辞典》认为还包括同属植物华中石松 *L. centrochinense* Ching 及垂穗石松属垂穗石松（灯笼草）*Palhinhaea cernua* (L.) Franco et Vasc.；华中石松分布于江西、湖北、湖南、广东、贵州等地，垂穗石松分布于长江以南各地。《药典》收载伸筋草药材为石松科植物石松的干燥全草；夏、秋二季茎叶茂盛时采收，除去杂质，晒干。

△石松

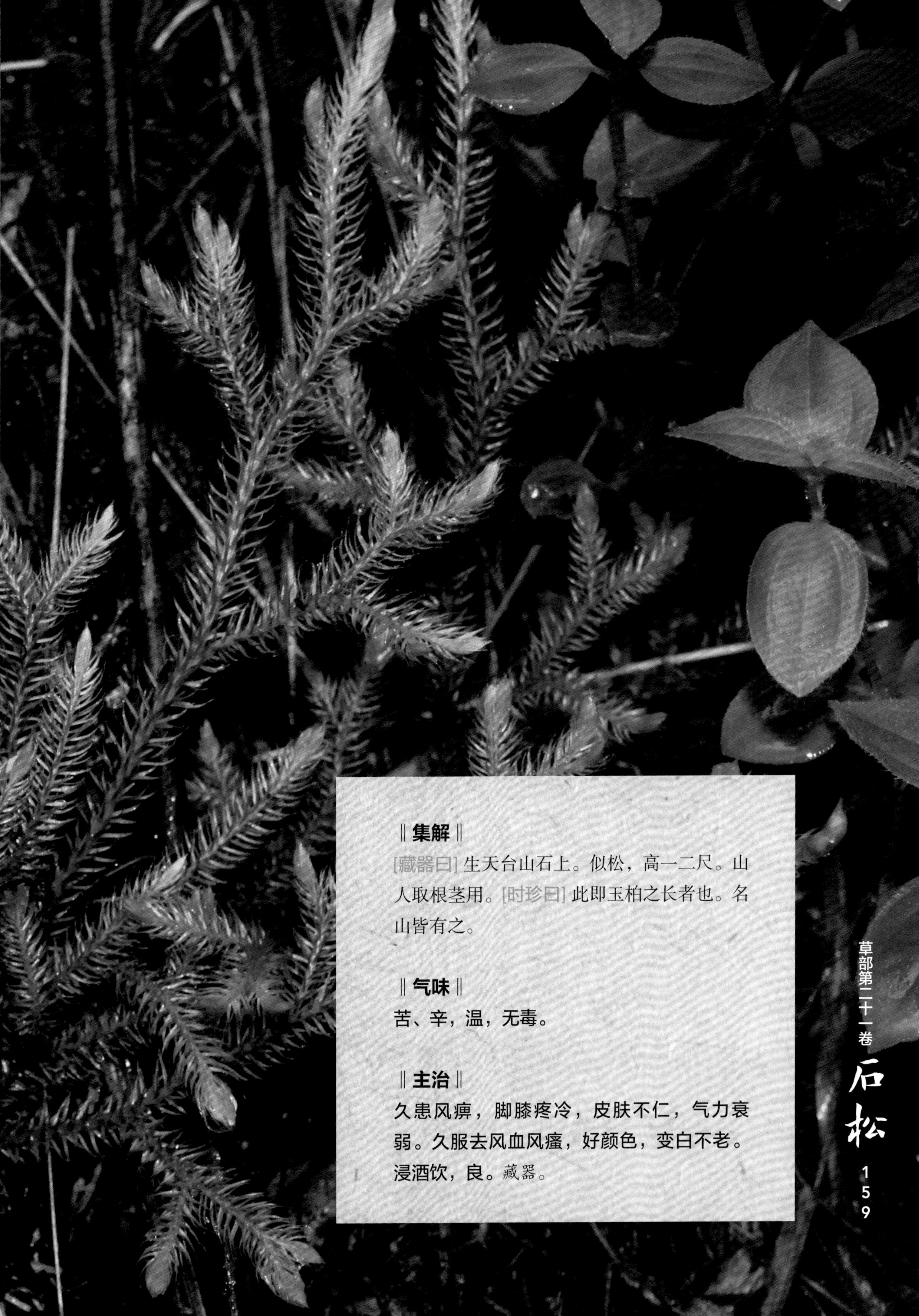

‖ **集解** ‖

[藏器曰] 生天台山石上。似松，高一二尺。山人取根茎用。[时珍曰] 此即玉柏之长者也。名山皆有之。

‖ **气味** ‖

苦、辛，温，无毒。

‖ **主治** ‖

久患风痹，脚膝疼冷，皮肤不仁，气力衰弱。久服去风血风瘙，好颜色，变白不老。浸酒饮，良。藏器。

石松 *Lycopodium japonicum psbA-trnH* 条形码主导单倍型序列：

1 TATTCCTACT TATAGGTTTT TAGTTATTAC CAATAGGAAA AAATAATGAC TCAGTTCTAA GTTCATGTTG ATGAGGCTGG
81 GATCATAACT AGAACATGAT AATAACCTTT CAAATATATA ATGACCTTAG AGACTTTCCA AGTTTCTCCA AGGTCATTAT
161 TTTAATTATA ACATATACGG GAGGGTATTT ATATTTAATA CATTGAAAAA AAAAAAAGGG

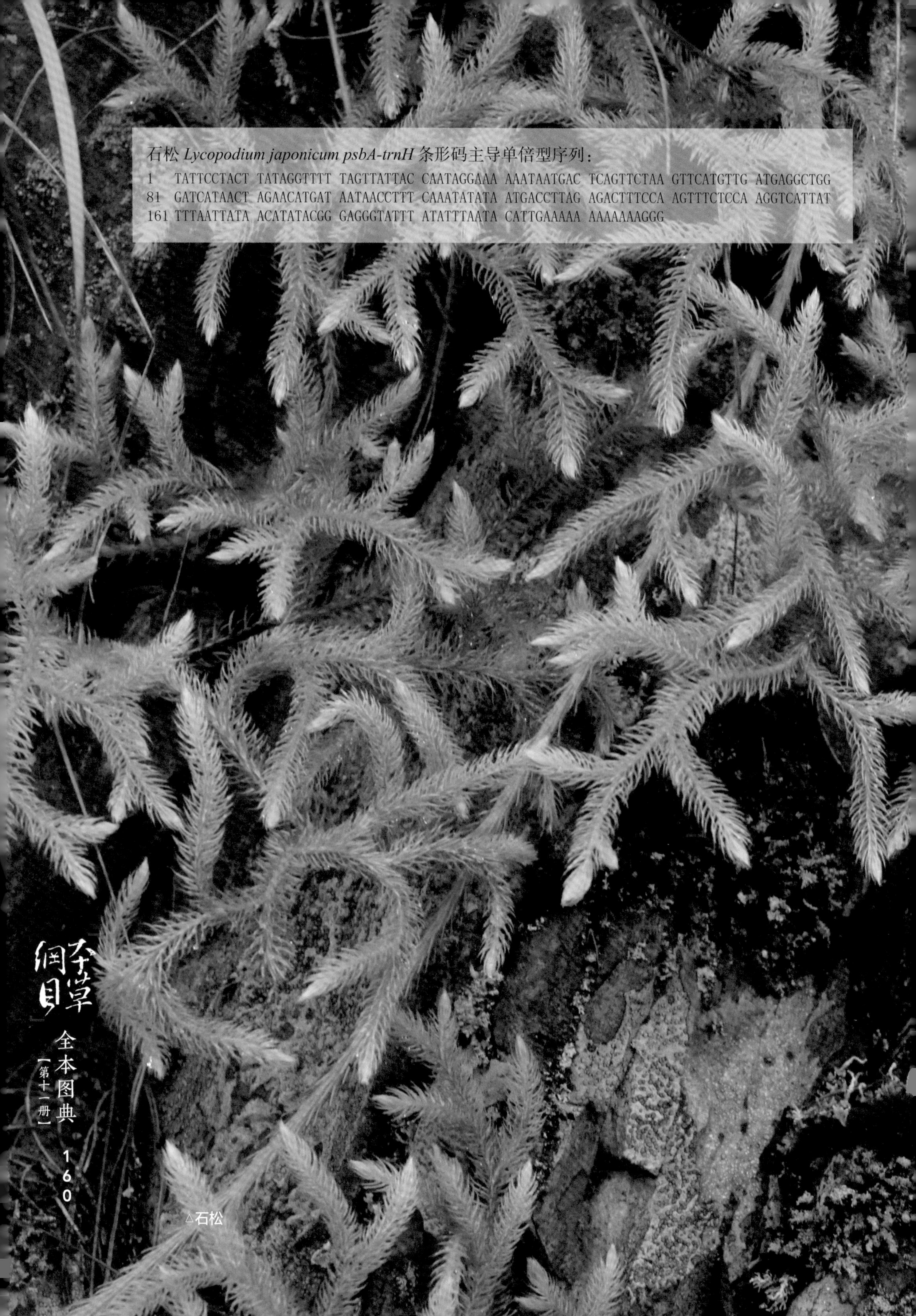

△石松

‖ **基原** ‖

《纲目图鉴》认为本品为树干及树枝上着生的一种地衣。

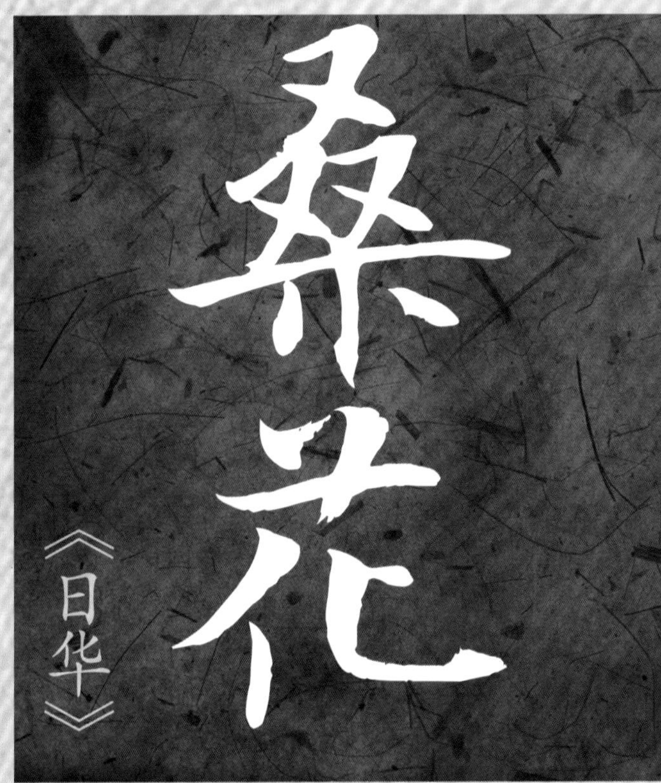

‖ **释名** ‖

桑藓纲目 **桑钱**。

‖ **集解** ‖

[大明曰] 生桑树上白藓，如地钱花样。刀刮取炒用。不是桑椹花也。

‖ **气味** ‖

苦，暖，无毒。

‖ **主治** ‖

健脾涩肠，止鼻洪吐血，肠风，崩中带下。大明。**治热咳。**时珍。

‖ **附方** ‖

新一。**大便后血**桑树上白藓花，水煎服，或末服。亦止吐血。圣惠方。

‖ **附录** ‖

艾纳 [时珍曰] 艾纳生老松树上绿苔衣也。一名松衣。和合诸香烧之，烟清而聚不散。别有艾纳香，与此不同。又岭南海岛中，槟榔木上有苔，如松之艾纳。单爇极臭，用合泥香，则能发香，如甲香也。霏雪录云：金华山中多树衣，僧家以为蔬，味极美。

‖ **基原** ‖

据《纲目图鉴》《纲目彩图》《中药志》等综合分析考证，本品为灰包科真菌脱皮马勃 *Lasiosphaera fenzlii* Reich.、大马勃 *Calvatia gigantea* (Batsch. ex Pers.) Lloyd 或紫色马勃 *C. lilacina* (Mont. et Berk.) Lloyd 的子实体。全国大部分地区均有分布。《中华本草》《汇编》等还收载了灰包科真菌中国静灰球菌 *Bovistella sinensis* Lloyd、长根静灰球菌 *B. radicata* (Mont.) Pat. 等。《药典》收载马勃药材为灰包科真菌脱皮马勃、大马勃或紫色马勃的干燥子实体；夏、秋二季子实体成熟时及时采收，除去泥沙，干燥。

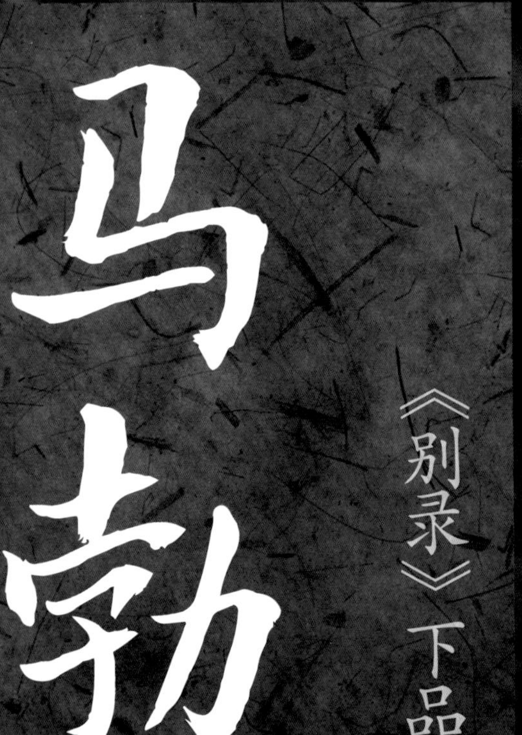

脱皮马勃 *Lasiosphaera fenzlii* ITS 条形码主导单倍型序列：

```
1   GTTGTAGCTG GCTCTTCGGG GTATGTGCAC GCCTGTCTTG ATTCTATTCA TCCAACTGTG CACCTTTTGT AGTCTTGGGG
81  GTTGAGAACA GTCAACTATC GGACGGCTAT TGTAGTCTTT CCGGACGTGA GGATTGCTGA GTGCGAAAGC ATACGGCTTT
161 TCTCAAACTG ACTTGTAAAC TCTCCTTCGA GTACTATGTT TTCATACACC ACATAGTATG TTGTAGAATG TGATCAATGG
241 GCCTATGTGC CTATAACAAT CATATACAAC TTTCAGCAAC GGATCTCTTG GCTCTCGCAT CGATGAAGAA CGCAGCGAAA
321 TGCGATAAGT AATGTGAATT GCAGAATTCA GTGAATCATC GAATCTTTGA ACGCACCTTG CGCTCCTTGG TATTCCGAGG
401 AGCATGCCTG TTTGAGTGTC ATTAAATTCT CAACCCCTCC AGCTTTTGTA AGTTGTGATG GGGCTTGGAA GTTGGGAGTT
481 TGCGGGCTTC TATAGTAGAG GTCGGCTCTC CTTAAATGCA TTAGCGGAAC CGTTTGCAGT CCCGTCACTA GTGTGATAAT
561 TATCTACACT GTGATGATTG CTCTCTGGCT TGTTCAGCTT CTAATCGTC
```

大马勃 *Calvatia gigantea* ITS 条形码主导单倍型序列：

```
1   GTTGTAGCTG GCTCTTCGGG GCATGTGCAC GCCTGTCTTG ACTCTATTCA TCCACCTGTG CACCTTTTGT AGTCTTGGGG
81  GTTGAGAGCA GTCAACTATC GGACGGCTAT GTGGCCTTTC CGGATGTGAG GATTGCTGAG TGCGAAAGCA TACAGCTCTT
161 CTCAAAGCGA CTTGTAAACC TCTCCTTCGA GCACTATGTT TTCATATACC ACATAGTATG TTGTAGAATG TGATCAATGG
241 GCCTATGTGC CTATAATAAT CTTATACAAC TTTCAGCAAC GGATCTCTTG GCTCTCGCAT CGATGAAGAA CGCAGCGAAA
321 TGCGATAAGT AATGTGAATT GCAGAATTCA GTGAATCATC GAATCTTTGA ACGCACCTTG CGCTCCTTGG TATTCCGAGG
401 AGCATGCCTG TTTGAGTGTC ATTAAATTCT CAACCCCTCC AGCTTTTGTG AGTTGCGATG GGGCTTGGAA GGTGGGAGTT
481 TGCGGGCCTC TGTAATAGAG GTCGGCTCTC CTGAAATGCA TTAGCGGAAC CGTTTGCAGT CCCGTCACTA GTGTGATAAT
561 TATCTACACT GTGATGATTG CTCTCTGGCT TGTTCAGCTA CTAATCGTC
```

‖**释名**‖

马疕音屁**马窳**窳音庀**灰菰**纲目 **牛屎菰**。

‖**集解**‖

[别录曰] 马勃生园中久腐处。[弘景曰] 俗呼马窳勃是也。紫色虚软，状如狗肺，弹之粉出。[宗奭曰] 生湿地及腐木上，夏秋采之。有大如斗者，小亦如升杓。韩退之所谓牛溲、马勃，俱收并畜者是也。

‖ **修治** ‖

[时珍曰] 凡用以生布张开，将马勃于上摩擦，下以盘承，取末用。

‖ **气味** ‖

辛，平，无毒。

‖ **主治** ‖

恶疮马疥。别录。**傅诸疮甚良。**弘景。**去膜，以蜜拌揉，少以水调呷，治喉痹咽疼。**宗奭。**清肺散血，解热毒。**时珍。

‖ **发明** ‖

[时珍曰] 马勃轻虚，上焦肺经药也。故能清肺热、咳嗽、喉痹、衄血、失音诸病。李东垣治大头病，咽喉不利，普济消毒饮亦用之。

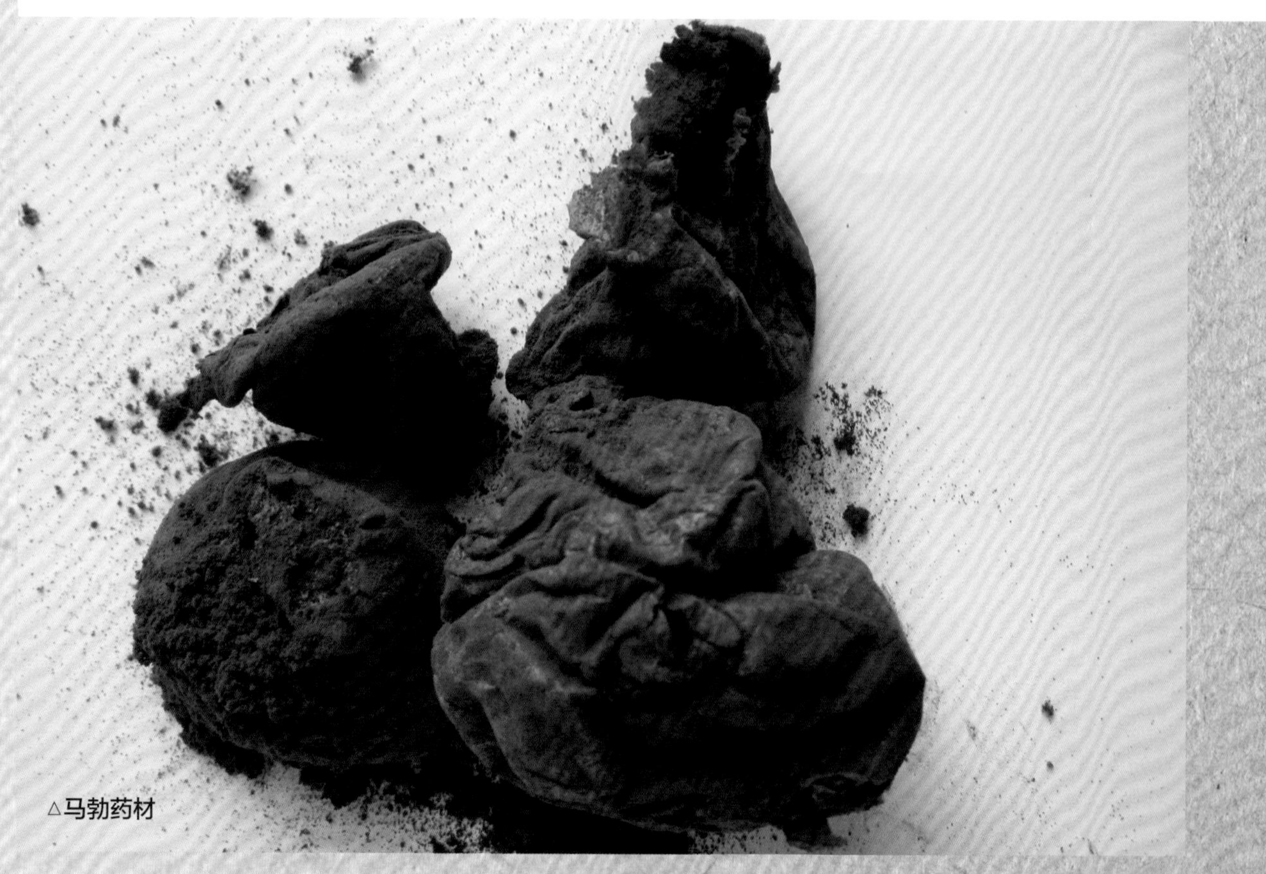

△马勃药材

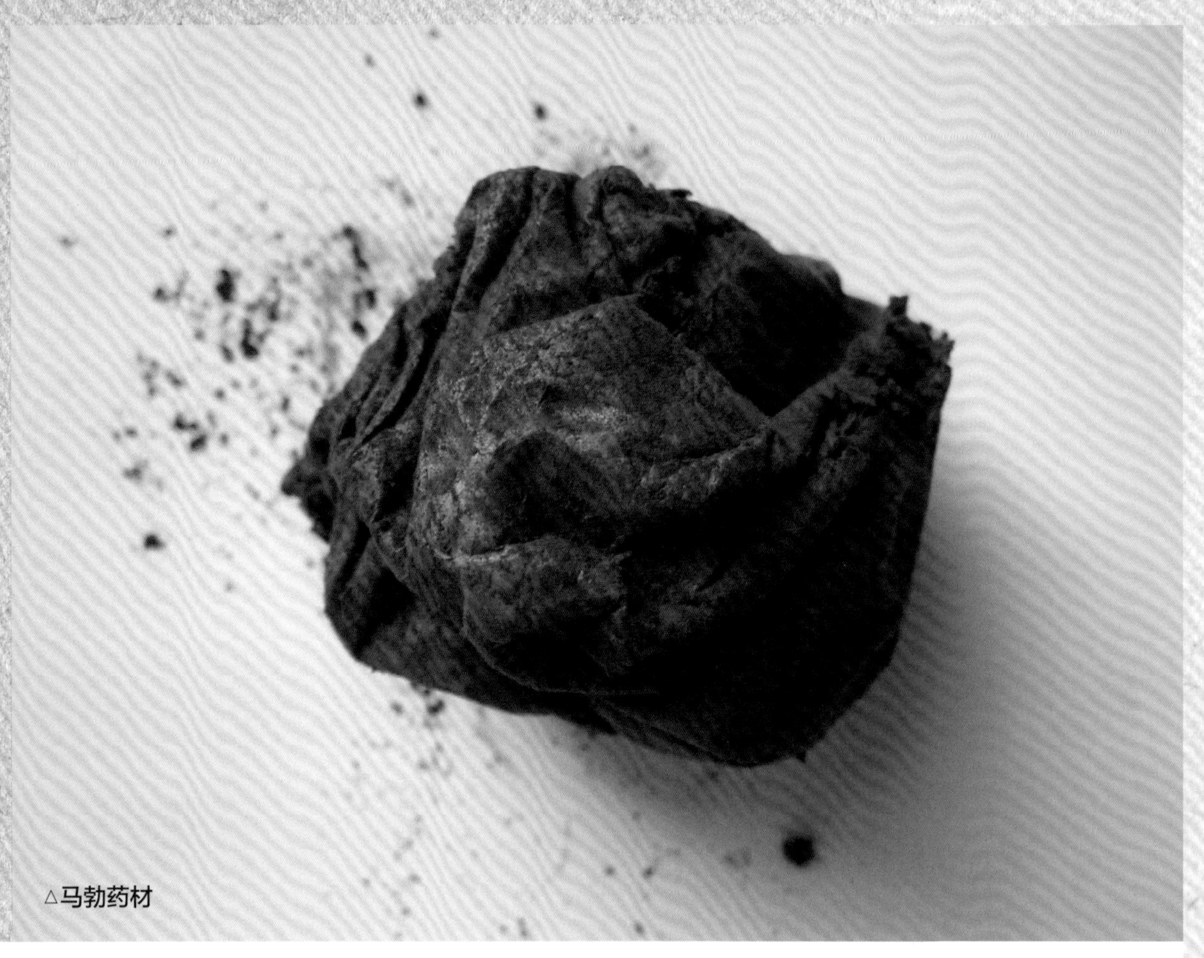
△马勃药材

‖ **附方** ‖

新九。**咽喉肿痛**咽物不得。马勃一分，蛇退皮一条烧末。绵裹一钱，含咽立瘥。圣惠方。**走马喉痹**马屁勃即灰菰、焰消一两，为末。每吹一字，吐涎血即愈。经验良方。**声失不出**马窝勃、马牙消等分，研末，沙糖和丸芡子大。噙之。摘玄方。**久嗽不止**马勃为末，蜜丸梧子大。每服二十丸，白汤下，即愈。普济方。**鱼骨哽咽**马勃末，蜜丸弹子大。噙咽。圣济录。**积热吐血**马屁勃为末，沙糖丸如弹子大。每服半丸，冷水化下。袖珍方。**妊娠吐衄**不止。马勃末，浓米饮服半钱。圣惠方。**斑疮入眼**马屁勃、蛇皮各五钱，皂角子十四个，为末，入罐内，盐泥固济，烧存性，研。每温酒服一钱。阎孝忠集效方。**臁疮不敛**葱盐汤洗净拭干，以马屁勃末傅之，即愈。仇远稗史。

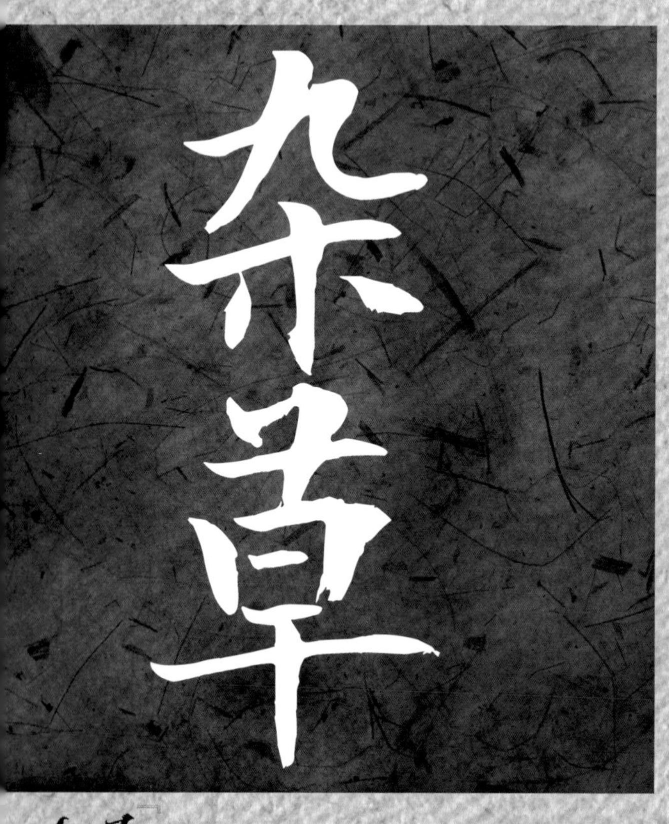

【时珍曰】诸草尾琐或无从考证，不可附属，并本经及别录有名未用诸草难遗者，通汇于此，以备考。

百草拾遗　【藏器曰】五月五日采一百种草，阴干烧灰，和石灰为团，煅研，傅金疮止血，亦傅犬咬。又烧灰和井华水作团，煅白，以酽醋和作饼，腋下夹之，干即易，当抽一身尽痛闷，疮出即止，以小便洗之，不过三度愈。【时珍曰】按千金方治洞注下痢，以五月五日百草灰吹入下部。又治瘰疬已破，五月五日采一切杂草，煮汁洗之。

百草花拾遗　【藏器曰】主治百病，长生神仙，亦煮汁酿酒服。按异类云：凤刚者，渔阳人。常采百花水渍，泥封埋百日，煎为丸。卒死者，纳口中即活也。刚服药百余岁，入地肺山。

井口边草拾遗　【藏器曰】小儿夜啼。私着席下，勿令母知。【思邈曰】五月五日取井中倒生草，烧研水服，勿令知，即恶酒不饮，或饮亦不醉也。

树孔中草纲目　【时珍曰】主小儿腹痛夜啼，暗着户上即止。出圣惠方。

产死妇人冢上草拾遗　【藏器曰】小儿醋疮。取之勿回顾，作汤浴之，不过三度瘥。

燕蓐草宋嘉祐　【藏器曰】即燕窠中草也。无毒。主眠中遗尿。烧黑研末，水进方寸匕。亦止哕啘。【时珍曰】千金方：治丈夫妇人无故尿血。用胡燕窠中草，烧末，酒服半钱匕。圣惠方：消渴饮水。燕窠中草烧灰一两，牡蛎煅二两，白羊肺一具，切晒研末。每于食后，新汲水调下三钱。又一切疮痕不灭。用燕蓐草烧灰、鹰屎白等分，人乳和涂，日三五次。又浸淫疮出黄水，烧灰傅之。

鸡窠草宋嘉祐　【大明曰】小儿夜啼。安席下，勿令母知。【藏器曰】小儿白秃疮。和白头翁花烧灰，腊月猪脂和傅之。疮先以酸泔洗净。【时珍曰】千金方治产后遗尿。烧末，酒服一钱。又不自秘方：治天丝入目。烧灰淋汁，洗之。

猪窠草　【大明曰】小儿夜啼。密安席下，勿令母知。

牛龆草见兽部牛下。

有名未用

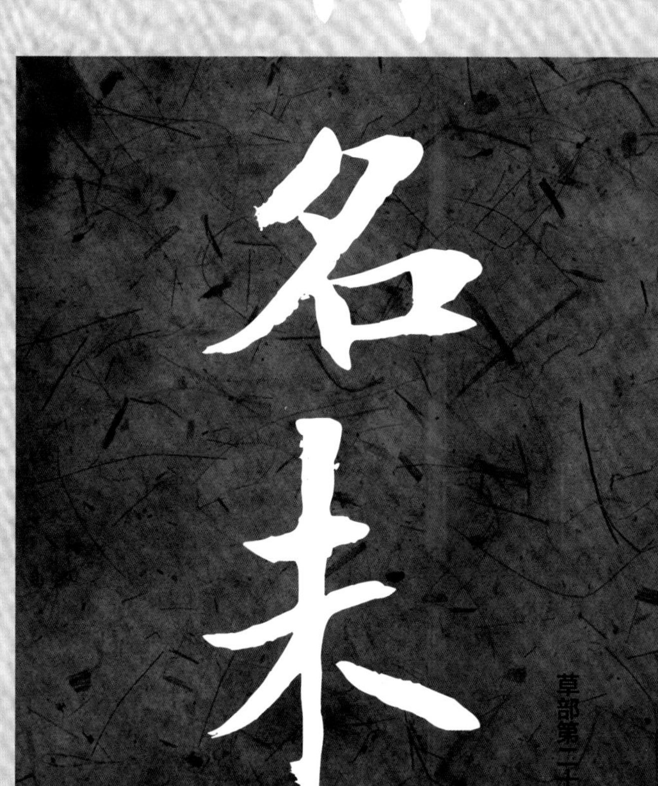

《神农本经》已下有名未用。

屈草 [本经曰] 味苦，微寒，无毒。主胸胁下痛，邪气，肠间寒热，阴痹。久服轻身益气耐老。[别录曰] 生汉中川泽。五月采。

别羁 [本经曰] 味苦，微温，无毒。主风寒湿痹身重，四肢酸疼，寒历节痛。[别录曰] 一名别枝。生蓝田川谷。二月、八月采。[弘景曰] 方家时有用处，今亦绝矣。

《名医别录》七十八种

离楼草 [别录曰] 味咸，平，无毒。主益气力，多子，轻身长年。生常山。七月、八月采实。

神护草 [别录曰] 生常山北。八月采。可使独守，叱咄人，寇盗不敢入门。[时珍曰] 物类志谓之护门草，一名灵草。彼人以置门上，人衣过，草必叱之。王筠诗云：霜被守宫槐，风惊护门草。即此也。而不著其形状，惜哉。

黄护草 [别录曰] 无毒。主痹，益气，令人嗜食。生陇西。

雀医草 [别录曰] 味苦，无毒。主轻身益气，洗烂疮，疗风水。一名白气。春生，秋花白，冬实黑。

木甘草 [别录曰] 主疗痈肿盛热，煮洗之。生木间，三月生，大叶如蛇状，四四相值。但折枝种之便生。五月花白，实核赤。三月三日采之。

益决草 [别录曰] 味辛，温，无毒。主咳逆肺伤。生山阴。根如细辛。

九熟草 [别录曰] 味甘，温，无毒。主出汗，止泄疗闷。一名乌粟，一名雀粟。生人家庭中，叶如枣，一岁九熟。七月采。

兑草 [别录曰] 味酸，平，无毒。主轻身益气长年。冬生蔓草木上，叶黄有毛。

异草 [别录曰] 味甘，无毒。主痿痹寒热，去黑子。生篱木上，叶如葵，茎旁有角，汁白。

灌草 [别录曰] 一名鼠肝。叶滑青白。主痈肿。

茈草 [别录曰] 味辛，无毒。主伤金疮。茈音起。

荤草 [别录曰] 味甘，无毒。主盛伤痹肿。生山泽，如蒲黄，叶如芥。

英草华 [别录曰] 味辛，平，无毒。主痹气，强阴，疗女劳疸，解烦，坚筋骨。疗风头，可作沐药。生蔓木上。一名鹿英。九月采，阴干。

封华 [别录曰] 味甘，有毒。主疥疮，养肌去恶肉。夏至日采。

䠆华音腆 [别录曰] 味甘，无毒。主上气，解烦，坚筋骨。

节华 [别录曰] 味苦，无毒。主伤中，痿痹，溢肿。皮：主脾中客热气。一名山节，一名达节，一名通漆。十月采，暴干。

让实 [别录曰] 味酸。主喉痹，止泄痢。十月采，阴干。

羊实 [别录曰] 味苦，寒。主头秃恶疮，疥瘙痂癣。生蜀郡。

桑茎实 [别录曰] 味酸，温，无毒。主乳孕余病，轻身益气。一名草王。叶如荏，方茎大叶。生园中。十月采。

可聚实 [别录曰] 味甘，温，无毒。主轻身益气，明目。一名长寿。生山野道中，穗如麦，叶如艾。五月采。

满阴实 [别录曰] 味酸，平，无毒。主益气，除热止渴，利小便，轻身长年。生深山及园中，茎如芥，叶小，实如樱桃，七月成。[普曰] 蔓如瓜。

马颠 [别录曰] 味甘，有毒。疗浮肿。不可多食。

马逢 [别录曰] 味辛，无毒。主癣虫。

兔枣 [别录曰] 味酸，无毒。主轻身益气。生丹阳陵地，高尺许，实如枣。

鹿良 [别录曰] 味咸，臭。主小儿惊痫、贲豚、瘈疭，大人痉。五月采。

鸡涅 [别录曰] 味甘，平，无毒。主明目，目中寒风，诸不足，水肿邪气，补中，止泄痢，疗女子白沃。一名阴洛。生鸡山，采无时。

犀洛 [别录曰] 味甘，无毒。主癃疾。一名星洛，一名泥洛。

雀梅 [别录曰] 味酸，寒，有毒。主蚀恶疮。一名千雀。生海水石谷间。[弘景曰] 叶与实俱如麦李。

燕齿 [别录曰] 主小儿痫，寒热。五月五日采。

土齿 [别录曰] 味甘，平，无毒。主轻身益气长年。生山陵地中，状如马牙。

金茎 [别录曰] 味苦，平，无毒。主金疮内漏。一名叶金草。生泽中高处。

白背 [别录曰] 味苦，平，无毒。主寒热，洗恶疮疥。生山陵，根似紫葳，叶如燕卢。采无时。

青雌 [别录曰] 味苦。主恶疮秃败疮火气，杀三虫。一名虫损，一名孟推。生方山山谷。

白辛 [别录曰] 味辛，有毒。主寒热。一名脱尾，一名羊草。生楚山，三月采根，白而香。

赤举 [别录曰] 味甘，无毒。主腹痛。一名羊饴，一名陵渴。生山阴，二月花锐蔓草上，五月实黑中有核。三月三日采叶，阴干。

赤涅 [别录曰] 味甘，无毒。主疰崩中，止血益气。生蜀郡山石阴地湿处，采无时。

赤赫 [别录曰] 味苦，寒，有毒。主痂疡恶败疮，除三虫邪气。生益州川谷，二月、八月采。

黄秫 [别录曰] 味苦，无毒。主心烦，止汗出。生如桐根。

黄辩 [别录曰] 味甘，平，无毒。主心腹疝瘕，口疮脐伤。一名经辩。

紫给 [别录曰] 味咸。主毒风头泄注。一名野葵。生高陵下地，三月三日采根，根如乌头。

紫蓝 [别录曰]味咸，无毒。主食肉得毒，能消除之。

粪蓝 [别录曰]味苦。主微痒疮、白秃、漆疮，洗之。生房陵。

巴朱 [别录曰]味甘，无毒。主寒，止血、带下。生洛阳。

柴紫 [别录曰] 味苦。主小腹痛，利小腹，破积聚，长肌肉。久服轻身长年。生冤句，二月、七月采。

文石 [别录曰]味甘。主寒热心烦。一名黍石。生东郡山泽中水下，五色，有汁润泽。

路石 [别录曰]味甘、酸，无毒。主心腹，止汗生肌，酒痂，益气耐寒，实骨髓。一名陵石。生草石上，天雨独干，日出独濡。花黄，茎赤黑。三岁一实，赤如麻子。五月、十月采茎叶，阴干。

旷石 [别录曰]味甘，平，无毒。主益气养神，除热止渴。生江南，如石草。

败石 [别录曰]味苦，无毒。主渴、痹。

石剧 [别录曰]味甘，无毒。止渴消中。

石芸 [别录曰] 味甘，无毒。主目痛淋露，寒热溢血。一名螫烈，一名顾啄。三月、五月采茎叶，阴干。

竹付 [别录曰]味甘，无毒。止痛除血。

秘恶 [别录曰]味酸，无毒。主疗肝邪气。一名杜逢。

卢精 [别录曰]味平。治蛊毒。生益州。

唐夷 [别录曰]味苦，无毒。主疗跤折。

知杖 [别录曰]味甘，无毒。疗疝。

河煎 [别录曰]味酸。主结气痈在喉颈者。生海中，八月、九月采。

区余 [别录曰]味辛，无毒。主心腹热癃。

王明 [别录曰]味苦。主身热邪气，小儿身热，以浴之。生山谷。一名王草。

师系 [别录曰] 味甘，无毒。主痈肿恶疮，煮洗之。一名臣尧，一名巨骨，一名鬼芭。生平泽，八月采。

并苦 [别录曰]主咳逆上气，益肺气，安五脏。一名蜮熏，一名玉荆。三月采，阴干。蜮音或。

索干 [别录曰]味苦，无毒。主易耳。一名马耳。

良达 [别录曰]主齿痛，止渴轻身。生山阴，茎蔓延，大如葵，子滑小。

戈共 [别录曰] 味苦，寒，无毒。主惊气伤寒，腹痛羸瘦，皮中有邪气，手足寒无色。生益州山谷。恶玉札、蜚蠊。

船虹 [别录曰]味酸，无毒。主下气，止烦满。可作浴汤。药色黄，生蜀郡，立秋取。

姑活 [别录曰] 味甘，温，无毒。主大风邪气，湿痹寒痛。久服，轻身益寿耐老。一名冬葵子。生河东。[弘景曰] 药无用者。乃有固活丸，即是野葛之名。冬葵亦非菜之冬葵子是也。[恭曰] 别本一名鸡精。

白女肠 [别录曰] 味辛，温，无毒。主泄痢肠澼，疗心痛，破疝瘕。生深山谷，叶如蓝，实赤。赤女肠同。

白扇根 [别录曰]味苦，寒，无毒。主疟，皮肤寒热，出汗，令人变。

黄白支 [别录曰]生山陵，三月、四月采根，暴干。

父陛根 [别录曰] 味辛，有毒。以熨痈肿肤胀。一名膏鱼，一名梓藻。

疥拍腹 [别录曰] 味辛，温，无毒。主轻身疗痹。五月采，阴干。

五母麻 [别录曰] 味苦，有毒。主痿痹不便，下痢。一名鹿麻，一名归泽麻，一名天麻，一名若草。生田野，五月采。[时珍曰] 茺蔚之白花者，亦名天麻草。

五色符 [别录曰] 味苦，微温。主咳逆，五脏邪气，调中益气，明目杀虫。青符、白符、赤符、黑符、黄符，各随色补其脏。白符一名女木，生巴郡山谷。

救赦人者 [别录曰] 味甘，有毒。主疝痹，通气，诸不足。生人家宫室，五月、十月采，暴干。

常吏之生 蜀本吏作更。[别录曰] 味苦，平，无毒。主明目。实有刺，大如稻米。

载 [别录曰] 味酸，无毒。主诸恶气。

庆 [别录曰] 味苦，无毒。主咳嗽。

腂音户瓦切。[别录曰] 味甘，无毒。主益气延年。生山谷中，白顺理，十月采。

芥 [别录曰] 味苦，寒，无毒。主消渴，止血，女人疾，除痹。一名梨。叶如大青。

《本草拾遗》一十三种

鸩鸟浆 [藏器曰] 生江南林木下。高一二尺，叶阴紫色，冬不凋，有赤子如珠。味甘，温，无毒。能解诸毒，故名。山人浸酒服，主风血羸老。[颂曰] 鸩鸟威生信州山野中。春生青叶，九月有花如蓬蒿菜，花淡黄色，不结实。疗痈肿疖毒。采无时。

七仙草 [藏器曰] 生山足。叶尖细长。主杖疮。捣枝叶傅之。

吉祥草 [藏器曰] 生西域，胡人将来也。味甘，温，无毒。主明目强记，补心力。[时珍曰] 今人种一种草，叶如漳兰，四时青翠，夏开紫花成穗，易繁，亦名吉祥草，非此吉祥也。

鸡脚草 [藏器曰] 生泽畔。赤茎对叶，如百合苗。味苦，平，无毒。主赤白久痢成疳。

兔肝草 [藏器曰] 初生细叶，软似兔肝。一名鸡肝。味甘，平，无毒。主金疮，止血生肉，解丹石发热。

断罐草 [藏器曰] 主丁疮。合白牙堇菜、半夏、地骨皮、青苔、蜂窠、小儿发、绯帛等分，五月五日烧灰。每汤服一钱，拔根也。堇音畜，羊蹄根也。

千金镉草 [藏器曰] 生江南。高二三尺。主蛇蝎虫咬毒。捣傅疮上，生肌止痛。

土落草 [藏器曰] 生岭南山谷。叶细长。味甘，温，无毒。主腹冷气痛痃癖。酒煎服，亦捣汁温服。

倚待草 [藏器曰] 生桂州如安山谷。叶圆，高二三尺。八月采。味甘，温，无毒。主血气虚劳，腰膝疼弱，风缓羸瘦，无颜色，绝伤无子，妇人老血。浸酒服。逐病极速，故名倚待。

药王草 [藏器曰] 苗茎青色，摘之有乳汁。味甘，平，无毒。解一切毒，止鼻衄血吐血，祛烦躁。

筋子根 [藏器曰] 生四明山。苗高尺余，叶圆厚光润，冬不凋，根大如指。亦名根子。味苦，温，无毒。主心腹痛，不问冷热远近，恶鬼气注刺痛，霍乱蛊毒暴下血。酒饮磨服。[颂曰] 根子生威州山中。味苦、辛，温。主心中结块，久积气攻脐下痛。

廅药 [藏器曰] 生胡国。似干茅、黄赤色。味咸，温，无毒。主折伤内损血瘀，生肤止痛，治五脏，除邪气，补虚损，产后血病。水煮服之，亦捣傅伤处。[时珍曰] 外台秘要：治堕马内损，取廅药末一两，牛乳一盏，煎服。

无风独摇草拾遗　[珣曰] 生大秦国及岭南。五月五日采。诸山野亦往往有之。头若弹子，尾若鸟尾，两片开合，见人自动，故曰独摇。性温，平，无毒。主头面游风，遍身痒。煮汁淋洗。[藏器曰] 带之令夫妇相爱。[时珍曰] 羌活、天麻、鬼臼、薇衔四者，皆名无风独摇草，而物不同也。段成式酉阳杂俎言：雅州出舞草。独茎三叶，叶如决明，一叶在茎端，两叶居茎之半相对。人近之歌讴及抵掌，则叶动如舞。按此即虞美人草，亦无风独摇之类也。又按山海经云：姑媱之山，帝女死焉，化为䔄草。其叶相重，花黄，实如兔丝，服之媚人。郭璞注云：一名荒夫草。此说与陈藏器佩之相爱之语相似，岂即一物欤？

唐《海药本草》一种

宜南草　[珣曰] 生广南山谷。有荚长二尺许，内有薄片似纸，大小如蝉翼。主邪。小男女以绯绢袋盛，佩之臂上，辟恶止惊。此草生南方，故名。与萱草之宜男不同。

宋《开宝本草》一种

陀得花　[志曰] 味甘，温，无毒。主一切风血，浸酒服。生西国，胡人将来。胡人采此花以酿酒，呼为三勒浆。

宋《图经外类》二十种

建水草　[颂曰] 生福州。枝叶似桑，四时常有。土人取叶焙干研末，温酒服，治走注风痛。

百药祖　[颂曰] 生天台山中。冬夏常青。土人冬采叶，治风有效。

催风使　[颂曰] 生天台山中。冬夏常青。土人秋采叶，治风有效。[时珍曰] 五加皮亦名催风使。

刺虎　[颂曰] 生睦州。凌冬不凋。采根、叶、枝入药。味甘。主一切肿痛风疾。剉焙为末，酒服一钱。[时珍曰] 寿域方：治丹瘤，用虎刺，即寿星草，捣汁涂之。又伏牛花，一名隔虎刺。

石逍遥　[颂曰] 生常州。冬夏常有，无花实。味苦，微寒，无毒。主瘫痪诸风，手足不遂。为末，炼蜜丸梧子大。酒服二十丸，日二服，百日瘥。久服，益气轻身。初服时微有头痛，无害。

黄寮郎　[颂曰] 生天台山中。冬夏常青。土人采根，治风有效。[时珍曰] 按医学正传云：黄寮郎俗名倒摘刺，治喉痛。用根擂汁，入少酒，滴之即愈。又医学集成云：牙痛者，取倒摘刺刀上烧之，取烟煤，绵蘸塞痛处，即止。

黄花了　[颂曰] 生信州。春生青叶，三月开花，似辣菜花，黄色，秋中结实，采无时。治咽喉口齿病效。

百两金　[颂曰] 生戎州、河中府、云安军。苗高二三尺，有干如木，凌冬不凋。叶似荔枝，初生背面俱青，秋后背紫面青。初秋开花，青碧色。结实如豆大，生青熟赤。无时采根去心用。味苦，性平，无毒。治壅热，咽喉肿痛，含一寸咽汁。其河中出者，根赤如蔓菁，茎细青色，四月开碎黄花，似星宿花。五月采根，长及一寸，晒干用，治风涎。

地茄子　[颂曰] 生商州。三月开花结子，五六月采，阴干。味微辛，温，有小毒。主中风痰涎麻痹，下热毒气，破坚积，利膈，消痈肿疮疖，散血堕胎。

田母草　[颂曰] 生临江军。无花实，三月采根，性凉，主烦热及小儿风热尤效。

田麻　[颂曰] 生信州田野及沟涧旁。春夏生青叶，七八月中生小荚。冬三月采叶，治痈疖肿毒。

芥心草　[颂曰] 生淄州。引蔓白色，根黄色。四月采苗叶，捣末，治疮疥甚效。

苦芥子　[颂曰] 生秦州。苗长一尺余，茎青，叶如柳，开白花似榆荚。其子黑色，味苦，大寒，无毒。明目，治血风烦躁。

布里草 [颂曰] 生南恩州原野中。茎高三四尺，叶似李而大，至夏不花而实，食之泻人。采根皮焙为末。味苦，寒，有小毒。油和涂，治疮疥，杀虫。

茆质汗 [颂曰] 生信州。叶青花白。七月采根，治风肿行血，有效。

胡堇草 [颂曰] 生密州东武山田中，枝叶似小堇菜。花紫色，似翘轺花。一枝七叶，花出两三茎。春采苗。味辛，滑，无毒。主五脏营卫肌肉皮肤中瘀血，止痛散血。捣汁，涂金疮。凡打扑损伤筋骨。恶痈疖肿破，用同松枝、乳香、乱发灰、花桑柴炭同捣，丸弹子大。每酒服一丸，其痛立止。

小儿群 [颂曰] 生施州。丛高一尺以来，春夏生苗叶，无花，冬枯。其根味辛，性凉，无毒。同左缠草即旋花根焙干，等分为末，每酒服一钱，治淋疾，无忌。

独脚仙 [颂曰] 生福州，山林旁阴泉处多有之。春生苗，叶圆，上青下紫，脚长三四寸，秋冬叶落。夏连根叶采，焙为末，酒煎半钱服，治妇人血块。

撮石合草 [颂曰] 生眉州平田中。茎高二尺以来，叶似谷叶。十二月萌芽，二月有花，不结实。其苗味甘，无毒。二月采，疗金疮。

露筋草 [颂曰] 生施州。株高三尺以来，春生苗，随即开花，结子碧绿色，四时不凋。其根味辛，涩，性凉，无毒。主蜘蛛、蜈蚣伤。焙研，以白矾水调贴之。

《本草纲目》三十九种

九龙草 [时珍曰] 生平泽。生红子，状如杨梅。其苗解诸毒，治喉痛，捣汁灌之。折伤骨筋者，捣罨患处。蛇虺伤者，捣汁，入雄黄二钱服，其痛立止。又杨清叟外科云：喉风重舌，牙关紧闭者。取九龙草，一名金钗草，单枝上者为妙。只用根，不用皮。打碎，绵裹箸上，擦牙关，即开。乃插深喉中，取出痰涎。乃以火炙热，带盐点之，即愈。

荔枝草 [时珍曰] 卫生易简方：治蛇咬犬伤及破伤风。取草一握，约三两，以酒二碗，煎一碗服，取汗出效。

水银草 [时珍曰] 卫生易简方：治眼昏。每服三钱，入木贼少许，水一盏，煎八分服。

透骨草 [时珍曰] 治筋骨一切风湿，疼痛挛缩，寒湿脚风。孙氏集效方：治疠风，遍身疮癣。用透骨草、苦参、大黄、雄黄各五钱，研末煎汤。于密室中席围，先熏至汗出如雨，淋洗之。普济方：治反胃吐食。透骨草、独科苍耳、生牡蛎各一钱，姜三片，水煎服。杨诚经验方：治一切肿毒初起。用透骨草、漏芦、防风、地榆等分煎汤，绵蘸乘热不住荡之。二三日即消。

蛇眼草 [时珍曰] 生古井及年久阴下处。形如淡竹叶，背后皆是红圈，如蛇眼状。唐瑶经验方：治蛇咬。捣烂，傅患处。

鹅项草 [时珍曰] 臞仙寿域方：治咽喉生疮。取花，同白芷、椒根皮研末，吹疮口，即效。

蛇鱼草 [时珍曰] 戴原礼证治要诀云：治金疮血出不止。捣傅之。

九里香草 [时珍曰] 傅滋医学集成：治肚痈。捣碎，浸酒服。

白筵草 [时珍曰] 香草也。虫最畏之。孙真人千金方：治诸虫疮疥癞。取根叶煎水，隔日一洗。

环肠草 [时珍曰] 张子和儒门事亲方：治蛊胀。晒干煎水，日服，以小便利为度。

剖耳草 [时珍曰] 王执中资生经，治气聋方中用之。

耳环草 [时珍曰] 危亦林得效方治五痔，挼软纳患处，即效。一名碧蝉儿花。

铜鼓草 [时珍曰] 范成大虞衡志云：出广西。其实如瓜。治疡毒。

蚕茧草 [时珍曰] 摘玄方：治肿胀。用半斤，同冬瓜皮半斤，紫苏根叶半斤，生姜皮三两，煎汤熏洗，暖卧取汗。洗三次，小便清长，自然胀退。

野芗草 [时珍曰] 摘玄方：治痞满。用五斤，以一半安乌盆内，置鸡子十个在草上，以草一半盖之，米醋浸二宿，鸡子壳软，乃取于饭上蒸熟顿食之，块渐消也。经验。

纤霞草 [时珍曰] 陈巽经验方：元脏虚冷，气攻脐腹痛。用硇砂一两，生乌头去皮二两，纤霞草二两为末。以小沙罐固济，慢火烧赤，以此草拌硇入内，不盖口，顶火一秤煅之。炉冷取出，同乌头末，蒸饼丸梧子大。每服三丸，醋汤下。

牛脂芀 [时珍曰] 经验良方：治七孔出血。为粗末。每服一勺，瓦器煎服。以纱盖头顶，并扎小指根。

鸭脚青 [时珍曰] 普济方：治疔疮如连珠者。同鱼苏研烂，糖水拌，刷之。

天仙莲 [时珍曰] 卫生易简方：治恶毒疮疖。捣叶，傅之。

双头莲 [时珍曰] 一名催生草。主妇人产难。左手把之，即生。又主肿胀，利小便。卫生易简方：治大人小儿牙痈。捣烂，贴之。

猪蓝子 [时珍曰] 卫生易简方：治耳内有脓，名通耳。用子为末，筒吹入，不过二三次愈。

天芥菜 [时珍曰] 生平野。小叶如芥状。味苦。一名鸡痾粘。主蛇伤。同金沸草，入盐捣，傅之。王玺医林集要：治腋下生肿毒。以盐、醋同捣，傅之。散肿止痛，脓已成者亦安。亦治一切肿毒。

佛掌花 [时珍曰] 普济方：治疔疮如樱桃者。用根，同生姜、蜜研汁，服之。外以天茄叶贴之。

郭公刺 [时珍曰] 一名光骨刺。取叶捣细，油调，傅天泡疮。虞抟医学正传：治哮喘。取根剉，水煎服，即止。

筊箕柴 [时珍曰] 生山中。王永辅惠济方：治疬疮。取皮煎汤服。须臾痒不可忍，以手爬破，出毒气即愈。

碎米柴 [时珍曰] 主痈疽发背。取叶，入傅药用。

羊屎柴 [时珍曰] 一名牛屎柴。生山野。叶类鹤虱。四月开白花，亦有红花者。结子如羊屎状，名铁草子。根可毒鱼。夏用苗叶，冬用根。主痈疽发背。捣烂傅之，能合疮口，散脓血。干者为末，浆水调傅。又治下血如倾水，取生根一斤，生白酒二斗，煮一斗，空心随量饮。

山枇杷柴 [时珍曰] 危亦林得效方：治汤火伤。取皮焙研末，蜜调傅之。

三角风 [时珍曰] 一名三角尖。取石上者尤良。主风湿流注疼痛，及痈疽肿毒。

叶下红 [时珍曰] 主飞丝入目，肿痛。同盐少许，绢包滴汁入目。仍以塞鼻，左塞右，右塞左。

满江红 [时珍曰] 主痈疽。入膏用。

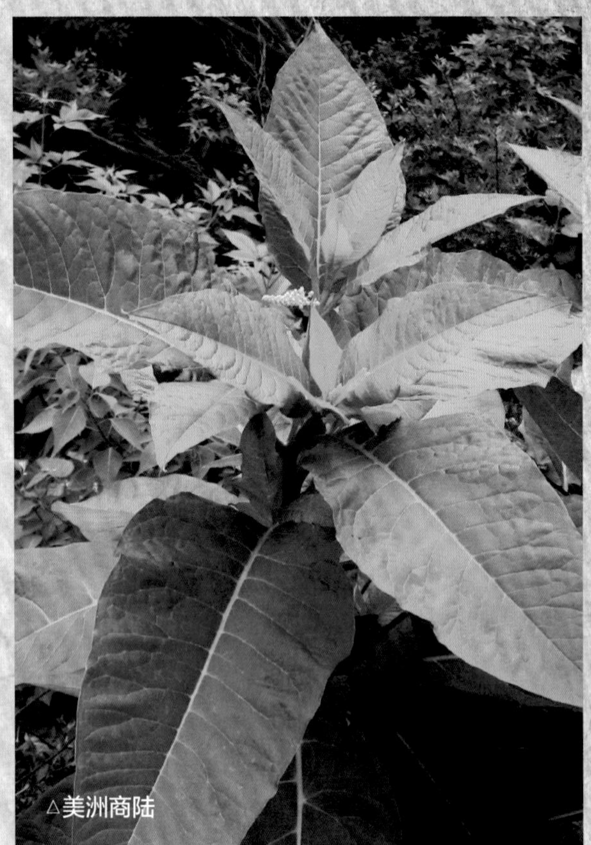
△美洲商陆

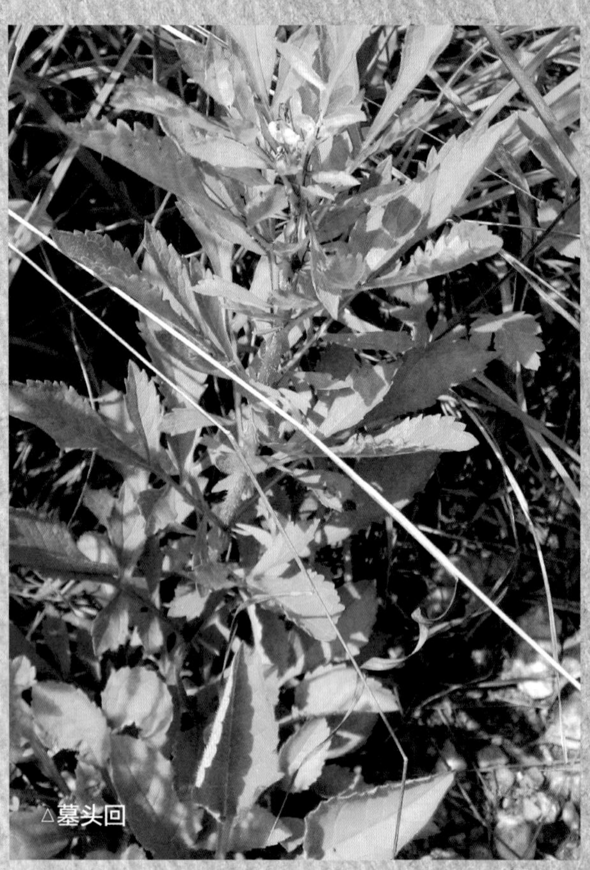
△墓头回

隔山消 [时珍曰] 出太和山。白色。主腹胀积滞。孙天仁集效方：治气膈噎食转食。用隔山消二两，鸡肫皮一两，牛胆南星、朱砂各一两，急性子二钱，为末，炼蜜丸小豆大。每服一钱，淡姜汤下。

石见穿 [时珍曰] 主骨痛，大风痈肿。

醉醒草 [时珍曰] 天宝遗事：玄宗于兴庆池边植之。丛生，叶紫而心殷。醉客摘草嗅之，立醒，故名。

墓头回 [时珍曰] 董炳集验方：治崩中，赤白带下。用一把，酒、水各半盏，童尿半盏，新红花一捻，煎七分，卧时温服。日近者一服，久则三服愈，其效如神。一僧用此治蔡大尹内人，有效。

羊茅 [时珍曰] 羊喜食之，故名。普济方：治喉痹肿痛。捣汁，咽之。

阿只儿 [时珍曰] 刘郁西使记云：出西域。状如苦参。主打扑伤损，妇人损胎。用豆许，咽之自消。又治马鼠疮。

阿息儿 [时珍曰] 西使记云：出西域。状如地骨皮。治妇人产后衣不下，又治金疮脓不出。嚼烂涂之，即出。

奴哥撒儿 [时珍曰] 西使记云：出西域。状如桔梗。治金疮，及肠与筋断者。嚼烂傅之，自续也。

本草纲目

谷部第二十二卷

谷之一 麻麦稻类十二种

‖ **基原** ‖

据《纲目图鉴》《中药图鉴》《纲目彩图》等综合分析考证，本品为脂麻科植物脂麻 *Sesamum indicum* L. 的成熟种子；黑者称黑芝麻，白者称白芝麻或白油麻，榨油称芝麻油或胡麻油。全国各地均有栽培。《药典》收载黑芝麻药材为脂麻科植物脂麻的干燥成熟种子；秋季果实成熟时采割植株，晒干，打下种子，除去杂质，再晒干。

胡麻　脂麻

胡麻

《别录》上品

▷胡麻

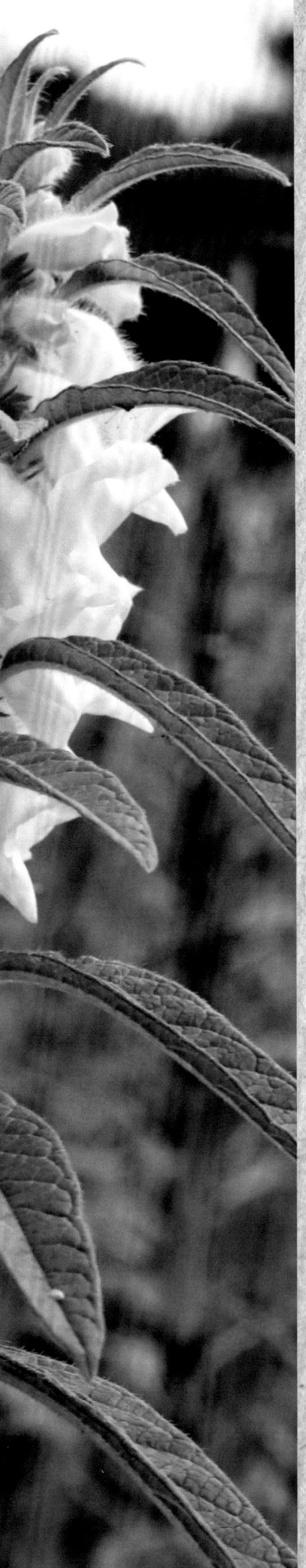

校正：今据沈存中、寇宗奭二说，并入本经青蘘及嘉祐新立白油麻、胡麻油为一条。

‖**释名**‖

巨胜本经**方茎**吴普**狗虱**别录**油麻**食疗**脂麻**衍义。俗作芝麻，非。**叶名青蘘**音箱。**茎名麻藍**音皆，亦作秸。[时珍曰] 按沈存中笔谈云：胡麻即今油麻，更无他说。古者中国止有大麻，其实为蕡，汉使张骞始自大宛得油麻种来，故名胡麻，以别中国大麻也。寇宗奭衍义，亦据此释胡麻，故今并入油麻焉。巨胜即胡麻之角巨如方胜者，非二物也。方茎以茎名，狗虱以形名，油麻、脂麻谓其多脂油也。按张揖广雅：胡麻一名藤弘。弘亦巨也。别录一名鸿藏者，乃藤弘之误也。又杜宝拾遗记云：隋大业四年，改胡麻曰交麻。

‖**集解**‖

[别录曰] 胡麻一名巨胜，生上党川泽，秋采之。青蘘，巨胜苗也，生中原川谷。[弘景曰] 胡麻，八谷之中，惟此为良。纯黑者名巨胜，巨者大也。本生大宛，故名胡麻。又以茎方者为巨胜，圆者为胡麻。[恭曰] 其角作八棱者为巨胜，四棱者为胡麻。都以乌者为良，白者为劣。[诜曰] 沃地种者八棱，山田种者四棱。土地有异，功力则同。[敩曰] 巨胜有七棱，色赤味酸涩者，乃真。其八棱者，两头尖者，色紫黑者，及乌油麻，并呼胡麻，误矣。[颂曰] 胡麻处处种之，稀复野生。苗梗如麻，而叶圆锐光泽。嫩时可作蔬，道家多食之。本经谓胡麻一名巨胜。陶弘景以茎之方圆分别，苏恭以角棱多少分别，仙方有服胡麻、巨胜二法，功用小别，是皆以为二物矣。或云即今油麻，本生胡中，形体类麻，故名胡麻。八谷之中最为大胜，故名巨胜，乃一物二名。如此则是一物而有二种，如天雄、附子之类。故葛洪云：胡麻中有一叶两尖者为巨胜。别录·序例云：细麻即胡麻也，形扁扁尔。其茎方者名巨胜，是也。今人所用胡麻之叶，如荏而狭尖。茎

高四五尺。黄花，生子成房，如胡麻角而小。嫩时可食，甚甘滑，利大肠。皮亦可作布，类大麻，色黄而脆，俗亦谓之黄麻。其实黑色，如韭子而粒细，味苦如胆，杵末略无膏油。其说各异。此乃服食家要药，乃尔差误，岂复得效也。[宗奭曰] 胡麻诸说参差不一，止是今人脂麻，更无他义。以其种来自大宛，故名胡麻。今胡地所出者皆肥大，其纹鹊，其色紫黑，取油亦多。嘉祐本草白油麻与此乃一物，但以色言之，比胡地之麻差淡，不全白尔。今人通呼脂麻，故二条治疗大同。如川大黄、上党人参之类，特以其地所宜立名，岂可与他土者为二物乎？[时珍曰] 胡麻即脂麻也。有迟、早二种，黑、白、赤三色，其茎皆方。秋开白花，亦有带紫艳者。节节结角，长者寸许。有四棱、六棱者，房小而子少；七棱、八棱者，房大而子多，皆随土地肥瘠而然。苏恭以四棱为胡麻，八棱为巨胜，正谓其房胜巨大也。其茎高者三四尺。有一茎独上者，角缠而子少；有开枝四散者，角繁而子多，皆因苗之稀稠而然也。其叶有本团而末锐者，有本团而末分三丫如鸭掌形者，葛洪谓一叶两尖为巨胜者指此。盖不知乌麻、白麻，皆有二种叶也。按本经胡麻一名巨胜，吴普本草一名方茎，抱朴子及五符经并云巨胜一名胡麻，其说甚明。至陶弘景始分茎之方圆。雷敩又以赤麻为巨胜，谓乌麻非胡麻。嘉祐本草复出白油麻，以别胡麻。并不知巨胜即胡麻中丫叶巨胜而子肥者，故承误启疑如此。惟孟诜谓四棱、八棱为土地肥瘠，寇宗奭据沈存中之说，断然以脂麻为胡麻，足以证诸家之误矣。又贾思勰齐民要术种收胡麻法，即今种收脂麻之法，则其为一物尤为可据。今市肆间，因茎分方圆之说，遂以茺蔚子伪为巨胜，以黄麻子及大藜子伪为胡麻，误而又误矣。茺蔚子长一分许，有三棱。黄麻子黑如细韭子，味苦。大藜子状如壁虱及酸枣核仁，味辛甘，并无脂油。不可不辨。梁·简文帝劝医文有云：世误以灰涤菜子为胡麻。则胡麻之讹，其来久矣。[慎微曰] 俗传胡麻须夫妇同种则茂盛。故本事诗云：胡麻好种无人种，正是归时又不归。

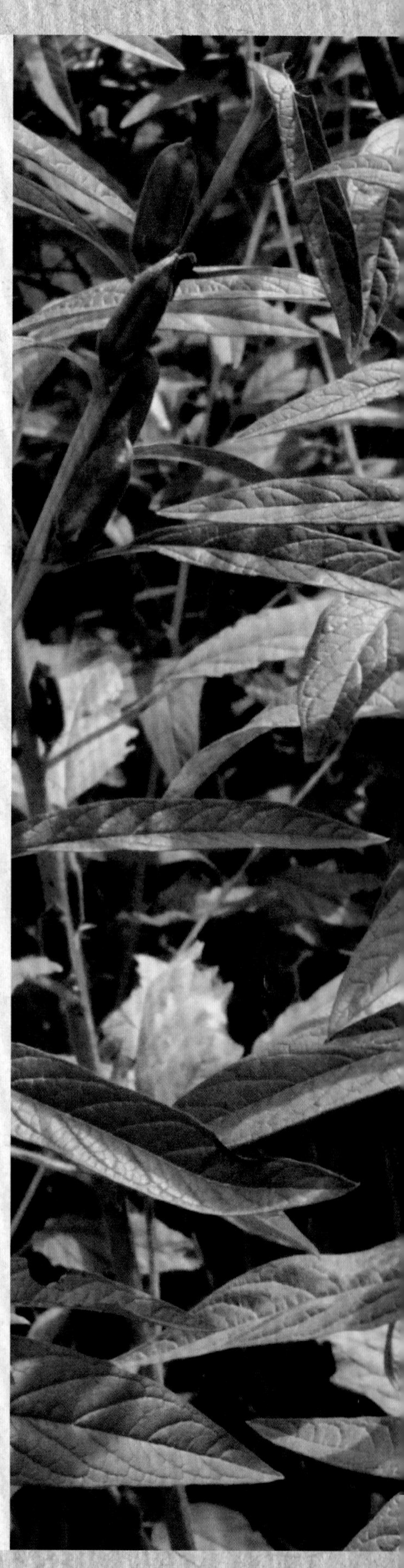

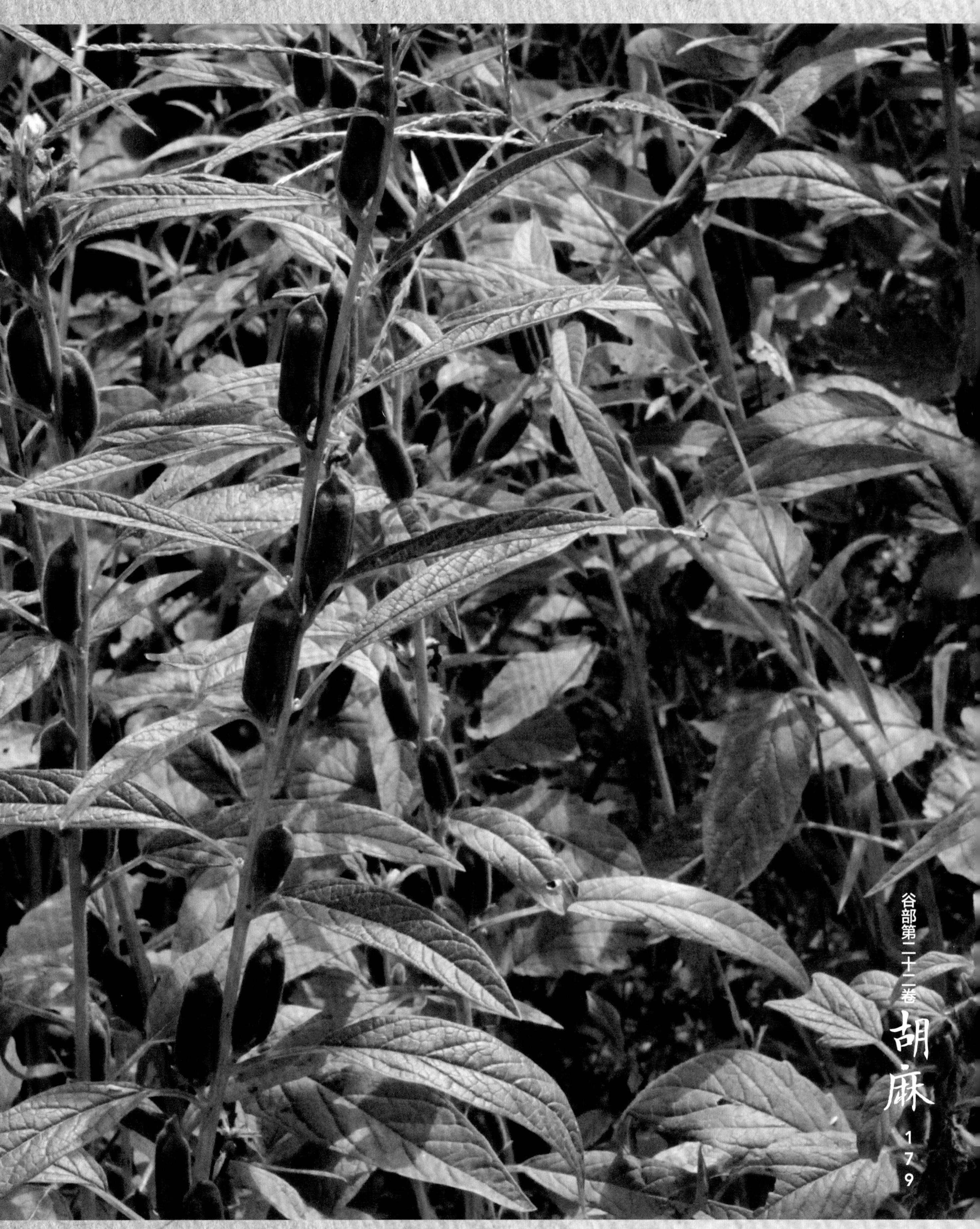

谷部第二十二卷

胡麻

胡麻

‖ **修治** ‖

[弘景曰] 服食胡麻，取乌色者，当九蒸九暴，熬捣饵之。断谷，长生，充饥。虽易得，而学者未能常服，况余药耶？蒸不熟，令人发落。其性与茯苓相宜。俗方用之甚少，时以合汤丸尔。[敩曰] 凡修事以水淘去浮者，晒干，以酒拌蒸，从巳至亥，出摊晒干。臼中舂去粗皮，留薄皮。以小豆对拌，同炒。豆熟，去豆用之。

‖ **气味** ‖

甘，平，无毒。[士良曰] 初食利大小肠，久食即否，去陈留新。[镜源曰] 巨胜可煮丹砂。

‖ **主治** ‖

伤中虚羸，补五内，益气力，长肌肉，填髓脑。久服，轻身不老。本经。**坚筋骨，明耳目，耐饥渴，延年。疗金疮止痛，及伤寒温疟大吐后，虚热羸困。**别录。**补中益气，润养五脏，补肺气，止心惊，利大小肠，耐寒暑，逐风湿气、游风、头风，治劳气，产后羸困，催生落胞。细研涂发令长。白蜜蒸饵，治百病。**日华。**炒食，不生风。病风人久食，则步履端正，语言不謇。**李廷飞。**生嚼涂小儿头疮，煎汤浴恶疮、妇人阴疮，大效。**苏恭。

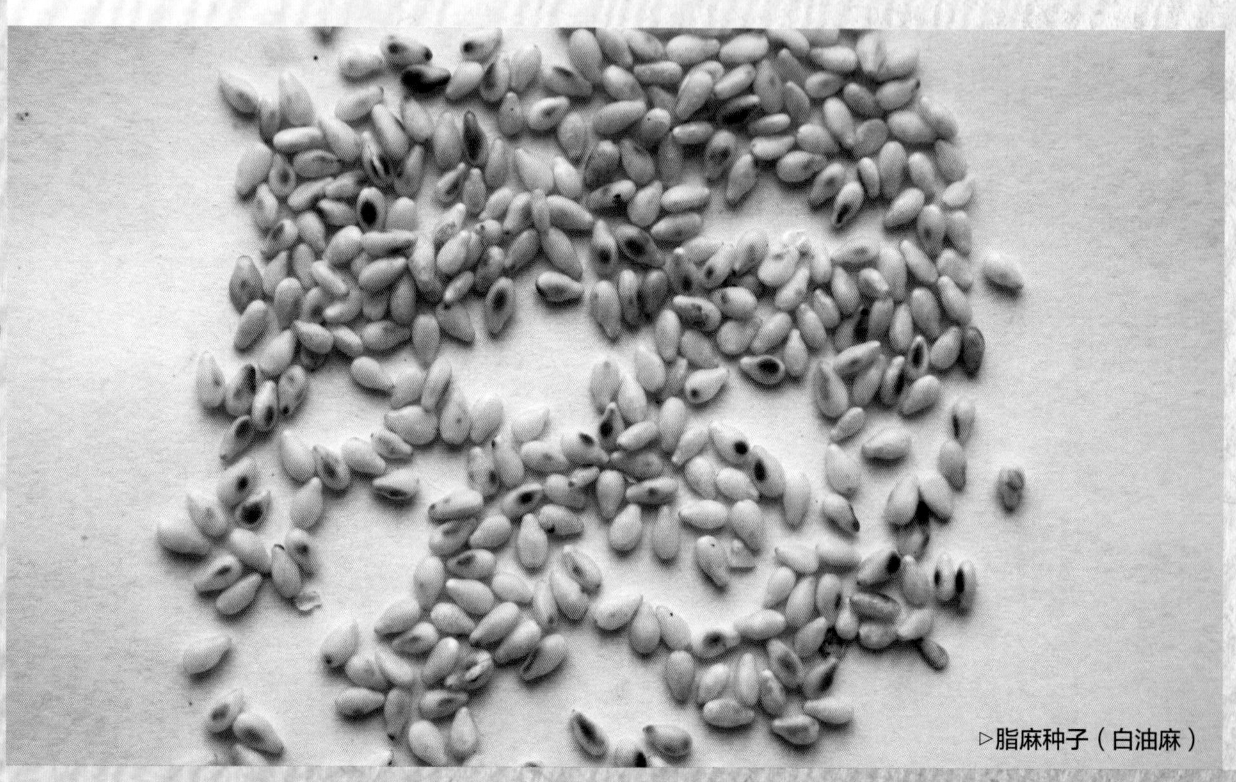

▷脂麻种子（白油麻）

白油麻 嘉祐

‖ **气味** ‖

甘，大寒，无毒。[宗奭曰] 白脂麻，世用不可一日阙者，亦不至于大寒也。[原曰] 生者性寒而治疾，炒者性热而发病，蒸者性温而补人。[诜曰] 久食抽人肌肉。其汁停久者，饮之发霍乱。

‖ **主治** ‖

治虚劳，滑肠胃，行风气，通血脉，去头上浮风，润肌肉。食后生啖一合，终身勿辍。又与乳母服之，孩子永不生病。客热，可作饮汁服之。生嚼，傅小儿头上诸疮，良。孟诜。**仙方蒸以辟谷。**苏恭。

‖ **发明** ‖

[甄权曰] 巨胜乃仙经所重。以白蜜等分合服，名静神丸。治肺气，润五脏，其功甚多。亦能休粮，填人精髓，有益于男。患人虚虚而吸吸者，加而用之。[时珍曰] 胡麻取油以白者为胜。服食以黑者为良，胡地者尤妙。取其黑色入通于肾，而能润燥也。赤者状如老茄子，壳厚油少，但可食尔，不堪服食。唯钱乙治小儿痘疮变黑归肾，百祥丸，用赤脂麻煎汤送下，盖亦取其解毒耳。五符经有巨胜丸，云即胡麻，本生大宛，五谷之长也。服之不息，可以知万物，通神明，与世常存。参同契亦云：巨胜可延年，还丹入口中。古以胡麻为仙药，而近世罕用，或者未必有此神验，但久服有益而已耶。刘、阮入天台，遇仙女，食胡麻饭。亦以胡麻同米作饭，为仙家食品焉尔。又按苏东坡与程正辅书云：凡痔疾，宜断酒肉与盐酪、酱菜、厚味及粳米饭，唯宜食淡面一味。及以九蒸胡麻即黑脂麻，同去皮茯苓，入少白蜜为麸食之。日久气力不衰而百病自去，而痔渐退。此乃长生要诀，但易知而难行尔。据此说，则胡麻为脂麻尤可凭矣。其用茯苓，本陶氏注胡麻之说也。近人以脂麻擂烂去滓，入绿豆粉作腐食。其性平润，最益老人。

▽黑芝麻药材

‖**附方**‖

旧十五，新十六。**服食胡麻**抱朴子云：用上党胡麻三斗，淘净甑蒸，令气遍。日干，以水淘去沫再蒸，如此九度。以汤脱去皮，簸净，炒香为末，白蜜或枣膏丸弹子大。每温酒化下一丸，日三服。忌毒鱼、狗肉、生菜。服至百日，能除一切痼疾，一年身面光泽不饥，二年白发返黑，三年齿落更生，四年水火不能害，五年行及奔马，久服长生。若欲下之，饮葵菜汁。孙真人云：用胡麻三升，去黄褐者，蒸三十遍，微炒香为末。入白蜜三升，杵三百下，丸梧桐子大。每旦服五十丸。人过四十以上，久服明目洞视，肠柔如筋也。仙方传云：鲁女生服胡麻、饵术，绝谷八十余年，甚少壮，日行三百里，走及獐麝。**服食巨胜**治五脏虚损，益气力，坚筋骨。用巨胜九蒸九暴，收贮。每服二合，汤浸布裹。挼去皮再研，水滤汁煎饮，和粳米煮粥食之。[时珍曰] 古有服食胡麻、巨胜二法。方不出于一人，故有二法，其实一物也。**白发返黑**乌麻九蒸九晒，研末，枣膏丸，服之。千金方。**腰脚疼痛**新胡麻一升，熬香杵末。日服一小升，服至一斗永瘥。温酒、蜜汤、姜汁皆可下。千金。**手脚酸痛**微肿。用脂麻熬研五升，酒一升，浸一宿。随意饮。外台。**入水肢肿**作痛。生胡麻捣涂之。千金。**偶感风寒**脂麻炒焦，乘热擂酒饮之。暖卧取微汗出良。**中暑毒死**救生散：用新胡麻一升，微炒令黑，摊冷为末，新汲水调服三钱。或丸弹子大，水下。经验后方。**呕哕不止**白油麻一大合，清油半斤，煎取三合，去麻温服。近效方。**牙齿痛肿**胡麻五升，水一斗，煮汁五升。含漱吐之，不过二剂神良。肘后。**热淋茎痛**乌麻子、蔓菁子各五合，炒黄，绯袋盛，以井华水三升浸之。每食前服一钱。圣惠方。**小儿下痢**赤白。用油麻一合捣，和蜜汤服之。外台。**解下胎毒**小儿初生，嚼生脂麻，绵包，与儿咂之，其毒自下。**小儿急疳**油麻嚼傅之。外台。**小儿软疖**油麻炒焦，乘热嚼烂傅之。谭氏小儿方。**头面诸疮**脂麻生嚼傅之。普济。**小儿瘰疬**脂麻、连翘等分，为末。频频食之。简便方。**疔肿恶疮**胡麻烧灰、针砂等分，为末。醋和傅之，日三。普济方。**痔疮风肿**作痛。胡麻子煎汤洗之，即消。**坐板疮疥**生脂麻嚼傅之。笔峰杂兴。**阴痒生疮**胡麻嚼烂傅之，良。肘后。**乳疮肿痛**用脂麻炒焦，研末。以灯窝油调涂即安。**妇人乳少**脂麻炒研，入盐少许，食之。唐氏。**汤火伤灼**胡麻生研如泥，涂之。外台。**蜘蛛咬疮**油麻研烂傅之。经验后方。**诸虫咬伤**同上。**蚰蜒入耳**胡麻炒研，作袋枕之。梅师。**谷贼尸咽**喉中痛痒，此因误吞谷芒，抢刺痒痛也。谷贼属咽，尸咽属喉，不可不分。用脂麻炒研，白汤调下。三因方。**痈疮不合**乌麻炒黑，捣傅之。千金。**小便尿血**胡麻三升杵末，以东流水二升浸一宿，平旦绞汁，顿热服。千金方。

胡麻油即香油 [弘景曰] 生榨者良。若蒸炒者，止可供食及然灯耳，不入药用。[宗奭曰] 炒熟乘热压出油，谓之生油，但可点照；须再煎炼，乃为熟油，始可食，不中点照，亦一异也。如铁自火中出而谓之生铁，亦此义也。[时珍曰] 入药以乌麻油为上，白麻油次之，须自榨乃良。若市肆者，不惟已经蒸炒，而又杂之以伪也。

‖**气味**‖

甘，微寒，无毒。

‖ **主治** ‖

利大肠，产妇胞衣不落。生油摩肿，生秃发。别录。**去头面游风。**孙思邈。**主天行热闷闷，肠内结热。服一合，取利为度。**藏器。**主喑哑，杀五黄，下三焦热毒气，通大小肠，治蛔心痛。傅一切恶疮疥癣，杀一切虫。取一合，和鸡子两颗，芒消一两，搅服。少时，即泻下热毒，甚良。**孟诜。**陈油：煎膏，生肌长肉止痛，消痈肿，补皮裂。**日华。**治痈疽热病。**苏颂。**解热毒、食毒、虫毒，杀诸虫蝼蚁。**时珍。

‖ **发明** ‖

[藏器曰] 大寒，乃常食所用，而发冷疾，滑精髓，发脏腑渴，困脾脏。令人体重损声。[士良曰] 有牙齿疾及脾胃疾人，切不可吃。治饮食物，须逐日熬熟用之。若经宿，即动气也。[刘完素曰] 油生于麻，麻温而油寒，同质而异性也。[震亨曰] 香油乃炒熟脂麻所出，食之美，且不致疾。若煎炼过，与火无异矣。[时珍曰] 张华博物志言：积油满百石，则自能生火。陈霆墨谈言：衣绢有油，蒸热则出火星。是油与火同性矣。用以煎炼食物，尤能动火生痰。陈氏谓之大寒，珍意不然，但生用之，有润燥解毒、止痛消肿之功，似乎寒耳。且香油能杀虫，而病发癥者嗜油；炼油能自焚，而气尽则反冷。此又物之玄理也。

‖ **附方** ‖

旧十，新二十六。**发癥饮油**外台云：病发癥者，欲得饮油。用油一升，入香泽煎之。盛置病人头边，令气入口鼻，勿与饮之。疲极眠睡，虫当从口出。急以石灰粉手捉取抽尽，即是发也。初出，如不流水中浓菜形。又云：治胸喉间觉有癥虫上下，尝闻葱、豉食香，此乃发癥虫也。二日不食，开口而卧。以油煎葱、豉令香，置口边。虫当出，以物引去之，必愈。**发瘕腰痛**南史云：宋明帝宫人腰痛牵心，发则气绝。徐文伯诊曰：发瘕也。以油灌之。吐物如发，引之长三尺，头已成蛇，能动摇，悬之滴尽，唯一发尔。**吐解蛊毒**以清油多饮，取吐。岭南方。**解河豚毒**一时仓卒无药。急以清麻油多灌，取吐出毒物，即愈。卫生易简方。**解砒石毒**麻油一碗，灌之。卫生方。**大风热疾**近效方云：婆罗门僧疗大风疾，并热风手足不遂，压丹石热毒。用消石一两，生乌麻油二大升，同纳铛中。以土墼盖口，纸泥固济，细火煎之。初煎气腥，药熟则香气发。更以生脂麻油二大升和合，微煎之。以意斟量得所，即内不津器中。凡大风人，用纸屋子坐病人，外面烧火发汗，日服一大合，壮者日二服。三七日，头面疱疮皆灭也。图经。**伤寒发黄**生乌麻油一盏，水半盏，鸡子白一枚，和搅服尽。外台。**小儿发热**不拘风寒饮食时行痘疹，并宜用之。以葱涎入香油内，手指蘸油摩擦小儿五心、头面、项背诸处，最能解毒凉肌。直指。**预解痘毒**外台云：时行暄暖，恐发痘疮。用生麻油一小盏，水一盏，旋旋倾下油内，柳枝搅稠如蜜。每服二三蚬壳，大人二合，卧时服之。三五服，大便快利，疮自不生矣。此扁鹊油剂法也。直指用麻油、童便各半盏，如上法服。**小儿初生**大小便不通。用真香油一两，皮消少许，同煎滚。冷定，徐徐灌入口中，咽下即通。蔺氏经验方。**卒热心痛**生麻油一合，服之良。肘后方。**鼻衄不止**纸条蘸真麻油入鼻取嚏，即愈。有人一夕衄血盈盆，用此而效。普济方。**胎死腹中**清油和蜜等分，入汤顿服。普济方。**漏胎难产**因血干涩也。用清油半两，好蜜一两，同煎数十沸。温服，胎滑即下。他药无益，以此助血为效。胎产须知。**产肠不收**用油五斤，炼熟盆盛。令妇坐盆中，饭久。先用皂角炙，去皮研末。吹少许入鼻作嚏，立上。斗门。**痈疽发背**初作即服此，使毒气不内攻。以麻油一斤，银器煎二十沸，和醇醋二碗。分五次，一日服尽。直指。**肿毒初起**麻油煎葱黑色，趁热通手旋涂，自消。百一选方。**喉痹肿痛**生油一合灌之，立愈。总录。**丹石毒发**发热者，不得食热物，不用火为使。但着厚衣暖卧，取油一匙，含咽。戒怒二七日也。枕中记云：服丹石人。先宜以麻油一升，薤白三升切，纳油中，微火煎黑，去滓。合酒每服三合，百日气血充盛也。**身面疮疥**方同下。**梅花秃癣**用清油一碗，以小竹子烧火入内煎沸，沥猪胆汁一个和匀，剃头擦之，二三日即愈。勿令日晒。普济方。**赤秃发落**香油、水等分，以银钗搅和。日日擦之，发生乃止。普济方。**发落不生**生胡麻油涂之。普济方。**令发长黑**生麻油桑叶煎过，去滓。沐发，令长数尺。普济。**滴耳治聋**生油日滴三五次。候耳中塞出，即愈。总录。**蚰蜒入耳**刘禹锡传信方用油麻油作煎饼，枕卧，须臾自出。李元淳尚书在河阳日，蚰蜒入耳，无计可为。脑闷有声，至以头击门柱。奏状危困，因发御医疗之。不验。忽有人献此方，乃愈。图经。**蜘蛛咬毒**香油和盐，掺之。普济方。**冬月唇裂**香油频频抹之。相感志。**身面白癜**以酒服生胡麻油一合，一日三服，至五斗瘥。忌生冷、猪、鸡、鱼、蒜等百日。千金。**小儿丹毒**生麻油涂之。千金。**打扑伤肿**熟麻油和酒饮之，以火烧热地卧之，觉即疼肿俱消。松阳民相殴，用此法，经官验之，了无痕迹。赵葵行营杂录。**虎爪伤人**先吃清油一碗，仍以油淋洗疮口。赵原阳济急方。**毒蜂螫伤**清油搽之妙。同上。**毒蛇螫伤**急饮好清油一二盏解毒，然后用药也。济急良方。

灯盏残油

‖**主治**‖

能吐风痰食毒，涂痈肿热毒。又治猘犬咬伤，以灌疮口，甚良。时珍。

麻枯饼 [时珍曰] 此乃榨去油麻滓也。亦名麻籸，音辛。荒岁人亦食之。可以养鱼肥田，亦周礼草人强坚用蕡之义。

‖**附方**‖

新二。**指牙乌须**麻枯八两，盐花三两，用生地黄十斤取汁，同入铛中熬干。以铁盖覆之，盐泥泥之。煅赤，取研末。日用三次，揩毕，饮姜茶。先从眉起，一月皆黑也。养老书。**疽疮有虫**生麻油滓贴之，绵裹，当有虫出。千金方。

青蘘音穰。本经上品 [恭曰] 自草部移附此。

‖ **释名** ‖

梦神，巨胜苗也。生中原山谷。别录。

‖ **气味** ‖

甘，寒，无毒。

‖ **主治** ‖

五脏邪气，风寒湿痹，益气，补脑髓，坚筋骨。久服，耳目聪明，不饥不老增寿。本经。**主伤暑热。**思邈。**作汤沐头，去风润发，滑皮肤，益血色。**日华。**治崩中血凝注者，生捣一升，热汤绞汁半升服，立愈。**甄权。**祛风解毒润肠。又治飞丝入咽喉者，嚼之即愈。**时珍。

‖ **发明** ‖

[宗奭曰] 青蘘即油麻叶也。以汤浸，良久涎出，稠黄色，妇人用之梳发，与日华作汤沐发之说相符，则胡麻之为脂麻无疑。[弘景曰] 胡麻叶甚肥滑，可沐头。但不知云何服之。仙方并无用此，亦当阴干为丸散尔。[时珍曰] 按服食家有种青蘘作菜食法，云：秋间取巨胜子种畦中，如生菜之法。候苗出采食，滑美不减于葵。则本草所著者，亦茹蔬之功，非入丸散也。

胡麻花 [思邈曰] 七月采最上标头者，阴干用之。[藏器曰] 阴干渍汁，溲面食，至韧滑。

‖ **主治** ‖

生秃发。思邈。**润大肠。人身上生肉丁者，擦之即愈。**时珍。

‖ **附方** ‖

新一。**眉毛不生**乌麻花阴干为末，以乌麻油渍之，日涂。外台秘要。

麻秸

‖ **主治** ‖

烧灰，入点痣去恶肉方中用。时珍。

‖ **附方** ‖

新二。**小儿盐哮**脂麻秸，瓦内烧存性，出火毒，研末。以淡豆腐蘸食之。摘玄方。**聤耳出脓**白麻秸刮取一合，花胭脂一枚，为末。绵裹塞耳中。圣济总录。

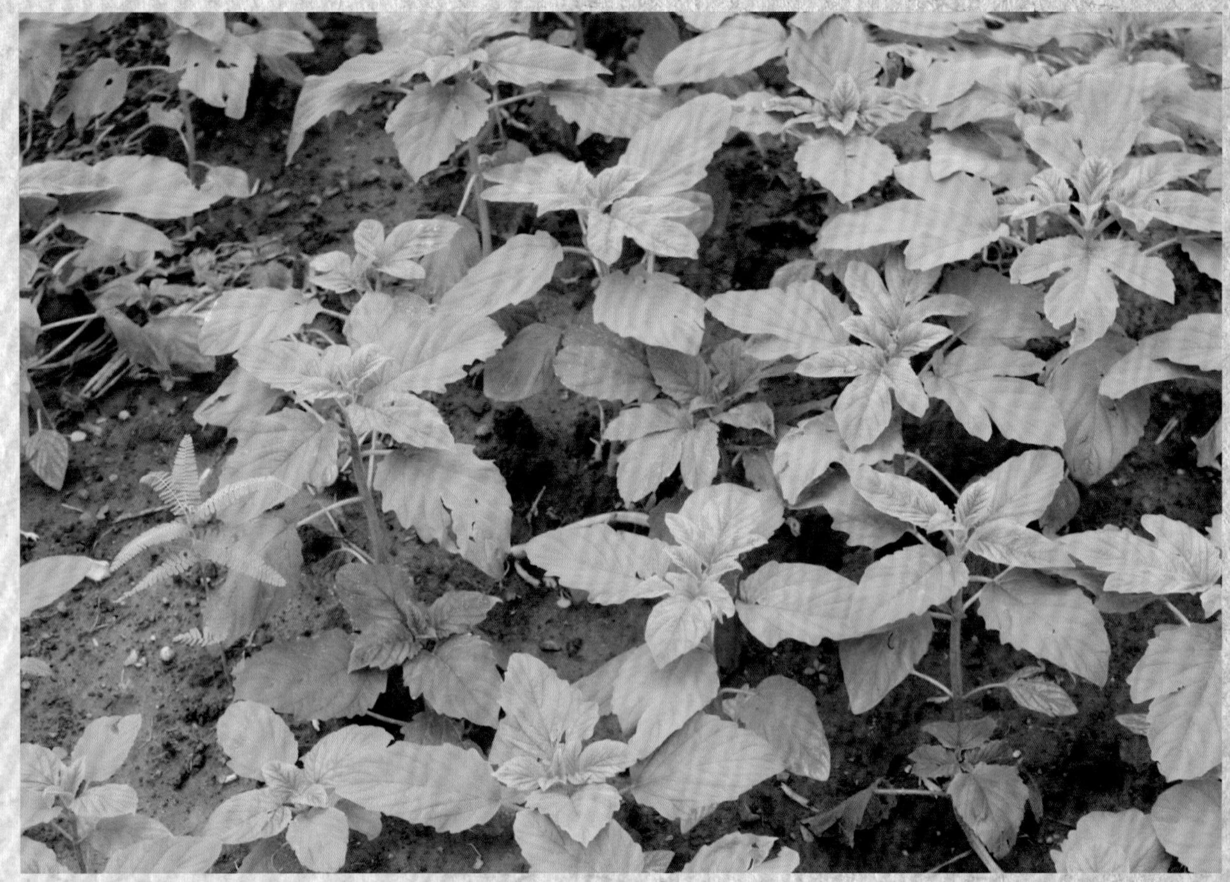

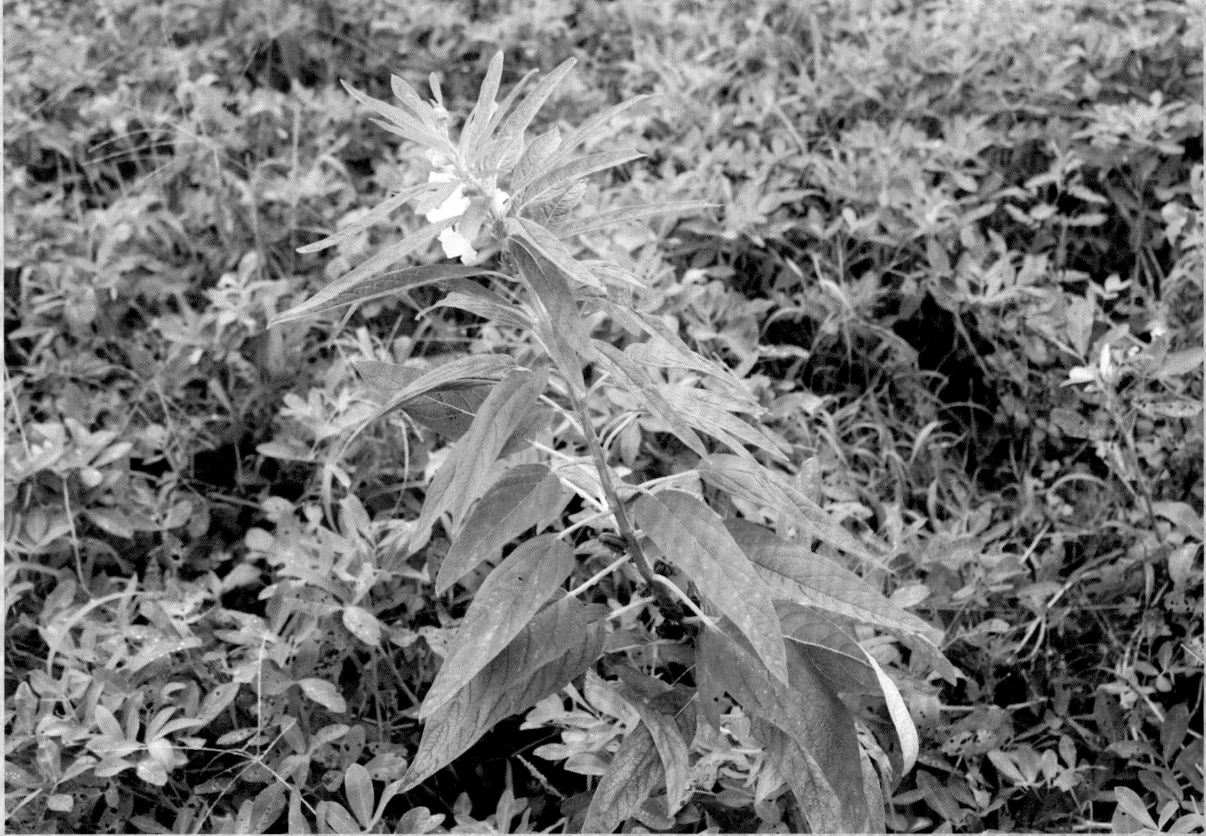

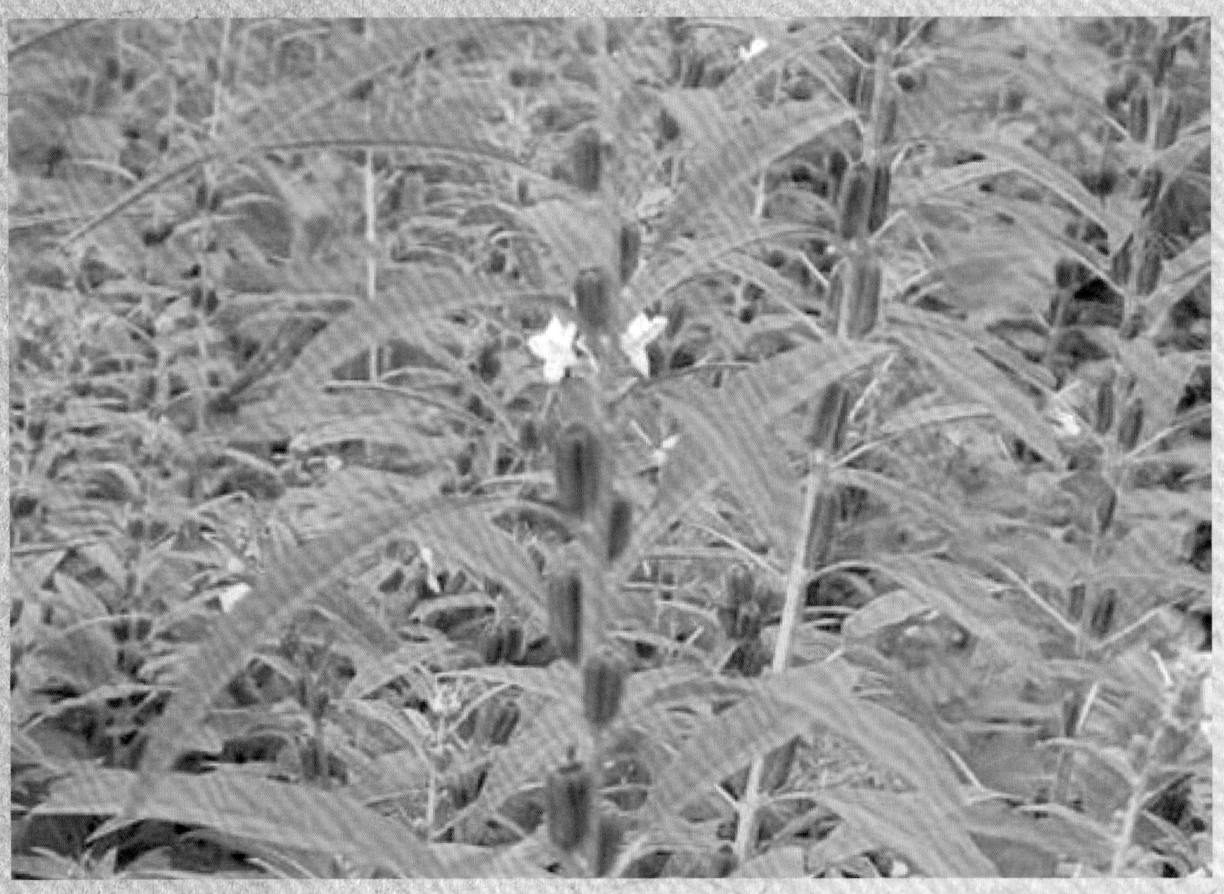

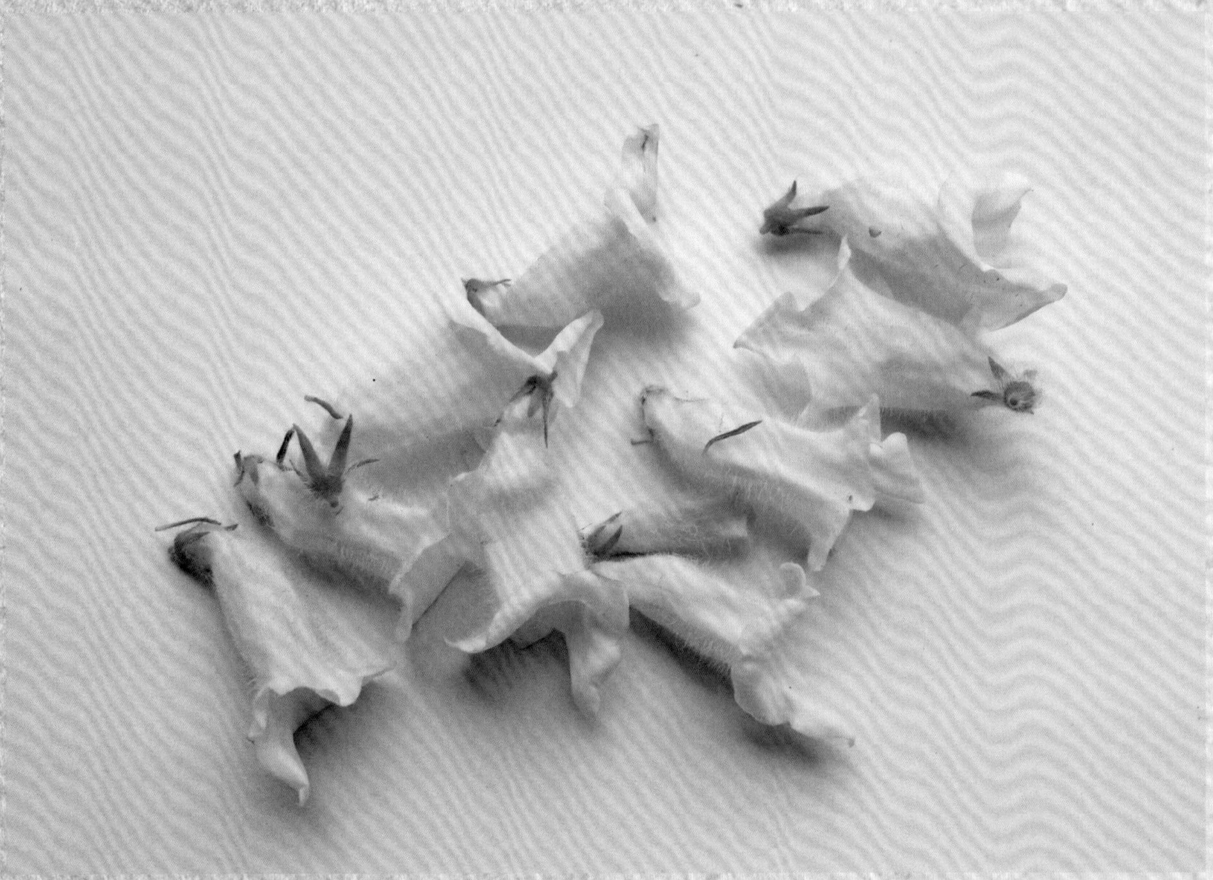

‖ **基原** ‖

据《纲目图鉴》《药典图鉴》《中华本草》等综合分析考证，本品为亚麻科植物亚麻 *Linum usitatissimum* L.。全国各地均有分布。《药典》收载亚麻子药材为亚麻科植物亚麻的干燥成熟种子；秋季果实成熟时采收植株，晒干，打下种子，除去杂质，再晒干。

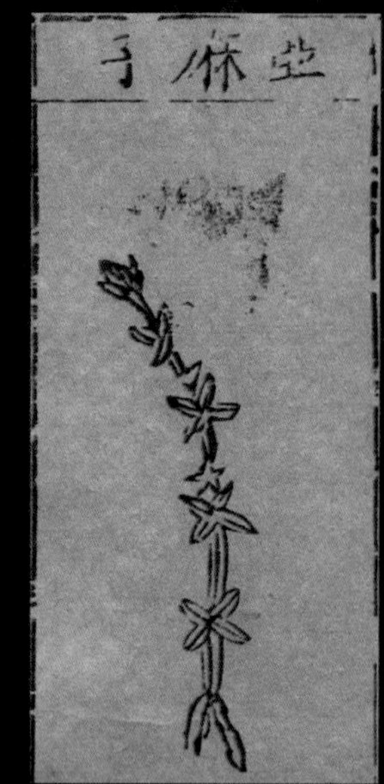

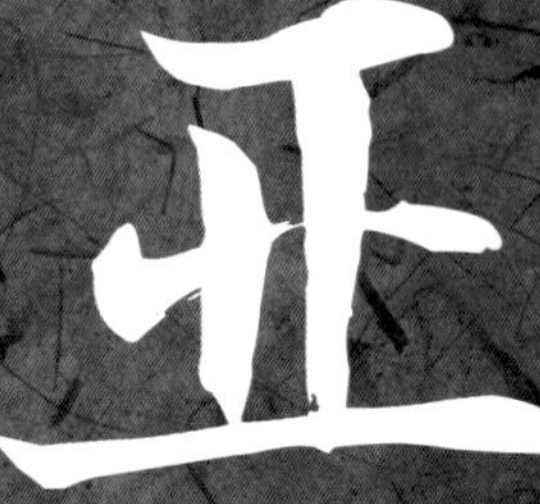

亚麻

宋《图经》

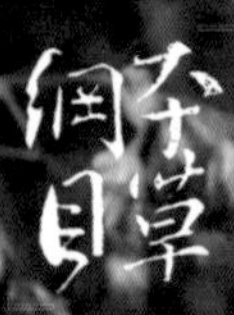

▷亚麻

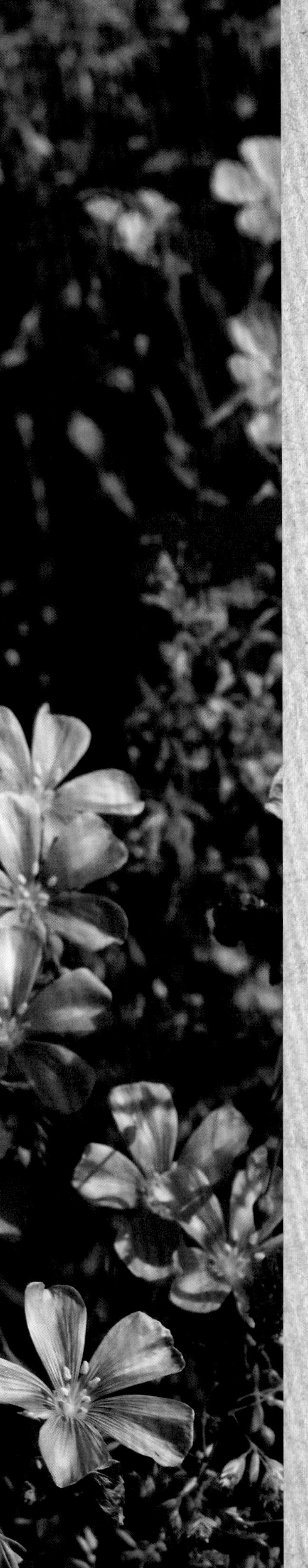

‖ **释名** ‖

鸦麻图经**壁虱胡麻**纲目。

‖ **集解** ‖

[颂曰] 亚麻子出兖州、威胜军。苗叶俱青，花白色。八月上旬采其实用。[时珍曰] 今陕西人亦种之，即壁虱胡麻也。其实亦可榨油点灯，气恶不堪食。其茎穗颇似茺蔚，子不同。

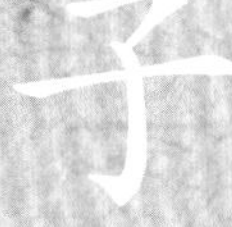

‖ **气味** ‖

甘，微温，无毒。

‖ **主治** ‖

大风疮癣。苏颂。

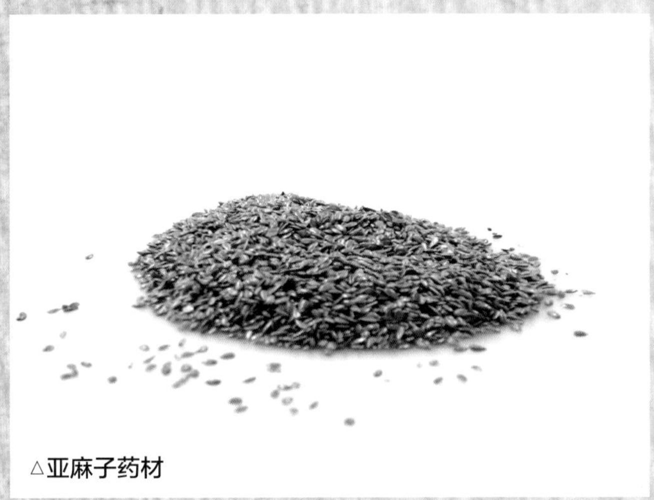

△亚麻子药材

大麻

《本经》上品

‖ **基原** ‖

据《纲目彩图》《纲目图鉴》《植物志》等综合分析考证，本品为桑科植物大麻 *Cannabis sativa* L.。全国大部分地区有分布。《药典》收载火麻仁药材为桑科植物大麻的干燥成熟果实；秋季果实成熟时采收，除去杂质，晒干。

大麻

黄麻

▷大麻

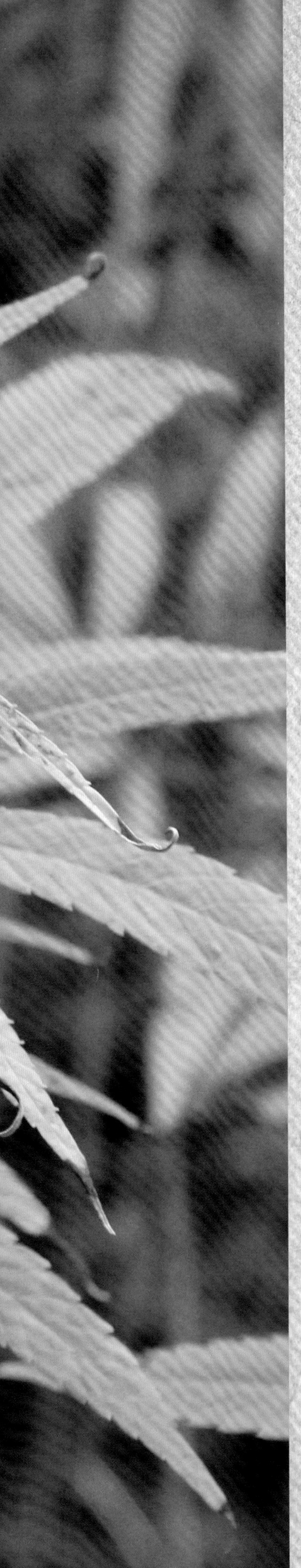

‖ **释名** ‖

火麻日用**黄麻**俗名**汉麻**尔雅翼**雄者名枲麻**诗疏**牡麻**同上**雌者名苴麻**同上**莩麻**音字**花名麻蕡**本经**麻勃。**

[时珍曰] 麻从两木在广下，象屋下派麻之形也。木音派，广音俨。余见下注。云汉麻者，以别胡麻也。

‖ **集解** ‖

[正误] [本经曰] 麻蕡一名麻勃，麻花上勃勃者。七月七日采之良。麻子九月采。入土者损人。生太山川谷。[弘景曰] 麻蕡即牡麻，牡麻则无实。今人作布及履用之。[恭曰] 蕡即麻实，非花也。尔雅云：蕡，枲实。仪礼云：苴，麻之有蕡者。注云：有子之麻为苴。皆谓子也。陶以蕡为麻勃，谓勃勃然如花者，复重出麻子，误矣。既以蕡为米谷上品，花岂堪食乎？[藏器曰] 麻子，早春种为春麻子，小而有毒；晚春种为秋麻子，入药佳。压油可以油物。[宗奭曰] 麻子，海东毛罗岛来者，大如莲实，最胜；其次出上郡、北地者，大如豆；南地者子小。[颂曰] 麻子处处种之，绩其皮以为布者。农家择其子之有斑黑文者，谓之雌麻，种之则结子繁。他子则不然也。本经麻蕡、麻子所主相同，而麻花非所食之物，苏恭之论似当矣。然本草朱字云，麻蕡味辛，麻子味甘，又似二物。疑本草与尔雅、礼记称谓有不同者。又药性论用麻花，云味苦，主诸风、女经不利。然则蕡也、子也、花也，其三物乎？[时珍曰] 大麻即今火麻，亦曰黄麻。处处种之，剥麻收子。有雌有雄：雄者为枲，雌者为苴。大科如油麻。叶狭而长，状如益母草叶，一枝七叶或九叶。五六月开细黄花成穗，随即结实，大如胡荽子，可取油。剥其皮作麻。其秸白而有棱，轻虚可为烛心。齐民要术云：麻子放勃时，拔去雄者。若未放勃，先拔之，则不成子也。其子黑而重，可捣治为烛。即此也。本经有麻蕡、麻子二条，谓蕡即麻勃，谓麻子入土者杀人。苏恭谓蕡是麻子，非花也。苏颂谓蕡、子、花为三物。疑而不决。谨按吴

普本草云：麻勃一名麻花，味辛无毒。麻蓝一名麻蕡，一名青葛，味辛甘有毒。麻叶有毒，食之杀人。麻子中仁无毒，先藏地中者，食之杀人。据此说则麻勃是花，麻蕡是实，麻仁是实中仁也。普三国时人，去古未远，说甚分明。神农本经以花为蕡，以藏土入土杀人，其文皆传写脱误尔。陶氏及唐宋诸家，皆不考究而臆度疑似，可谓疏矣。今依吴氏改正于下。

麻勃 [普曰] 一名麻花。[时珍曰] 观齐民要术有放勃时拔去雄者之文，则勃为花明矣。

‖ **气味** ‖

辛，温，无毒。[甄权曰] 苦，微热，无毒。畏牡蛎。入行血药，以䗪虫为之使。

‖ **主治** ‖

一百二十种恶风，黑色遍身苦痒，逐诸风恶血，治女人经候不通。药性。**治健忘及金疮内漏。**时珍。

‖ **发明** ‖

[弘景曰] 麻勃方药少用。术家合人参服之，逆知未来事。[时珍曰] 按范汪方有治健忘方：七月七日收麻勃一升，人参二两，为末，蒸令气遍。每临卧服一刀圭，能尽知四方之事。此乃治健忘，服之能记四方事也。陶云逆知未来事，过言矣。又外台言生疔肿人，忌见麻勃，见之即死者，用胡麻、针砂、烛烬为末，醋和傅之。不知麻勃与疔何故相忌。亦如人有见漆即生疮者，此理皆不可晓。

‖ **附方** ‖

旧一，新二。**瘰疬初起**七月七日麻花，五月五日艾叶，等分，作炷，灸之百壮。外台秘要。**金疮内漏**麻勃一两，蒲黄二两，为末。酒服一钱匕，日三，夜一。同上。**风病麻木**麻花四两，草乌一两，炒存性为末，炼蜜调成膏。每服三分，白汤调下。

麻蕡 [普曰] 一名麻蓝，一名青葛。[时珍曰] 此当是麻子连壳者，故周礼朝事之笾供蕡。月令食麻，与大麻可食、蕡可供，稍有分别，壳有毒而仁无毒也。

‖ **气味** ‖

辛，平，有毒。[普曰] 神农：辛。雷公：甘。岐伯：有毒。畏牡蛎、白微。

‖ **主治** ‖

五劳七伤。多服，令人见鬼狂走。本经。[诜曰] 要见鬼者，取生麻子、菖蒲、鬼臼等分，杵丸弹子大。每朝向日服一丸。满百日即见鬼也。**利五脏，下血，寒气，破积止痹散脓。久服，通神明，轻身。**别录。

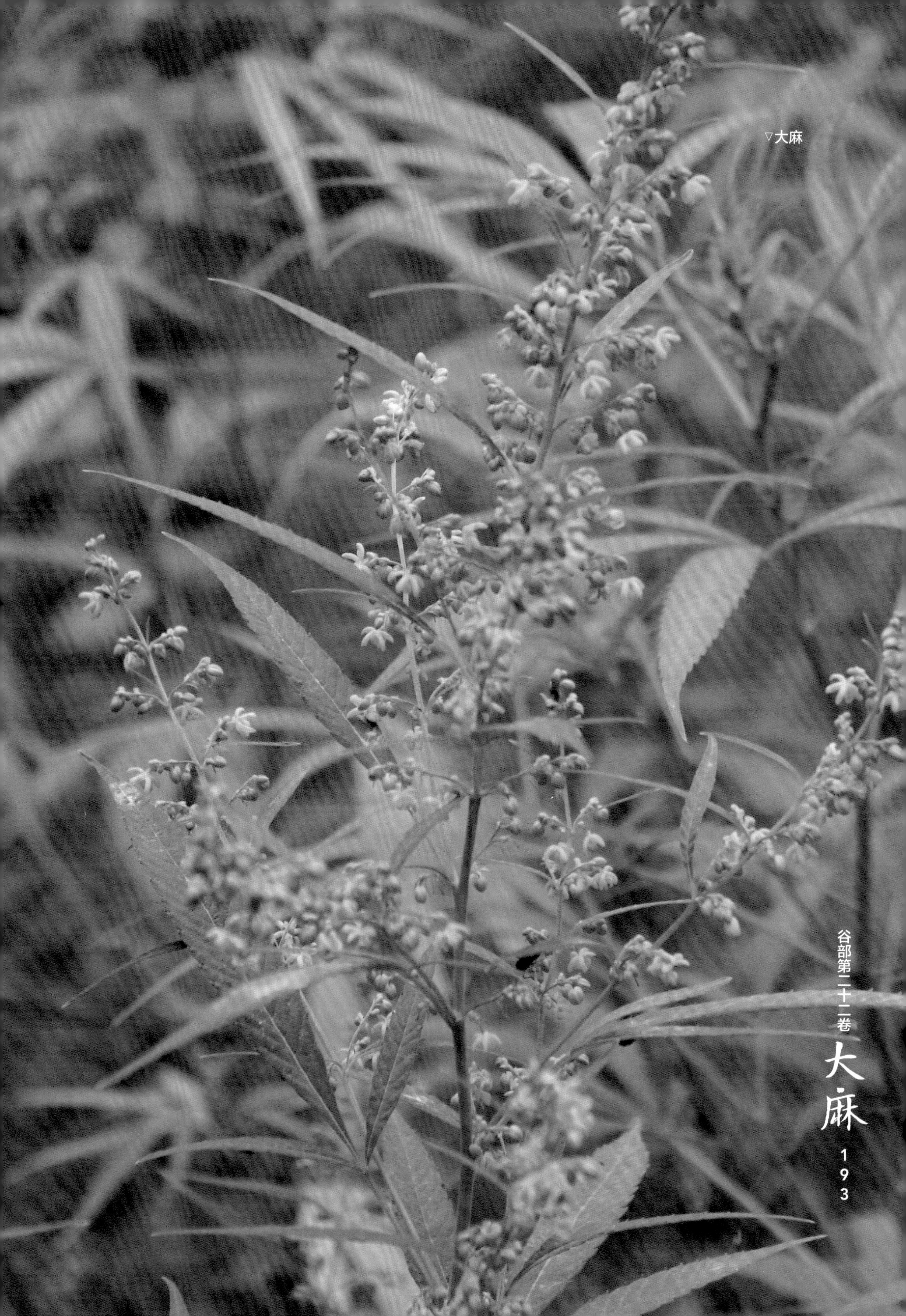
▽大麻

谷部第二十二卷

大麻

‖ **附方** ‖

旧一。**风癫百病**麻子四升，水六升，猛火煮令芽生，去滓煎取二升，空心服之。或发或不发，或多言语，勿怪之。但令人摩手足，顷定。进三剂愈。千金。

麻仁

‖ **修治** ‖

[宗奭曰] 麻仁极难去壳。取帛包置沸汤中，浸至冷出之。垂井中一夜，勿令着水。次日日中曝干，就新瓦上挼去壳，簸扬取仁，粒粒皆完。张仲景麻仁丸，即此大麻子中仁也。

‖ **气味** ‖

甘，平，无毒。[诜曰] 微寒。[普曰] 先藏地中者，食之杀人。[士良曰] 多食损血脉，滑精气，痿阳气。妇人多食即发带疾。畏牡蛎、白微、茯苓。

▽火麻仁药材

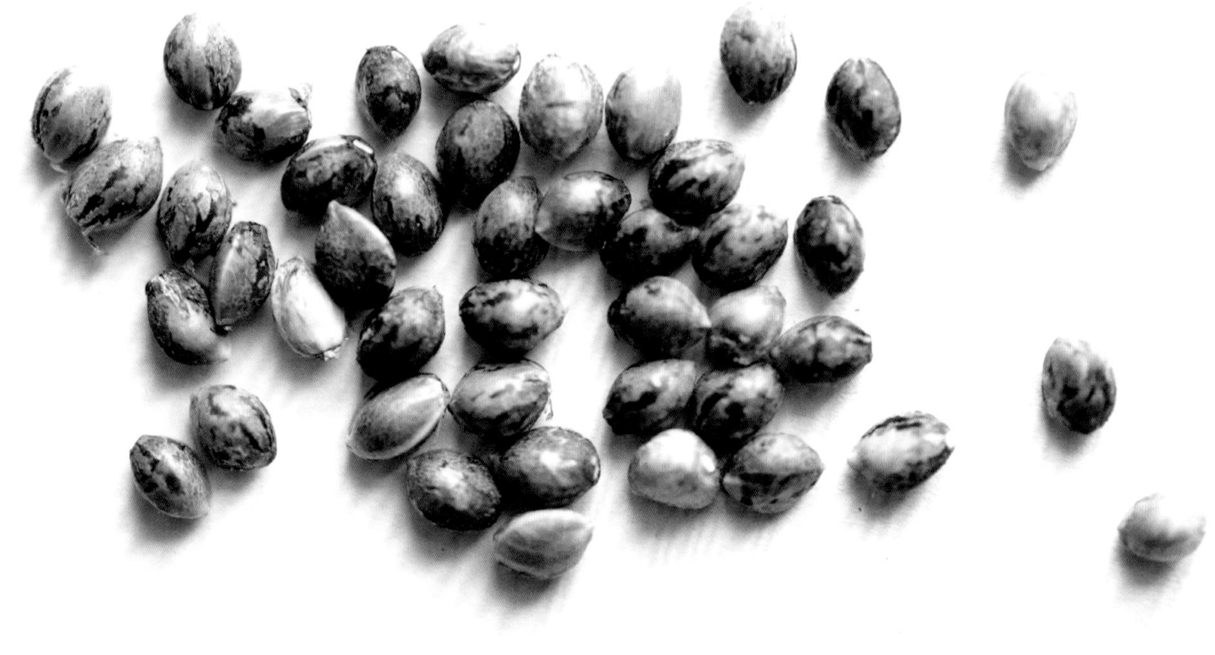

‖ **主治** ‖

补中益气。久服，肥健不老，神仙。本经。**治中风汗出，逐水气，利小便，破积血，复血脉，乳妇产后余疾。沐发，长润。**别录。**下气，去风痹皮顽，令人心欢，炒香，浸小便，绞汁服之。妇人倒产，吞二七枚即正。**藏器。**润五脏，利大肠风热结燥及热淋。**士良。**补虚劳，逐一切风气，长肌肉，益毛发，通乳汁，止消渴，催生难产。**日华。**取汁煮粥，去五脏风，润肺，治关节不通，发落。**孟诜。**利女人经脉，调大肠下痢。涂诸疮癞，杀虫。取汁煮粥食，止呕逆。**时珍。

‖ **发明** ‖

[弘景曰] 麻子中仁，合丸药并酿酒，大善。但性滑利。[刘完素曰] 麻，木谷也而治风，同气相求也。[好古曰] 麻仁，手阳明、足太阴药也。阳明病汗多、胃热、便难，三者皆燥也。故用之以通润也。[成无己曰] 脾欲缓，急食甘以缓之。麻仁之甘，以缓脾润燥。

‖ **附方** ‖

旧二十，新十八。**服食法**麻子仁一升，白羊脂七两，蜜蜡五两，白蜜一合，和杵蒸食之，不饥耐老。食疗。**耐老益气**久服不饥。麻子仁二升，大豆一升，熬香为末，蜜丸。日二服。药性论。**大麻仁酒**治骨髓风毒疼痛，不可运动。用大麻仁水浸，取沉者一大升曝干，于银器中旋旋慢炒香熟，入木臼中捣至万杵，待细如白粉即止，平分为十帖。每用一帖，取家酿无灰酒一大碗，同麻粉，用柳槌蘸入砂盆中擂之，滤去壳，煎至减半。空腹温服一帖。轻者四五帖见效，甚者不出十帖，必失所苦，效不可言。箧中方。**麻子仁粥**治风水腹大，腰脐重痛，不可转动。用冬麻子半斤研碎，水滤取汁，入粳米二合，煮稀粥，下葱、椒、盐豉。空心食。食医心镜。**老人风痹**麻子煮粥，上法食之。**五淋涩痛**麻子煮粥，如上法食之。同上。**大便不通**麻子煮粥，如上法服之。肘后方。**麻子仁丸**治脾约，大便秘而小便数。麻子仁二升，芍药半斤，厚朴一尺，大黄、枳实各一斤，杏仁一升，熬研，炼蜜丸梧桐子大。每以浆水下十丸，日三服。不知再加。张仲景方。**产后秘塞**许学士云：产后汗多则大便秘，难于用药，惟麻子粥最稳。不惟产后可服，凡老人诸虚风秘，皆得力也。用大麻子仁、紫苏子各二合，洗净研细，再以水研，滤取汁一盏，分二次煮粥啜之。本事方。**产后瘀血**不尽。麻子仁五升，酒一升渍一夜，明旦去滓温服一升。不瘥，再服一升，不吐不下。不得与男子通一月，将养如初。千金方。**胎损腹痛**冬麻子一升，杵碎熬香，水二升煮汁，分服。心镜。**妊娠心痛**烦闷。麻子仁一合研，水二盏，煎六分，去滓服。圣惠。**月经不通**或两三月，或半年、一年者。用麻子仁二升，桃仁二两，研匀，熟酒一升，浸一夜。日服一升。普济。**呕逆不止**麻仁杵熬，水研取汁，着少盐，吃立效。李谏议常用，极妙。外台。**虚劳内热**下焦虚热，骨节烦疼，肌肉急，小便不利，大便数，少气吸吸，口燥热淋。用大麻仁五合研，水二升，煮减半，分服。四五剂瘥。外台。**补下治渴**麻子仁一升，水三升，煮四五沸去滓。冷服半升，日二。药性论。**消渴饮水**日至数斗，小便赤涩。用秋麻子仁一升，水三升，煮三四沸。饮汁，不过五升瘥。肘后方。**乳石发渴**大麻仁三合，水三升，煮二升。时时呷之。外台。**饮酒咽烂**口舌生疮。大麻仁二升，黄芩二两，为末，蜜丸。含之。千金方。**脚气肿渴**大麻仁熬香，水研取一升。再入水三升，煮一升，入赤小豆，一升，煮熟。食豆饮汁。外台秘要。**脚气腹痹**大麻仁一升研碎，酒三升，渍三宿。温服大良。外台。**血痢不止**必效方用麻子仁汁煮绿豆。空心食，极效。外台。**小儿痢下**赤白，体弱大困者。麻子仁三合，炒香研细末。每服一钱，浆水服，立效。子母秘录。**截肠怪病**大肠头出寸余，痛苦，干则自落，又出，名为截肠病，若肠尽即不治。但初觉截时，用器盛脂麻油坐浸之，饮大麻子汁数升，即愈也。夏子益奇疾方。**金疮瘀血**在腹中。用大麻仁三升，葱白十四枚，捣熟，水九升，煮一升半，顿服。血出不尽，更服。千金。**腹中虫病**大麻子仁三升，东行茱萸根八升，渍水。平旦服二升，至夜虫下。食疗。**小儿疳疮**嚼麻子傅之，日六七度。秘录。**小儿头疮**麻子五升研细，水绞汁，和蜜傅之。千金。**白秃无发**麻子炒焦研末，猪脂和涂，发生为度。普济方。**发落不生**蕡麻子汁煮粥，频食之。圣济总录。**聤耳出脓**麻子一合，花胭脂一分，研匀，作梃子，绵裹塞之。圣惠方。**大风癞疾**大麻仁三升淘晒，以酒一斗浸一夜，研取白汁，滤入瓶中，重汤煮数沸收之。每饮一小盏，兼服茄根散、乳香丸，取效。圣惠方。**卒被毒箭**麻仁数升，杵汁饮。肘后。**解射罔毒**大麻子汁饮之良。千金。**辟禳温疫**麻子仁、赤小豆各二七枚，除夜着井中。饮水良。龙鱼河图。**赤游丹毒**麻仁捣末，水和傅之。千金方。**湿癣肥疮**大麻渚傅之，五日瘥。千金方。**瘭疽出汁**生手足肩背，累累如赤豆状。剥净，以大麻子炒研末摩之。千金方。

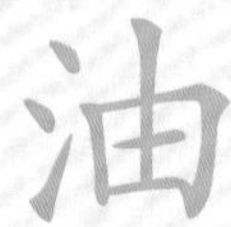

油

‖**主治**‖

熬黑压油，傅头，治发落不生。煎熟，时时啜之，治硫黄毒发身热。时珍。出千金方、外台秘要。

‖**附方**‖

新一。**尸咽痛痒**麻子烧脂，服之。总录。

叶

‖ **气味** ‖

辛，有毒。

‖ **主治** ‖

捣汁服五合，下蛔虫；捣烂傅蝎毒，俱效。苏恭。**浸汤沐发长润，令白发不生。**[甄权曰] 以叶一握，同子五升捣和，浸三日，去滓沐发。

‖ **发明** ‖

[时珍曰] 按郭文疮科心要，乌金散治痈疽疔肿，时毒恶疮。方中用火麻头，同麻黄诸药发汗，则叶之有毒攻毒可知矣。普济方用之截疟，尤可推焉。

‖ **附方** ‖

新二。**治疟不止**火麻叶，不问荣枯，锅内文武火慢炒香，撮起，以纸盖之，令出汗尽，为末。临发前用茶或酒下。移病人原睡处，其状如醉，醒即愈。又方：火麻叶如上法为末一两，加缩砂、丁香、陈皮各半两，酒糊丸梧子大。每酒、茶任下五七丸。能治诸疟，壮元气。普济方。

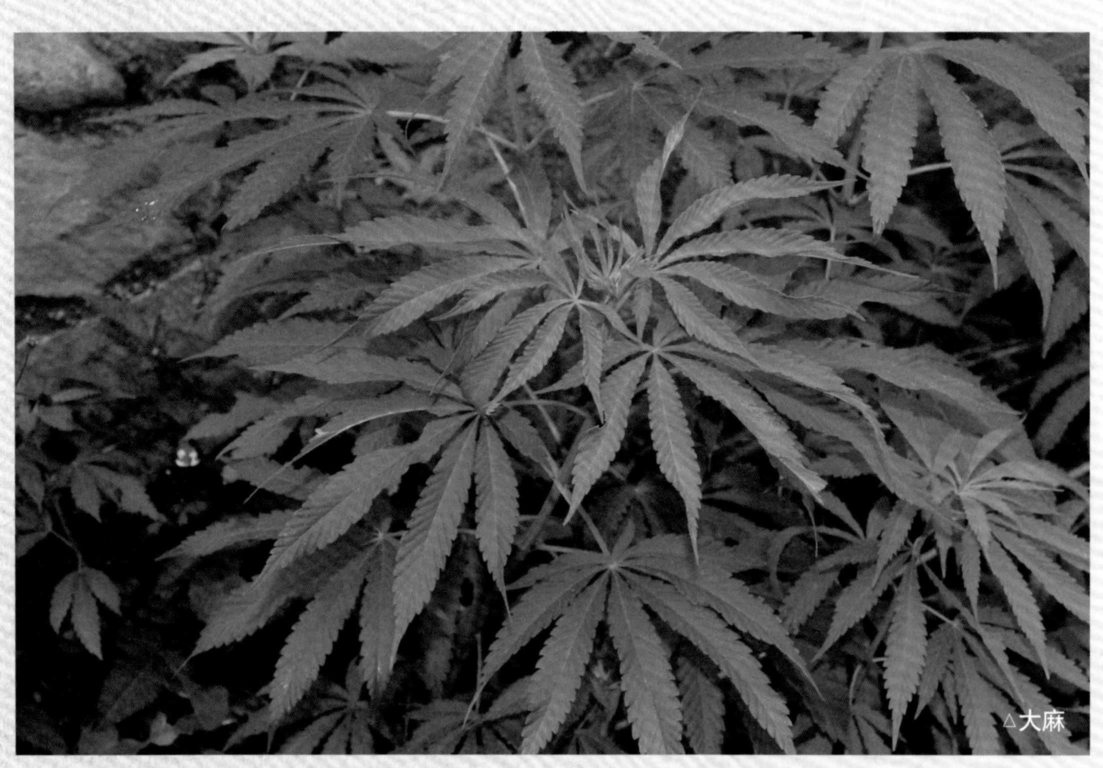

△大麻

黄麻

‖ **主治** ‖

破血，通小便。时珍。

‖ **附方** ‖

新二。**热淋胀痛**麻皮一两，炙甘草三分，水二盏，煎一盏服，日二，取效。圣惠方。**跌扑折伤**疼痛。接骨方：黄麻烧灰、头发灰各一两，乳香五钱，为末。每服三钱，温酒下，立效。王仲勉经验方。

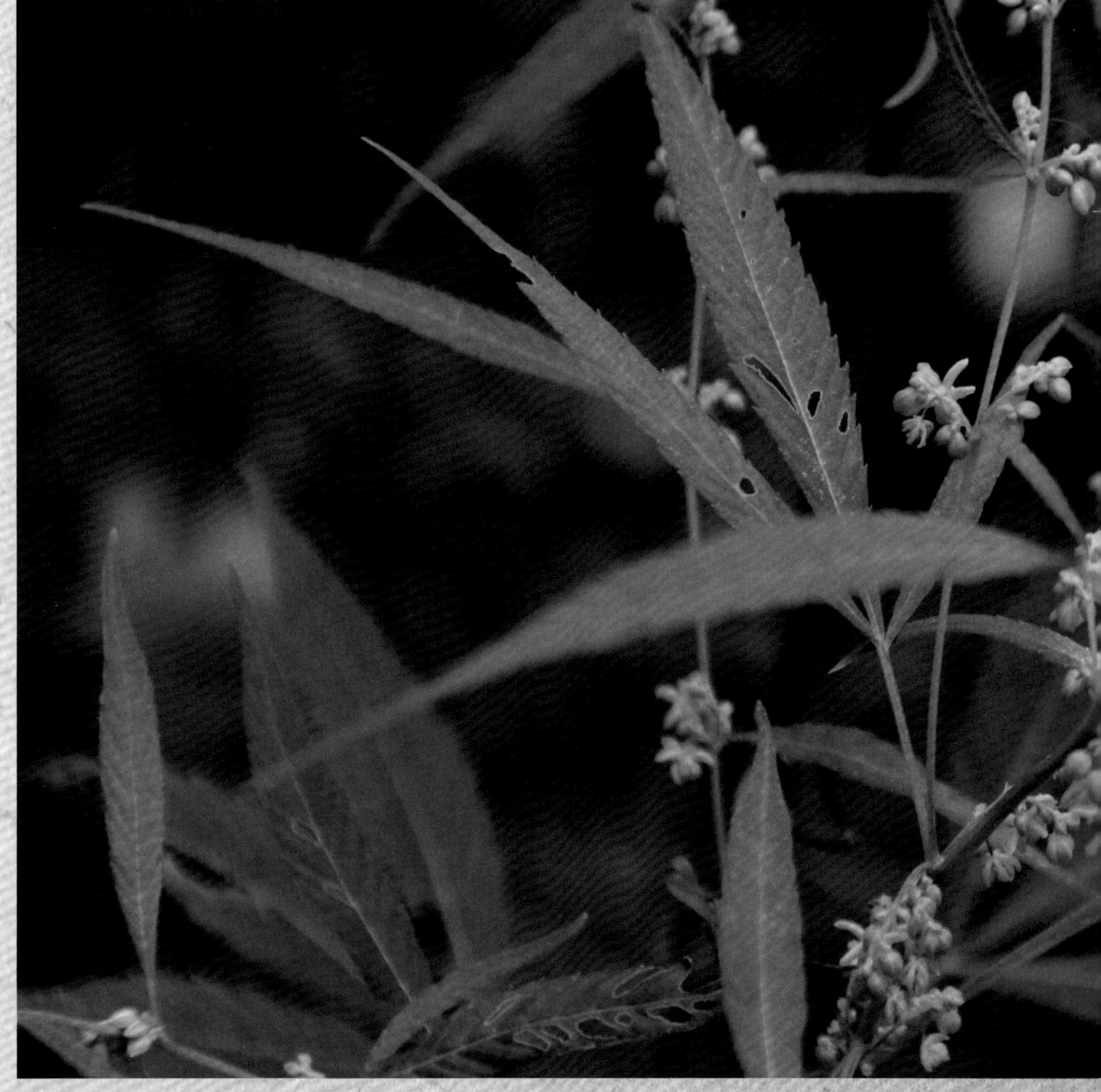

麻根

‖ **主治** ‖

捣汁或煮汁服，主瘀血石淋。陶弘景。**治产难衣不出，破血壅胀，带下崩中不止者，以水煮服之，效。**苏恭。**治热淋下血不止，取三九枚，洗净，水五升，煮三升，分服，血止神验。**药性。**根及叶捣汁服，治挝打瘀血，心腹满气短，及踠折骨痛不可忍者，皆效。无则以麻煮汁代之。**苏颂。出韦宙独行方。

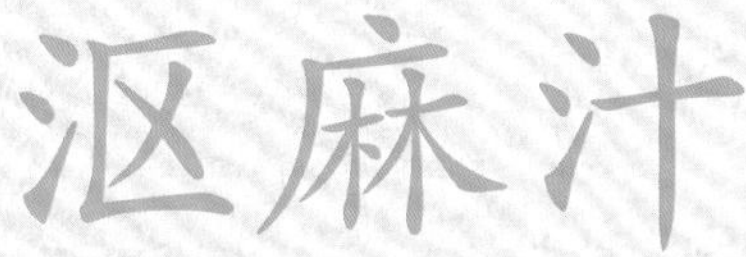

‖ **主治** ‖

止消渴，治瘀血。苏恭。

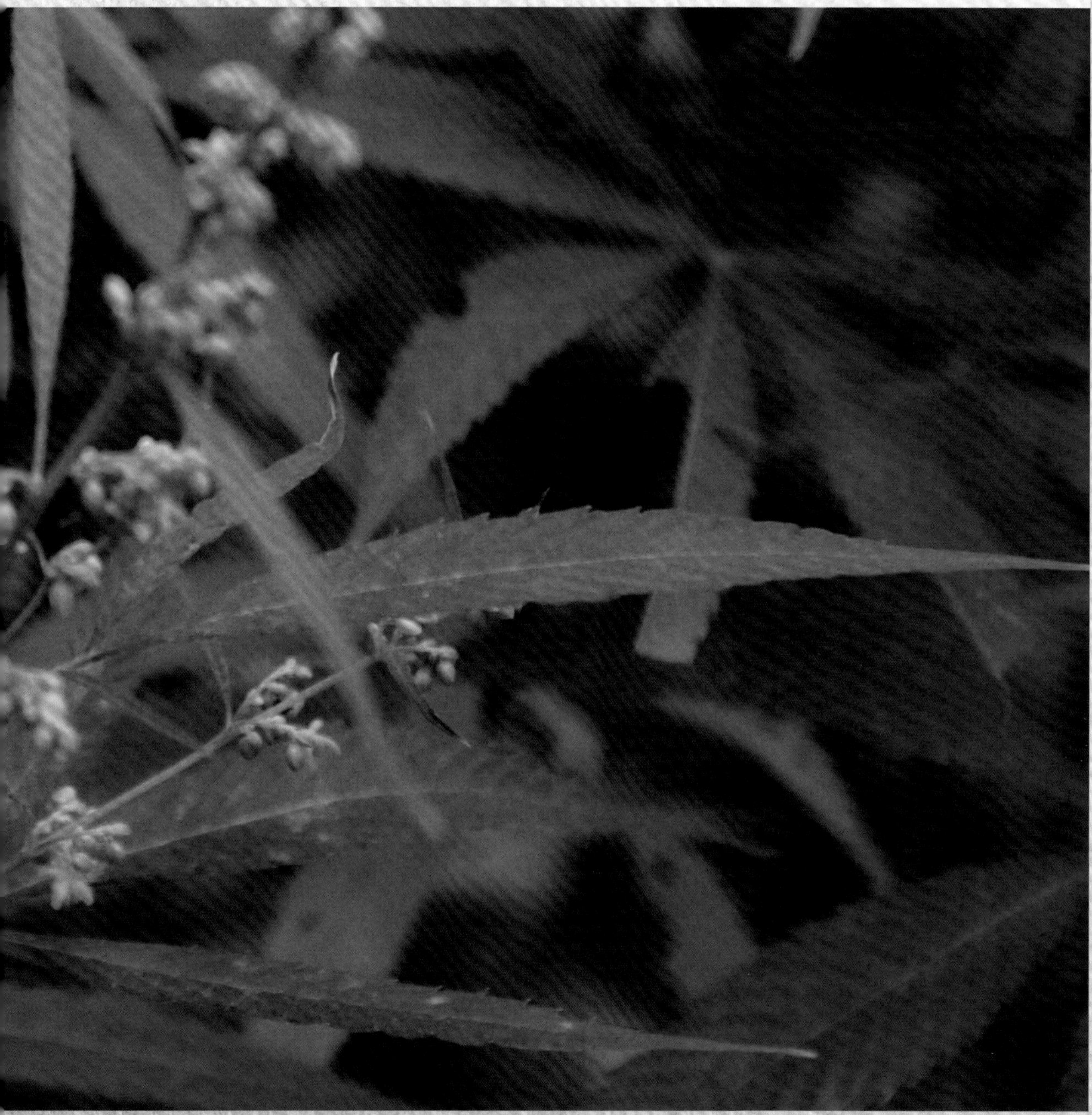

小麦

《别录》中品

‖ **基原** ‖

据《纲目图鉴》《纲目彩图》《中华本草》《大辞典》等综合分析考证，本品为禾本科植物小麦 *Triticum aestivum* L.。全国各地均有栽培。《药典》四部收载小麦药材为禾本科植物小麦的干燥成熟果实，收载浮小麦为小麦的干燥轻浮瘪瘦的果实。

小麦

▷小麦（*Triticum aestivum*）

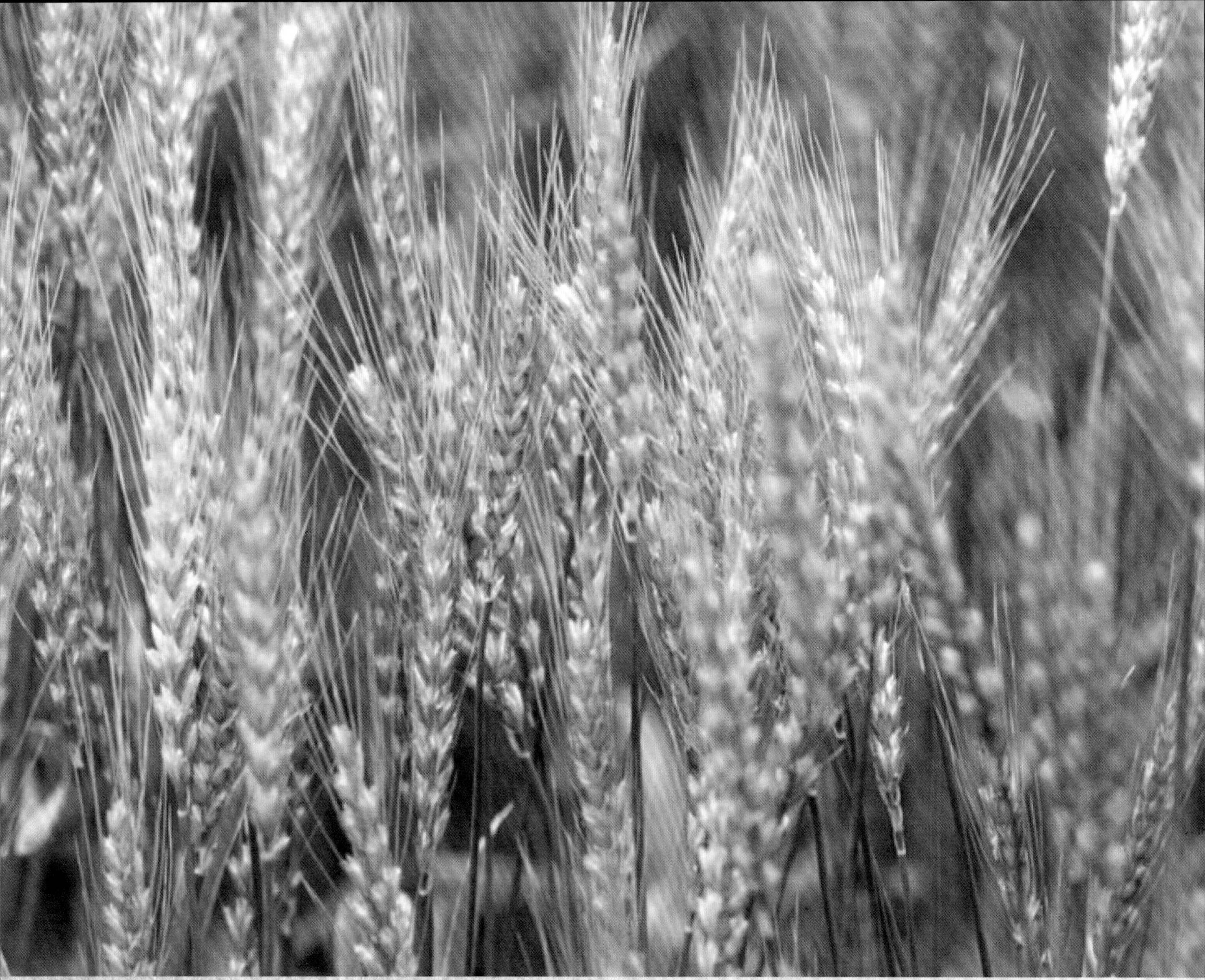

校正：拾遗麦苗并归为一。

‖**释名**‖

来。[时珍曰] 来亦作秾。秾许氏说文云：天降瑞麦，一来二𪎊，象芒刺之形，天所来也。如足行来，故麦字从来从夊。夊音绥，足行也。诗云，贻我来牟是矣。又云：来象其实，夊象其根。梵书名麦曰迦师错。

‖**集解**‖

[颂曰] 大小麦秋种冬长，春秀夏实，具四时中和之气，故为五谷之贵。地暖处亦可春种，至夏便收。然比秋种者，四气不足，故有毒。[时珍曰] 北人种麦漫撒，南人种麦撮撒。北麦皮薄面多，南麦反此。或云：收麦以蚕沙和之，辟蠹。或云：立秋前以苍耳剉碎同晒收，亦不蛀。秋后则虫已生矣。盖麦性恶湿，故久雨水潦，即多不熟也。

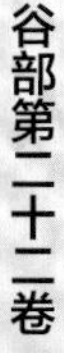

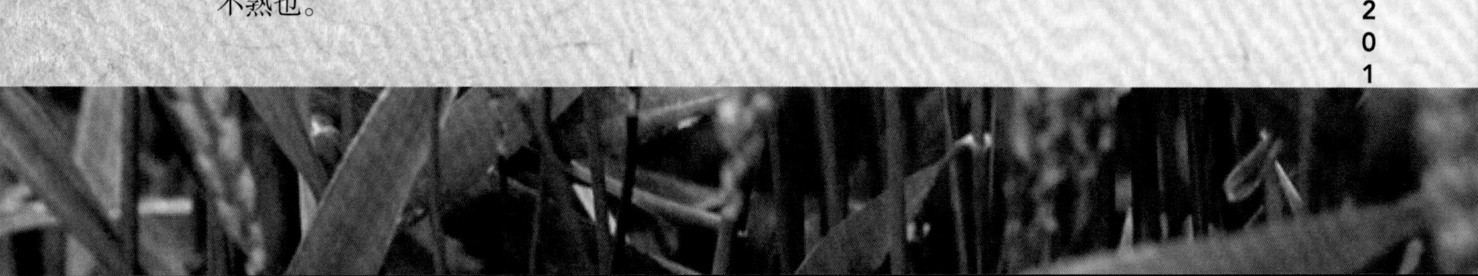

小麦

‖ **气味** ‖

甘，微寒，无毒。入少阴、太阳之经。[甄权曰] 平，有小毒。[恭曰] 小麦作汤，不许皮坼。坼则性温，不能消热止烦也。[藏器曰] 小麦秋种夏熟，受四时气足，兼有寒热温凉。故麦凉、曲温、麸冷、面热，宜其然也。河渭之西，白麦面亦凉，以其春种，阙二气也。[时珍曰] 新麦性热，陈麦平和。

‖ **主治** ‖

除客热，止烦渴咽燥，利小便，养肝气，止漏血唾血。令女人易孕。别录。**养心气，心病宜食之。**思邈。**煎汤饮，治暴淋。**宗奭。**熬末服，杀肠中蛔虫。**药性。**陈者煎汤饮，止虚汗。烧存性，油调，涂诸疮汤火伤灼。**时珍。

‖ **发明** ‖

[时珍曰] 按素问云：麦属火，心之谷也。郑玄云：麦有孚甲，属木。许慎云：麦属金，金王而生，火王而死。三说各异。而别录云，麦养肝气，与郑说合。孙思邈云，麦养心气，与素问合。夷考其功，除烦、止渴、收汗、利溲、止血，皆心之病也，当以素问为准。盖许以时，郑

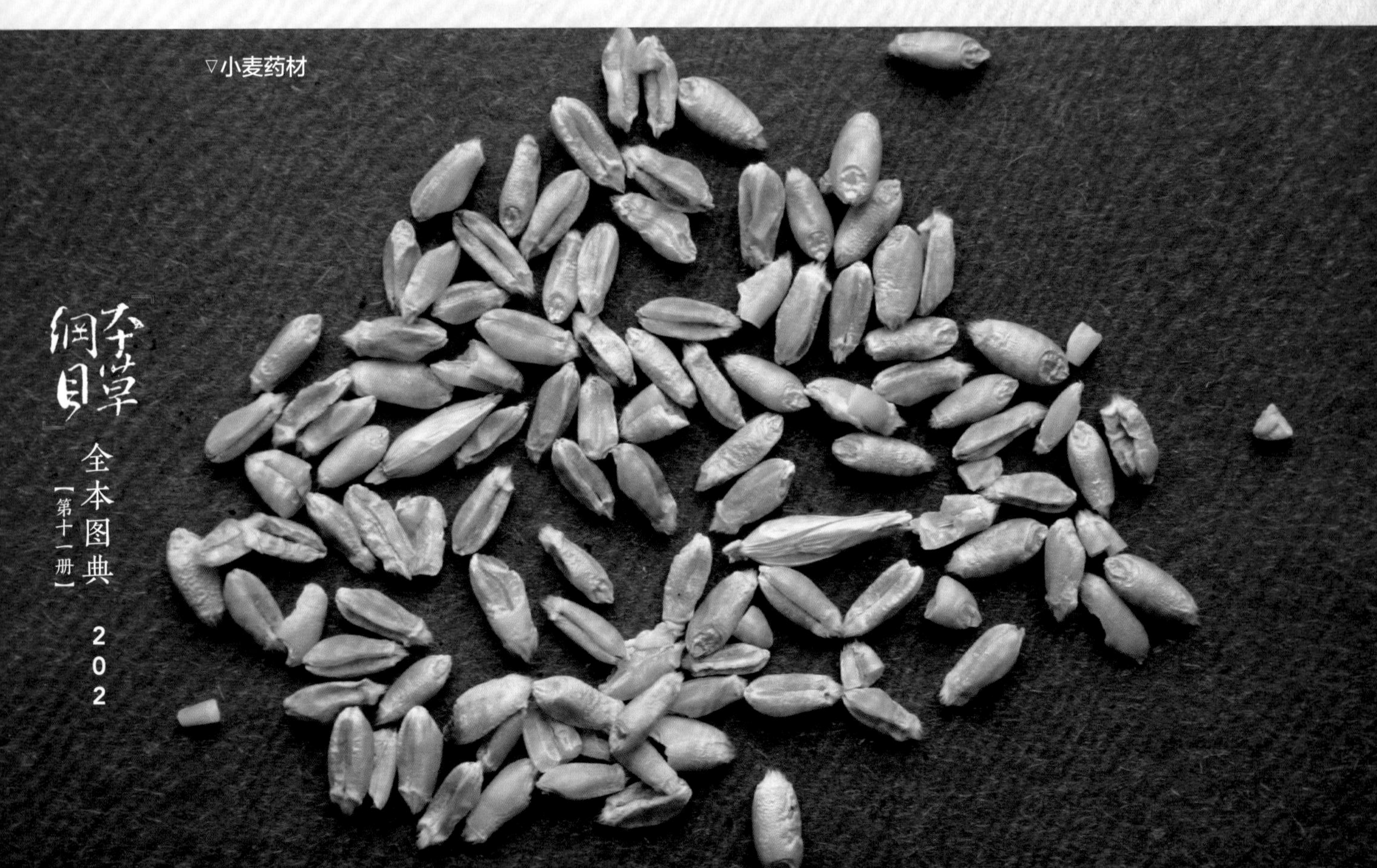

▽小麦药材

以形，而素问以功性，故立论不同尔。[震亨曰] 饥年用小麦代谷，须晒燥，以少水润，舂去皮，煮为饭食，可免面热之患。

‖ **附方** ‖

旧三，新四。**消渴心烦**用小麦作饭及粥食。心镜。**老人五淋**身热腹满。小麦一升，通草二两，水三升，煮一升，饮之即愈。奉亲书。**项下瘿气**用小麦一升，醋一升渍之，晒干为末。以海藻洗，研末三两，和匀。每以酒服方寸匕，日三。小品。**眉炼头疮**用小麦烧存性，为末。油调傅。儒门事亲。**白癜风癣**用小麦摊石上，烧铁物压出油。搽之甚效。医学正传。**汤火伤灼**未成疮者。用小麦炒黑，研入腻粉，油调涂之。勿犯冷水，必致烂。袖珍方。**金疮肠出**用小麦五升，水九升，煮取四升，绵滤取汁，待极冷。令病人卧席上，含汁噀之，肠渐入，噀其背。并勿令病人知，及多人见，傍人语，即肠不入也。乃抬席四角轻摇，使肠自入。十日中，但略食羹物。慎勿惊动，即杀人。刘涓子鬼遗方。

浮麦即水淘浮起者，焙用。

‖ **气味** ‖

甘、咸，寒，无毒。

‖ **主治** ‖

益气除热，止自汗盗汗，骨蒸虚热，妇人劳热。时珍。

麦麸

‖ **主治** ‖

时疾热疮，汤火疮烂，扑损伤折瘀血，醋炒署贴之。日华。**和面作饼，止泄痢，调中去热健人。以醋拌蒸热，袋盛，包熨人马冷失腰脚伤折处，止痛散血。**藏器。**醋蒸，熨手足风湿痹痛，寒湿脚气，互易至汗出，并良。末服，止虚汗。**时珍。

‖ **发明** ‖

[时珍曰] 麸乃麦皮也。与浮麦同性，而止汗之功次于浮麦，盖浮麦无肉也。凡人身体疼痛及疮疡肿烂沾渍，或小儿暑月出痘疮，溃烂不能着席睡卧者，并用夹褥盛麸缝合藉卧，性凉而软，诚妙法也。

‖ **附方** ‖

新七。**虚汗盗汗**卫生宝鉴用浮小麦文武火炒，为末。每服二钱半，米饮下，日三服。或煎汤代茶饮。一方：以猪嘴唇煮熟切片，蘸食亦良。**产后虚汗**小麦麸、牡蛎等分，为末。以猪肉汁调服二钱，日二服。胡氏妇人方。**走气作痛**用酽醋拌麸皮炒热，袋盛熨之。生生编。**灭诸瘢痕**春夏用大麦麸，秋冬用小麦麸，筛粉和酥傅之。总录。**小儿眉疮**小麦麸炒黑，研末，酒调傅之。**小便尿血**面麸炒香，以肥猪肉蘸食之。集玄。

面

‖ **气味** ‖

甘，温，有微毒。不能消热止烦。别录。[大明曰] 性壅热，小动风气，发丹石毒。[思邈曰] 多食，长宿澼，加客气。畏汉椒，萝卜。

‖ **主治** ‖

补虚。久食，实人肤体，厚肠胃，强气力。藏器。**养气，补不足，助五脏。**日华。**水调服，治人中暑，马病肺热。**宗奭。**傅痈肿损伤，散血止痛。生食，利大肠。水调服，止鼻衄吐血。**时珍。

‖ **发明** ‖

[诜曰] 面有热毒者，多是陈黦之色，又为磨中石末在内故也。但杵食之，即良。[藏器曰] 面性热，惟第二磨者凉，为其近麸也。河渭以西，白麦面性凉，以其春种，阙二气也。[颖曰] 东南卑湿，春多雨水，麦已受湿气，又不曾出汗，故食之作渴，动风气，助湿发热。西北高燥，春雨又少，麦不受湿，复入地窖出汗，北人禀厚少湿，故常食而不病也。[时珍曰] 北面性温，食之不渴；南面性热，食之烦渴；西边面性凉，皆地气使然也。吞汉椒，食萝卜，皆能解其毒，见萝卜条。医方中往往用飞罗面，取其无石末而性平易尔。陈麦面，水煮食之，无毒。以糟发胀者，能发病发疮，惟作蒸饼和药，取其易消也。按李鹏飞延寿书云：北多霜雪，故面无毒；南方雪少，故面有毒。顾元庆檐曝偶谈云：江南麦花夜发，故发病；江北麦花昼发，故宜人。又曰：鱼稻宜江淮，羊面宜江洛，亦五方有宜不宜也。面性虽热，而寒食日以纸袋盛悬风处，数十年亦不坏，则热性皆去而无毒矣。入药尤良。

‖ **附方** ‖

旧七，新二十一。**热渴心闷**温水一盏，调面一两，饮之。圣济总录。**中暍卒死**井水和面一大抄，服之。千金。**夜出盗汗**麦面作弹丸，空心、卧时煮食之。次早服妙香散一帖取效。**内损吐血**飞罗面略炒，以京墨汁或藕节汁，调服二钱。医学集成。**大衄血出**口耳皆出者。用白面入盐少许，冷水调服三钱。普济方。**中蛊吐血**小麦面二合，水调服。半日当下出。广记。**呕哕不止**醋和面作弹丸二三十枚，以沸汤煮熟，漉出投浆水中，待温吞三两枚。哕定，即不用再吞。未定，至晚再吞。兵部手集。**寒痢白色**炒面，每以方寸匕入粥中食之。能疗日泻百行，师不救者。外台。**泄痢不固**白面一斤，炒焦黄。每日空心温水服一二匙。正要。**诸疟久疟**用三姓人家寒食面各一合，五月五日午时采青蒿，擂自然汁，和丸绿豆大。临发日早，无根水一丸。一方：加炒黄丹少许。德生堂。**头皮虚肿**薄如蒸饼，状如裹水。以口嚼面傅之良。梅师方。**咽喉肿痛**卒不下食。白面和醋，涂喉外肿处。普济方。**妇人吹奶**水调面煮糊欲熟，即投无灰酒一盏，搅匀热饮。令人徐徐按之，药行即瘳。圣惠方。**乳痈不消**白面半斤炒黄，醋煮为糊，涂之即消。圣惠方。**破伤风病**白面、烧盐各一撮，新水调，涂之。普济方。**金疮血出**不止。用生面干傅，五七日即愈。蔺氏经验方。**远行脚趼**成泡者。水调生面涂之，一夜即平。海上。**折伤瘀损**白面、栀子仁同捣，以水调，傅之即散。**火燎成疮**炒面，入栀子仁末，和油傅之。千金。**疮中恶肉**寒食面二两，巴豆五分，水和作饼，烧末掺之。仙传外科。**白秃头疮**白面、豆豉和研，酢和傅之。普济方。**小儿口疮**寒食面五钱，消石七钱，水调半钱，涂足心，男左女右。普济方。**妇人断产**白面一升，酒一升，煮沸去渣，分三服。经水至时前日夜、次日早及天明服之。**阴冷闷痛**渐入腹肿满。醋和面熨之。千金方。一切漏疮盐，面和团，烧研傅之。**瘭疽出汁**生手足肩背，累累如赤豆。剥净，以酒和面傅之。千金方。**一切疔肿**面和腊猪脂封之良。梅师方。**伤米食积**白面一两，白酒曲二丸，炒为末。每服二匙，白汤调下。如伤肉食，山楂汤下。简便方。

麦粉

‖**气味**‖

甘，凉，无毒。

‖**主治**‖

补中，益气脉，和五脏，调经络。又炒一合，汤服，断下痢。孟诜。**醋熬成膏，消一切痈肿、汤火伤。**时珍。

‖**发明**‖

[时珍曰] 麦粉乃是麸面、面洗筋澄出浆粉。今人浆衣多用之，古方鲜用。按万表积善堂方云：乌龙膏：治一切痈肿发背，无名肿毒，初发焮热未破者，取效如神。用隔年小粉，愈久者愈佳，以锅炒之。初炒如饧，久炒则干，成黄黑色，冷定研末。陈米醋调成糊，熬如黑漆，瓷罐收之。用时摊纸上，剪孔贴之，即如冰冷，疼痛即止。少顷觉痒，干亦不能动。久则肿毒自消，药力亦尽而脱落，甚妙。此方苏州杜水庵所传，屡用有验。药易而功大，济生者宜收藏之。

面筋

‖**气味**‖

甘，凉，无毒。

‖**主治**‖

解热和中，劳热人宜煮食之。时珍。**宽中益气。**宁原。

‖**发明**‖

[时珍曰] 面筋，以麸与面水中揉洗而成者。古人罕知，今为素食要物，煮食甚良。今人多以油炒，则性热矣。[宗奭曰] 生嚼白面成筋，可粘禽、虫。

麦麨即糗也。以麦蒸，磨成屑。

‖**气味**‖

甘，微寒，无毒。

‖**主治**‖

消渴，止烦。蜀本。

麦苗拾遗

‖**气味**‖

辛，寒，无毒。

‖**主治**‖

消酒毒暴热，酒疸目黄，并捣烂绞汁日饮之。又解蛊毒，煮汁滤服。藏器。**除烦闷，解时疾狂热，退胸膈热，利小肠。作齑食，甚益颜色。**日华。

麦奴 [藏器曰] 麦穗将熟时，上有黑霉者也。

‖**主治**‖

热烦，天行热毒。解丹石毒。藏器。**治阳毒温毒，热极发狂大渴，及温疟。**时珍。

‖**发明**‖

[时珍曰] 朱肱南阳活人书：治阳毒温毒、热极发狂、发斑、大渴倍常者，用黑奴丸，水化服一丸，汗出或微利即愈。其方用小麦奴、梁上尘、釜底煤、灶突墨，同黄芩、麻黄、消、黄等分

为末，蜜丸弹子大。盖取火化者从治之义也。麦乃心之谷，属火，而奴则麦实将成，为湿热所蒸，上黑霉者，与釜煤、灶墨同一理也。其方出陈延之小品方，名麦奴丸。初虞世古今录验名高堂丸、水解丸，诚救急良药也。

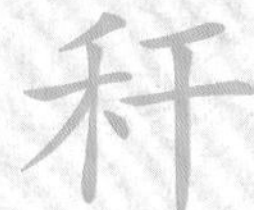

‖ **主治** ‖

烧灰，入去疣痣、蚀恶肉膏中用。时珍。

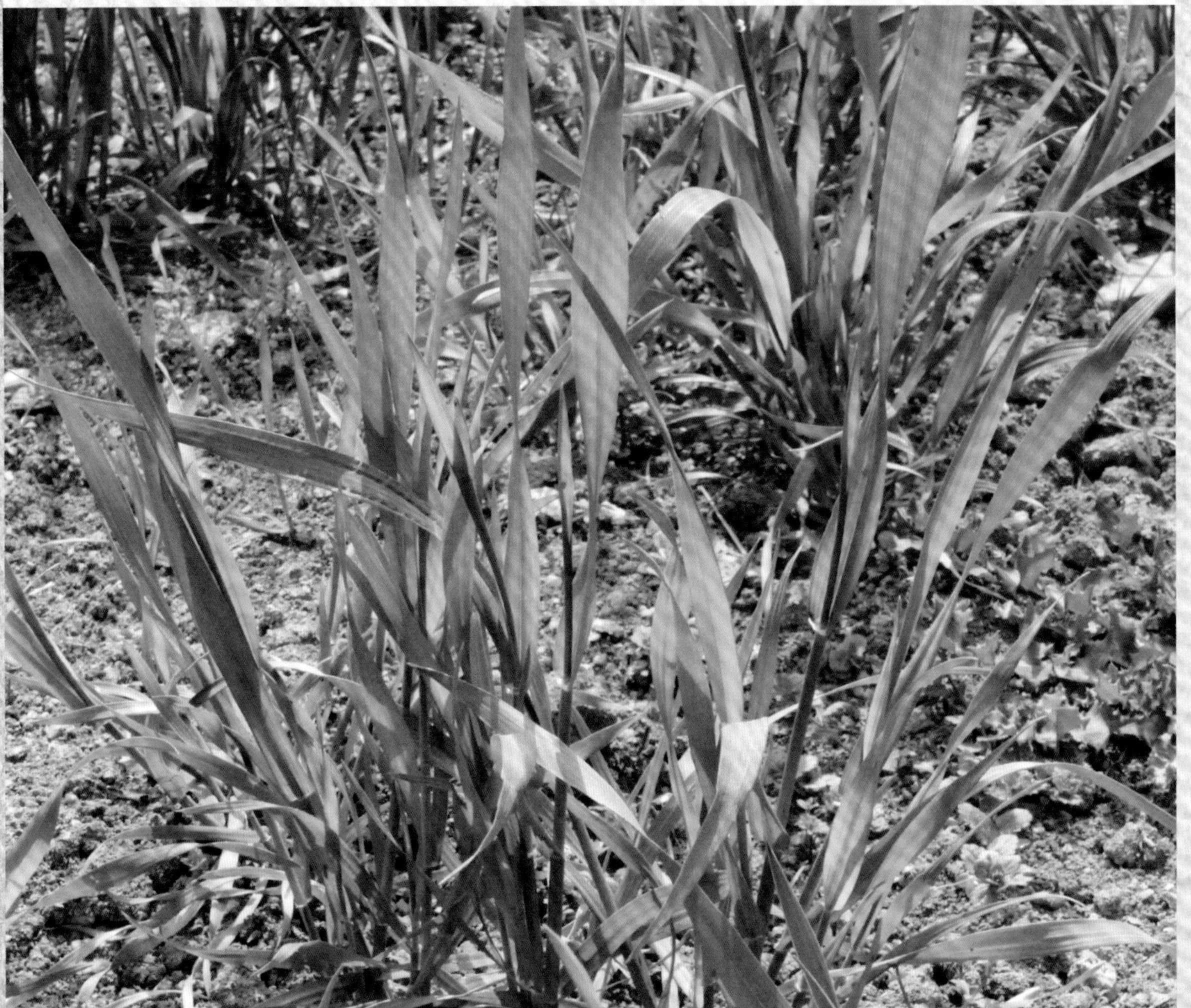

‖ **基原** ‖

据《中华本草》《大辞典》《纲目图鉴》等综合分析考证，本品为禾本科植物大麦 *Hordeum vulgare* L.。全国各地均有栽培。《药典》收载麦芽药材为禾本科植物大麦的成熟果实经发芽干燥的炮制加工品；将麦粒用水浸泡后，保持适宜温、湿度，待幼芽长至约 5mm 时，晒干或低温干燥。《药典》四部收载大麦药材为禾本科植物大麦的干燥果实。

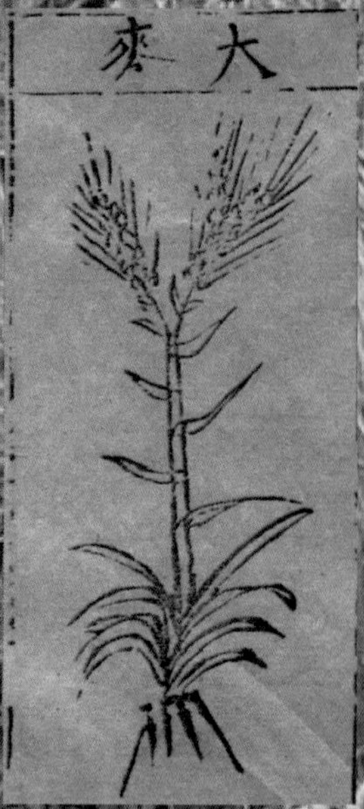

大麦

《别录》中品

‖ **释名** ‖

牟麦。【时珍曰】麦之苗粒皆大于来，故得大名。牟亦大也。通作麰。

‖ **集解** ‖

【弘景曰】今稞麦一名牟麦，似穬麦，惟皮薄尔。【恭曰】大麦出关中，即青稞麦，形似小麦而大，皮厚，故谓大麦，不似穬麦也。【颂曰】大麦今南北皆能种莳。穬麦有二种：一种类小麦而大，一种类大麦而大。【时珍曰】大、穬二麦，前后两出。盖穬麦是连皮者，大麦是麦米，但分有壳、无壳也。苏以青稞为大麦，非矣。青稞似大麦，天生皮肉相离，秦陇巴西种之。今人将当大麦米粜之，

▷大麦

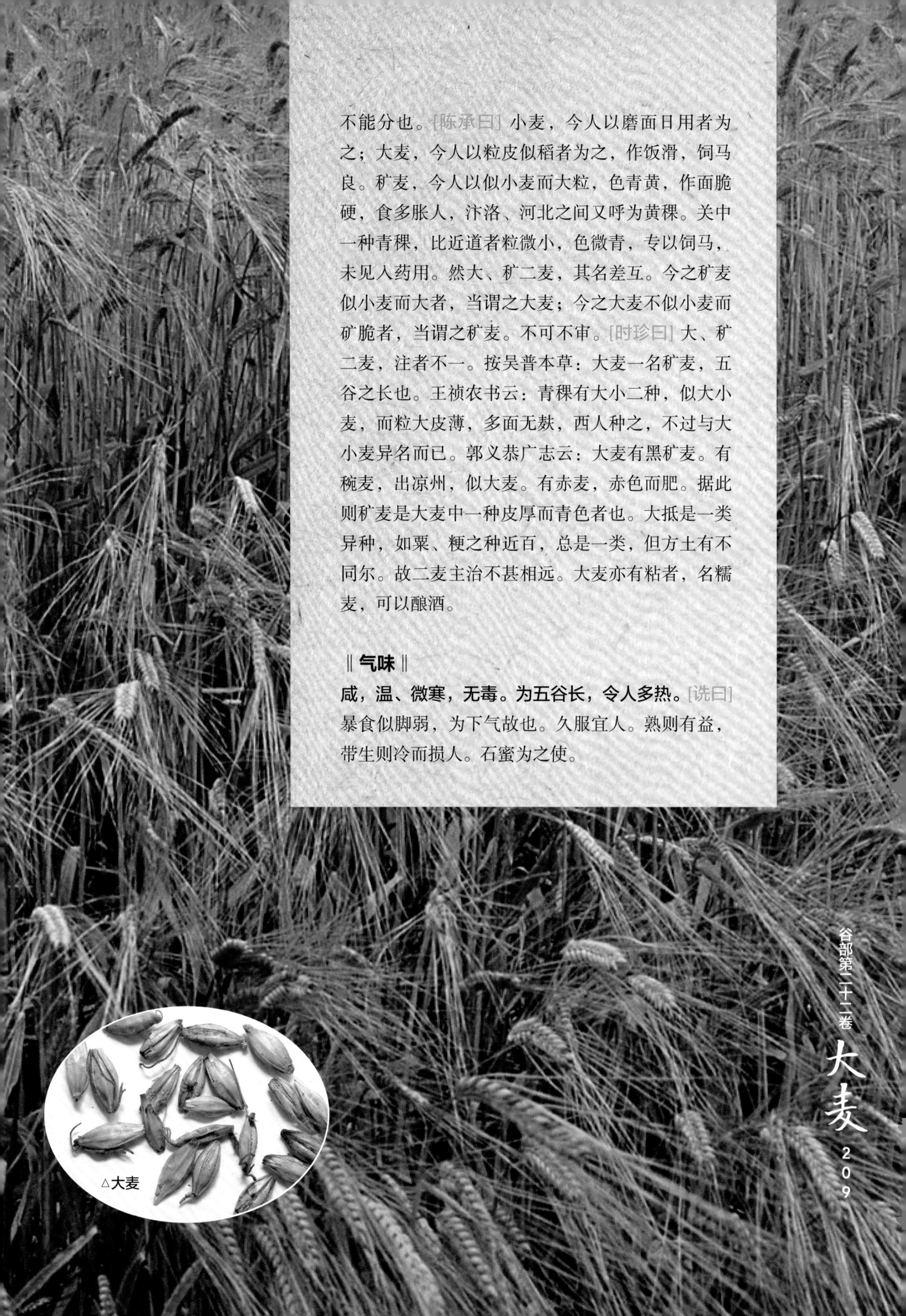

不能分也。[陈承曰] 小麦，今人以磨面日用者为之；大麦，今人以粒皮似稻者为之，作饭滑，饲马良。穬麦，今人以似小麦而大粒，色青黄，作面脆硬，食多胀人，汴洛、河北之间又呼为黄稞。关中一种青稞，比近道者粒微小，色微青，专以饲马，未见入药用。然大、穬二麦，其名差互。今之穬麦似小麦而大者，当谓之大麦；今之大麦不似小麦而矿脆者，当谓之穬麦。不可不审。[时珍曰] 大、穬二麦，注者不一。按吴普本草：大麦一名穬麦，五谷之长也。王祯农书云：青稞有大小二种，似大小麦，而粒大皮薄，多面无麸，西人种之，不过与大小麦异名而已。郭义恭广志云：大麦有黑穬麦。有椀麦，出凉州，似大麦。有赤麦，赤色而肥。据此则穬麦是大麦中一种皮厚而青色者也。大抵是一类异种，如粟、粳之种近百，总是一类，但方土有不同尔。故二麦主治不甚相远。大麦亦有粘者，名糯麦，可以酿酒。

‖ **气味** ‖

咸，温、微寒，无毒。为五谷长，令人多热。[诜曰] 暴食似脚弱，为下气故也。久服宜人。熟则有益，带生则冷而损人。石蜜为之使。

△大麦

‖ **主治** ‖

消渴除热，益气调中。别录。**补虚劣，壮血脉，益颜色，实五脏，化谷食，止泄，不动风气。久食，令人肥白，滑肌肤。为面，胜于小麦，无躁热。**士良。**面：平胃止渴，消食疗胀满。**苏恭。**久食，头发不白。和针砂、没石子等，染发黑色。**孟诜。**宽胸下气，凉血，消积进食。**时珍。

‖ **发明** ‖

[宗奭曰] 大麦性平凉滑腻。有人患缠喉风，食不能下。用此面作稀糊。令咽以助胃气而平。三伏中，朝廷作麨，以赐臣下。[震亨曰] 大麦初熟，人多炒食。此物有火，能生热病，人不知也。[时珍曰] 大麦作饭食，馨而有益。煮粥甚滑。磨面作酱甚甘美。

‖ **附方** ‖

旧四，新五。**食饱烦胀**但欲卧者。大麦面熬微香，每白汤服方寸匕，佳。肘后方。**膜外水气**大麦面、甘遂末各半两，水和作饼，炙熟食，取利。总录。**小儿伤乳**腹胀烦闷欲睡。大麦面生用，水调一钱服。白面微炒亦可。保幼大全。**蠼螋尿疮**大麦嚼傅之，日三上。伤寒类要。**肿毒已破**青大麦去须，炒暴花为末，傅之，成靥，揭去又傅。数次即愈。**麦芒入目**大麦煮汁洗之，即出。孙真人方。**汤火伤灼**大麦炒黑，研末，油调搽之。**被伤肠出**以大麦粥汁洗肠推入，但饮米糜，百日乃可。千金。**卒患淋痛**大麦三两煎汤，入姜汁、蜂蜜，代茶饮。圣惠方。

麦蘖见蘖米下。

苗

‖ **主治** ‖

诸黄，利小便，杵汁日日服。类要。**冬月面目手足皴瘃，煮汁洗之。**时珍。

‖ **附方** ‖

新一。**小便不通**陈大麦秸，煎浓汁，频服。简便方。

大麦奴

‖ **主治** ‖

解热疾，消药毒。藏器。

‖ **基原** ‖

据《纲目彩图》《纲目图鉴》《大辞典》《中华本草》等综合分析考证，本品为禾本科植物稞麦（青稞）*Hordeum vulgare* L. var. *nudum* Hook. f.。分布于我国西北、西南及华北等地。

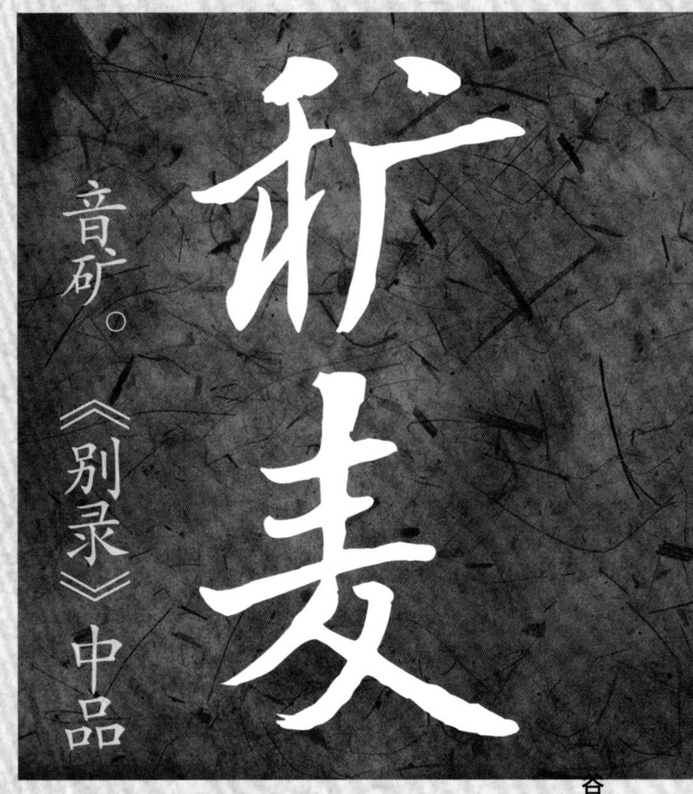

‖ **释名** ‖

[时珍曰] 穬之壳厚而粗矿也。

‖ **集解** ‖

[弘景曰] 穬麦是马所食者。服食家并食大、穬二麦，令人轻健。[炳曰] 穬麦西川人种食之。山东、河北人正月种之，名春穬。形状与大麦相似。[时珍曰] 穬麦有二种：一类小麦而大，一类大麦而大。[颂曰] 穬麦即大麦一种皮厚者。陈藏器谓即大麦之连壳者，非也。按别录自有穬麦功用，其皮岂可食乎？详大麦下。

‖ **气味** ‖

甘，微寒，无毒。[弘景曰] 此麦性热而云微寒，恐是作屑与合壳异也。[恭曰] 穬麦性寒，陶云性热，非矣。江东少有故也。[大明曰] 暴食似动冷气，久即益人。

‖ **主治** ‖

轻身除热。久服，令人多力健行。作糵，温中消食。别录。**补中，不动风气。作饼食，良。**萧炳。

‖ **发明** ‖

[时珍曰] 别录麦糵附见穬麦下，而大麦下无之，则作糵当以穬为良也。今人通用，不复分别矣。

‖ **基原** ‖

据《纲目彩图》《纲目图鉴》《汇编》《大辞典》等综合分析考证，本品为禾本科植物荞麦 *Bromus japonicus* Thunb. ex Murr.。分布于长江、黄河流域等地。

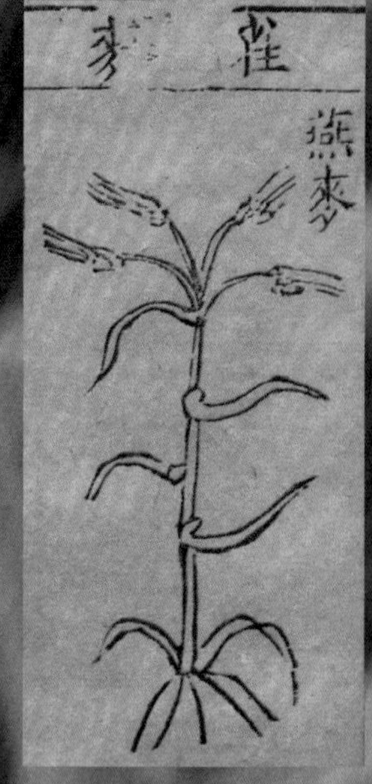

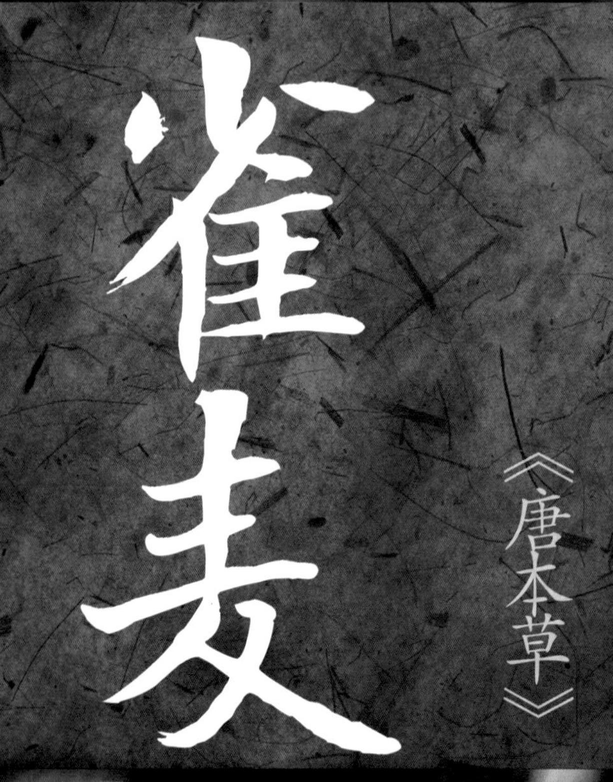

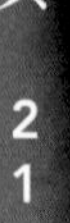

▷雀麦（*Bromus japonicus*）

校正：自草部移入此。

‖ **释名** ‖

燕麦唐本 **蘥**音药 **杜姥草**外台 **牛星草**。[时珍曰] 此野麦也。燕雀所食，故名。日华本草谓此为瞿麦者，非矣。

‖ **集解** ‖

[恭曰] 雀麦在处有之，生故墟野林下。苗叶似小麦而弱，其实似穬麦而细。[宗奭曰] 苗与麦同，但穗细长而疏。唐·刘梦得所谓“菟葵燕麦，动摇春风”者也。[周定王曰] 燕麦穗极细，每穗又分小叉十数个，子亦细小。舂去皮，作面蒸食，及作饼食，皆可救荒。

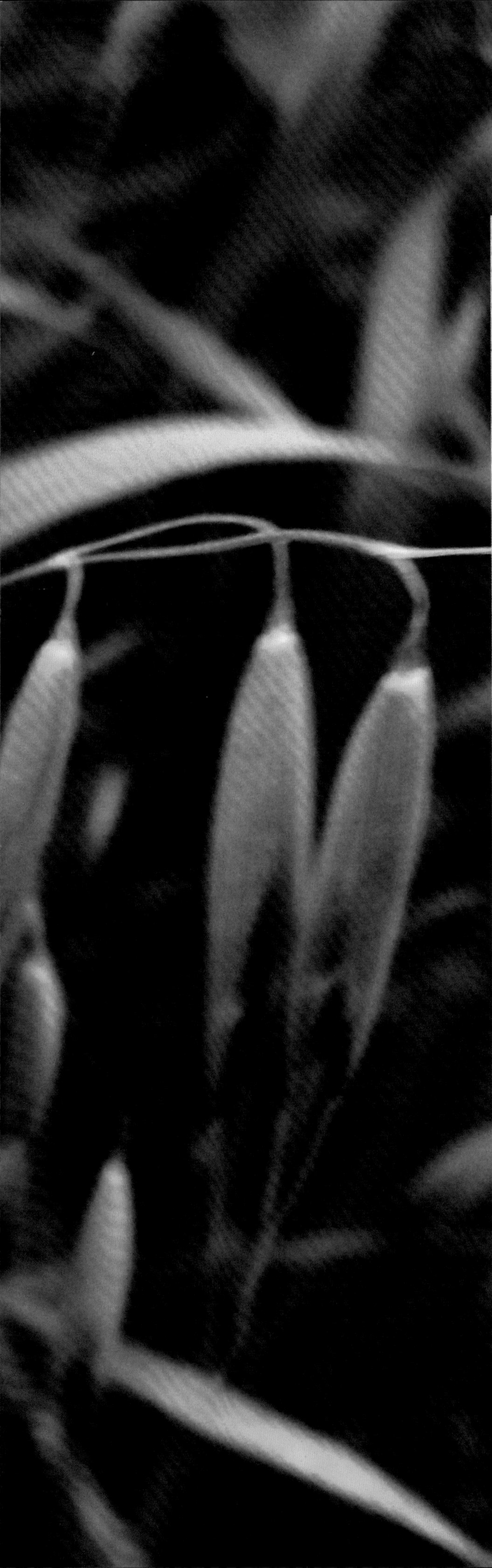

米

‖ **气味** ‖

甘，平，无毒。

‖ **主治** ‖

充饥滑肠。时珍。

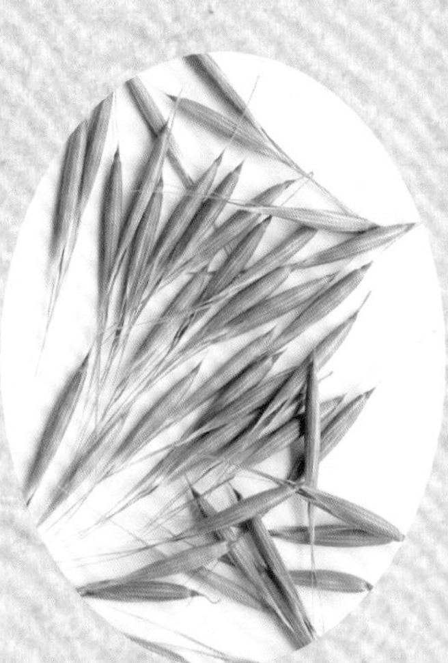

△雀麦药材

苗

‖ **气味** ‖

甘，平，无毒。

‖ **主治** ‖

女人产不出，煮汁饮之。苏恭。

‖ **附方** ‖

旧三。**胎死腹中　胞衣不下**上抢心。用雀麦一把，水五升，煮二升，温服。子母秘录。**齿䘌并虫**积年不瘥，从少至老者。用雀麦，一名杜姥草，俗名牛星草。用苦瓠叶三十枚，洗净。取草剪长二寸，以瓠叶作五包包之，广一寸，厚五分。以三年酢渍之。至日中，以两包火中炮令热，纳口中，熨齿外边，冷更易之。取包置水中解视，即有虫长三分。老者黄色，少者白色。多即二三十枚，少即一二十枚。此方甚妙。外台秘要。

荞麦

宋《嘉祐》

‖ **基原** ‖

据《纲目彩图》《纲目图鉴》《植物志》等综合分析考证，本品为禾本科植物荞麦 *Fagopyrum esculentum* Moench。分布于全国各地。

▷荞麦（*Fagopyrum esculentum*）

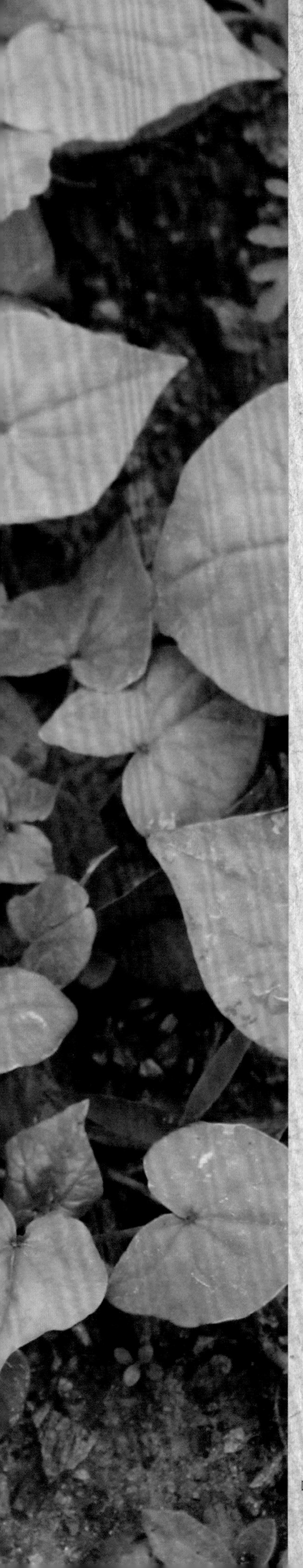

‖ **释名** ‖

荍麦音翘**乌麦**吴瑞**花荞。**[时珍曰] 荞麦之茎弱而翘然，易长易收，磨面如麦，故曰荞曰荍，而与麦同名也。俗亦呼为甜荞，以别苦荞。杨慎丹铅录，指乌麦为燕麦，盖未读日用本草也。

‖ **集解** ‖

[炳曰] 荞麦作饭，须蒸使气馏，烈日暴令开口，舂取米仁作之。[时珍曰] 荞麦南北皆有。立秋前后下种，八九月收刈，性最畏霜。苗高一二尺，赤茎绿叶，如乌桕树叶。开小白花，繁密粲粲然。结实累累如羊蹄，实有三棱，老则乌黑色。王祯农书云：北方多种。磨而为面，作煎饼，配蒜食。或作汤饼，谓之河漏，以供常食，滑细如粉，亚于麦面。南方一种，但作粉饵食，乃农家居冬谷也。

‖ **气味** ‖

甘，平，寒，无毒。[思邈曰] 酸，微寒。食之难消。久食动风，令人头眩。作面和猪、羊肉热食，不过八九顿，即患热风，须眉脱落，还生亦希。泾、邠以北，多此疾。又不可合黄鱼食。

‖ **主治** ‖

实肠胃，益气力，续精神，能炼五脏滓秽。孟诜。**作饭食，压丹石毒，甚良。**萧炳。**以醋调粉，涂小儿丹毒赤肿热疮。**吴瑞。**降气宽肠，磨积滞，消热肿风痛，除白浊白带，脾积泄泻。以沙糖水调炒面二钱服，治痢疾。炒焦，热水冲服，治绞肠沙痛。**时珍。

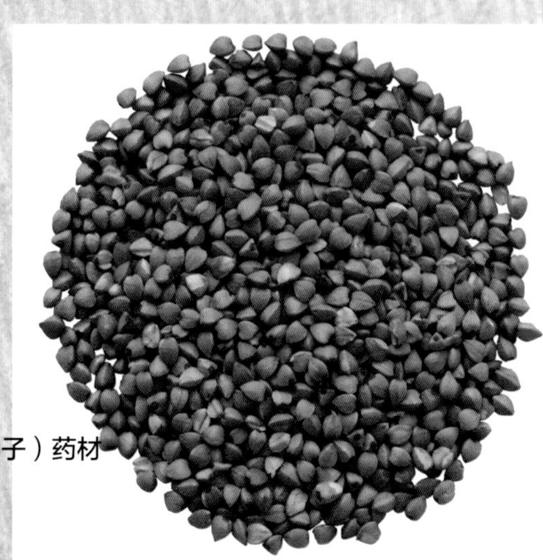

▷荞麦（种子）药材

‖ **发明** ‖

[颖曰] 本草言荞麦能炼五脏滓秽。俗言一年沉积在肠胃者，食之亦消去也。[时珍曰] 荞麦最降气宽肠，故能炼肠胃滓滞，而治浊带泄痢腹痛上气之疾，气盛有湿热者宜之。若脾胃虚寒人食之，则大脱元气而落须眉，非所宜矣。孟诜云益气力者，殆未然也。按杨起简便方云：肚腹微微作痛，出即泻，泻亦不多，日夜数行者，用荞麦面一味作饭，连食三四次即愈。予壮年患此两月，瘦怯尤甚。用消食化气药俱不效，一僧授此而愈，转用皆效，此可征其炼积滞之功矣。普济治小儿天吊及历节风方中亦用之。

‖ **附方** ‖

新十六。**咳嗽上气**荞麦粉四两，茶末二钱，生蜜二两，水一碗，顺手搅千下。饮之，良久下气不止，即愈。儒门事亲。**十水肿喘**生大戟一钱，荞麦面二钱，水和作饼，炙熟为末。空心茶服，以大小便利为度。圣惠。**男子白浊**魏元君济生丹：用荍麦炒焦为末，鸡子白和，丸梧子大。每服五十丸，盐汤下，日三服。**赤白带下**方同上。**禁口痢疾**荞麦面每服二钱，沙糖水调下。坦仙方。**痈疽发背**一切肿毒。荍麦面、硫黄各二两，为末，井华水和作饼，晒收。每用一饼，磨水傅之。痛则令不痛，不痛则令痛，即愈。直指。**疮头黑凹**荞麦面煮食之，即发起。直指。**痘疮溃烂**用荞麦粉频频傅之。痘疹方。**汤火伤灼**用荞麦面炒黄研末，水和傅之，如神。奇效方。**蛇盘瘰疬**围接项上。用荞麦炒去壳、海藻、白僵蚕炒去丝等分，为末。白梅浸汤，取肉减半，和丸绿豆大。每服六七十丸，食后、临卧米饮下，日五服。其毒当从大便泄去。若与淡菜连服尤好。淡菜生于海藻上，亦治此也。忌豆腐、鸡、羊、酒、面。阮氏方。**积聚败血**通仙散：治男子败积，女人败血，不动真气。用荍麦面三钱，大黄二钱半，为末。卧时酒调服之。多能鄙事。**头风畏冷**李楼云：一人头风，首裹重绵，三十年不愈。予以荞麦粉二升，水调作二饼，更互合头上，微汗即愈。怪证奇方。**头风风眼**荞麦作钱大饼，贴眼四角，以米大艾炷灸之，即效如神。**染发令黑**荞麦、针砂二钱，醋和，先以浆水洗净涂之，荷叶包至一更，洗去。再以无食子、诃子皮、大麦面二钱，醋和涂之，荷叶包至天明，洗去即黑。普济。**绞肠沙痛**荞麦面一撮炒，水烹服。简便方。**小肠疝气**荞麦仁炒去尖，胡卢巴酒浸晒干，各四两，小茴香炒一两，为末，酒糊丸梧子大。每空心盐酒下五十丸。两月大便出白脓，去根。孙天仁集效方。

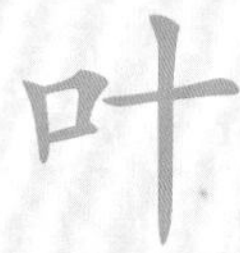

‖ **主治** ‖

作茹食，下气，利耳目。多食即微泄。士良。[孙曰] 生食，动刺风，令人身痒。

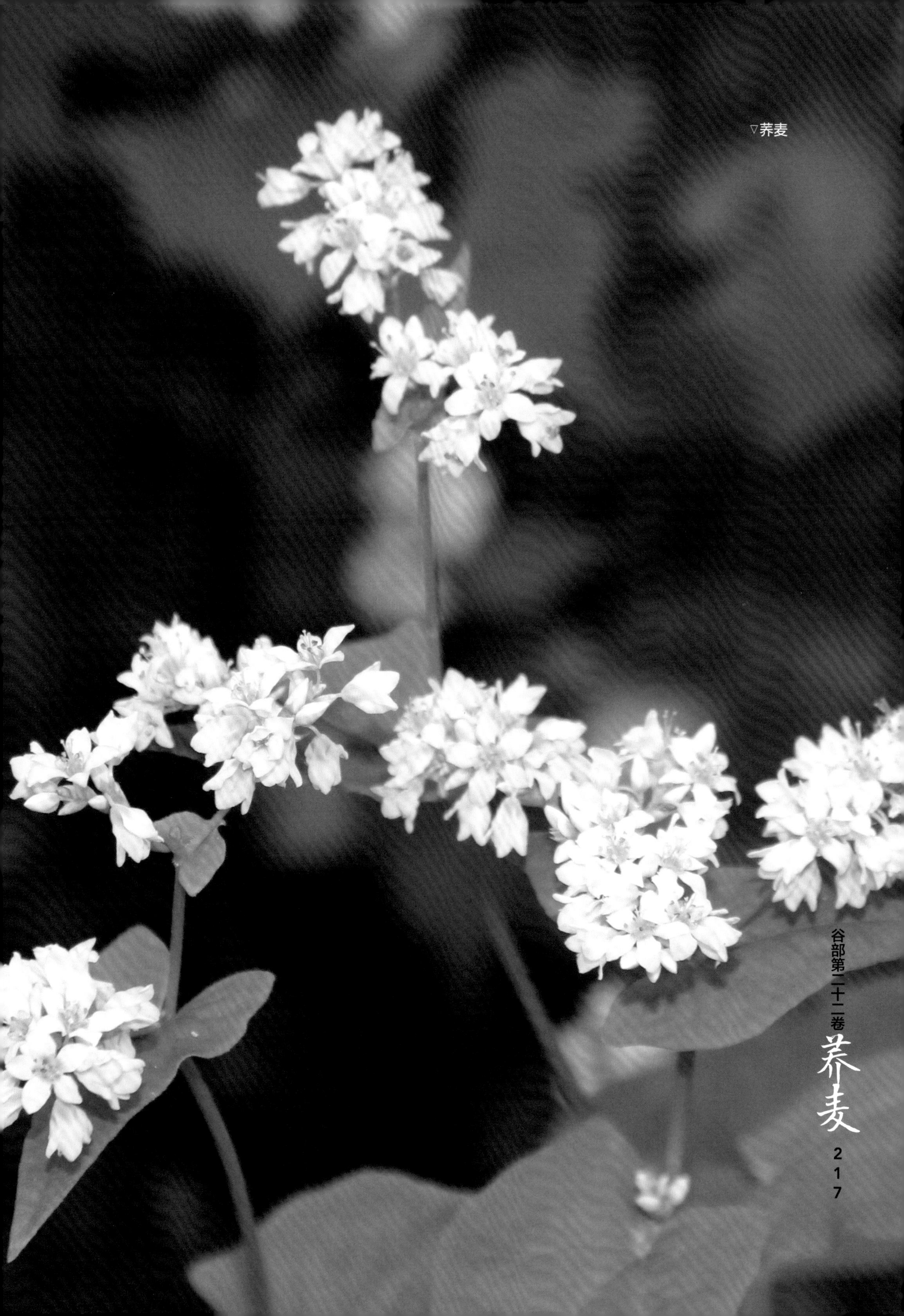

▽荞麦

荞麦

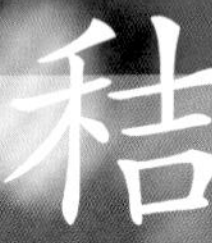

秸

‖主治‖

烧灰淋汁取硷熬干，同石灰等分，蜜收。能烂痈疽，蚀恶肉，去靥痣，最良。穰作荐，辟壁虱。时珍。[[illegible]曰]烧灰淋汁，洗六畜疮，并驴、马躁蹄。

‖附方‖

新二。**噎食**荞麦秸烧灰淋汁，入锅内煎取白霜一钱，入蓬砂一钱，研末。每酒服半钱。海上方。**壁虱蜈蚣**荞麦秸作荐，并烧烟熏之。

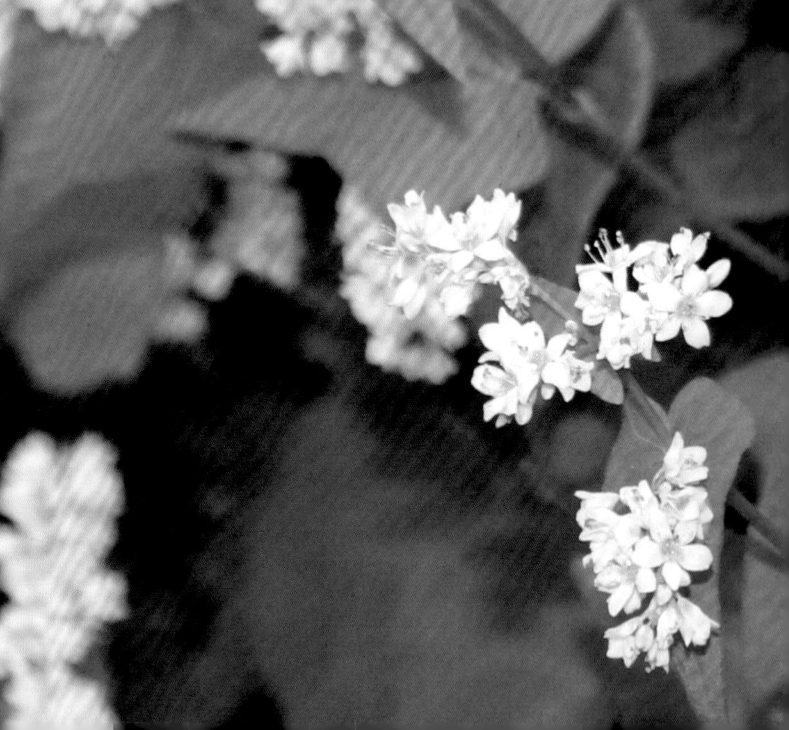

▷荞麦

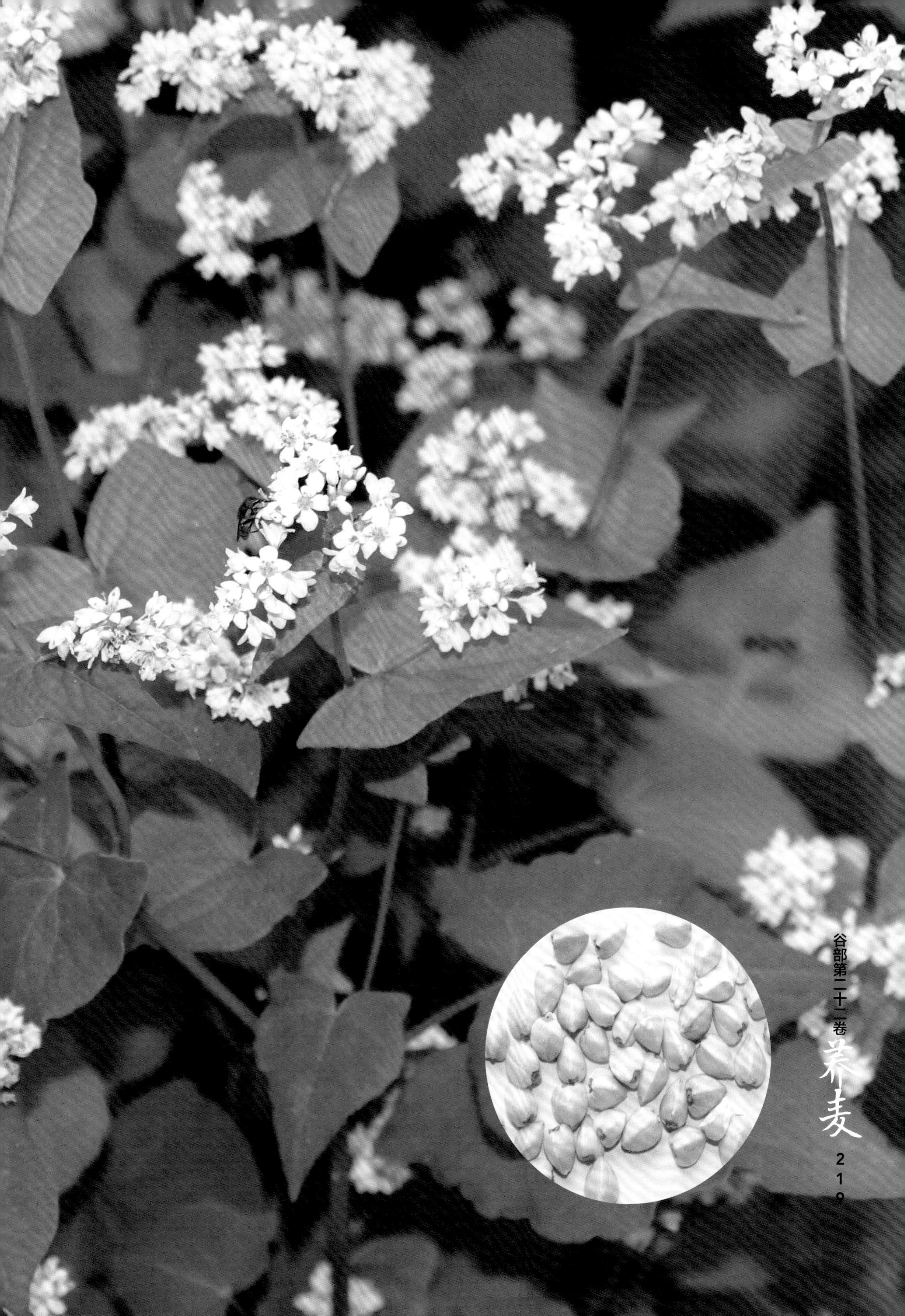

荞麦

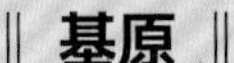

‖ **基原** ‖

据《纲目彩图》《纲目图鉴》《植物志》等综合分析考证，本品为禾本科植物苦荞麦 *Fagopyrum tataricum* (L.) Gaertn.。分布于全国各地。

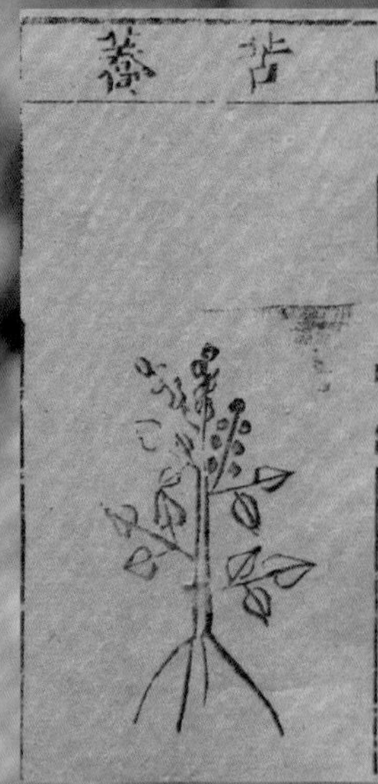

苦荞麦《纲目》

▷苦荞麦（*Fagopyrum tataricum*）

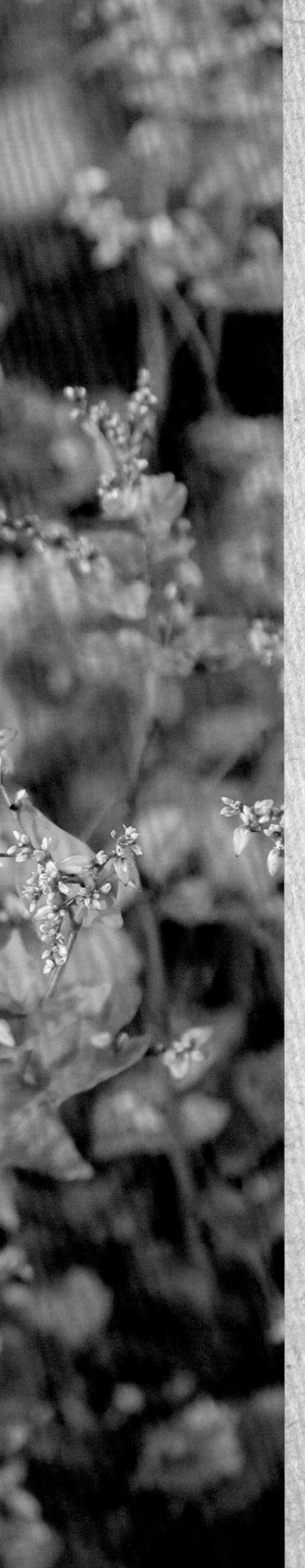

‖ **集解** ‖

[时珍曰] 苦荞出南方，春社前后种之。茎青多枝，叶似荞麦而尖，开花带绿色，结实亦似荞麦，稍尖而棱角不峭。其味苦恶，农家磨捣为粉，蒸使气馏，滴去黄汁，乃可作为糕饵食之，色如猪肝。谷之下者，聊济荒尔。

‖ **气味** ‖

甘、苦，温，有小毒。[时珍曰] 多食伤胃，发风动气，能发诸病，黄疾人尤当禁之。

‖ **附方** ‖

新一。**明目枕**苦荞皮、黑豆皮、绿豆皮、决明子、菊花，同作枕，至老明目。邓才杂兴方。

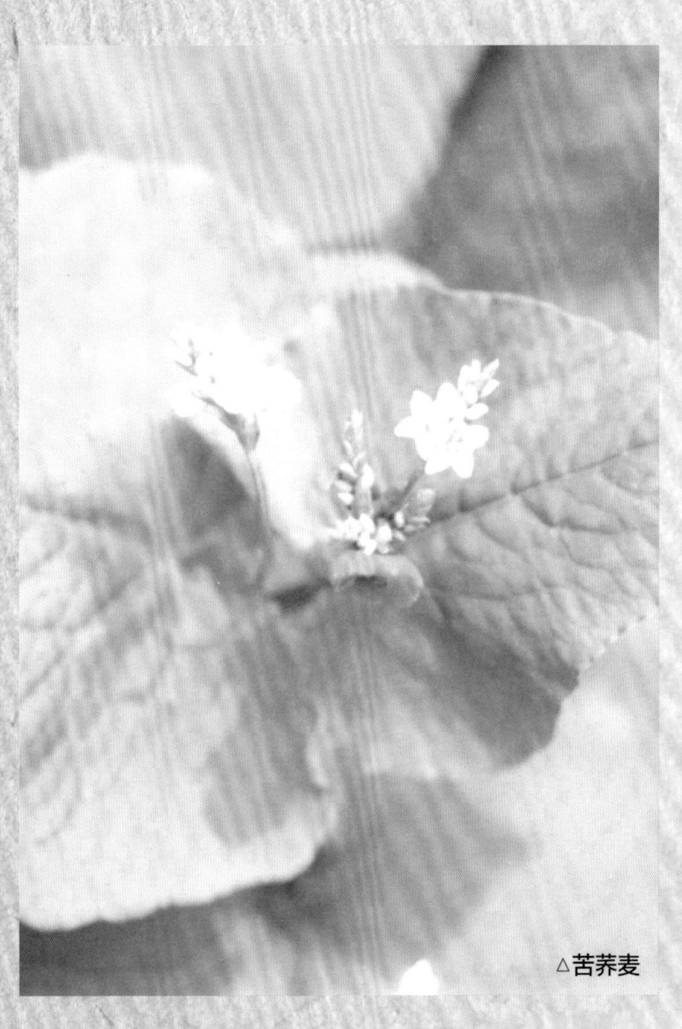

△苦荞麦

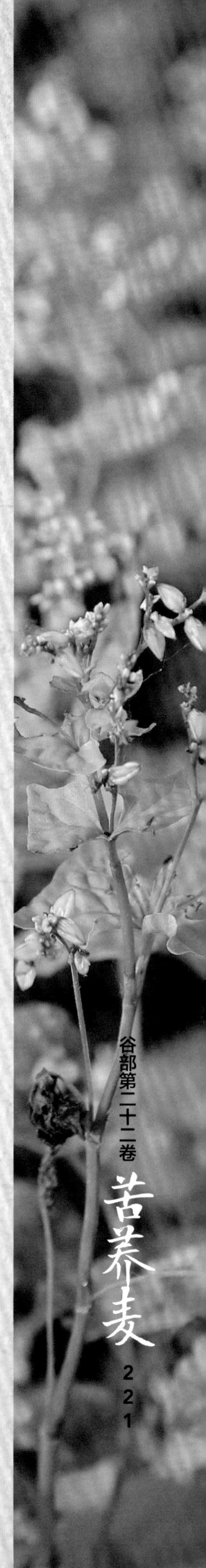

‖ **基原** ‖

据《纲目图鉴》《纲目彩图》《药典图鉴》等综合分析考证，本品为禾本科植物稻 *Oryza sativa* L.。分布于全国各地。参见本卷“粳”项下。《药典》收载稻芽为禾本科植物稻的成熟果实经发芽干燥的炮制加工品；将稻谷用水浸泡后，保持适宜的温、湿度，待须根长至约 1cm 时，干燥。

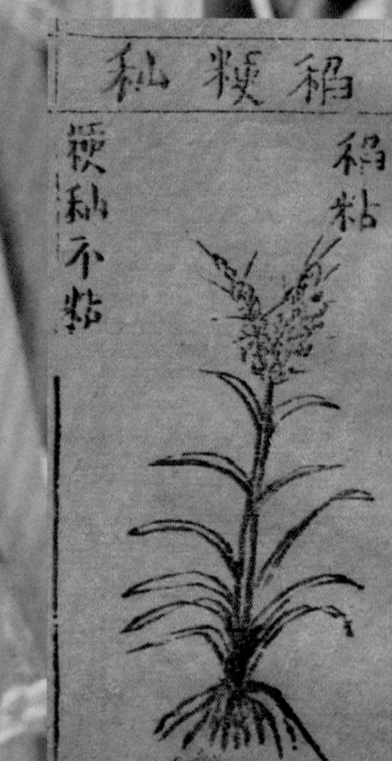

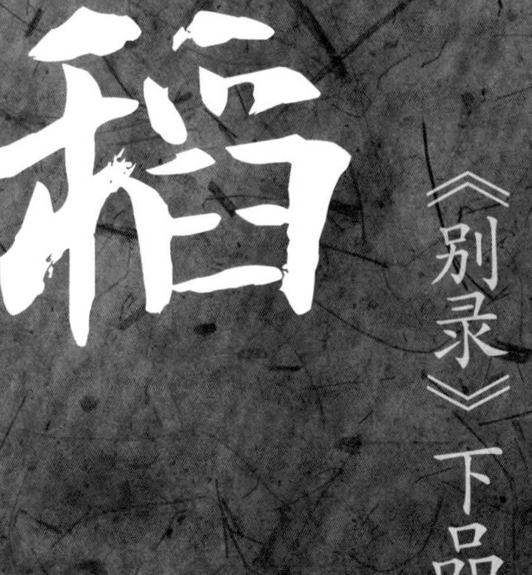

《别录》下品

▷稻（*Oryza sativa*）

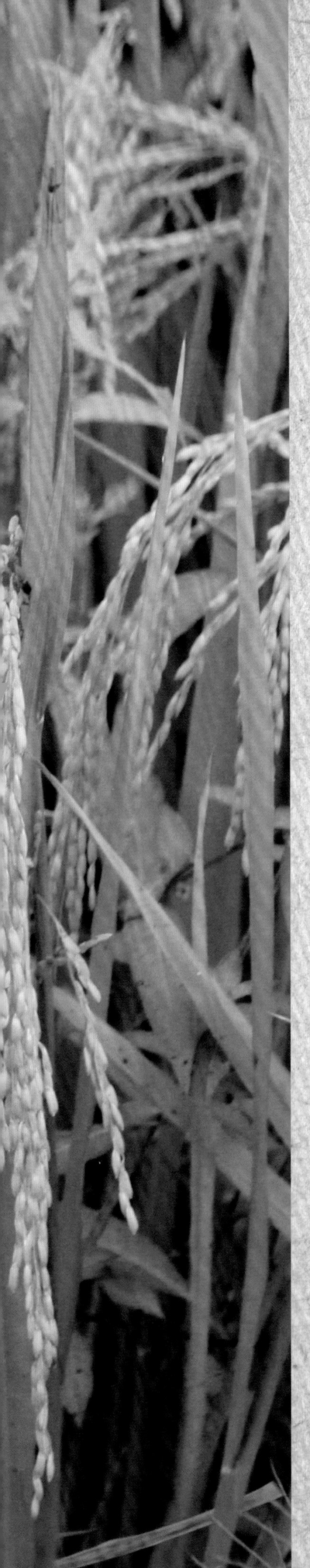

‖ **释名** ‖

稌音杜。**糯**亦作稬。[时珍曰] 稻稌者，粳、糯之通称。物理论所谓稻者溉种之总称，是矣。本草则专指糯为稻也。稻从舀，音函，象人在臼上治稻之义。稌则方言稻音之转尔。其性粘软，故谓之糯。[颖曰] 糯米缓筋，令人多睡，其性懦也。

‖ **集解** ‖

[弘景曰] 道家方药有稻米、粳米俱用者，此则两物也。稻米白如霜，江东无此，故通呼粳为稻耳，不知色类复云何也？[恭曰] 稻者，秔谷之通名。尔雅云：稌，稻也。秔者不粘之称，一曰籼。氾胜之云：三月种秔稻，四月种秫稻。即并稻也，陶谓为二，盖不可解也。[志曰] 此稻米即糯米也。其粒大小似秔米，细糠白如雪。今通呼秔、糯二谷为稻，所以惑之。按李含光音义引字书解粳字云：稻也；秔字云：稻属也，不粘。粢字云：稻饼也。粢盖糯也。[禹锡曰] 尔雅云：稌，稻。郭璞注云：别二名也。今沛国呼稌。周颂云：丰年多黍多稌。礼记云：牛宜稌。豳风云：十月获稻。皆是一物也。说文云：秔，稻属也。沛国谓稻为糯。字林云：糯，粘稻也。秔，不粘稻也。然秔、糯甚相类，以粘不粘为异尔。当依说文以稻为糯。颜师古刊谬正俗云：本草稻米，即今之糯米也。或通呼粳、糯为稻。孔子云：食夫稻。周官有稻人。汉有稻田使者。并通指秔、糯而言。所以后人混称，不知稻即糯也。[宗奭曰] 稻米，今造酒糯稻也。其性温，故可为酒。酒为阳，故多热。西域天竺土溽热，稻岁四熟，亦可验矣。[时珍曰] 糯稻，南方水田多种之。其性粘，可以酿酒，可以为粢，可以蒸糕，可以熬饧，可以炒食。其类亦多，其谷壳有红、白二色，或有毛，或无毛。其米亦有赤、白二色，赤者酒多糟少，一种粒白如霜，长三四分者。齐民要术糯有九格、雉木、大黄、马首、虎皮、火色等名是矣。古人酿酒多用秫，故诸说论糯稻，往往费辩也。秫乃糯粟，见本条。

稻米

‖ **气味** ‖

苦，温，无毒。[思邈曰] 味甘。[宗奭曰] 性温。[颂曰] 糯米性寒，作酒则热，糟乃温平，亦如大豆与豉、酱之性不同也。[诜曰] 凉。发风动气，使人多睡，不可多食。[藏器曰] 久食令人身软，缓人筋也。小猫、犬食之，亦脚屈不能行。马食之，足重。妊妇杂肉食之，令子不利。[萧炳曰] 拥诸经络气，使四肢不收，发风昏昏。[士良曰] 久食发心悸，及痈疽疮疖中痛。合酒食之，醉难醒。[时珍曰] 糯性粘滞难化，小儿、病人，最宜忌之。

‖ **主治** ‖

作饭温中，令人多热，大便坚。别录。**能行荣卫中血积，解芫青、斑蝥毒。**士良。**益气止泄。**思邈。**补中益气。止霍乱后吐逆不止，以一合研水服之。**大明。**以骆驼脂作煎饼食，主痔疾。**萧炳。**作糜一斗食，主消渴。**藏器。**暖脾胃，止虚寒泄痢，缩小便，收自汗，发痘疮。**时珍。

‖ **发明** ‖

[思邈曰] 粳米味甘，脾之谷也，脾病宜食之。[杨士瀛曰] 痘疹用粳米，取其解毒，能酿而发之也。[时珍曰] 糯米性温，酿酒则热，熬饧尤甚，故脾肺虚寒者宜之。若素有痰热风病，及脾病不能转输，食之最能发病成积。孟诜、苏颂或言其性凉、性寒者，谬说也。别录已谓其温中坚

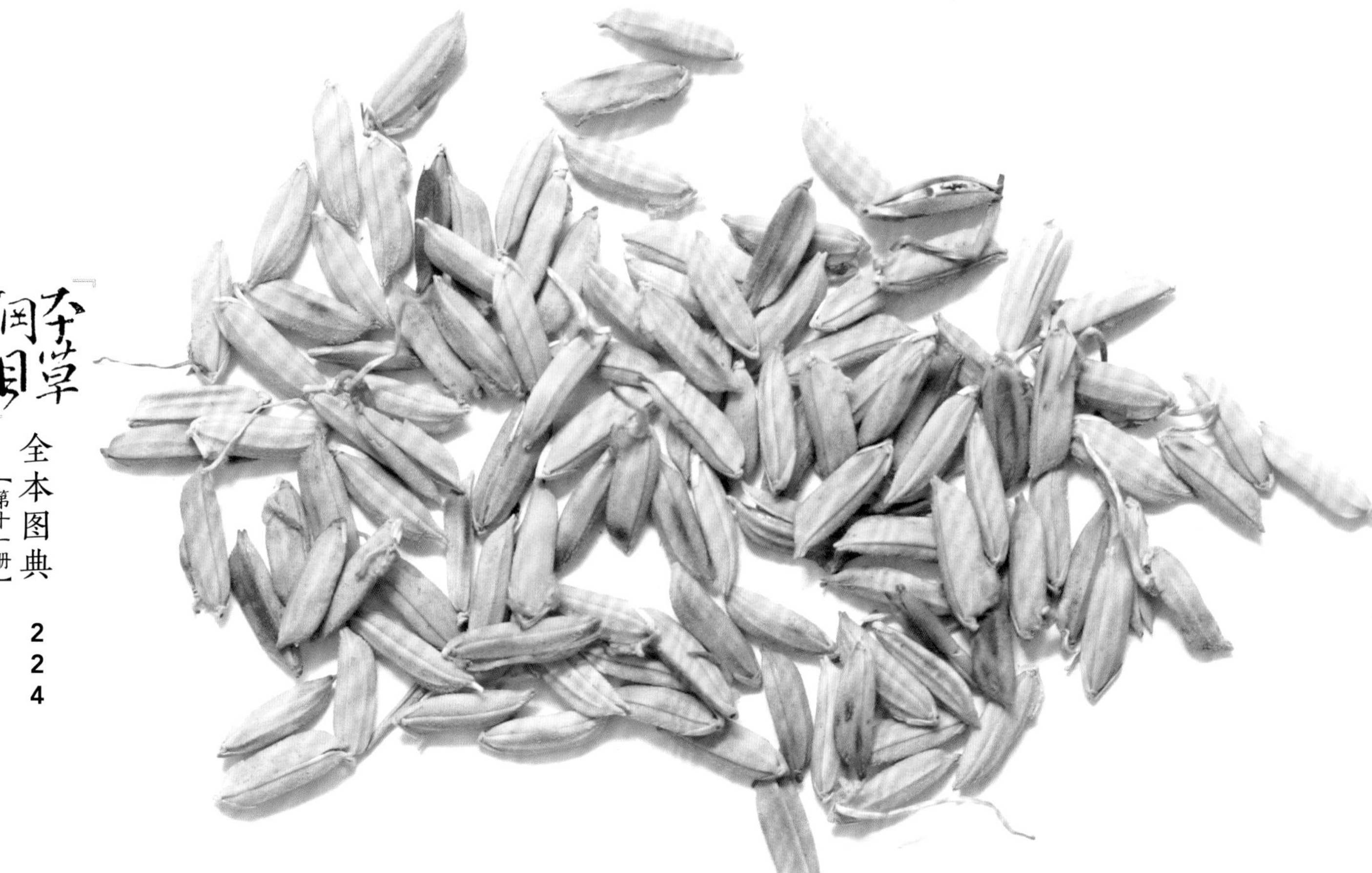

大便，令人多热，是岂寒凉者乎？今人冷泄者，炒食即止。老人小便数者，作粢糕或丸子，夜食亦止。其温肺暖脾可验矣。痘证用之，亦取此义。

‖ **附方** ‖

旧五，新十六。**霍乱烦渴**不止。糯米三合，水五升，蜜一合，研汁分服，或煮汁服。杨氏产乳。**消渴饮水**方同上。**三消渴病**梅花汤：用糯谷炒出白花、桑根白皮等分。每用一两，水二碗，煎汁饮之。三因方。**下痢禁口**糯谷一升炒出白花去壳，用姜汁拌湿再炒，为末。每服一匙，汤下，三服即止。经验良方。**久泄食减**糯米一升，水浸一宿沥干，慢炒熟，磨筛，入怀庆山药一两。每日清晨用半盏，入砂糖二匙，胡椒末少许，以极滚汤调食。其味极佳，大有滋补。久服令人精暖有子，秘方也。松篁经验方。**鼻衄不止**服药不应。独圣散：用糯米微炒黄，为末。每服二钱，新汲水调下。仍吹少许入鼻中。简要济众方。**劳心吐血**糯米半两，莲子心七枚，为末，酒服。孙仲盈云：曾用多效。或以墨汁作丸服之。澹寮方。**自汗不止**糯米、小麦麸同炒，为末，每服三钱，米饮下。或煮猪肉点食。**小便白浊**白糯丸：治人夜小便脚停白浊，老人、虚人多此证，令人卒死，大能耗人精液，主头昏重。用糯米五升炒赤黑，白芷一两，为末，糯粉糊丸梧子大。每服五十丸，木馒头煎汤下。无此，用局方补肾汤下。若后生禀赋怯弱，房室太过，小便太多，水管蹇涩，小便如膏脂，入石菖蒲、牡蛎粉甚效。经验良方。**女人白淫**糙糯米、花椒等分，炒为末，醋糊丸梧子大。每服三四十丸，食前醋汤下。杨起简便方。**胎动不安**下黄水。用糯米一合，黄芪、芎䓖各五钱，水一升，煎八合，分服。产宝。**小儿头疮**糯米饭烧灰，入轻粉，清油调傅。普济方。**缠蛇丹毒**糯米粉和盐，嚼涂之。济急方。**打扑伤损**诸疮。寒食日浸糯米，逐日易水，至小满取出，日干为末，用水调涂之。便民图纂。**金疮痈肿**及竹木签刺等毒，用糯米三升，于端午前四十九日，以冷水浸之。一日两换水，轻淘转，勿令搅碎。至端午日取出阴干，绢袋盛，挂通风处。每用旋取，炒黑为末，冷水调如膏药，随疮大小，裹定疮口，外以布包定勿动，直候疮瘥。若金疮犯生水作脓肿甚者，急裹一二食久，即不作脓肿也。若痈疽初发，才觉焮肿，急贴之，一夜便消。灵苑方。**喉痹吒腮**用前膏贴项下及肿处，一夜便消。干即换之，常令湿为妙。**竹木签刺**用前膏贴之，一夜刺出在药内也。**颠犬咬伤**糯米一合，斑蝥七枚同炒，蝥黄去之；再入七枚，再炒黄去之；又入七枚，待米出烟，去蝥为末。油调傅之，小便利下佳。医方大成。**荒年代粮**稻米一斗淘汰，百蒸百曝，捣末，日食一飧，以水调之。服至三十日止，可一年不食。肘后。**虚劳不足**糯米入猪肚内蒸干，捣作丸子，日日服之。**腰痛虚寒**糯米二升，炒熟袋盛，拴靠痛处。内以八角茴香研酒服。谈野翁试验方。

米泔

‖**气味**‖

甘，凉，无毒。

‖**主治**‖

益气，止烦渴霍乱，解毒。食鸭肉不消者，顿饮一盏，即消。时珍。

‖**附方**‖

旧一。**烦渴不止**糯米泔任意饮之，即定。研汁亦可。外台。

糯稻花

‖**主治**‖

阴干，入揩牙、乌须方用。时珍。

稻穰即稻秆

‖**气味**‖

辛、甘，热，无毒。

‖**主治**‖

黄病如金色，煮汁浸之；仍以谷芒炒黄为末，酒服。藏器。**烧灰，治坠扑伤损。**苏颂。**烧灰浸水饮，止消渴。淋汁，浸肠痔。挼穰藉靴鞋，暖足，去寒湿气。**时珍。

‖**发明**‖

[颂曰] 稻秆灰方，出刘禹锡传信方。云：湖南李从事坠马扑伤损，用稻秆烧灰，以新熟酒连糟入盐和，淋取汁，淋痛处，立瘥也。[时珍曰] 稻穰煮治作纸，嫩心取以为鞋，皆大为民利。其纸不可贴疮，能烂肉。按江湖纪闻云：有人壁虱入耳，头痛不可忍，百药不效。用稻秆灰煎汁灌入，即死而出也。

‖**附方**‖

旧一，新八。**消渴饮水**取稻穰中心烧灰。每以汤浸一合，澄清饮之。危氏。**喉痹肿痛**稻草烧取墨烟，醋调吹鼻中，或灌入喉中，滚出痰，立愈。普济。**热病余毒**攻手足疼痛欲脱，用稻穰灰煮汁渍之。肘后方。**下血成痔**稻藁烧灰淋汁，热渍三五度，瘥。崔氏纂要。**汤火伤疮**用稻草灰冷水淘七遍，带湿摊上，干即易。若疮湿者，焙干油傅，二三次可愈。卫生易简方。**恶虫入耳**香油合稻秆灰汁，滴入之。圣济总录。**噎食不下**赤稻细梢，烧灰，滚汤一碗，隔绢淋汁三次，取汁，入丁香一枚，白豆蔻半枚，米一盏，煮粥食，神效。摘玄妙方。**小便白浊**糯稻草煎浓汁，露一夜，服之。同上。**解砒石毒**稻草烧灰，淋汁，调青黛三钱服。医方摘要。

谷颖谷芒也。作稳，非。

‖**主治**‖

黄病，为末酒服。又解蛊毒，煎汁饮。日华。

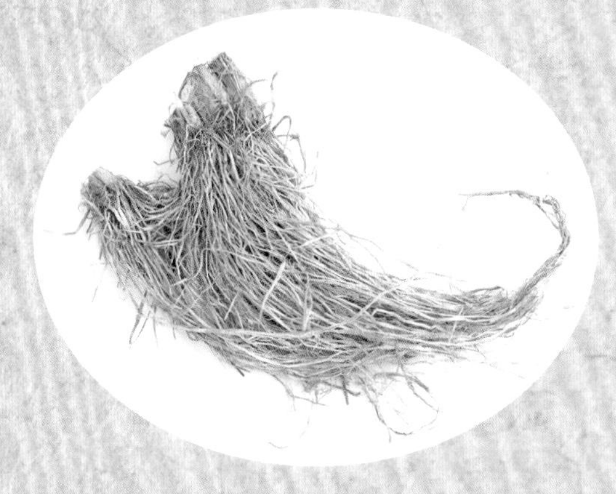

糯糠

‖**主治**‖

齿黄，烧取白灰，旦旦擦之。时珍。

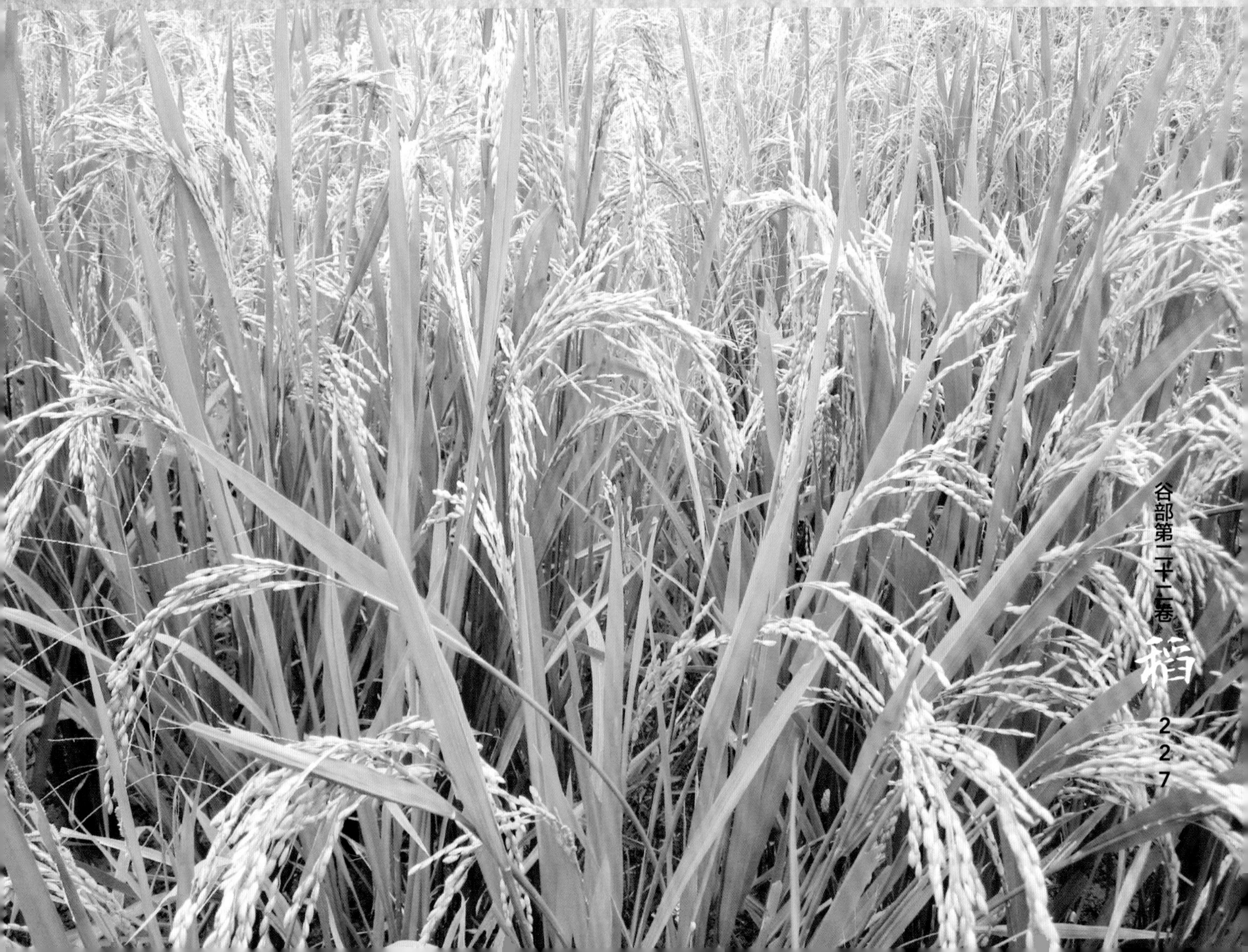

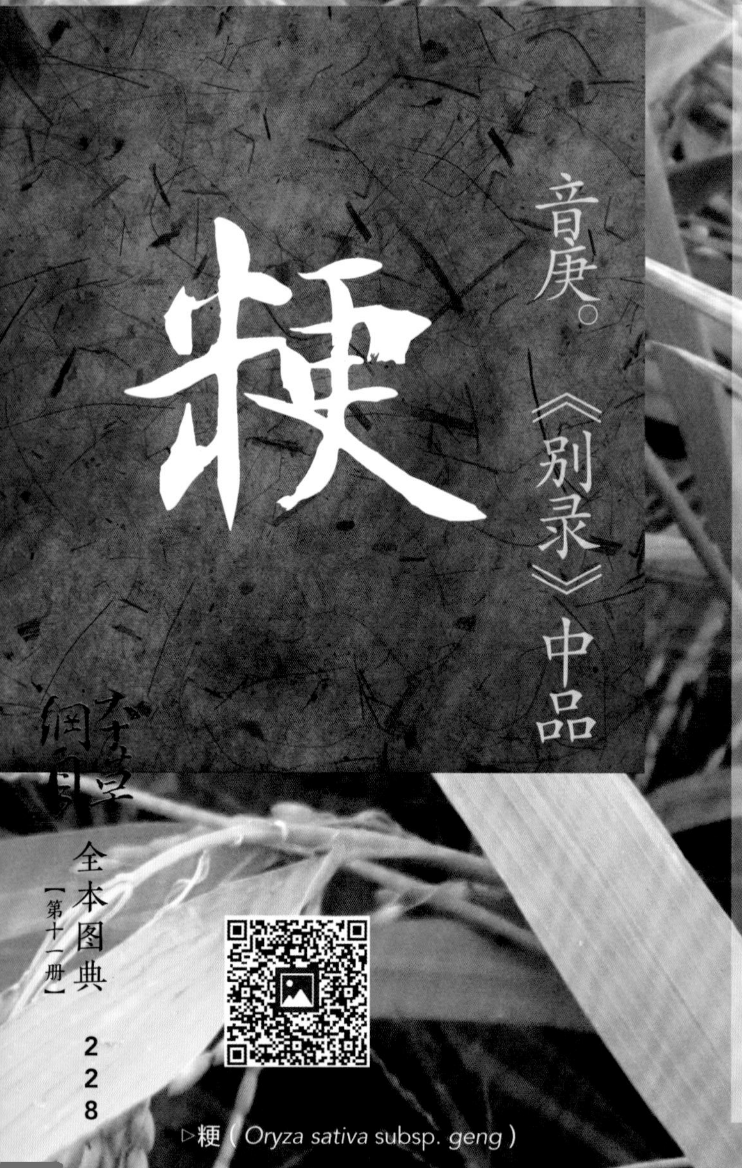

粳

音庚。《别录》中品

‖ **基原** ‖

据《纲目图鉴》《纲目彩图》《大辞典》等综合分析考证，本品为禾本科植物稻 *Oryza sativa* L.。分布参见本卷“稻”项下。部分学者 * 通过水稻核心种质资源基因组测序及分析，提出了籼、粳亚种的独立多起源假说，并恢复使用籼（*Oryza sativa* subsp. *xian*）、粳（*Oryza sativa* subsp. *geng*）亚种的正确命名，促进我国源远流长稻作文化的传承。《药典》四部收载粳米药材为禾本科植物稻的干燥种子。

* Wang W，et al. Genomic variation in 3,010 diverse accessions of Asian cultivated rice[J]. *Nature*，2018.

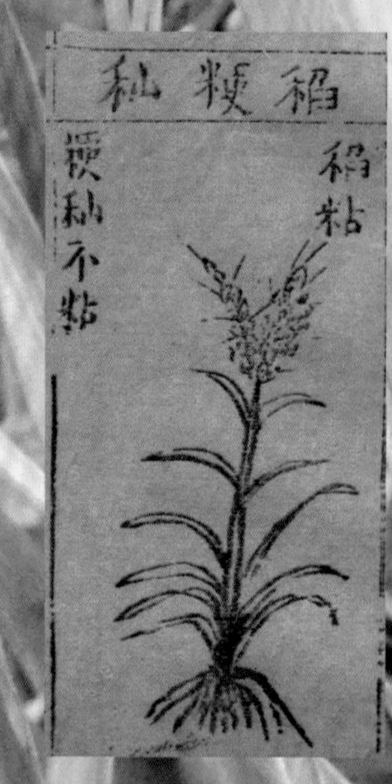

‖ **释名** ‖

杭与粳同。[时珍曰] 粳乃谷稻之总名也。有早、中、晚三收。诸本草独以晚稻为粳者，非矣。粘者为糯，不粘者为粳。糯者懦也，粳者硬也。但入解热药，以晚粳为良尔。

‖ **集解** ‖

[弘景曰] 粳米，即今人常食之米，但有白、赤、小、大异族四五种，犹同一类也。可作廪米。[诜曰] 淮、泗之间最多。襄、洛土粳米，亦坚实而香。南方多收火稻，最补益人。诸处虽多粳米，但充饥耳。[时珍曰] 粳有水、旱二稻。南方土下涂泥，多宜水稻。北方地平，惟泽土宜旱稻。西南夷亦有烧山地为畬田种旱稻者；谓之火米。古者惟下种成畦，故祭祀谓稻为嘉蔬，今人皆拔秧栽插矣。其种近百，各各不同。俱随土地所宜也。其谷之光、芒、长、短、大、细，百不同也。其米之赤、白、紫、乌、坚、松、香、否，不同也。其性之温、凉、寒、热，亦因土产形色而异也。真腊有水稻，高丈

▷粳（*Oryza sativa* subsp. *geng*）

许，随水而长。南方有一岁再熟之稻。苏颂之香粳，长白如玉，可充御贡。皆粳之稍异者也。

粳米

‖**气味**‖

甘、苦，平，无毒。[思邈曰] 生者寒，燔者热。[时珍曰] 北粳凉，南粳温。赤粳热，白粳凉，晚白粳寒。新粳热，陈粳凉。凡人嗜生米，久成米瘕，治之以鸡屎白。[颖曰] 新米乍食，动风气。陈者下气，病人尤宜。[诜曰] 常食干粳饭，令人热中，唇口干。不可同马肉食，发痼疾。不可和苍耳食，令人卒心痛，急烧仓米灰和蜜浆服之，不尔即死。

‖**主治**‖

益气，止烦止渴止泄。别录。**温中，和胃气，长肌肉。**蜀本。**补中，壮筋骨，益肠胃。**日华。**煮汁，主心痛，止渴，断热毒下痢。**孟诜。**合芡实作粥食，益精强志，聪耳明目。**好古。**通血脉，和五脏，好颜色。**时珍。出养生集要。**常食干粳饭，令人不噎。**孙思邈。

‖**发明**‖

[诜曰] 粳米赤者粒大而香，水渍之有味益人。大抵新熟者动气，经年者亦发病。惟江南人多收火稻贮仓，烧去毛，至春舂米食之，即不发病宜人，温中益气，补下元也。[宗奭曰] 粳以白晚米为第一，早熟米不及也。平和五脏，补益血气，其功莫逮。然稍生则复不益脾，过熟乃佳。[颖曰] 粳有早、中、晚三收，以晚白米为第一。各处所产，种类甚多，气味不能无少异，而亦不大相远也。天生五谷，所以养人，得之则生，不得则死。惟此谷得天地中和之气，同造化生育之功，故非他物可比。入药之功在所略尔。[好古曰] 本草言粳米益脾胃，而张仲景白虎汤用之入肺。以味甘为阳明之经，色白为西方之象，而气寒入手太阴也。少阴证桃花汤，用之以补正气。竹叶石膏汤，用之以益不足。[时珍曰] 粳稻六七月收者为早粳，止可充食，八九月收者为迟粳，十月收者为晚粳。北方气寒，粳性多凉，八九月收者即可入药。南方气热，粳性多温，惟十月晚稻气凉乃可入药。迟粳、晚粳得金气多，故色白者入肺而解热也。早粳得土气多，故赤者益脾而白者益胃。若滇、岭之粳则性热，惟彼土宜之耳。

‖**附方**‖

旧二，新十。**霍乱吐泻**烦渴欲绝。用粳米二合研粉，入水二盏研汁，和淡竹沥一合，顿服。普济。**赤痢热躁**粳米半升，水研取汁，入油瓷瓶中，蜡纸封口，沉井底一夜，平旦服之。吴内翰家乳母病此，服之有效。普济方。**自汗不止**粳米粉绢包，频频扑

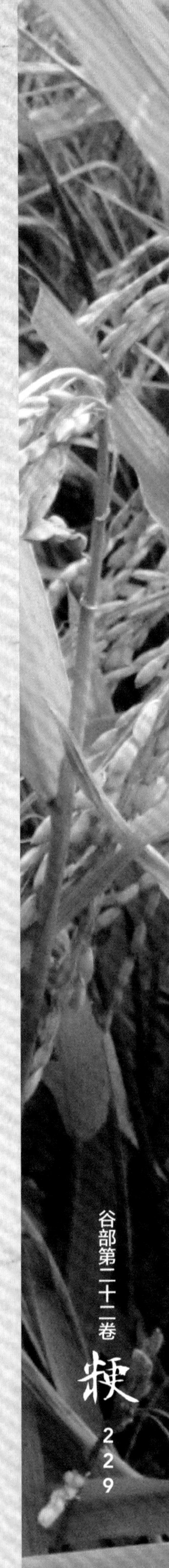

之。**五种尸病**粳米二升，水六升，煮一沸服，日三。肘后。**卒心气痛**粳米二升，水六升，煮六七沸服。肘后方。**米瘕嗜米**有人好哑米，久则成瘕，不得米则吐出清水，得米即止，米不消化，久亦毙人。用白米五合，鸡屎一升，同炒焦为末。水一升，顿服。少时吐出瘕，如研米汁，或白沫淡水，乃愈也。千金方。**小儿初生**三日，应开肠胃、助谷神者。碎米浓作汁饮，如乳酪，频以豆许与儿饮之。二七日可与哺，慎不得与杂药也。肘后方。**初生无皮**色赤，但有红筋，乃受胎未足也。用早白米粉扑之，肌肤自生。圣济方。**小儿甜疮**生于面耳。令母频嚼白米，卧时涂之。不过三五次，即愈。**荒年辟谷**粳米一升，酒三升渍之，暴干又渍，酒浸。取出稍食之，可辟三十日。足一斗三升，辟谷一年。肘后方。**胎动腹痛**急下黄汁。用粳米五升，黄芪六两，水七升，煎二升，分四服。圣惠。**赤根丁肿**白粉熬黑，和蜜傅之。千金方。

淅二泔

‖**释名**‖

米渖。[时珍曰] 淅音锡，洗米也。渖，汁也。泔，甘汁也。第二次者，清而可用，故曰淅二泔。

▽粳米

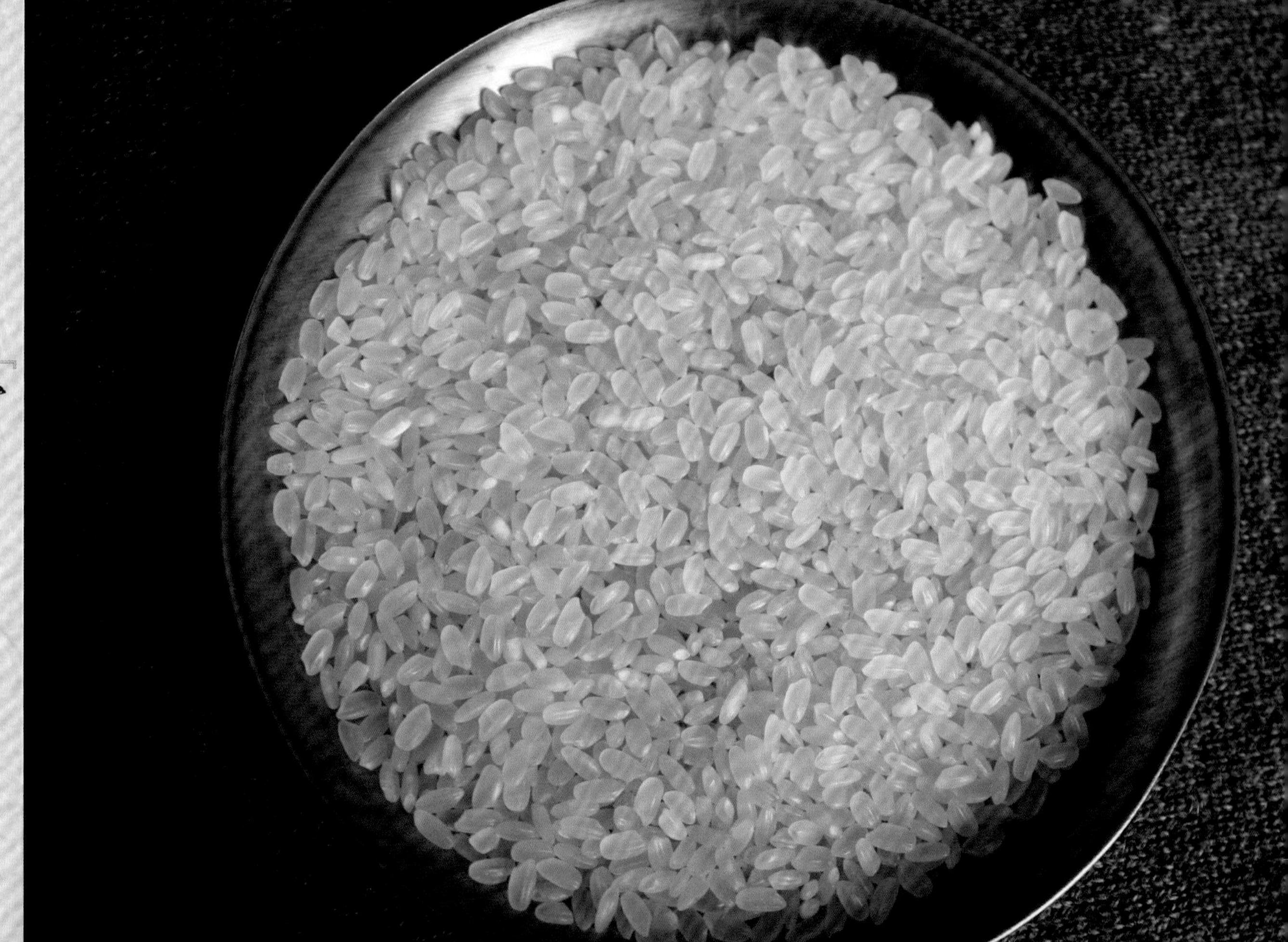

‖ **气味** ‖

甘，寒，无毒。

‖ **主治** ‖

清热，止烦渴，利小便。凉血。时珍。

‖ **发明** ‖

[戴原礼曰] 风热赤眼，以淅二泔睡时冷调洗肝散、菊花散之类，服之。

‖ **附方** ‖

新四。**吐血不止**陈红米泔水，温服一钟，日三次。普济方。**鼻出衄血**频饮淅二泔，仍以真麻油或萝卜汁滴入之。证治要诀。**鼻上酒齄**以淅二泔食后冷饮。外以硫黄入大菜头内，煨碾涂之。证治要诀。**服药过剂**闷乱者。粳米瀋饮之。外台。

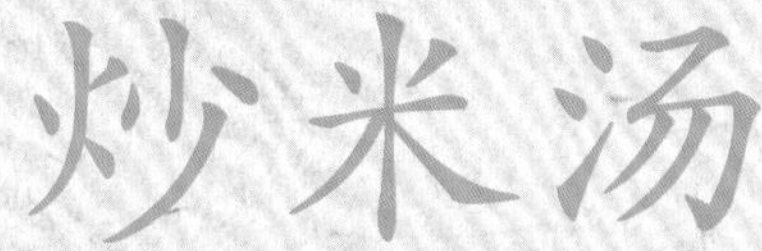

‖ **主治** ‖

益胃除湿，不去火毒，令人作渴。时珍。

粳谷奴谷穗煤黑者。

‖ **主治** ‖

走马喉痹，烧研，酒服方寸匕，立效。时珍。出千金。

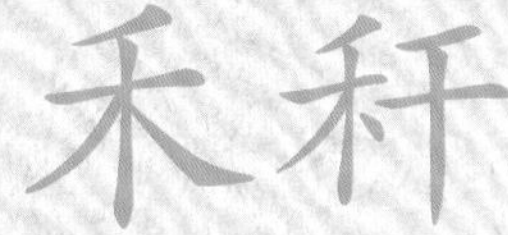

‖ **主治** ‖

解砒毒，烧灰，新汲水淋汁滤清，冷服一碗，毒当下出。时珍。出卫生易简方。

籼音仙。《纲目》

‖ **基原** ‖

据《纲目图鉴》《中华本草》等综合分析考证，本品为禾本科植物稻 *Oryza sativa* L. cv，与稻、粳为同种，亦是在长期人工栽培过程中形成的不同栽培品系。参见“稻”“粳”项下。

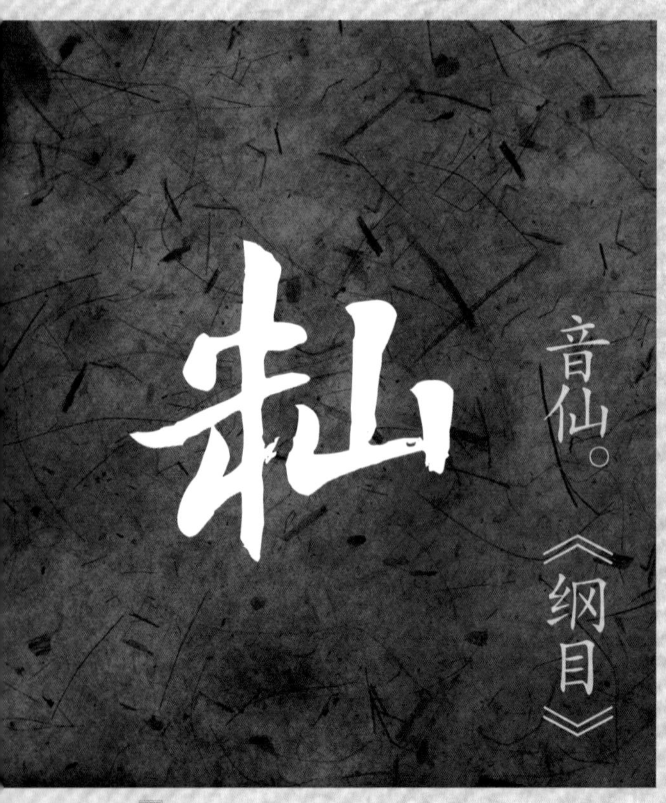

‖ **释名** ‖

占稻纲目 **早稻**。[时珍曰] 籼亦粳属之先熟而鲜明之者，故谓之籼。种自占城国，故谓之占。俗作粘者，非矣。

‖ **集解** ‖

[时珍曰] 籼似粳而粒小，始自闽人，得种于占城国。宋真宗遣使就闽取三万斛，分给诸道为种，故今各处皆有之。高仰处俱可种，其熟最早，六七月可收。品类亦多，有赤、白二色，与粳大同小异。

籼米

‖ **气味** ‖

甘，温，无毒。

‖ **主治** ‖

温中益气，养胃和脾，除湿止泄。时珍。

秆

‖ **主治** ‖

反胃，烧灰淋汁温服，令吐。盖胃中有虫，能杀之也。普济。

本草纲目

谷部第二十三卷

谷之二稷粟类一十八种

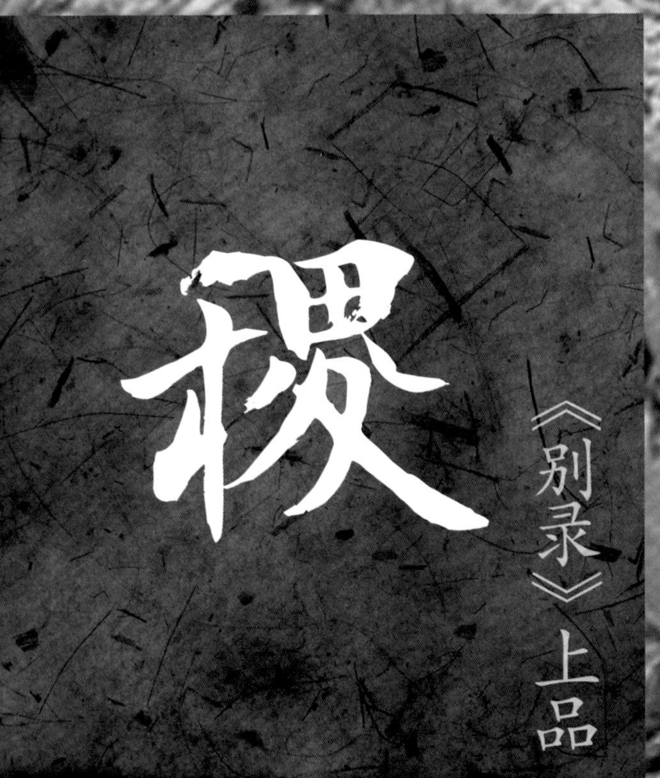

稷《别录》上品

‖ **基原** ‖

据《纲目图鉴》《纲目彩图》《植物志》考证，本品为禾本科植物稷 *Panicum miliaceum* L.。分布于我国东北、西北等地。

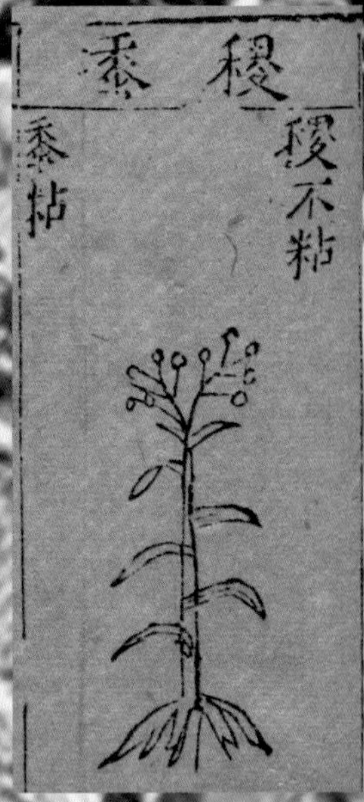

△稷（黍）（*Panicum miliaceum*）

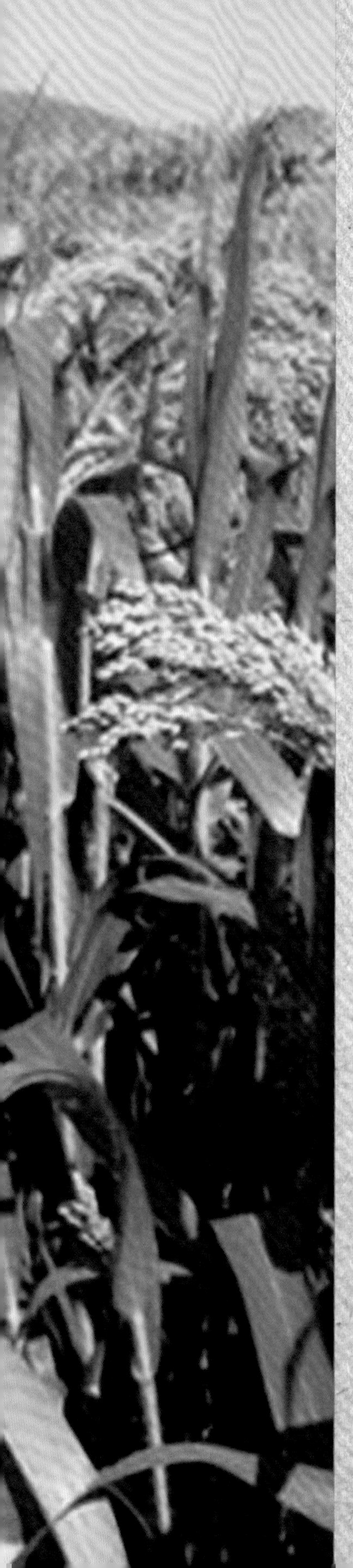

‖ **释名** ‖

穄音祭　**粢**音咨。[时珍曰] 稷从禾从畟，畟音即，谐声也。又进力治稼也。诗云“畟畟良耜”是矣。种稷者必畟畟进力也。南人承北音，呼稷为穄，谓其米可供祭也。礼记：祭宗庙稷曰明粢。尔雅云：粢，稷也。罗愿云：稷、穄、粢皆一物，语音之轻重耳。赤者名穈，白者名芑，黑者名秬。注见黍下。

‖ **集解** ‖

[弘景曰] 稷米人亦不识，书记多云黍与稷相似。又注黍米云：穄米与黍米相似，而粒殊大，食之不宜人，言发宿病。诗云：黍稷稻粱，禾麻菽麦。此八谷也，俗犹莫能辨证，况芝英乎？[苏恭曰] 吕氏春秋云：饭之美者，有阳山之穄。高诱注云：关西谓之䵚，音穈，冀州谓之𪎭，音牵去声。广雅云：𪎭，穄也。礼记云：稷曰明粢。尔雅云：粢，稷也。说文云：稷乃五谷长，田正也。此乃官名，非谷号也。先儒以稷为粟类，或言粟之上者，皆说其义，而不知其实也。按汜胜之种植书，有黍不言稷。本草有稷不载穄，穄即稷也。楚人谓之稷，关中谓之穈，呼其米为黄米。其苗与黍同类，故呼黍为籼秫。陶言与黍相似者，得之矣。[藏器曰] 稷、穄一物也，塞北最多，如黍黑色。[诜曰] 稷在八谷之中，最为下苗。黍乃作酒，此乃作饭，用之殊途。[颂曰] 稷米，出粟处皆能种之。今人不甚珍此，惟祠事用之。农家惟以备他谷之不熟，则为粮耳。[宗奭曰] 稷米今谓之穄米，先诸米熟，其香可爱，故取以供祭祀。然发故疾，只堪作饭，不粘，其味淡。[时珍曰] 稷与黍，一类二种也。粘者为黍，不粘者为稷。稷可作饭，黍可酿酒。犹稻之有粳与糯也。陈藏器独指黑黍为稷，亦偏矣。稷黍之苗似粟而低小有毛，结子成枝而殊散，其粒如粟而光滑。三月下种，五六月可收，亦有七八月收者。其色有赤、白、黄、黑数种，黑者禾稍高，今俗通呼为黍子，不复呼稷矣。北边地寒，种之有补。河

西出者，颗粒尤硬。稷熟最早，作饭疏爽香美，为五谷之长而属土，故祠谷神者以稷配社。五谷不可遍祭，祭其长以该之也。上古以厉山氏之子为稷主，至成汤始易以后稷，皆有功于农事者云。

‖ **正误** ‖

[吴瑞曰] 稷苗似芦，粒亦大，南人呼为芦穄。孙炎正义云：稷即粟也。[时珍曰] 稷黍之苗虽颇似粟，而结子不同。粟穗丛聚攒簇，稷黍之粒疏散成枝。孙氏谓稷为粟，误矣。芦穄即蜀黍也，其茎苗高大如芦。而今之祭祀者，不知稷即黍之不粘者，往往以芦穄为稷，故吴氏亦袭其误也。今并正之。

稷米

‖ **气味** ‖

甘，寒，无毒。[诜曰] 多食发二十六种冷病气。不与瓠子同食，发冷病，但饮黍穰汁即瘥。又不可与附子同服。

‖ **主治** ‖

益气，补不足。别录。**治热，压丹石毒发热，解苦瓠毒。**日华。**作饭食，安中利胃宜脾。**心镜。**凉血解暑。**时珍。生生编。

‖ **发明** ‖

[时珍曰] 按孙真人云：稷，脾之谷也。脾病宜食之。氾胜之云：烧黍稷则瓠死，此物性相制也。稷米、黍穰，能解苦瓠之毒。淮南万毕术云：祠冢之黍，啖儿令不思母。此亦有所厌耶？

‖ **附方** ‖

新四。**补中益气**羊肉一脚，熬汤，入河西稷米、葱、盐，煮粥食之。饮膳正要。**卒哕不止**粢米粉，井华水服之良。肘后。**痈疽发背**粢米粉熬黑，以鸡子白和涂练上，剪孔贴之，干则易，神效。葛氏方。**辟除瘟疫**令不相染。以穄米为末，顿服之。肘后方。

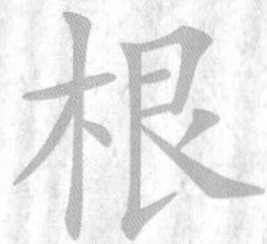

根

‖ **主治** ‖

心气痛，产难。时珍。

‖ **附方** ‖

新二。**心气疼痛**高粱根煎汤温服，甚效。**横生难产**重阳日取高粱根，名爪龙，阴干，烧存性，研末。酒服二钱，即下。

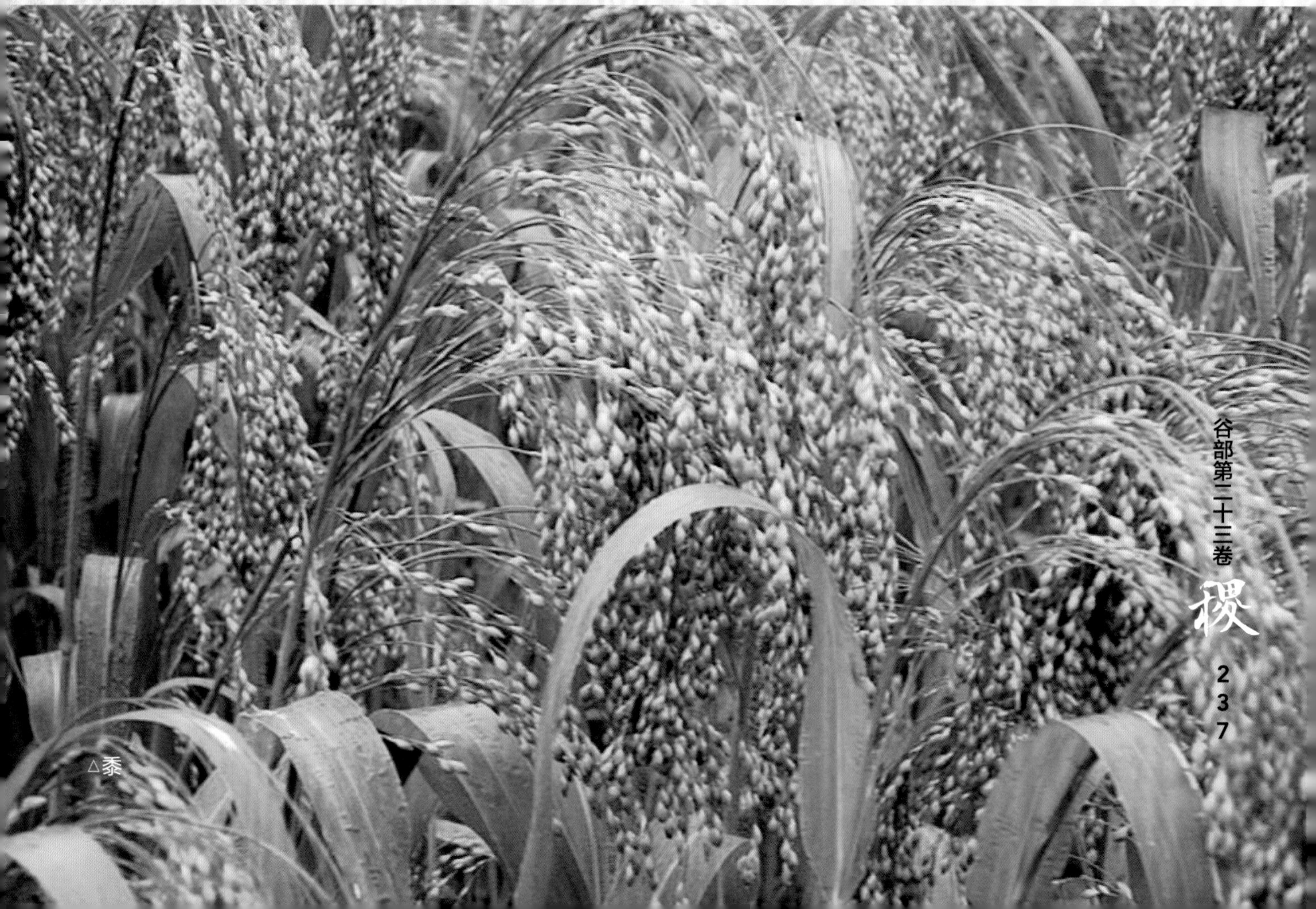

△黍

‖ **基原** ‖

据《纲目图鉴》《纲目彩图》《植物志》等综合分析考证，本品为禾本科植物稷 *Panicum miliaceum* L.。分布参见本卷“稷”项下。

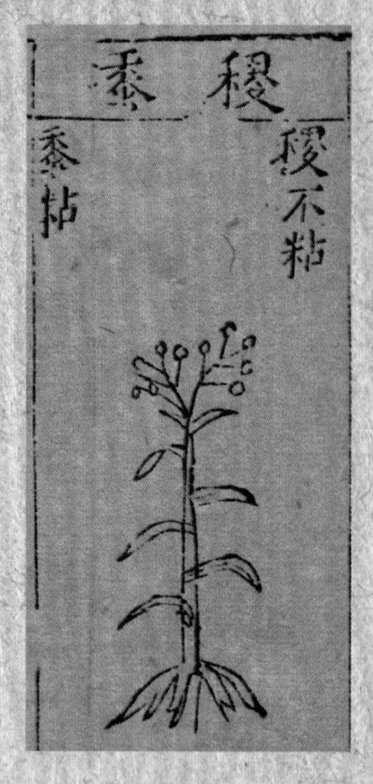

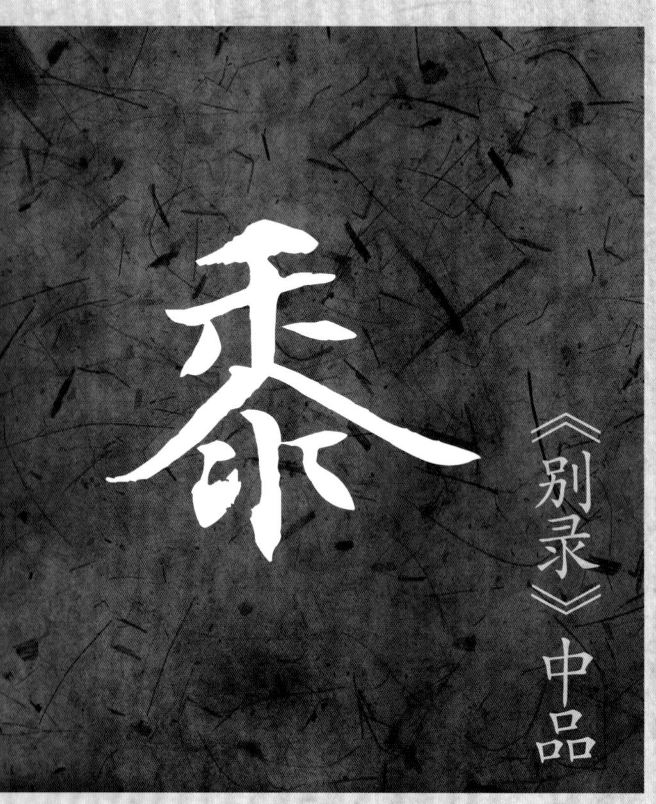

校正：别录中品丹黍米，今并为一。

‖ **释名** ‖

赤黍曰𧀞音门。**曰穈**音糜。**白黍曰芑**音起。**黑黍曰秬**音距。**一稃二米曰秠**音疕。并尔雅。[时珍曰] 按许慎说文云：黍可为酒，从禾入水为意也。魏子才六书精蕴云：禾下从汆，象细粒散垂之形。氾胜之云：黍者暑也。待暑而生，暑后乃成也。诗云：诞降嘉种，维秬维秠，维穈维芑。穈即𧀞，音转也。郭璞以𧀞芑为粱粟，以秠即黑黍之二米者，罗愿以秠为来牟，皆非矣。

‖ **集解** ‖

[弘景曰] 黍，荆、郢州及江北皆种之。其苗如芦而异于粟，粒亦大。今人多呼秫粟为黍，非矣。北人作黍饭，方药酿黍米酒，皆用秫黍也。别录丹黍米，即赤黍米也。亦出北间，江东时有，而非土所宜，多入神药用。又有黑黍名秬，酿酒，供祭祀用。[恭曰] 黍有数种。其苗亦不似芦，虽似粟而非粟也。[颂曰] 今汴、洛、河、陕间皆种之。尔雅云：虋，赤苗。芑，白苗。秬，黑黍。是也。李巡云：秠是黑黍中一稃有二米者。古之定律者，以上党秬黍之中者累之，以生律度衡量。后人取此黍定之，终不能协律。或云：秬乃黍之中者，一稃二米之黍也。此黍得天地中和之气而生，盖不常有。有则一穗皆同，二米粒并均匀无小大，故可定律。他黍则不然。地有肥瘠，岁有凶穰，故米有大小不常矣。今上党民间，或值丰岁，往往得二米者。但稀阔，故不以充贡尔。[时珍曰] 黍乃稷之粘者。亦有赤、白、黄、黑数种，其苗色亦然。郭义恭广志有赤黍、白黍、黄黍、大黑黍、牛黍、燕颔、马革、驴皮、稻尾诸名。俱以三月种者为上时，五月即熟。四月种者为中时，七月即熟。五月种者为下时，八月乃熟。诗云“秬鬯一卣”，则黍之为酒尚也。白者亚于糯，赤者最粘，可蒸食，俱可作饧。古人以黍粘履，以黍雪桃，皆取其粘也。菰叶裹成粽食，谓之角黍。淮南万毕术云：获黍置沟，即生蛴螬。

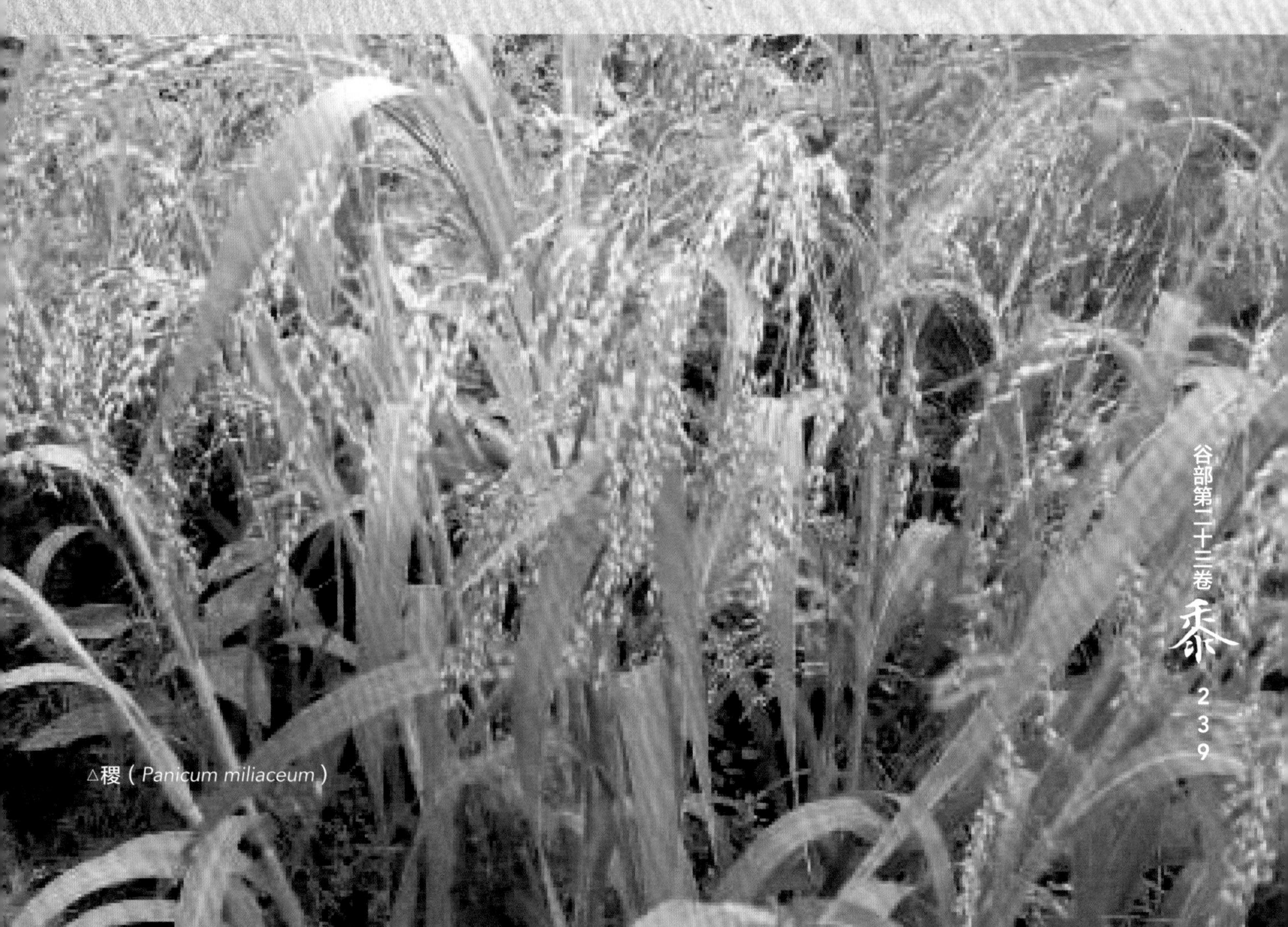

△稷（*Panicum miliaceum*）

‖ **正误** ‖

[颂曰] 粘者为秫，可以酿酒，北人谓为黄米，亦曰黄糯；不粘者为黍，可食。如稻之有粳、糯也。[时珍曰] 此误以黍为稷，以秫为黍也。盖稷之粘者为黍，粟之粘者为秫，粳之粘者为糯。别录本文著黍、秫、糯、稻之性味功用甚明，而注者不谙，往往谬误如此。今俗不知分别，通呼秫与黍为黄米矣。

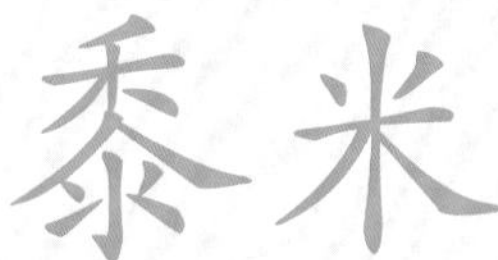

此通指诸黍米也。

‖ **气味** ‖

甘，温，无毒。久食令人多热烦。别录。[诜曰] 性寒，有小毒，发故疾。久食昏五脏，令人好睡，缓人筋骨，绝血脉。小儿多食，令久不能行。小猫、犬食之，其脚踻屈。合葵菜食，成痼疾。合牛肉、白酒食，生寸白虫。[李廷飞曰] 五种黍米，多食闭气。

‖ **主治** ‖

益气，补中。别录。**烧灰和油，涂杖疮，止痛，不作瘢。**孟诜。**嚼浓汁，涂小儿鹅口疮，有效。**时珍。

‖ **发明** ‖

[思邈曰] 黍米，肺之谷也。肺病宜食之。主益气。[时珍曰] 按罗愿云：黍者暑也。以其象火，为南方之谷。盖黍最粘滞，与糯米同性，其气温暖，故功能补肺，而多食作烦热，缓筋骨也。孟氏谓其性寒，非矣。

‖ **附方** ‖

旧二，新二。**男子阴易**黍米二两，煮薄粥，和酒饮，发汗即愈。圣济总录。**心痛不瘥**四十年者。黍米淘汁，温服随意。经验方。**汤火灼伤**未成疮者。黍米、女曲等分，各炒焦研末，鸡子白调涂之。煮粥亦可。肘后方。**闪肭脱臼**赤黑肿痛。用黍米粉、铁浆粉各半斤，葱一斤，同炒存性，研末。以醋调服三次后，水调入少醋贴之。集成。

丹黍米

别录中品

即赤黍也。尔雅谓之虋。[瑞曰] 浙人呼为红莲米。江南多白黍，间有红者，呼为赤虾米。[宗奭曰] 丹黍皮赤，其米黄。惟可为糜，不堪为饭，粘着难解。[原曰] 穗熟色赤，故属火。北人以之酿酒作糕。

‖ **气味** ‖

甘，微寒，无毒。[思邈曰] 微温。[大明曰] 温，有小毒。不可合蜜及葵同食。[宗奭曰] 动风性热，多食难消。余同黍米。

‖ **主治** ‖

咳逆上气霍乱，止泄除热，止烦渴。别录。**下气，止咳嗽，退热。**大明。**治鳖瘕，以新熟者淘泔汁，生服一升，不过三二度愈。**孟诜。

‖ **附方** ‖

旧二，新二。**男子阴易**用丹黍米三两，煮薄酒和饮，令发汗即愈。伤寒类要。**小儿鹅口**不乳者。丹黍米嚼汁涂之。子母秘录。**饮酒不醉**取赤黍渍以狐血，阴干。酒饮时，取一丸置舌下含之，令人不醉。万毕术方。**令妇不妒**取䵒，即赤黍也，同薏苡等分，为丸。常服之。同上。

穰茎并根

‖ **气味** ‖

辛，热，有小毒。[诜曰] 醉卧黍穰，令人生厉。人家取其茎穗作提拂扫地，用以煮汁入药，更佳。

‖ **主治** ‖

煮汁饮之，解苦瓠毒。浴身，去浮肿。和小豆煮汁服，下小便。孟诜。**烧灰酒服方寸匕，治妊娠尿血。丹黍根茎：煮汁服，利小便，止上喘。**时珍。

‖ **附方** ‖

旧一，新三。**通身水肿**以黍茎扫帚煮汤浴之。**脚气冲心**黍穰一石煮汁，入椒目一升，更煎十沸，渍脚，三四度愈。外台秘要。**天行豌疮**不拘人畜。用黍穰浓煮汁洗之。一茎者是穄穰，不可用。千金。**疮肿伤风**中水痛剧者。黍穰烧烟，熏令汗出，愈。千金方。

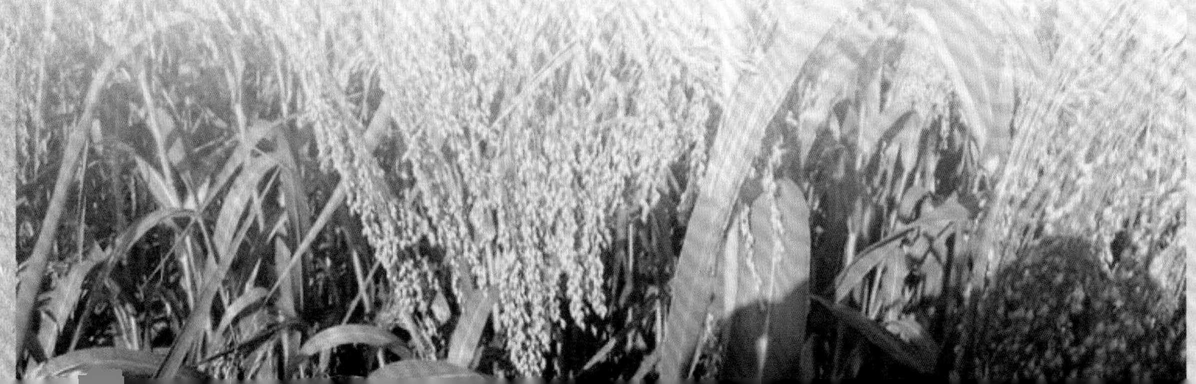

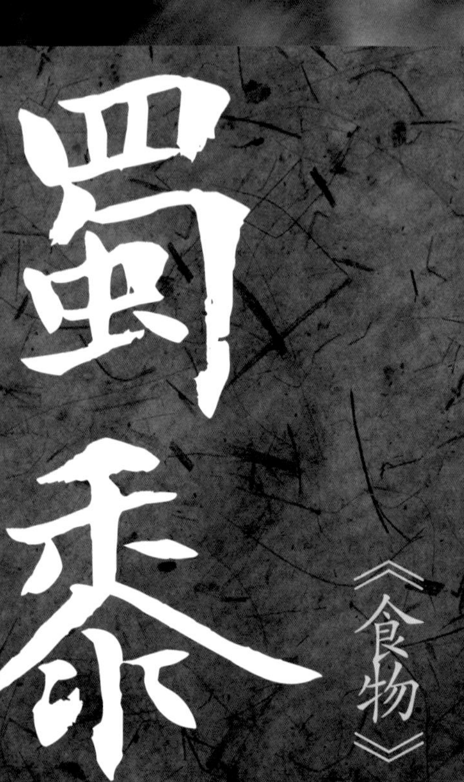

蜀黍

△高粱（*Sorghum vulgare*）

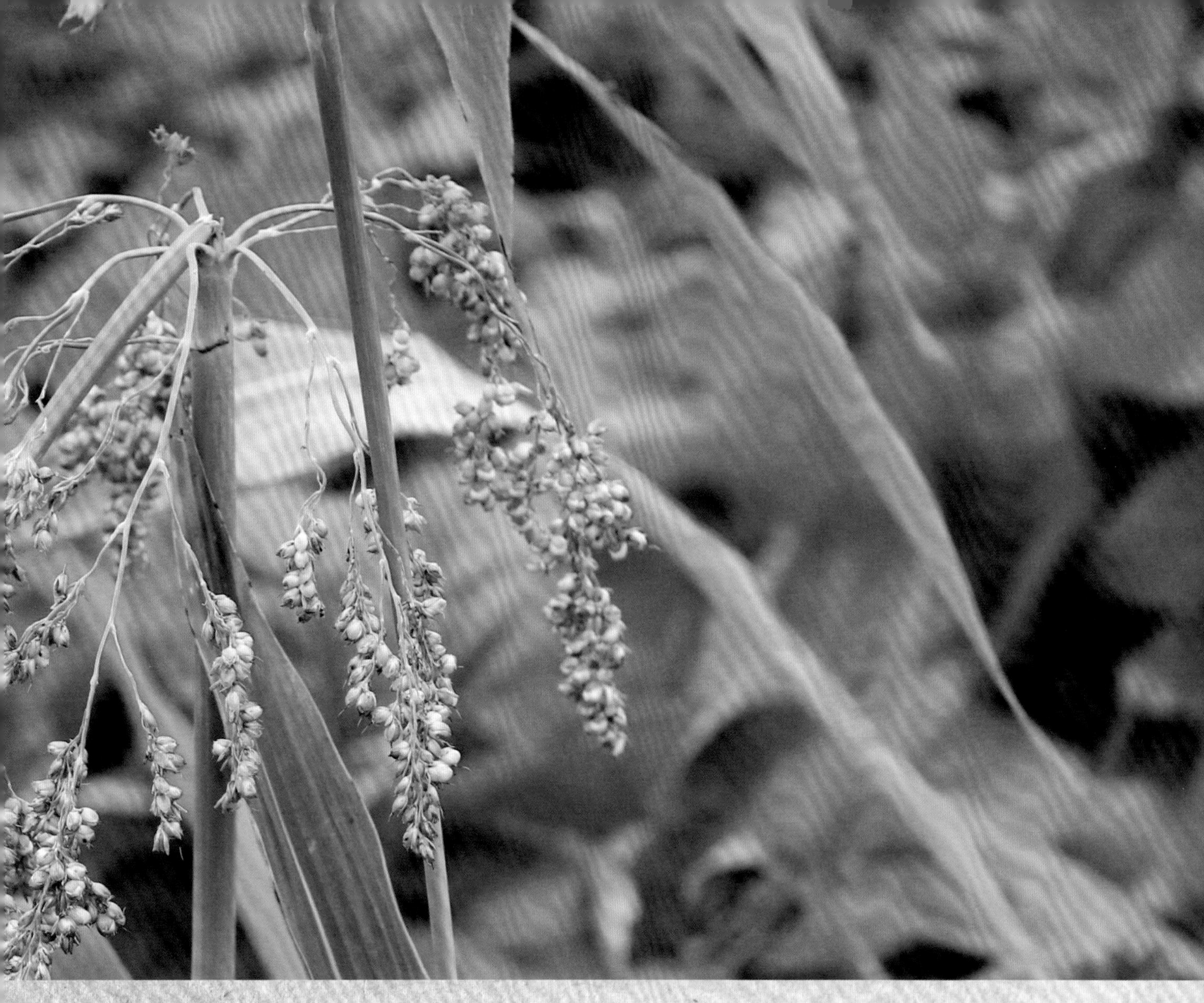

‖ **释名** ‖

蜀秫俗名**芦穄**食物**芦粟**并俗**木稷**广雅**荻粱**同上**高粱。**[时珍曰] 蜀黍不甚经见，而今北方最多。按广雅，荻粱，木稷也。盖此亦黍稷之类，而高大如芦荻者，故俗有诸名。种始自蜀，故谓之蜀黍。

‖ **集解** ‖

[颖曰] 蜀黍北地种之，以备缺粮，余及牛马。谷之最长者。南人呼为芦穄。[时珍曰] 蜀黍宜下地。春月布种，秋月收之。茎高丈许，状似芦荻而内实。叶亦似芦。穗大如帚。粒大如椒，红黑色。米性坚实，黄赤色。有二种：粘者可和糯秫酿酒作饵；不粘者可以作糕煮粥。可以济荒，可以养畜，梢可作帚，茎可织箔席、编篱、供爨，最有利于民者。今人祭祀用以代稷者，误矣。其谷壳浸水色红，可以红酒。博物志云：地种蜀黍，年久多蛇。

米

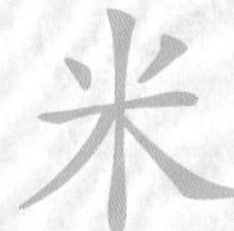

‖ **气味** ‖

甘，涩，温，无毒。

‖ **主治** ‖

温中，涩肠胃，止霍乱。粘者与黍米功同。时珍。

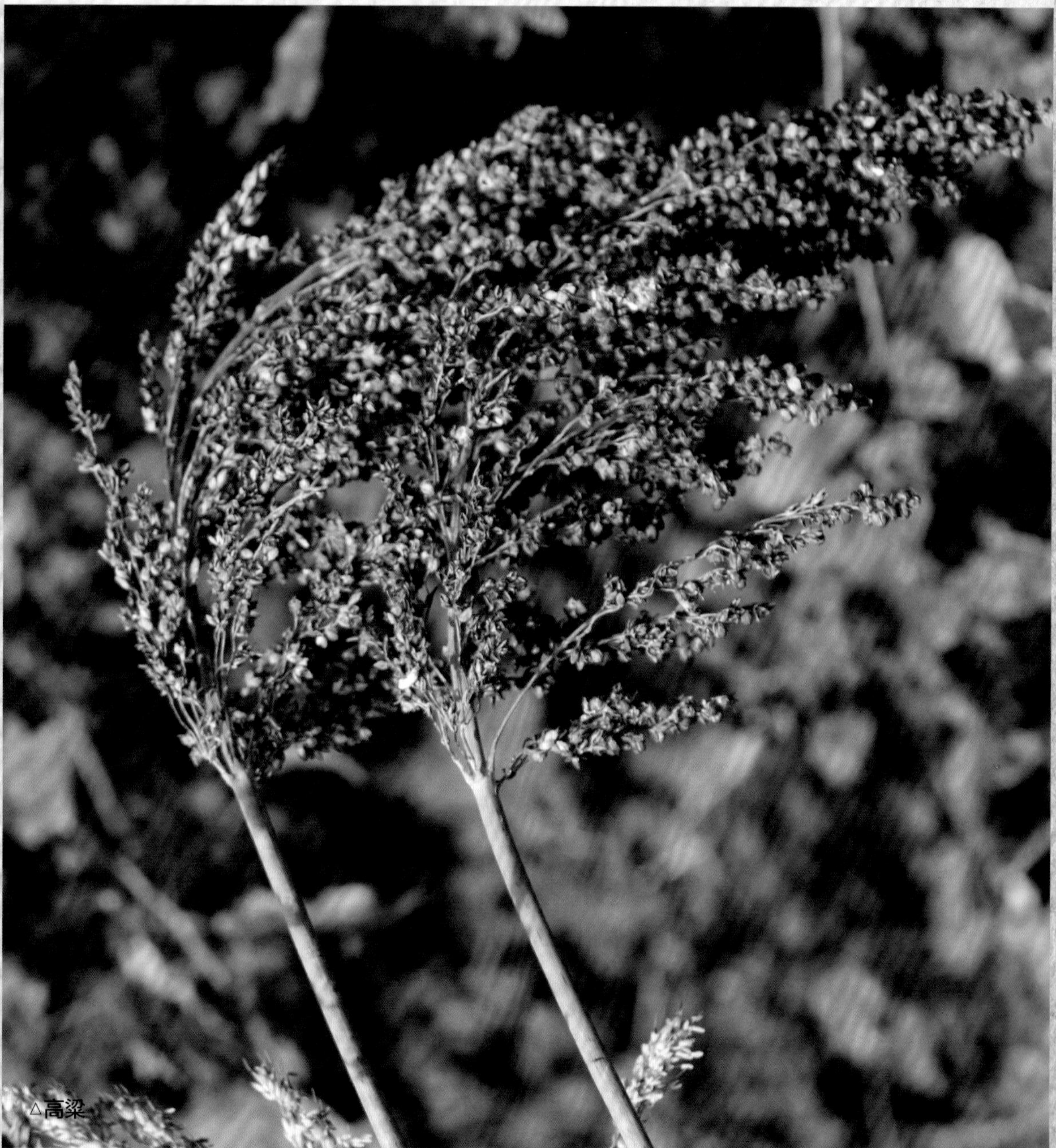

△高粱

根

‖ **主治** ‖

煮汁服，利小便，止喘满。烧灰酒服，治产难有效。时珍。

‖ **附方** ‖

新一。**小便不通**止喘。红秫散：用红秫黍根二两，扁蓄一两半，灯心百茎。每服各半两，流水煎服。张文叔方。

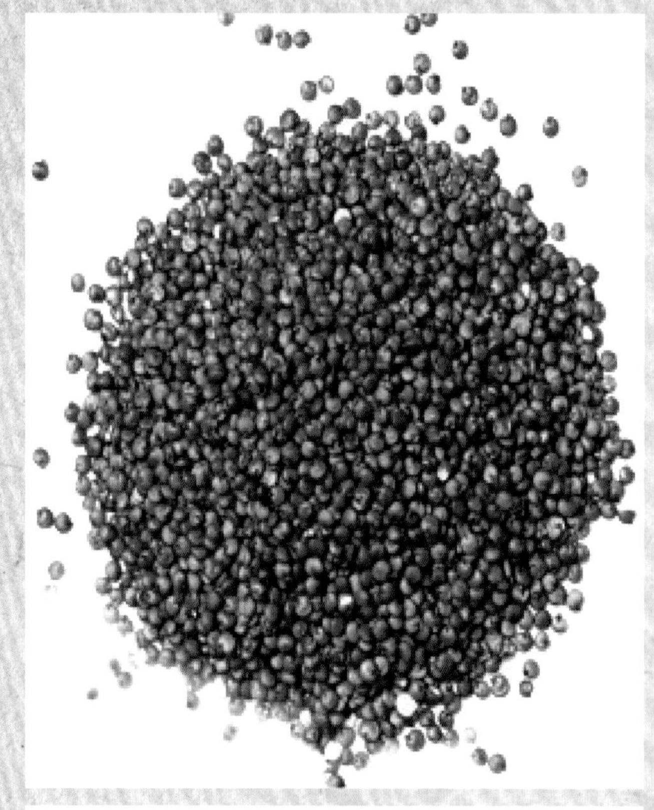

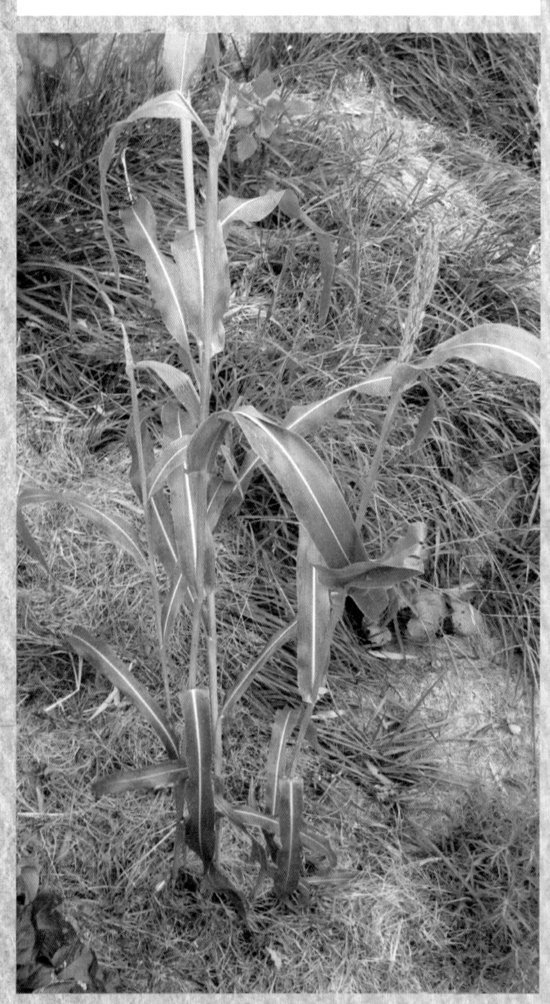

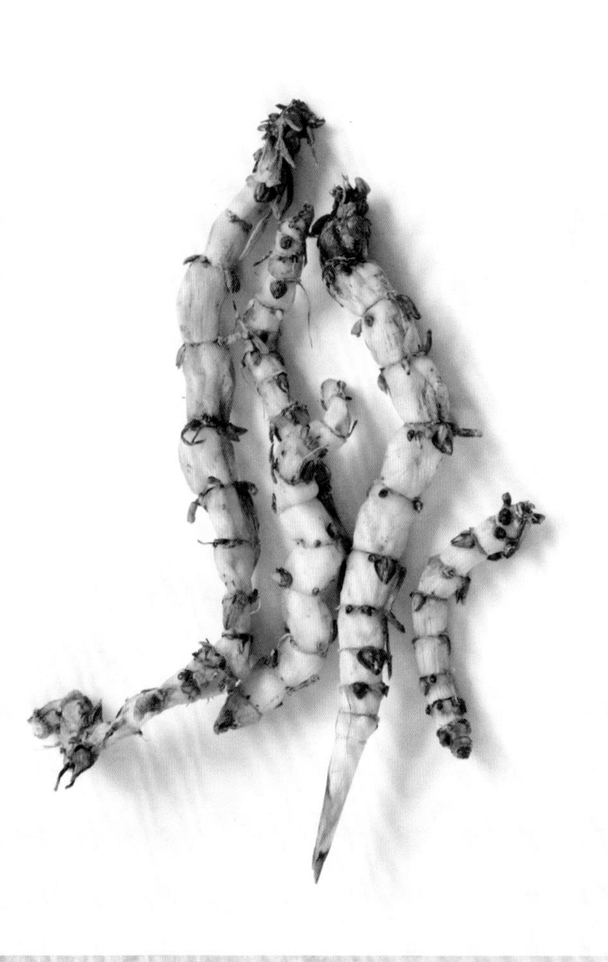

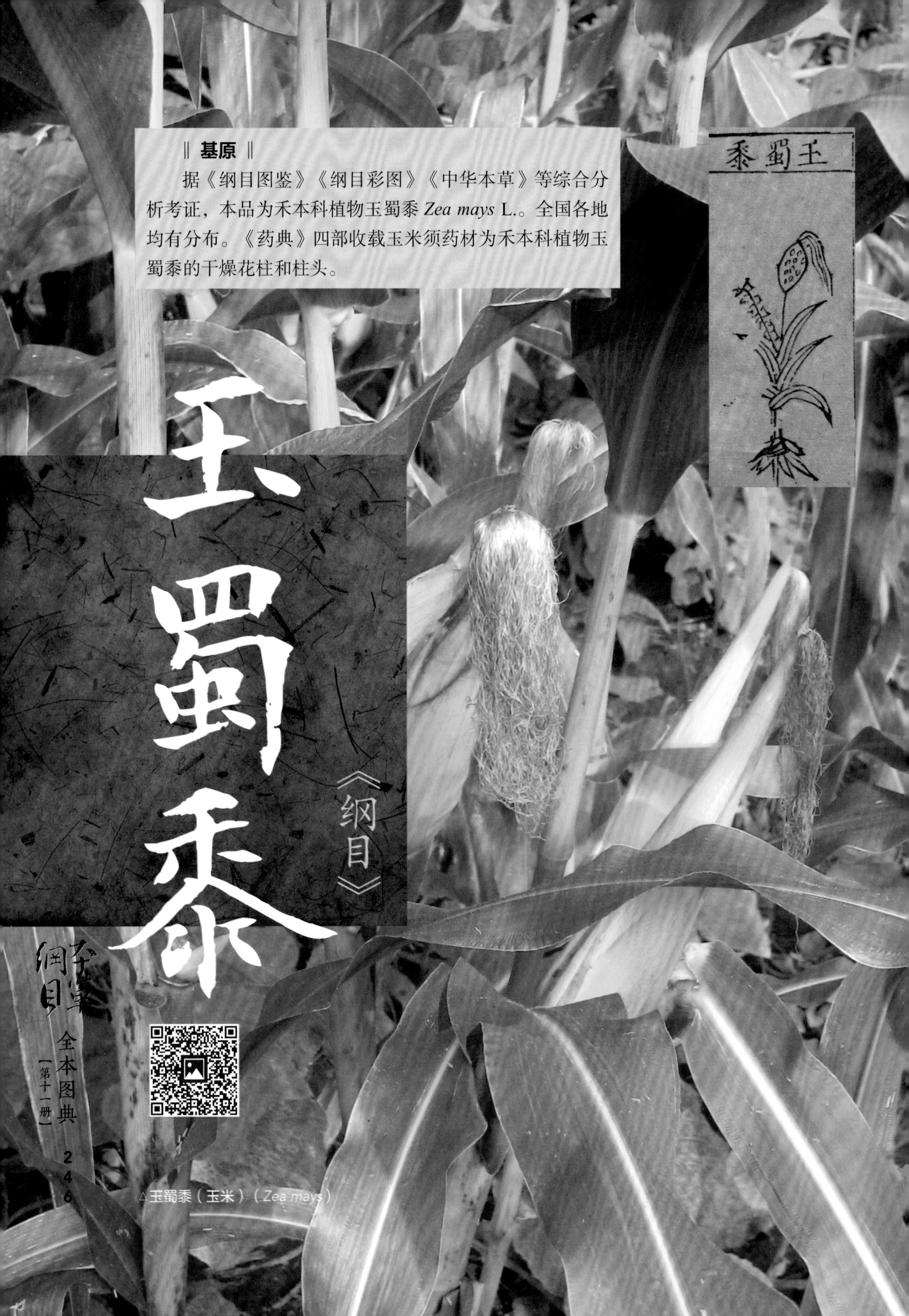

玉蜀黍《纲目》

‖ **基原** ‖

据《纲目图鉴》《纲目彩图》《中华本草》等综合分析考证，本品为禾本科植物玉蜀黍 *Zea mays* L.。全国各地均有分布。《药典》四部收载玉米须药材为禾本科植物玉蜀黍的干燥花柱和柱头。

△玉蜀黍（玉米）（*Zea mays*）

‖**释名**‖

玉高粱。

‖**集解**‖

[时珍曰] 玉蜀黍种出西土，种者亦罕。其苗叶俱似蜀黍而肥矮，亦似薏苡。苗高三四尺。六七月开花成穗如秕麦状。苗心别出一苞，如棕鱼形，苞上出白须垂垂。久则苞拆子出，颗颗攒簇。子亦大如棕子，黄白色。可炸炒食之。炒拆白花，如炒拆糯谷之状。

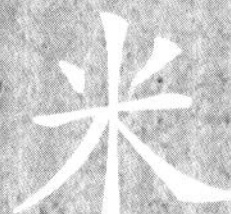

‖**气味**‖

甘，平，无毒。

‖**主治**‖

调中开胃。时珍。

‖**气味**‖

缺。

‖**主治**‖

小便淋沥沙石，痛不可忍，煎汤频饮。时珍。

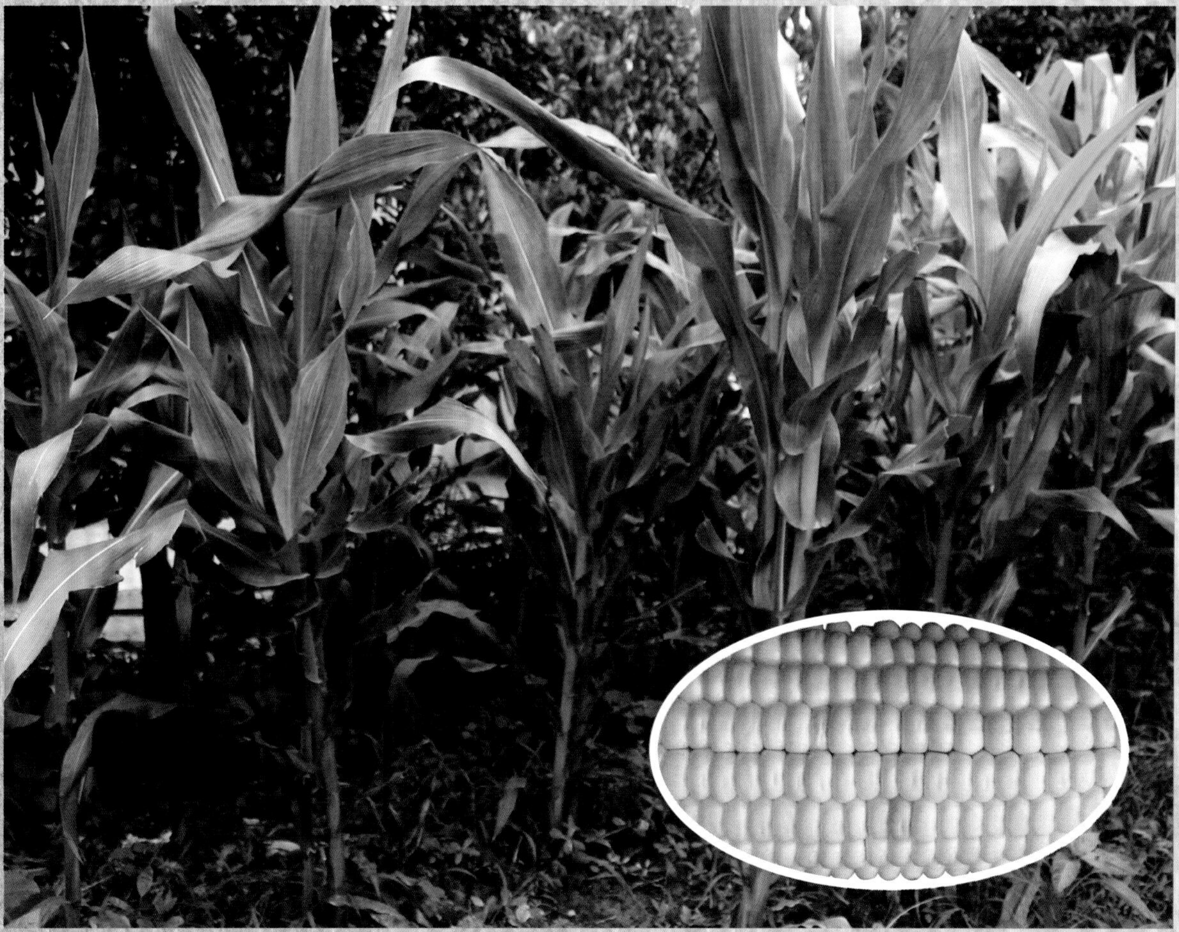

‖ **基原** ‖

据《纲目图鉴》《纲目彩图》《中华本草》等综合分析考证，本品为禾本科植物粟 *Setaria italica* (L.) Beauv.。全国各地均有分布。《药典》收载谷芽药材为禾本科植物粟的成熟果实经发芽干燥的炮制加工品；将粟谷用水浸泡后，保持适宜的温、湿度，待须根长至约 6mm 时，晒干或低温干燥。

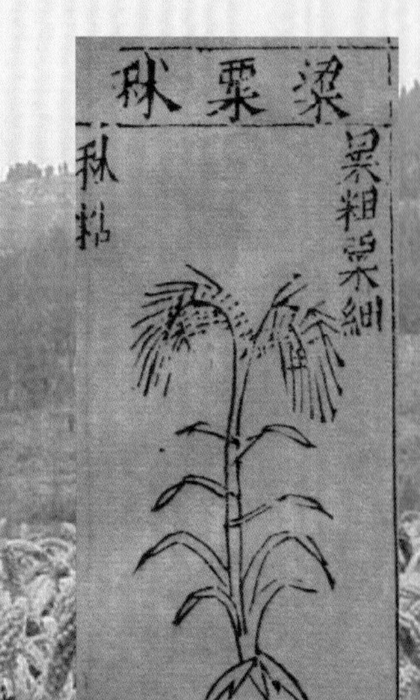

梁

《别录》中品

校正： 别录中品有青粱米、黄粱米、白粱米，今并为一。

‖ **释名** ‖

[时珍曰] 粱者，良也，谷之良者也。或云种出自梁州，或云粱米性凉，故得粱名，皆各执己见也。粱即粟也。考之周礼，九谷、六谷之名，有粱无粟可知矣。自汉以后，始以大而毛长者为粱，细而毛短者为粟。今则通呼为粟，而粱之名反隐矣。今世俗称粟中之大穗长芒，粗粒而有红毛、白毛、黄毛之品者，即粱也。黄白青赤，亦随色命名耳。郭义恭广志有解粱、贝粱、辽东赤粱之名，乃因地命名也。

△粟（*Setaria italica*）

‖ **集解** ‖

[弘景曰] 凡云粱米，皆是粟类，惟其牙头色异为分别耳。氾胜之云，粱是秫粟，则不尔也。黄粱出青、冀州，东间不见有。白粱处处有之，襄阳竹根者为佳。青粱江东少有。又汉中一种枲粱，粒如粟而皮黑可食，酿酒甚消玉。[恭曰] 粱虽粟类，细论则别。黄粱出蜀、汉、商、浙间，穗大毛长，谷米俱粗于白粱。而收子少，不耐水旱。食之香美，胜于诸粱，人号竹根黄。陶以竹根为白粱，非矣。白粱穗大多毛且长，而谷粗扁长，不似粟圆也。米亦白而大，食之香美，亚于黄粱。青粱谷穗有毛而粒青，米亦微青而细于黄、白粱，其粒似青稞而少粗，早熟而收薄。夏月食之，极为清凉。但味短色恶，不如黄、白粱，故人少种之。作饧清白，胜于余米。 粱者，粟类也。粟虽粒细而功用则无别也。今汴、洛、河、陕间多种白粱，而青、黄稀有，因其损地力而收获少也。[宗奭曰] 黄粱、白粱，西洛农家多种，为饭尤佳。余用不甚相宜。

黄粱米

别录中品

‖ **气味** ‖

甘，平，无毒。

‖ **主治** ‖

益气，和中，止泄。别录。**去客风顽痹。**日华。**止霍乱下痢，利小便，除烦热。**时珍。

‖ **发明** ‖

[宗奭曰] 青粱、白粱，性皆微凉。独黄粱性味甘平，岂非得土之中和气多耶？ 诸粱比之他谷，最益脾胃。

‖ **附方** ‖

旧四，新一。**霍乱烦躁**黄粱米粉半升，水升半，和绞如白饮，顿服。外台。**霍乱大渴**不止，多饮则杀人。黄粱米五升，水一斗，煮清三升，稍稍饮之。肘后。**小儿鼻干**无涕，脑热也。用黄米粉、生矾末各一两。每以一钱，水调贴囟上，日二次。普济。**小儿赤丹**用土番黄米粉，和鸡子白涂之。兵部手集。**小儿生疮**满身面如火烧。以黄粱米研粉，和蜜水调之，以瘥为度。外台。

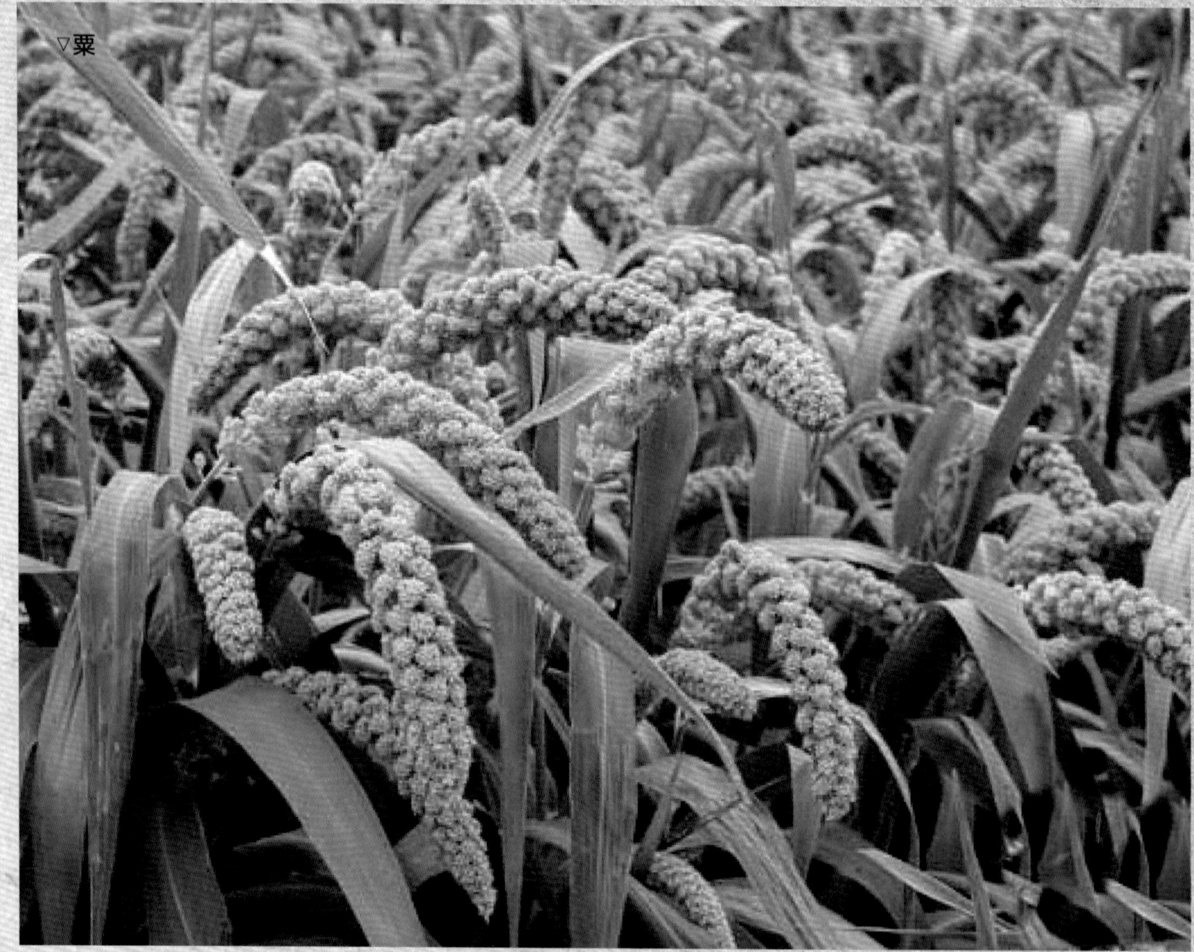

▽粟

白粱米 别录中品

‖ **气味** ‖

甘，微寒，无毒。

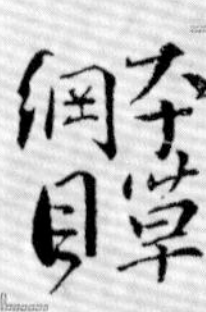

‖ **主治** ‖

除热，益气。别录。除胸膈中客热，移五脏气，缓筋骨。凡患胃虚并呕吐食及水者，以米汁二合，姜汁一合，和服之，佳。孟诜。炊饭食之，和中，止烦渴。时珍。

‖ **附方** ‖

旧二。**霍乱不止**白粱米五合，水一升，和煮粥食。千金方。**手足生疣**取白粱米粉，铁铫炒赤研末。以众人唾和涂之，厚一寸，即消。肘后。

青粱米 别录中品

‖**气味**‖

甘，微寒，无毒。

‖**主治**‖

胃痹，热中消渴，止泄痢，利小便，益气补中，轻身长年。煮粥食之。别录。**健脾，治泄精。**大明。

‖**发明**‖

[时珍曰] 今粟中有大而青黑色者是也。其谷芒多米少，禀受金水之气，其性最凉，而宜病人。[诜曰] 青粱米可辟谷。以纯苦酒浸三日，百蒸百晒，藏之。远行，日一餐之，可度十日；若重餐之，四百九十日不饥也。又方：以米一斗，赤石脂三斤，水渍置暖处，一二日，上青白衣，捣为丸如李大。日服三丸，亦不饥也。按灵宝五符经中，白鲜米，九蒸九暴，作辟谷粮，而此用青粱米，未见出处。

‖**附方**‖

新七。**补脾益胃**羊肉汤入青粱米、葱、盐，煮粥食。正要。**脾虚泄痢**青粱米半升，神曲一合，日日煮粥食，即愈。养老书。**冷气心痛**桃仁二两去皮，水研绞汁，入青粱米四合，煮粥常食。养老书。**五淋涩痛**青粱米四合，入浆水煮粥，下土苏末三两，每日空心食之。同上。**老人血淋**车前五合，绵裹煮汁，入青粱米四合，煮粥饮汁。亦能明目，引热药下行。**乳石发渴**青粱米煮汁饮之。外台。**一切毒药**及鸩毒，烦懑不止。用甘草三两，水五升，煮取二升，去滓，入黍米粉一两，白蜜三两，煎如薄粥食之。外台。

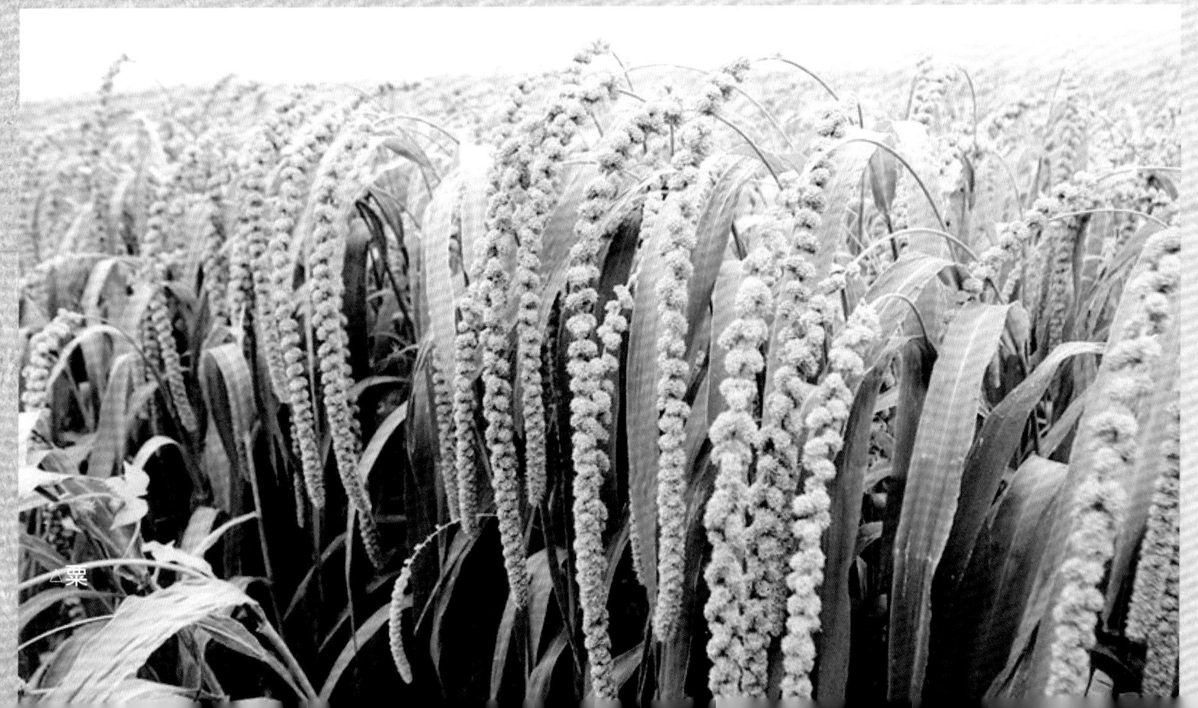

△粟

‖ **基原** ‖

据《纲目图鉴》《纲目彩图》《中华本草》等综合分析考证，本品为禾本科植物粟 *Setaria italica* (L.) Beauv.。参见本卷“粱”下。

梁粟秫

果粗果细

秫粘

粟

《别录》中品

△粟（*Setaria italica*）

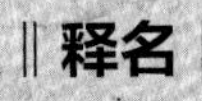

‖释名‖

籼粟。[时珍曰] 粟古文作㮚，象穗在禾上之形。而春秋题辞云：西乃金所立，米为阳之精，故西字合米为粟。此凿说也。许慎云：粟之为言续也。续于谷也。古者以粟为黍、稷、粱、秫之总称，而今之粟，在古但呼为粱。后人乃专以粱之细者名粟，故唐·孟诜本草言人不识粟，而近世皆不识粱也。大抵粘者为秫，不粘者为粟。故呼此为籼粟，以别秫而配籼。北人谓之小米也。

‖集解‖

[弘景曰] 粟，江南西间所种皆是。其粒细于粱，熟春令白，亦当白粱，呼为白粱粟，或呼为粢米。[恭曰] 粟类多种，而并细于诸粱。北土常食，与粱有别。粢乃稷米，陶注非矣。[诜曰] 粟，颗粒小者是，今人多不识之。其粱米粒粗大，随色别之。南方多畲田，种之极易。春粒细香美，少虚怯，只于灰中种之，又不锄治故也。北田所种多锄之，即难春；不锄即草翳死，都由土地使然尔。[时珍曰] 粟，即粱也。穗大而毛长粒粗者为粱，穗小而毛短粒细者为粟。苗俱似茅。种类凡数十，有青赤黄白黑诸色，或因姓氏地名，或因形似时令，随义赋名。故早则有赶麦黄、百日粮之类，中则有八月黄、老军头之类，晚则有雁头青、寒露粟之类。按贾思勰齐民要术云：粟之成熟有早晚，苗秆有高下，收实有息耗，质性有强弱，米味有美恶，山泽有异宜。顺天时，量地利，则用力少而成功多；任性返道，劳而无获。大抵早粟皮薄米实，晚粟皮厚米少。

粟米

即小米。

‖气味‖

咸，微寒，无毒。[时珍曰] 咸、淡。[宗奭曰] 生者难化。熟者滞气，隔食，生虫。[藏器曰] 胃冷者不宜多食。粟浸水至败者，损人。[瑞曰] 与杏仁同食，令人吐泻。雁食粟，翼重不能飞。

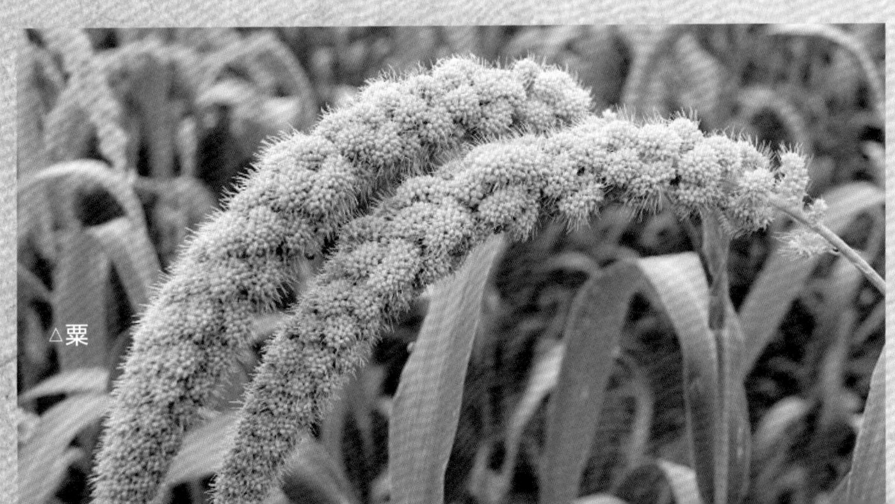

△粟

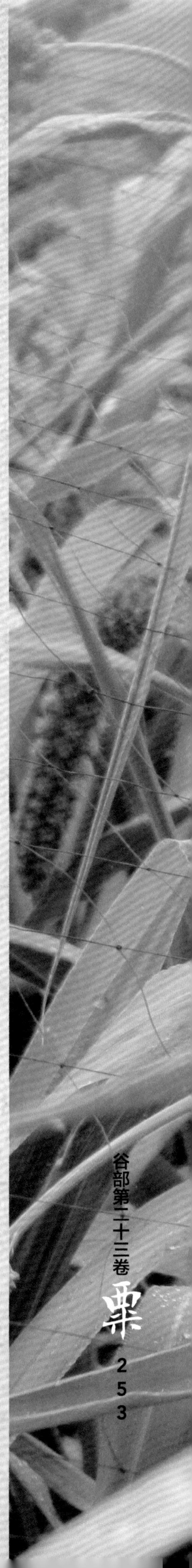

‖ **主治** ‖

养肾气，去脾胃中热，益气。陈者：苦，寒，治胃热消渴，利小便。别录。**止痢，压丹石热。**孟诜。**水煮服，治热腹痛及鼻衄。为粉，和水滤汁，解诸毒，治霍乱及转筋入腹，又治卒得鬼打。**藏器。**解小麦毒，发热。**士良。**治反胃热痢。煮粥食，益丹田，补虚损，开肠胃。**时珍。生生编。

‖ **发明** ‖

[弘景曰] 陈粟乃三五年者，尤解烦闷，服食家亦将食之。[宗奭曰] 粟米利小便，故能益脾胃。[震亨曰] 粟属水与土。陈者最硬难化，得浆水乃化也。[时珍曰] 粟之味咸淡，气寒下渗，肾之谷也，肾病宜食之。虚热消渴泄痢，皆肾病也。渗利小便，所以泄肾邪也。降胃火，故脾胃之病宜食之。

‖ **附方** ‖

旧五，新四。**胃热消渴**以陈粟米炊饭，食之良。食医心镜。**反胃吐食**脾胃气弱，食不消化，汤饮不下。用粟米半升杵粉，水丸梧子大。七枚煮熟，入少盐，空心和汁吞下。或云：纳醋中吞之，得下便已。心镜。**鼻衄不止**粟米粉，水煮服之。普济。**婴孩初生**七日，助谷神以导达肠胃。研粟米煮粥如饴。每日哺少许。姚和众方。**孩子赤丹**嚼粟米傅之。兵部手集。**小儿重舌**嚼粟米哺之。秘录。**杂物眯目**不出。用生粟米七粒，嚼烂取汁，洗之即出。总录。**汤火灼伤**粟米炒焦投水，澄取汁，煎稠如糖。频傅之，能止痛，灭瘢痕。一方：半生半炒，研末，酒调傅之。崔行功纂要。**熊虎爪伤**嚼粟涂之。葛氏方。

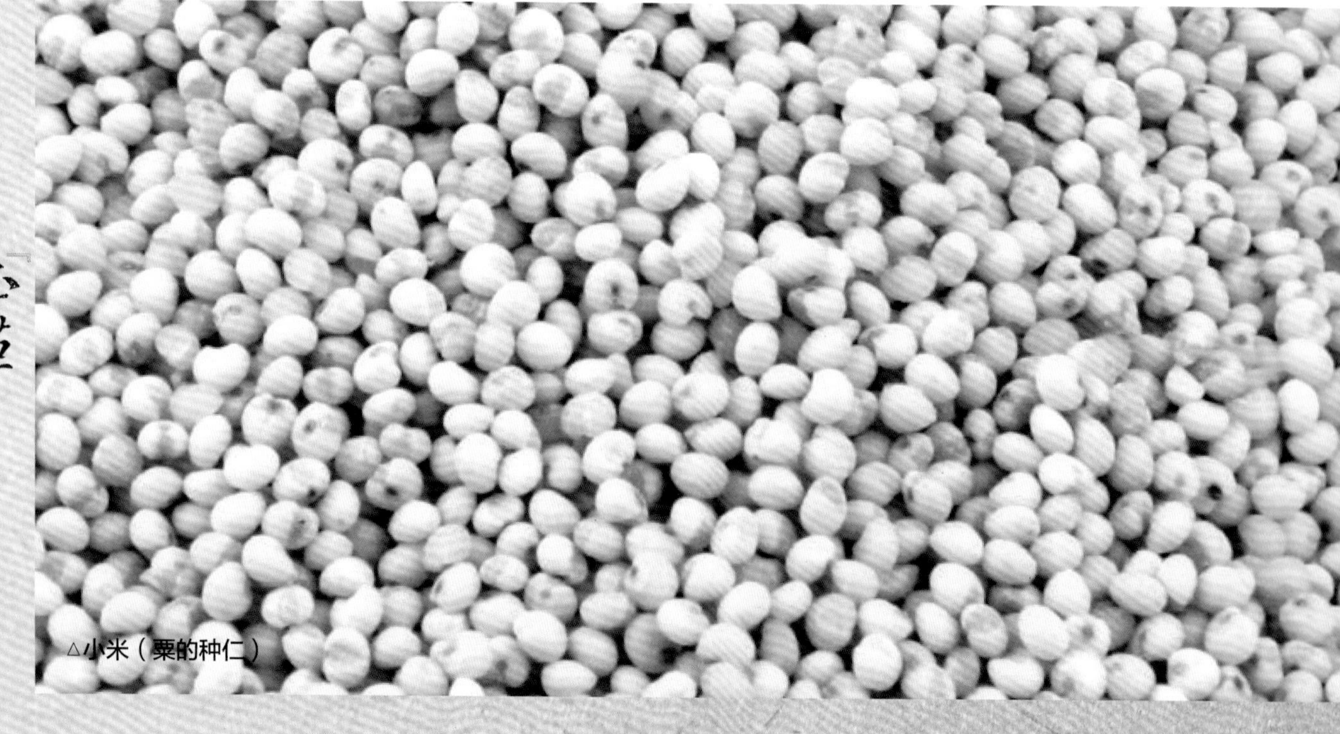

△小米（粟的种仁）

粟泔汁

‖**主治**‖

霍乱卒热，心烦渴，饮数升立瘥。臭泔：止消渴，尤良。苏恭。**酸泔及淀：洗皮肤瘙疥，杀虫。饮之，主五痔。和臭樗皮煎服，治小儿疳痢。**藏器。

‖**附方**‖

新二。**眼热赤肿**粟米泔淀极酸者、生地黄等分，研匀摊绢上，方圆二寸，贴目上熨之。干即易。总录。**疳疮月蚀**寒食泔淀，傅之良。千金。

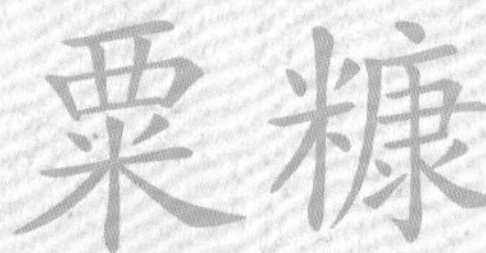

粟糠

‖**主治**‖

痔漏脱肛，和诸药薰之。时珍。

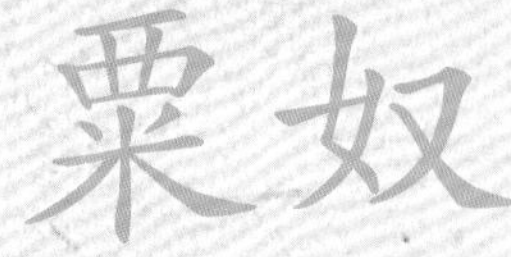

粟奴

‖**主治**‖

利小肠，除烦懑。时珍。

‖**发明**‖

[时珍曰] 粟奴，即粟苗成穗时生黑煤者。古方不用。圣惠治小肠结涩不通，心烦闷乱，有粟奴汤：用粟奴、苦竹须、小豆叶、炙甘草各一两，灯心十寸，葱白五寸，铜钱七文，水煎分服。取效乃止。

粟廪米见后陈廪米下。

粟蘖米见后蘖米下。

粟糗见后麨下。

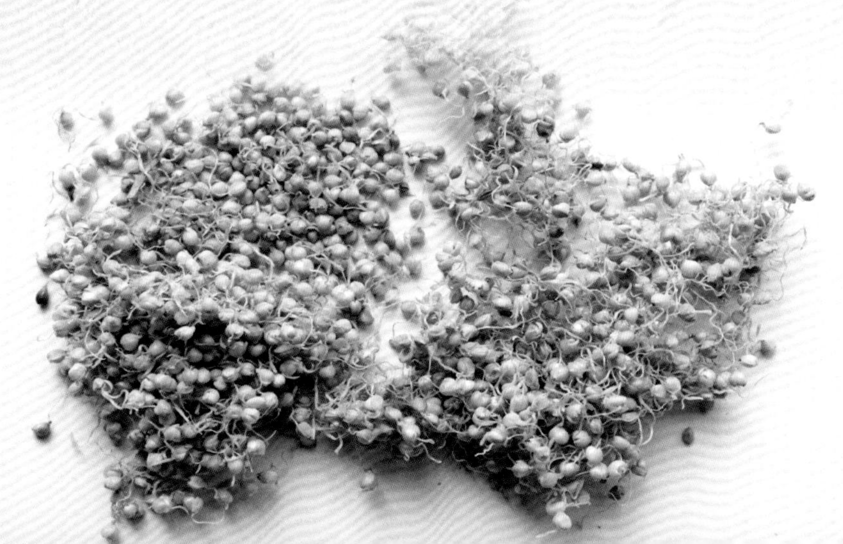

秫

音术。《别录》中品

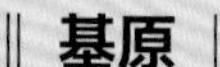

‖ 基原 ‖

《纲目图鉴》认为本品为禾本科植物粟 *Setaria italica* (L.) Beauv. 的种子，参见本卷“粱”下。但《纲目彩图》认为本品为禾本科植物稷 *Panicum miliaceum*，参见本卷“稷”项下。

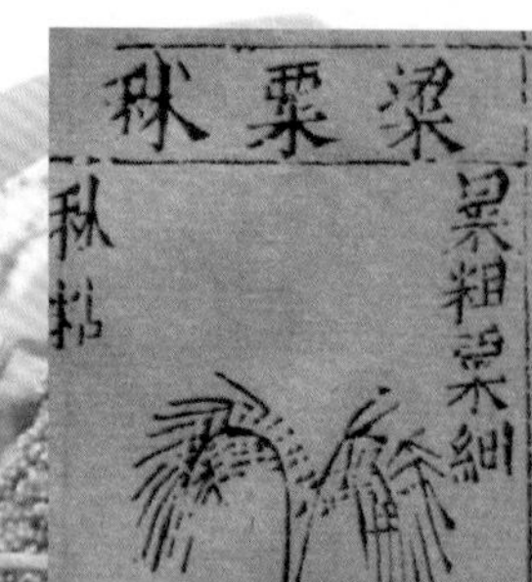

‖ 释名 ‖

众音终。尔雅**糯秫**唐本**糯粟**唐本**黄糯**。【时珍曰】秫字篆文，象其禾体柔弱之形，俗呼糯粟是矣。北人呼为黄糯，亦曰黄米。酿酒劣于糯也。

‖ 集解 ‖

【恭曰】秫是稻秫也。今人呼粟糯为秫。北土多以酿酒，而汁少于黍米。凡黍、稷，粟、秫，粳、糯，三谷皆有籼、糯也。【禹锡曰】秫米似黍米而粒小，可作酒。【宗奭曰】秫米初捣出淡黄白色，亦如糯，不堪作饭，最粘，故宜作酒。【时珍曰】秫即粱米、粟米之粘者。有赤、白、黄三色，皆可酿酒、熬糖、作餈糕食之。苏颂图经谓秫为黍之粘者，许慎说文谓秫为稷之粘者，崔豹古今注谓秫为稻之粘者，皆误也。惟苏恭以粟、秫分籼、糯，孙炎注尔雅谓秫为粘粟者，得之。

△粟（*Setaria italica*）

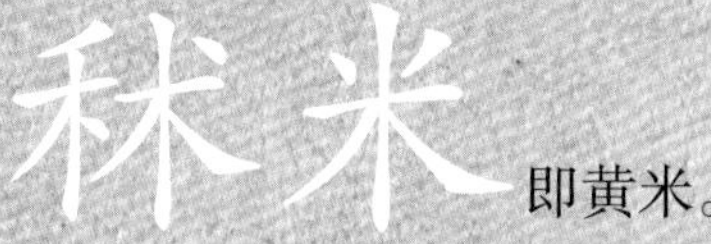

秫米 即黄米。

‖ **气味** ‖

甘，微寒，无毒。[诜曰] 性平。不可常食，拥五脏气，动风，迷闷人。[时珍曰] 按养生集云：味酸性热，粘滞，易成黄积病，小儿不宜多食。

‖ **主治** ‖

寒热，利大肠，疗漆疮。别录。**治筋骨挛急，杀疮疥毒热。生捣，和鸡子白，傅毒肿，良。**孟诜。**主犬咬，冻疮，嚼傅之。**日华。**治肺疟，及阳盛阴虚，夜不得眠，及食鹅鸭成癥，妊娠下黄汁。**时珍。

‖ **发明** ‖

[弘景曰] 北人以此米作酒煮糖，肥软易消。方药不正用，惟嚼以涂漆疮及酿诸药醪尔。[时珍曰] 秫者，肺之谷也，肺病宜食之。故能去寒热，利大肠。大肠者肺之合，而肺病多作皮寒热也。千金治肺疟方用之，取此义也。灵枢经岐伯治阳盛阴虚，夜不得瞑，半夏汤中用之，取其益阴气而利大肠也。大肠利则阳不盛矣。方见半夏条。又异苑云：宋元嘉中，有人食鸭成癥瘕。医以秫米研粉调水服之。须臾烦躁，吐出一鸭雏而瘥也。千金方治食鸭肉成病，胸满面赤，不能食，以秫米汤一盏饮之。

‖ **附方** ‖

旧三，新三。**赤痢不止**秫米一把，鲫鱼酢二脔，薤白一虎口，煮粥食之。普济方。**筋骨挛急**[诜曰] 用秫米一石，曲三斗，地黄一斤，茵陈蒿炙黄半斤，一依酿酒法服之，良。**肺疟寒热**痰聚胸中，病至令人心寒，寒甚乃热，善惊如有所见。恒山三钱，甘草半钱，秫米三十五粒，水煎。未发时，分作三次服。千金。**妊娠下水**黄色如胶，或如小豆汁。秫米、黄芪各一两，水七升，煎三升，分三服。梅师。**浸淫恶疮**有汁，多发于心，不早治，周身则杀人。熬秫米令黄黑，杵末傅之。肘后方。**久泄胃弱**黄米炒为粉。每用数匙，沙糖拌食。简便。

根

‖ **主治** ‖

煮汤，洗风。孟诜。

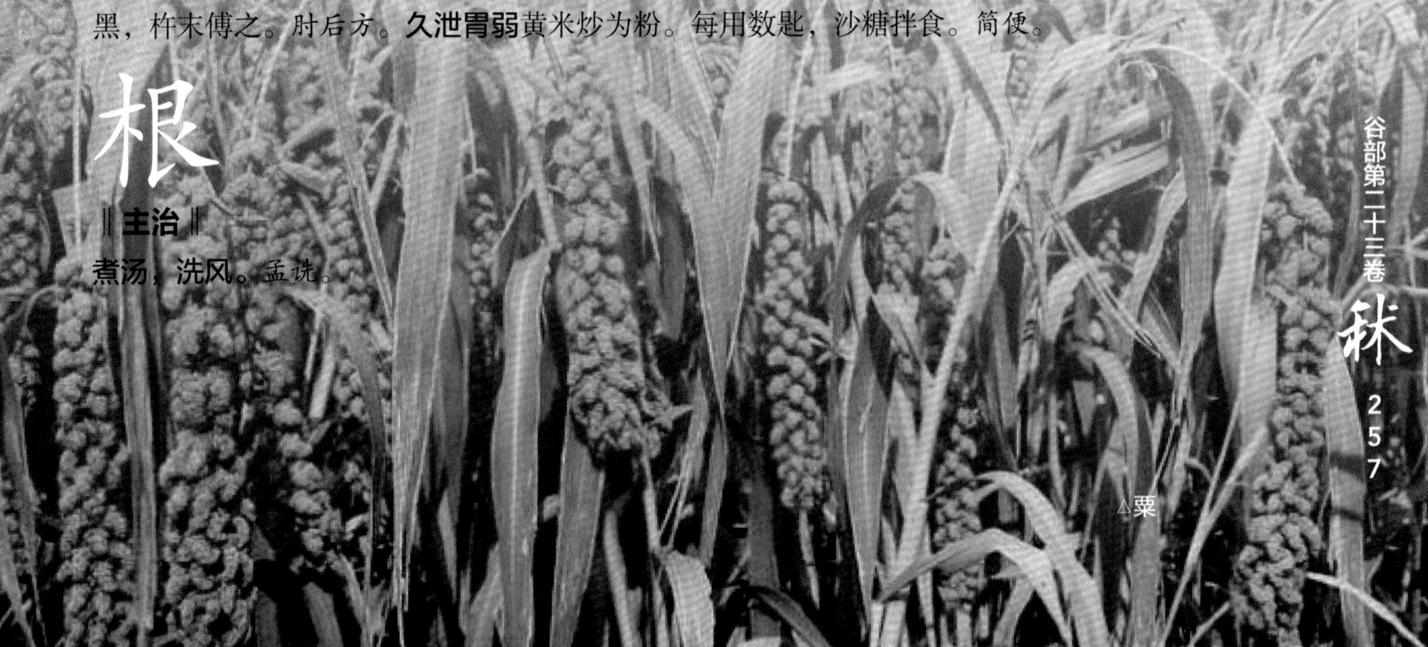

△粟

‖ **基原** ‖

据《纲目图鉴》《纲目彩图》《植物志》等综合分析考证，本品为禾本科植物䅟子 *Eleusine coracana* (L.) Gaertn.。分布于我国长江以南各地。

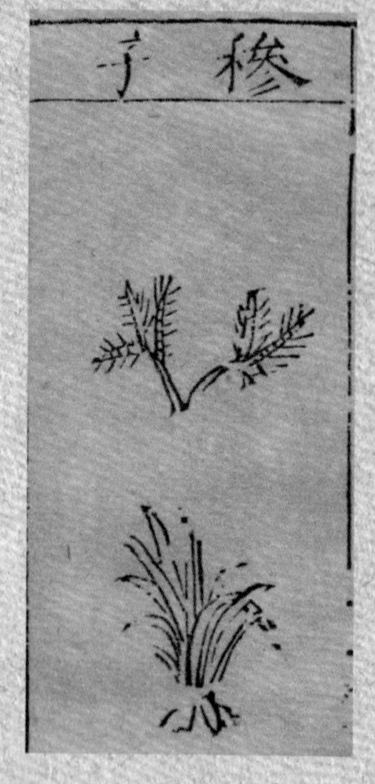

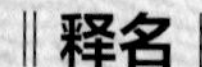

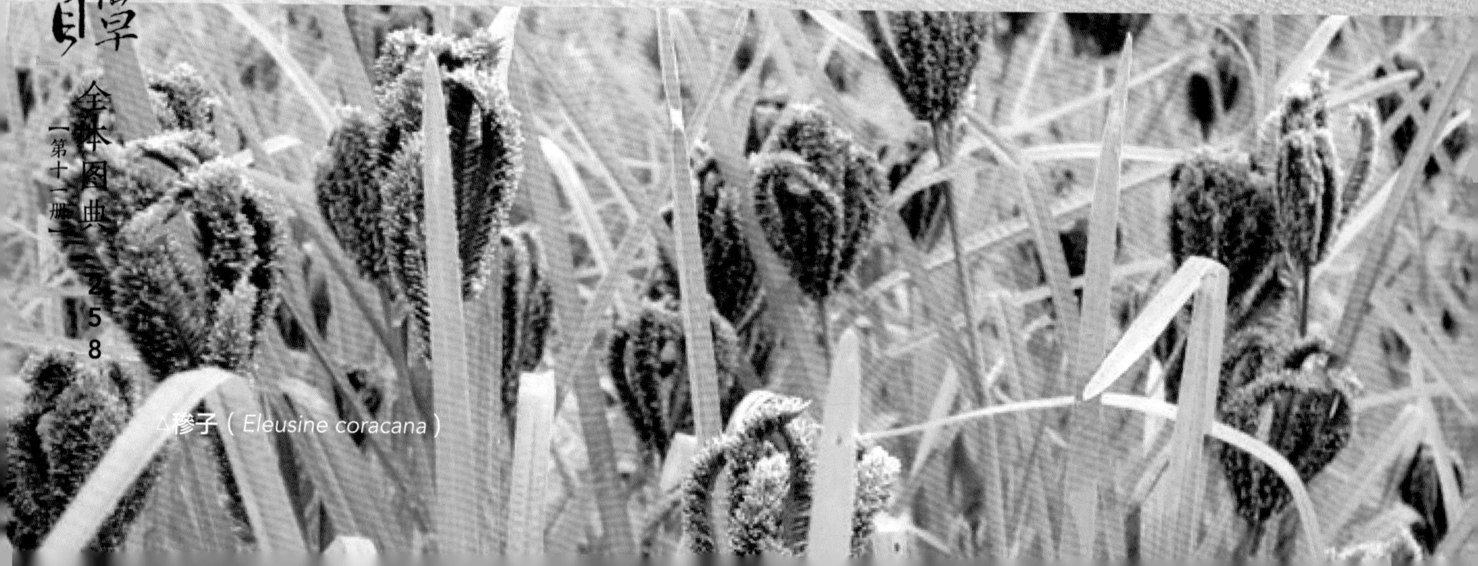

䅟子

衫、惨二音。《救荒》

‖ **释名** ‖

龙爪粟　鸭爪稗。[时珍曰] 䅟乃不粘之称也。又不实之貌也。龙爪、鸭爪，象其穗歧之形。

‖ **集解** ‖

[周定王曰] 䅟子生水田中及下湿地。叶似稻，但差短。梢头结穗，仿佛稗子穗。其子如黍粒大，茶褐色。捣米，煮粥、饮饭、磨面皆宜。[时珍曰] 䅟子，山东、河南亦五月种之。苗如茭黍，八九月抽茎，有三棱，如水中藨草之茎。开细花，簇族结穗如粟穗，而分数歧，如鹰爪之状。内有细子如黍粒而细，赤色。其稃甚薄，其味粗涩。

‖ **气味** ‖

甘，涩，无毒。

‖ **主治** ‖

补中益气，厚肠胃，济饥。

△䅟子（*Eleusine coracana*）

稗

音败。《纲目》

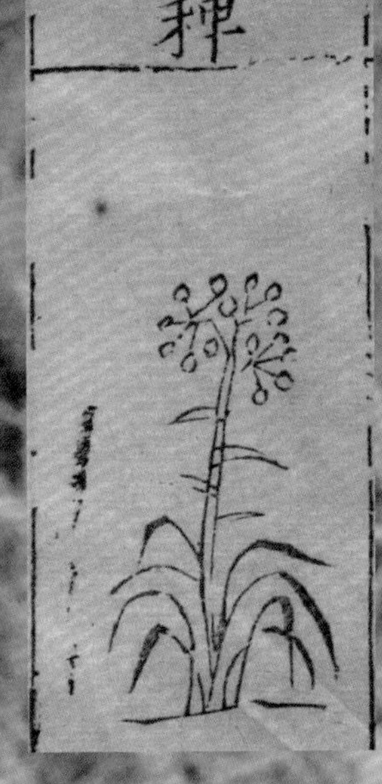

‖ **基原** ‖

据《纲目图鉴》《纲目彩图》《中华本草》等综合分析考证，本品为禾本科植物稗 *Echinochloa crusgalli* (L.) Beauv.。分布于全国大部分地区。

‖ **释名** ‖

[时珍曰] 稗乃禾之卑贱者也，故字从卑。

‖ **集解** ‖

[弘景曰] 稗子亦可食。又有乌禾，生野中如稗，荒年可代粮而杀虫，煮以沃地，蝼、蚓皆死。[藏器曰] 稗有二种，一种黄白色，一种紫黑色。紫黑者似芑有毛，北人呼为乌禾。[时珍曰] 稗处处野生，最能乱苗。其茎叶穗粒并如黍稷。一斗可得米三升。故曰：五谷不熟，不如稊稗。稊苗似稗而穗如粟，有紫毛，即乌禾也。尔雅谓之英，音迭。[周定王曰] 稗有水稗、旱稗。水稗生田中。旱稗苗叶似䅟子，色深绿，根下叶带紫色。梢头出扁穗，结子如黍粒，茶褐色，味微苦，性温。以煮粥、炊饭、磨面食之皆宜。

稗米

‖ **气味** ‖

辛、甘、苦，微寒，无毒。[颖曰] 辛、脆。

‖ **主治** ‖

作饭食，益气宜脾，故曹植有芳菰精稗之称。时珍。

苗根

‖ **主治** ‖

金疮及伤损，血出不已。捣傅或研末掺之即止，甚验。时珍。

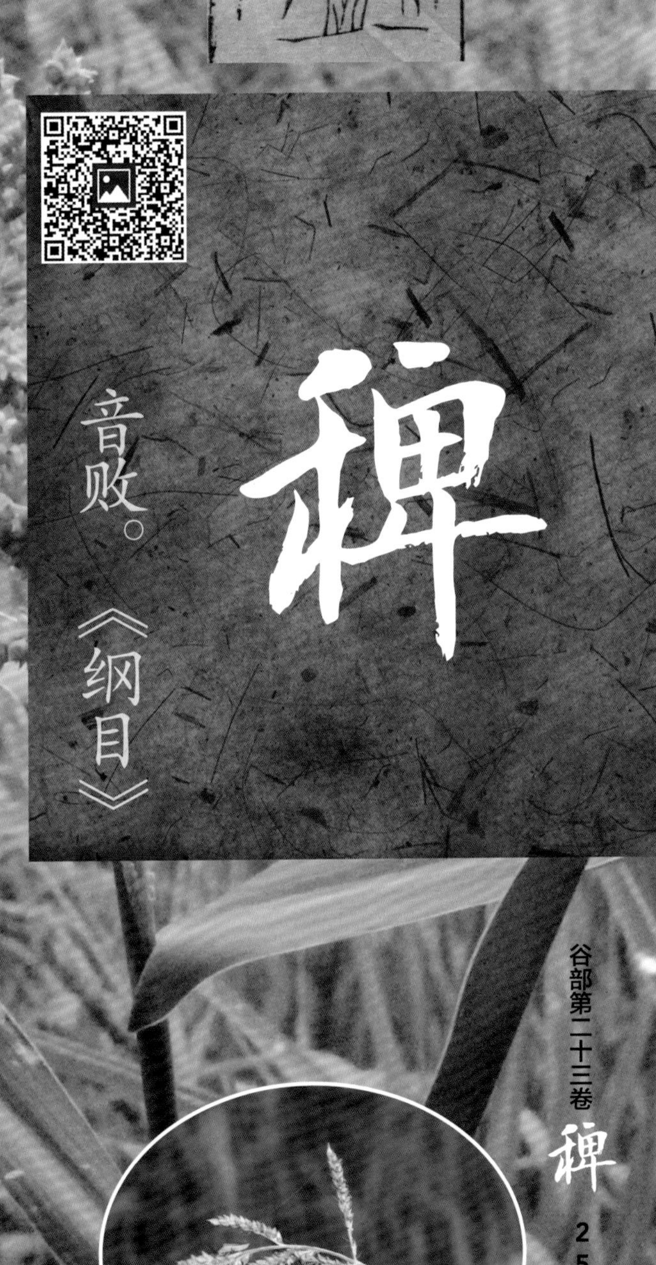

△稗（*Echinochloa crusgalli*）

‖ **基原** ‖

据《纲目图鉴》《纲目彩图》《中华本草》等综合分析考证，本品为禾本科植物狼尾草 *Pennisetum alopecuroides* (L.) Spreng.。我国各地均有栽培。

狼尾草《拾遗》

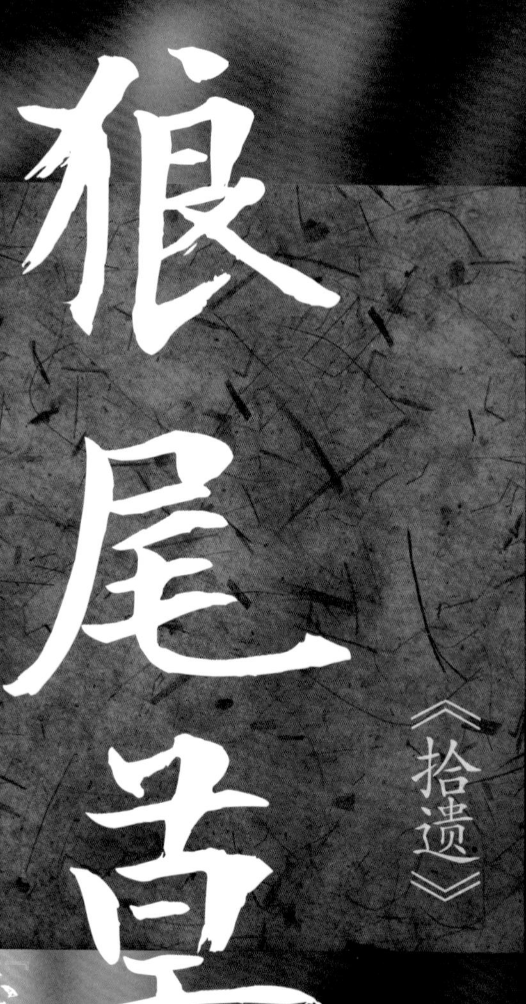

△狼尾草（*Pennisetum alopecuroides*）

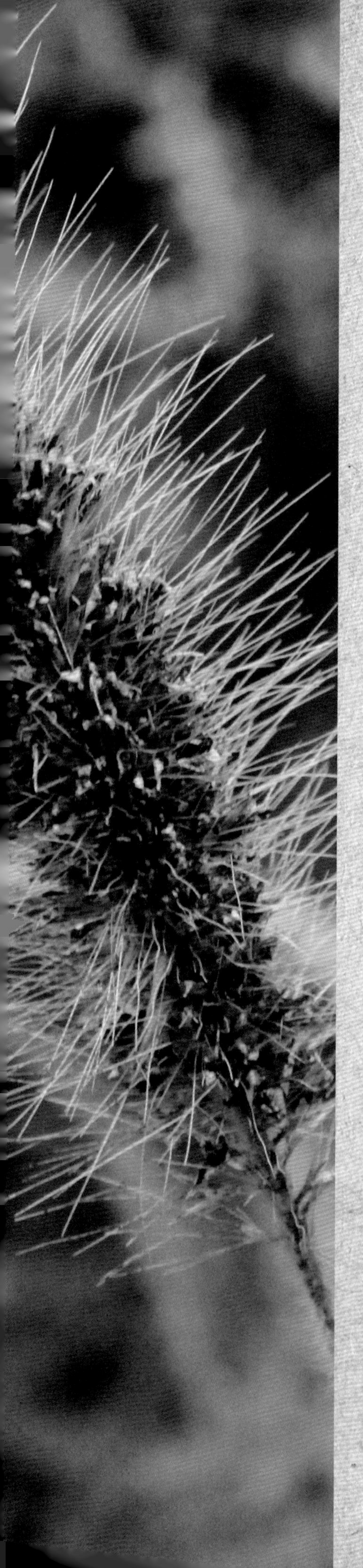

‖**释名**‖

稂音郎**董蓈**尔雅作童粱。**狼茅**尔雅**孟**尔雅**宿田翁**诗疏**守田**诗疏。[时珍曰] 狼尾，其穗象形也。秀而不成，嶷然在田，故有宿田、守田之称。

‖**集解**‖

[藏器曰] 狼尾生泽地，似茅作穗。广志云：子可作黍食。尔雅云：孟，狼尾。似茅，可以覆屋，是也。[时珍曰] 狼尾茎、叶、穗、粒并如粟，而穗色紫黄，有毛。荒年亦可采食。许慎说文云：禾粟之穗，生而不成者，谓之董蓈。其秀而不实者，名狗尾草，见草部。

米

‖**气味**‖

甘，平，无毒。

‖**主治**‖

作饭食之，令人不饥。藏器。

‖**附录**‖

蒯草[藏器曰] 蒯草苗似茅，可织席为索。子亦堪食，如粳米。

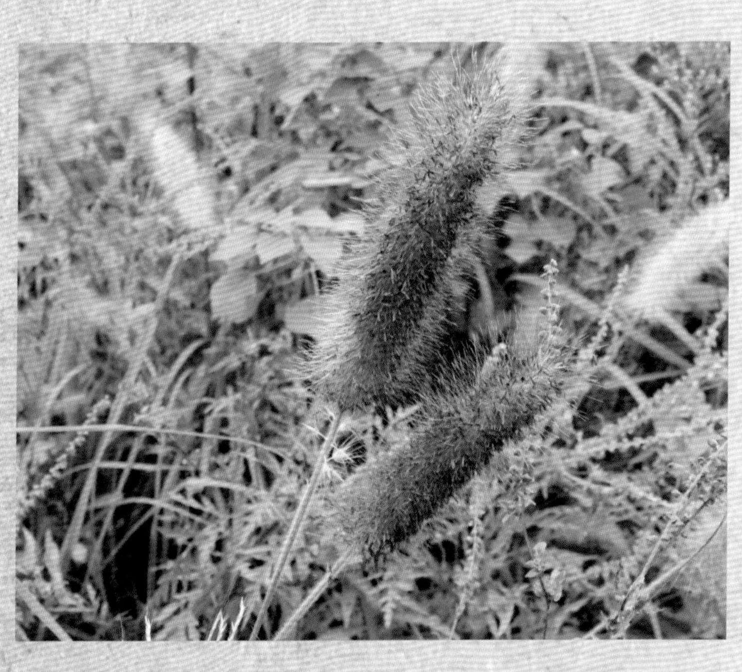

‖ **基原** ‖

据《纲目图鉴》《大辞典》等综合分析考证，本品为藜科植物沙蓬 *Agriophyllum squarrosum* (L.) Moq.。分布于东北、华北、西北等地。

东廧

音墙。《拾遗》

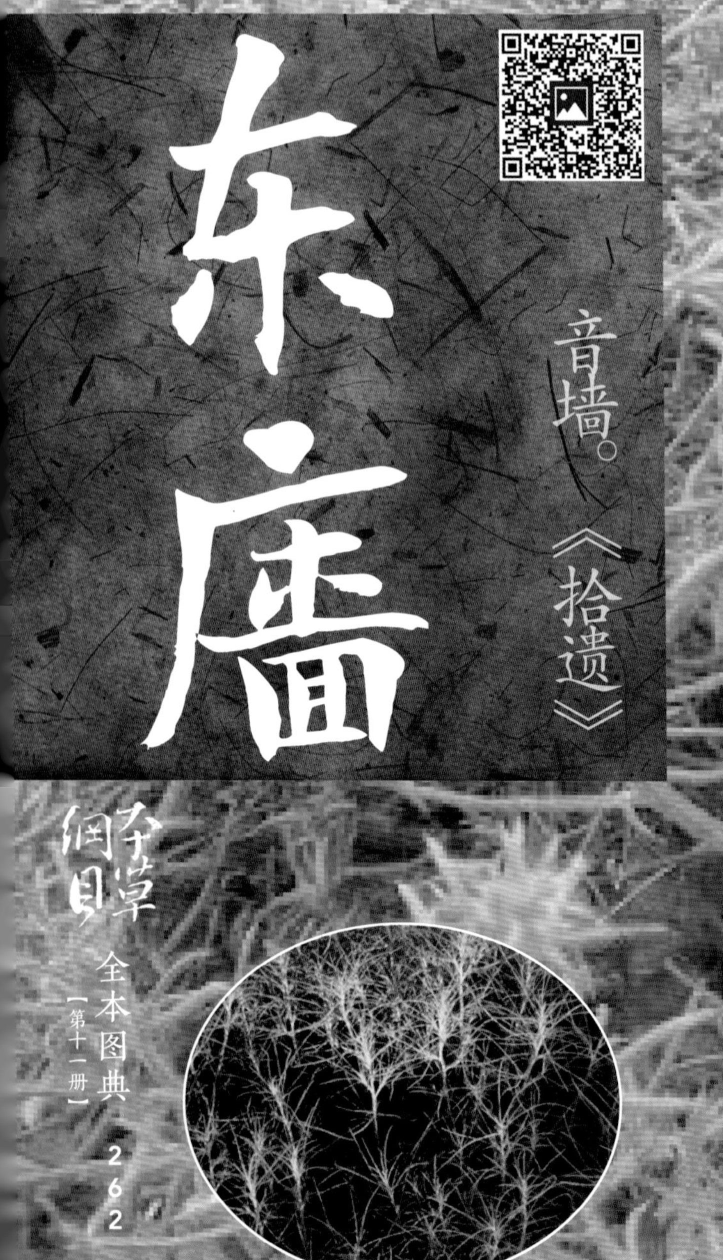

‖ **释名** ‖

‖ **集解** ‖

[藏器曰] 东廧生河西。苗似蓬，子似葵。九月、十月熟，可为饭食。河西人语曰：贷我东廧，偿尔田粱。广志云：东廧子粒似葵，青黑色。并、凉间有之。[时珍曰] 相如赋东廧雕胡，即此。魏书云：乌丸地宜东廧，似穄，可作白酒。又广志云：粱禾，蔓生，其子如葵子，其米粉白如面，可作饘粥。六月种，九月收。牛食之尤肥。此亦一谷，似东廧者也。

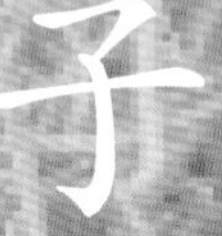

子

‖ **气味** ‖

甘，平，无毒。

‖ **主治** ‖

益气轻身。久服，不饥，坚筋骨，能步行。藏器。

△沙蓬

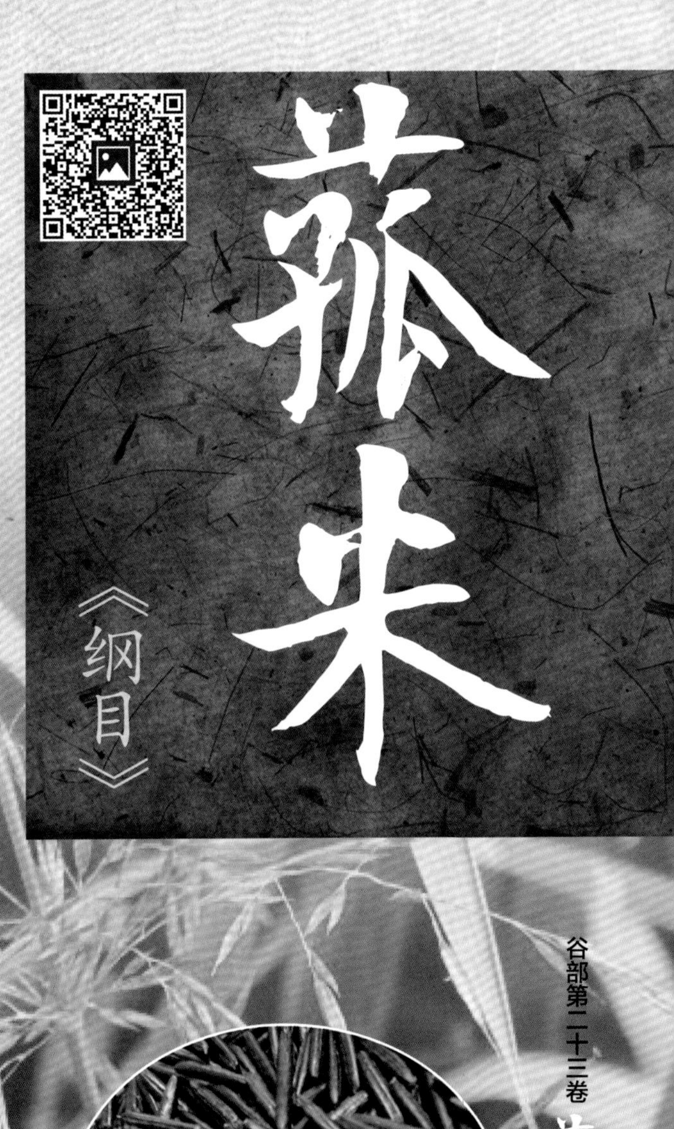

菰米

《纲目》

‖ 基原 ‖

据《纲目图鉴》《中华本草》《大辞典》《汇编》等综合分析考证，本品为禾本科植物菰 *Zizania latifolia* (Griseb.) Stapf 的果实。亦称“茭白子”，参见第十九卷“菰”项下。

‖ **释名** ‖

茭米文选**雕蓬**尔雅**雕苽**说文。唐韵作蔣胡。**雕胡**。[时珍曰] 菰本作苽，茭草也。其中生菌如瓜形，可食，故谓之苽。其米须霜雕时采之，故谓之凋苽。或讹为雕胡。枚乘七发谓之安胡。尔雅：啮，雕蓬；荐，黍蓬也。孙炎注云：雕蓬即茭米。古人以为五饭之一者。郑樵通志云：雕蓬即米茭，可作饭食，故谓之啮。其黍蓬即茭之不结实者，惟堪作荐，故谓之荐。杨慎卮言云：蓬有水、陆二种：雕蓬乃水蓬，雕菰是也。黍蓬乃旱蓬，青科是也。青科结实如黍，羌人食之，今松州有焉。珍按：郑、杨二说不同，然皆有理，盖蓬类非一种故也。

‖ **集解** ‖

[弘景曰] 菰米一名雕胡，可作饼食。[藏器曰] 雕胡是菰蒋草米，古人所贵。故内则云：鱼宜菰。皆水物也。曹子建七启云：芳菰精稗。谓二草之实，可以为饭也。[颂曰] 菰生水中，叶如蒲苇。其苗有茎梗者，谓之菰蒋草。至秋结实，乃雕胡米也。古人以为美馔。今饥岁，人犹采以当粮。葛洪西京杂记云：汉太液池边，皆是雕胡、紫箨、绿节、蒲丛之类。盖菰之有米者，长安人谓之雕胡；菰之有首者，谓之绿节；葭芦之未解叶者，谓之紫箨也。　菰蒋花如苇。结青子，细若青麻黄，长几寸。野人收之，合粟为粥食之，甚济饥也。[时珍曰] 雕胡九月抽茎，开花如苇艻。结实长寸许，霜后采之，大如茅针，皮黑褐色。其米甚白而滑腻，作饭香脆。杜甫诗“波漂菰米连云黑”者，即此。周礼供御乃六谷、九谷之数，管子书谓之雁膳，故收米入此。其茭笋、菰根，别见菜部。

‖ **气味** ‖

甘，冷，无毒。

‖ **主治** ‖

止渴。藏器。**解烦热，调肠胃。**时珍。

△菰（*Zizania latifolia*）

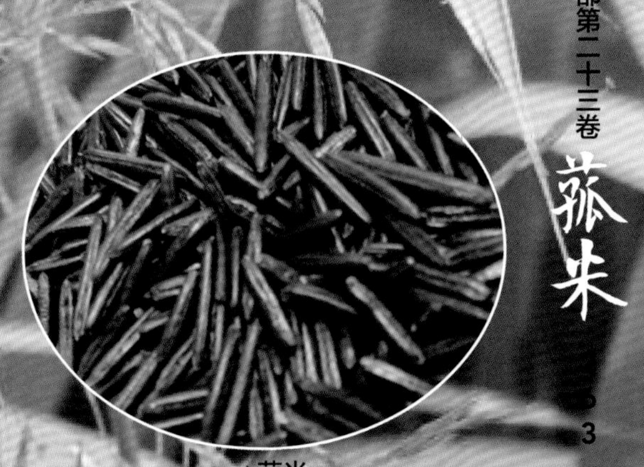

△菰米

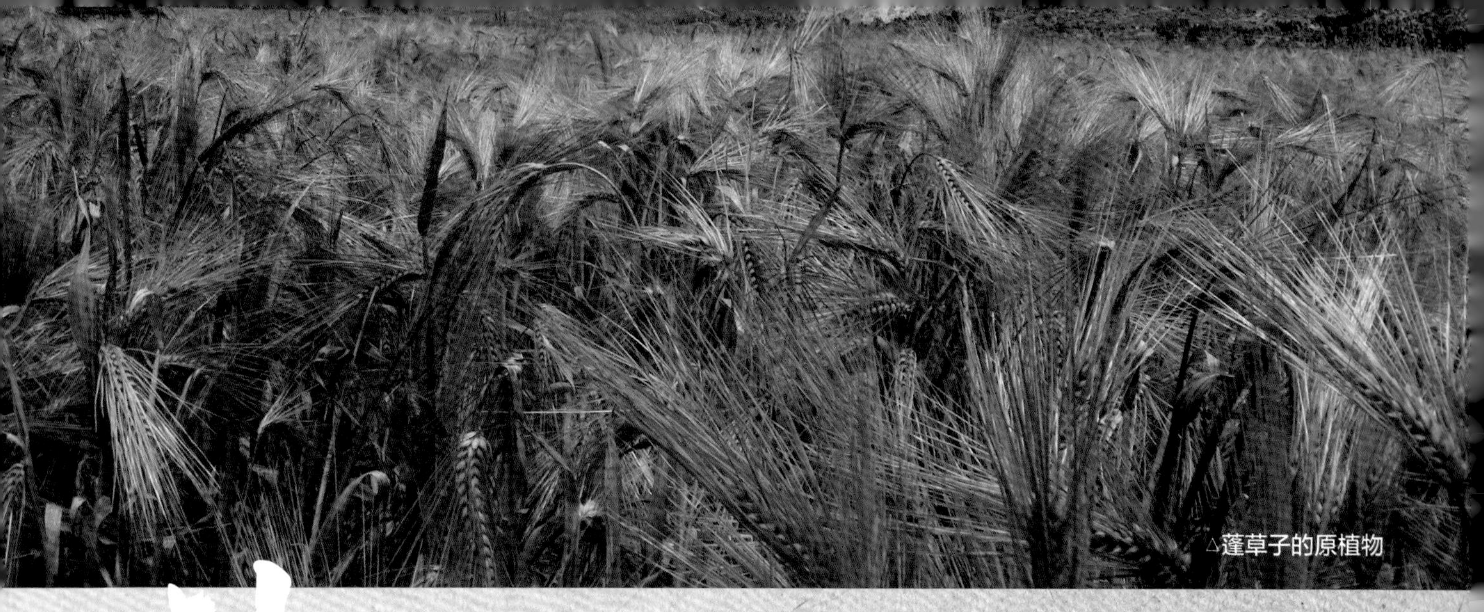

△蓬草子的原植物

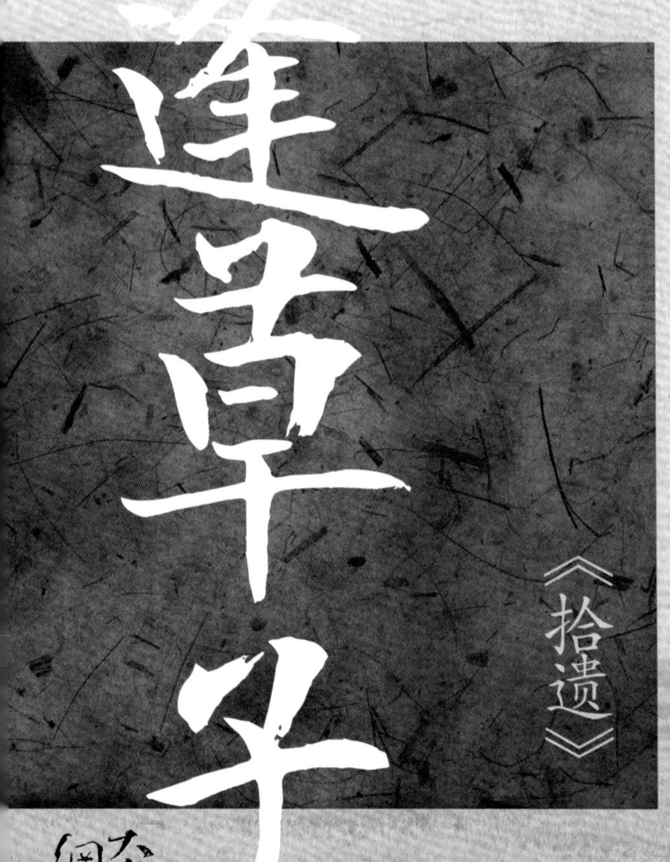

蓬草子

《拾遗》

【释名、集解】[时珍曰] 陈藏器本草载蓬草子，不具形状。珍按蓬类不一：有雕蓬，即菰草也，见菰米下；有黍蓬，即青科也；又有黄蓬草、飞蓬草。不识陈氏所指果何蓬也？以理推之，非黄蓬即青科尔。黄蓬草生湖泽中，叶如菰蒲，秋月结实成穗，子细如雕胡米。饥年人采食之，须浸洗曝舂，乃不苦涩。青科西南夷人种之，叶如茭黍，秋月结实成穗，有子如赤黍而细，其稃甚薄，曝舂炊食。又粟类有七棱青科、八棱青科，麦类有青稞、黄稞，皆非此类，乃物异名同也。其飞蓬乃藜蒿之类，末大本小，风易拔之，故号飞蓬。子如灰藋菜子，亦可济荒。又魏略云：鲍出遇饥岁，采蓬实，日得数斗，为母作食。西京杂记云：宫中正月上辰，出池边盥濯，食蓬饵，以祓邪气。此皆不知所采乃何蓬也？大抵三种蓬子，亦不甚相远。

子

‖气味‖

酸、涩，平，无毒。

‖主治‖

作饭食之，益饥，无异粳米。藏器。

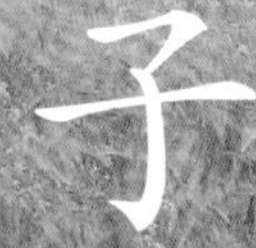

△蓬草子的原植物

‖ **基原** ‖

据《纲目图鉴》《植物志》等综合分析考证，本品为禾本科植物菵草 *Beckmannia syzigachne* (Steud.) Fern.。分布于南北各地。

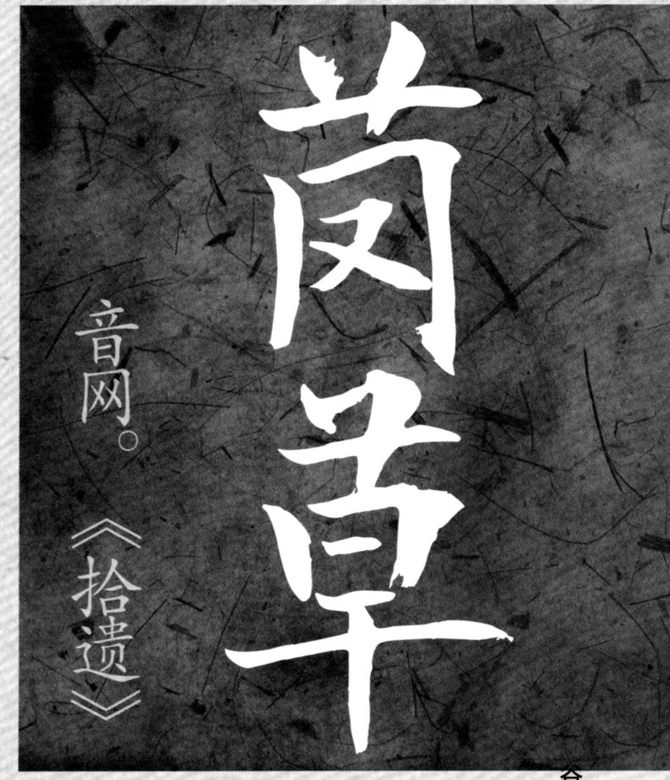

‖ **释名** ‖

皇尔雅**守田**同上**守气**同。[时珍曰] 皇、菵，音相近也。

‖ **集解** ‖

[藏器曰] 菵草生水田中，苗似小麦而小。四月熟，可作饭。[时珍曰] 尔雅：皇，守田。郭璞云：一名守气，生废田中，似燕麦，子如雕胡，可食。

米

‖ **气味** ‖

甘，寒，无毒。

‖ **主治** ‖

作饭，去热，利肠胃，益气力。久食，不饥。藏器。

‖ **基原** ‖

据《纲目图鉴》《植物志》等综合分析考证，本品为莎草科植物筛草 *Carex kobomugi* Ohwi。分布于东北及河北、山东等地。

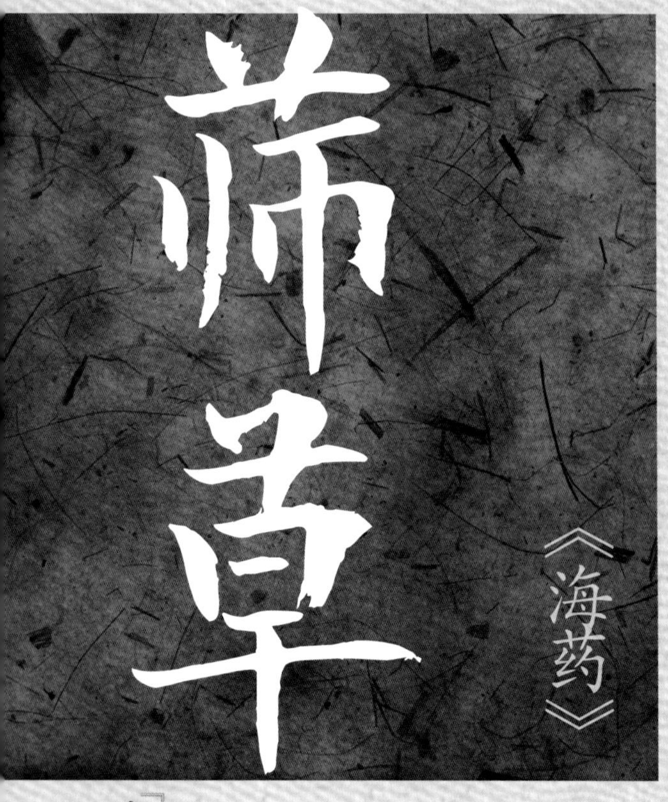

‖ **释名** ‖

自然谷海药**禹余粮。**

‖ **集解** ‖

[藏器曰] 博物志云：东海洲上有草名曰莃。有实，食之如大麦。七月熟，民敛获至冬乃讫。呼为自然谷，亦曰禹余粮。此非石之禹余粮也。[珣曰] 莃实如球子，八月收之。彼民常食，中国未曾见也。[时珍曰] 按方孝孺集有海米行，盖亦莃草之类也。其诗云：海边有草名海米，大非蓬蒿小非荠。妇女携篮昼作群，采摘仍于海中洗。归来涤釜烧松枝，煮米为饭充朝饥。莫辞苦涩咽不下，性命聊假须臾时。

子

‖ **气味** ‖

甘，平，无毒。

‖ **主治** ‖

不饥，轻身。藏器。**补虚羸损乏，温肠胃，止呕逆。久食健人。**李珣。

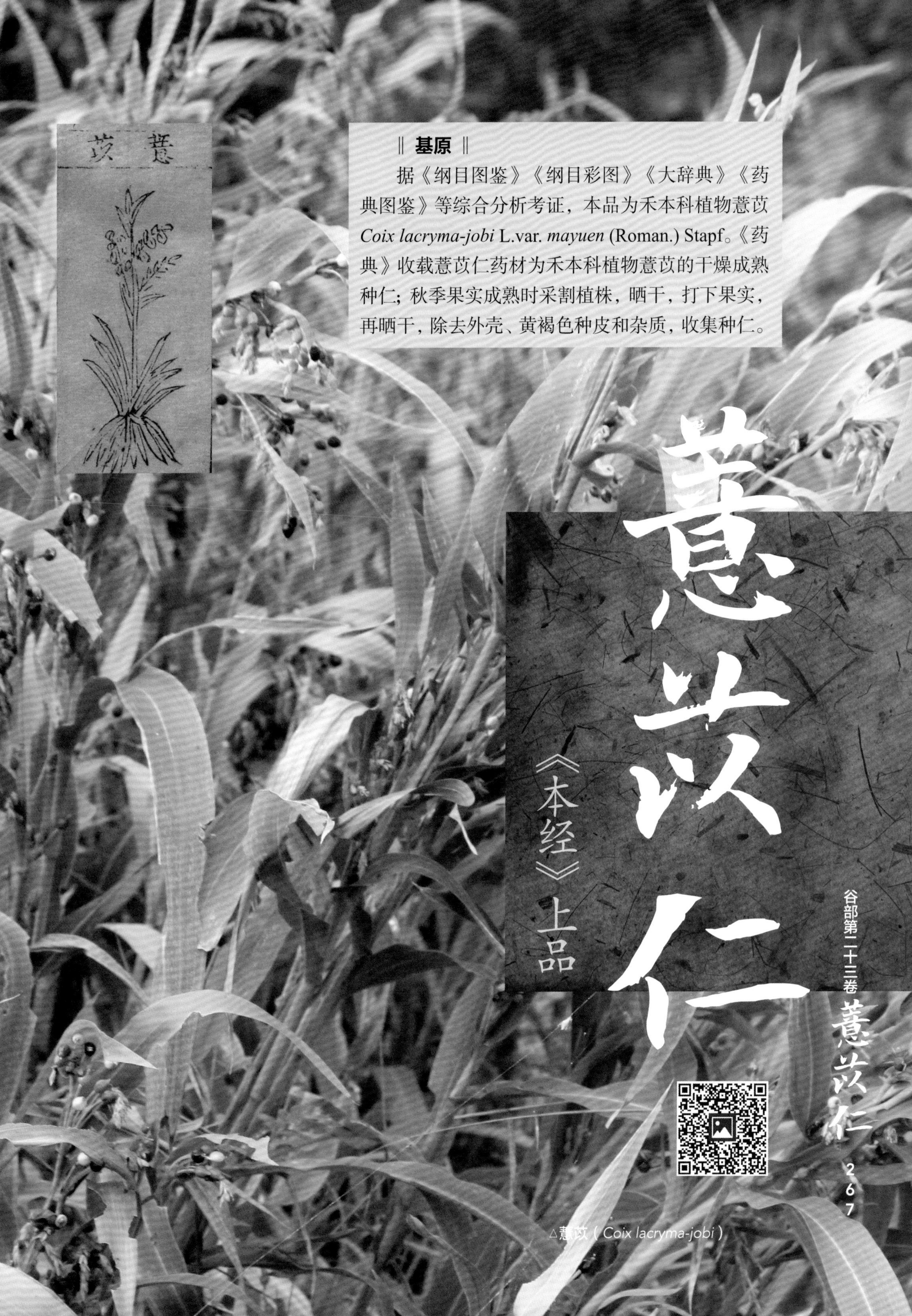

‖ **基原** ‖

据《纲目图鉴》《纲目彩图》《大辞典》《药典图鉴》等综合分析考证，本品为禾本科植物薏苡 *Coix lacryma-jobi* L.var. *mayuen* (Roman.) Stapf。《药典》收载薏苡仁药材为禾本科植物薏苡的干燥成熟种仁；秋季果实成熟时采割植株，晒干，打下果实，再晒干，除去外壳、黄褐色种皮和杂质，收集种仁。

薏苡仁

《本经》上品

△薏苡（*Coix lacryma-jobi*）

校正：据千金方，自草部移入此。

‖ **释名** ‖

解蠡音礼。本经**芑实**音起。别录**䔲米**别录。音感。陶氏作簳珠，雷氏作䅟米。**回回米**救荒本草**薏珠子**图经。[时珍曰] 薏苡名义未详。其叶似蠡实叶而解散。又似芑黍之苗，故有解蠡、芑实之名。䔲米乃其坚硬者，有赣强之意。苗名屋菼。救荒本草云：回回米又呼西番蜀秫。俗名草珠儿。

‖ **集解** ‖

[别录曰] 薏苡仁生真定平泽及田野。八月采实，采根无时。[弘景曰] 真定县属常山郡。近道处处多有，人家种之。出交趾者子最大，彼土呼为簳珠。故马援在交趾饵之，载还为种，人谗以为珍珠也。实重累者为良。取仁用。[志云] 今多用梁汉者，气劣于真定。取青白色者良。取子于甑中蒸使气馏，曝干挼之，得仁矣。亦可磨取之。[颂曰] 薏苡所在有之。春生苗茎，高三四尺。叶如黍叶。开红白花，作穗。五六月结实，青白色，形如珠子而稍长，故人呼为薏珠子。小儿多以线穿如贯珠为戏。九月、十月采其实。[敩曰] 凡使勿用䅟米，颗大无味，时人呼为粳䅟是也。薏苡仁颗小色青味甘，咬着粘人齿也。[时珍曰] 薏苡人多种之。二三月宿根自生。叶如初生芭茅。五六月抽茎开花结实。有二种：一种粘牙者，尖而壳薄，即薏苡也。其米白色如糯米，可作粥饭及磨面食，亦可同米酿酒。一种圆而壳厚坚硬者，即菩提子也。其米少，即粳䅟也。但可穿作念经数珠，故人亦呼为念珠云。其根并白色，大如匙柄，纠结而味甘也。

薏苡仁

‖ **修治** ‖

[敩曰] 凡使，每一两，以糯米一两同炒熟，去糯米用。亦有更以盐汤煮过者。

‖ **气味** ‖

甘，微寒，无毒。[诜曰] 平。

‖ **主治** ‖

筋急拘挛，不可屈伸，久风湿痹，下气。久服，轻身益气。本经。**除筋骨中邪气不仁，利肠胃，消水肿，令人能食。**别录。**吹饭作面食，主不饥，温气。煮饮，止消渴，杀蛔虫。**藏器。**治肺痿肺气，积脓血，咳嗽涕唾，上气。煎服，破毒肿。**甄权。**去干湿脚气，大验。**孟诜。**健脾益胃，补肺清热，去风胜湿。炊饭食，治冷气。煎饮，利小便热淋。**时珍。

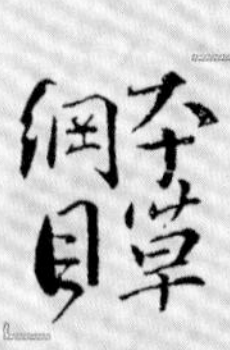

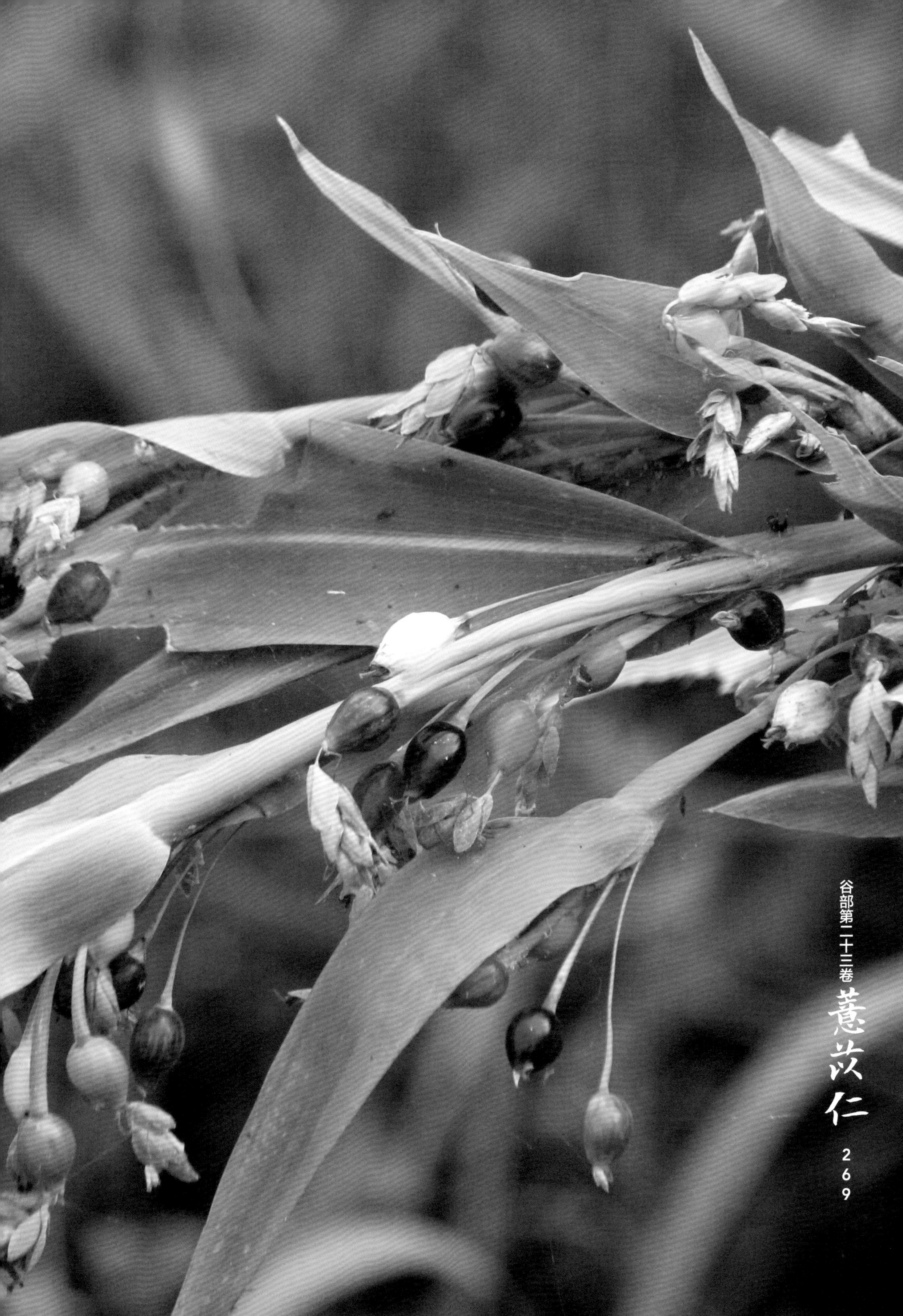

薏苡仁

‖ **发明** ‖

[宗奭曰] 薏苡仁本经云微寒，主筋急拘挛。拘挛有两等：素问注中，大筋受热，则缩而短，故挛急不伸，此是因热而拘挛也，故可用薏苡；若素问言因寒则筋急者，不可更用此也。盖受寒使人筋急；寒热使人筋挛；若但受热不曾受寒，亦使人筋缓；受湿则又引长无力也。此药力势和缓，凡用须加倍即见效。[震亨曰] 寒则筋急，热则筋缩。急因于坚强，缩因于短促。若受湿则弛，弛则引长。然寒与湿未尝不挟热。三者皆因于湿，然外湿非内湿启之不能成病。故湿之为病，因酒而鱼肉继之。甘滑、陈久、烧炙并辛香，皆致湿之因也。[时珍曰] 薏苡仁属土，阳明药也，故能健脾益胃。虚则补其母，故肺痿、肺痈用之。筋骨之病，以治阳明为本，故拘挛筋急风痹者用之。土能胜水除湿，故泄痢水肿用之。按古方小续命汤注云：中风筋急拘挛，语迟脉弦者，加薏苡仁。亦扶脾抑肝之义。又后汉书云：马援在交趾尝饵薏苡实，云能轻身资欲以胜瘴气也。又张师正倦游录云：辛稼轩忽患疝疾，重坠大如杯。一道人教以薏珠用东壁黄土炒过，水煮为膏服，数服即消。程沙随病此，稼轩授之亦效。本草薏苡乃上品养心药，故此有功。颂曰：薏苡仁心肺之药多用之。故范汪治肺痈，张仲景治风湿、胸痹，并有方法。济生方治肺损咯血，以熟猪肺切，蘸薏苡仁末，空心食之。薏苡补肺，猪肺引经也。赵君猷言屡用有效。

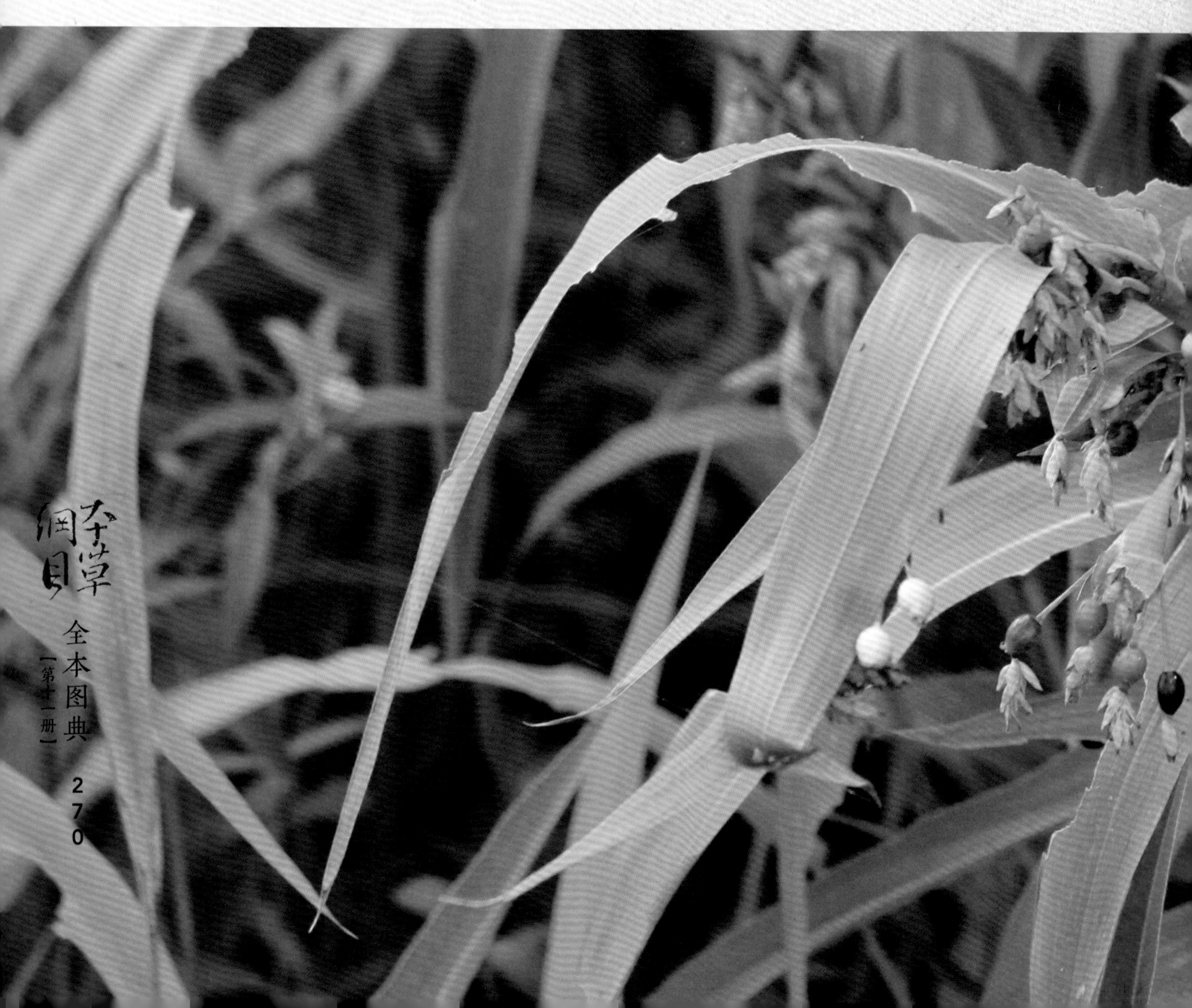

‖ **附方** ‖

旧五，新九。**薏苡仁饭**治冷气。用薏苡仁舂熟，炊为饭食。气味欲如麦饭乃佳。或煮粥亦好。广济方。**薏苡仁粥**治久风湿痹，补正气，利肠胃，消水肿，除胸中邪气，治筋脉拘挛。薏苡仁为末，同粳米煮粥，日日食之，良。**风湿身疼**日晡剧者，张仲景麻黄杏仁薏苡仁汤主之。麻黄三两，杏仁十枚，甘草、薏苡仁各一两，以水四升，煮取二升，分再服。金匮要略。**水肿喘急**用郁李仁二两研，以水滤汁，煮薏苡仁饭，日二食之。独行方。**沙石热淋**痛不可忍。用玉秫，即薏苡仁也，子、叶、根皆可用，水煎热饮，夏月冷饮，以通为度。杨氏经验方。**消渴饮水**薏苡仁煮粥饮，并煮粥食之。**周痹缓急**偏者。薏苡仁十五两，大附子十枚炮，为末。每服方寸匕，日三。张仲景方。**肺痿咳唾**脓血。薏苡仁十两杵破，水三升，煎一升，酒少许，服之。梅师。**肺痈咳唾**心胸甲错者。以淳苦酒煮薏苡仁令浓，微温顿服。肺有血，当吐出愈。范汪方。**肺痈咯血**薏苡仁三合捣烂，水二大盏，煎一盏，入酒少许，分二服。济生。**喉卒痈肿**吞薏苡仁二枚，良。外台。**痈疽不溃**薏苡仁一枚，吞之。姚僧坦方。**孕中有痈**薏苡仁煮汁，频频饮之。妇人良方补遗。**牙齿䘌痛**薏苡仁、桔梗生研末，点服。不拘大人、小儿。永类方。

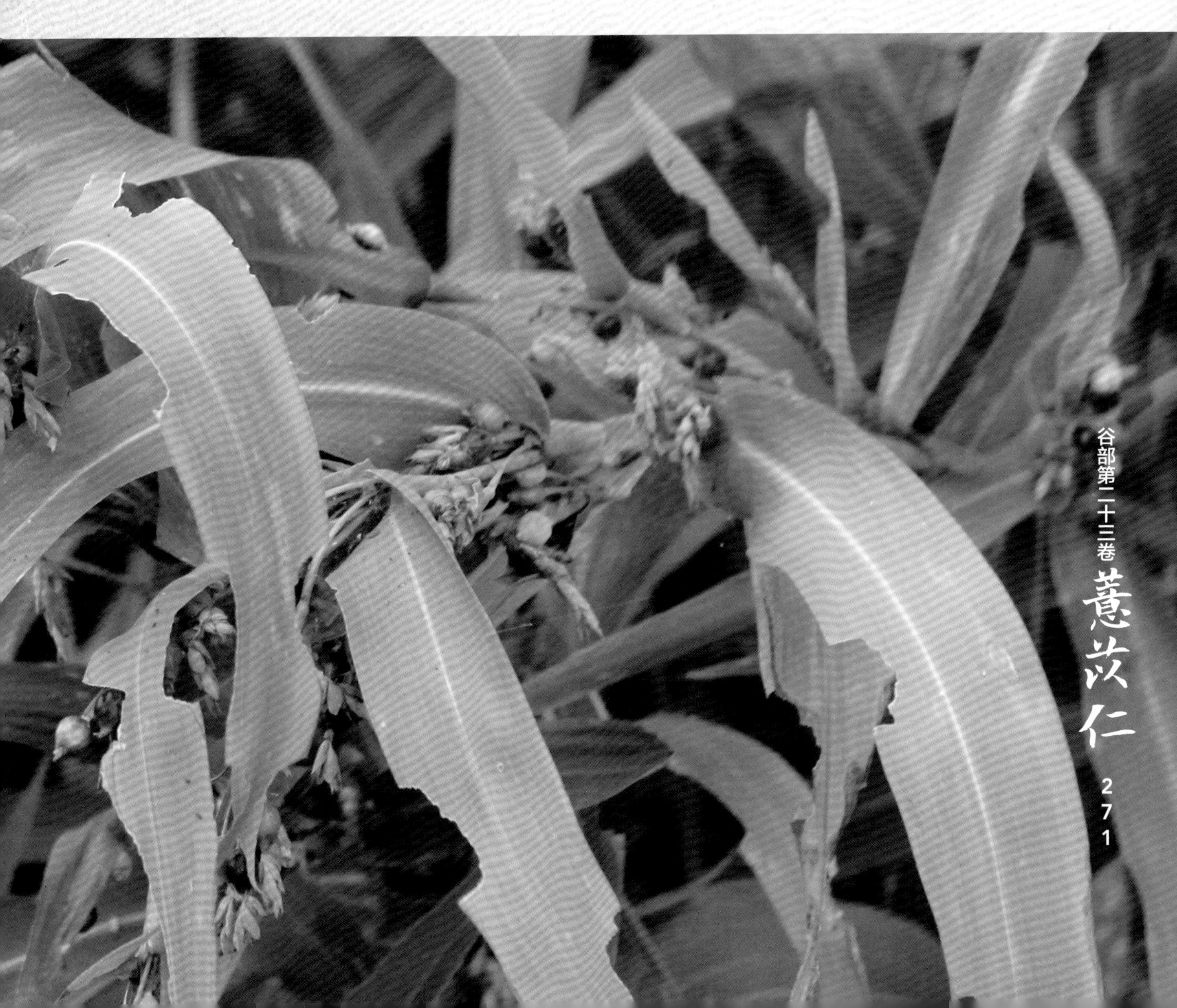

根

‖ **气味** ‖

甘，微寒，无毒。

‖ **主治** ‖

下三虫。本经。**煮汁糜食甚香，去蛔虫，大效。**弘景。**煮服，堕胎。**藏器。**治卒心腹烦满及胸胁痛者，锉煮浓汁，服三升乃定。**苏颂。出肘后方。**捣汁和酒服，治黄疸有效。**时珍。

‖ **附方** ‖

旧二，新二。**黄疸如金**薏苡根煎汤频服。**蛔虫心痛**薏苡根一斤切，水七升，煮三升，服之，虫死尽出也。梅师。**经水不通**薏苡根一两，水煎服之。不过数服，效。海上方。**牙齿风痛**薏苡根四两，水煮含漱，冷即易之。延年秘录。

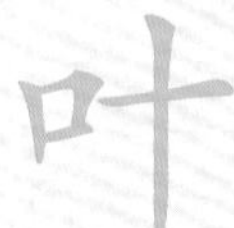

叶

‖ **主治** ‖

作饮气香，益中空膈。苏颂。**暑月煎饮，暖胃益气血。初生小儿浴之，无病。**时珍。出琐碎录。

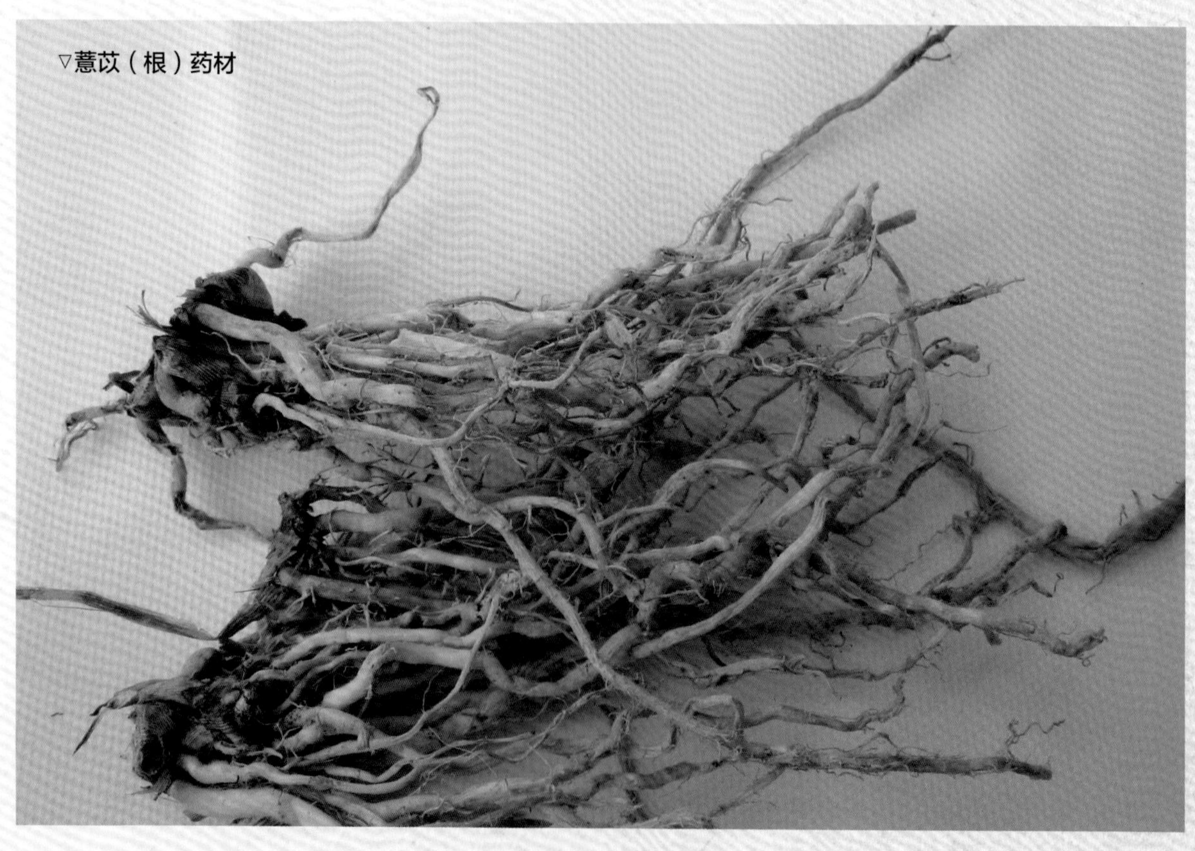

▽薏苡（根）药材

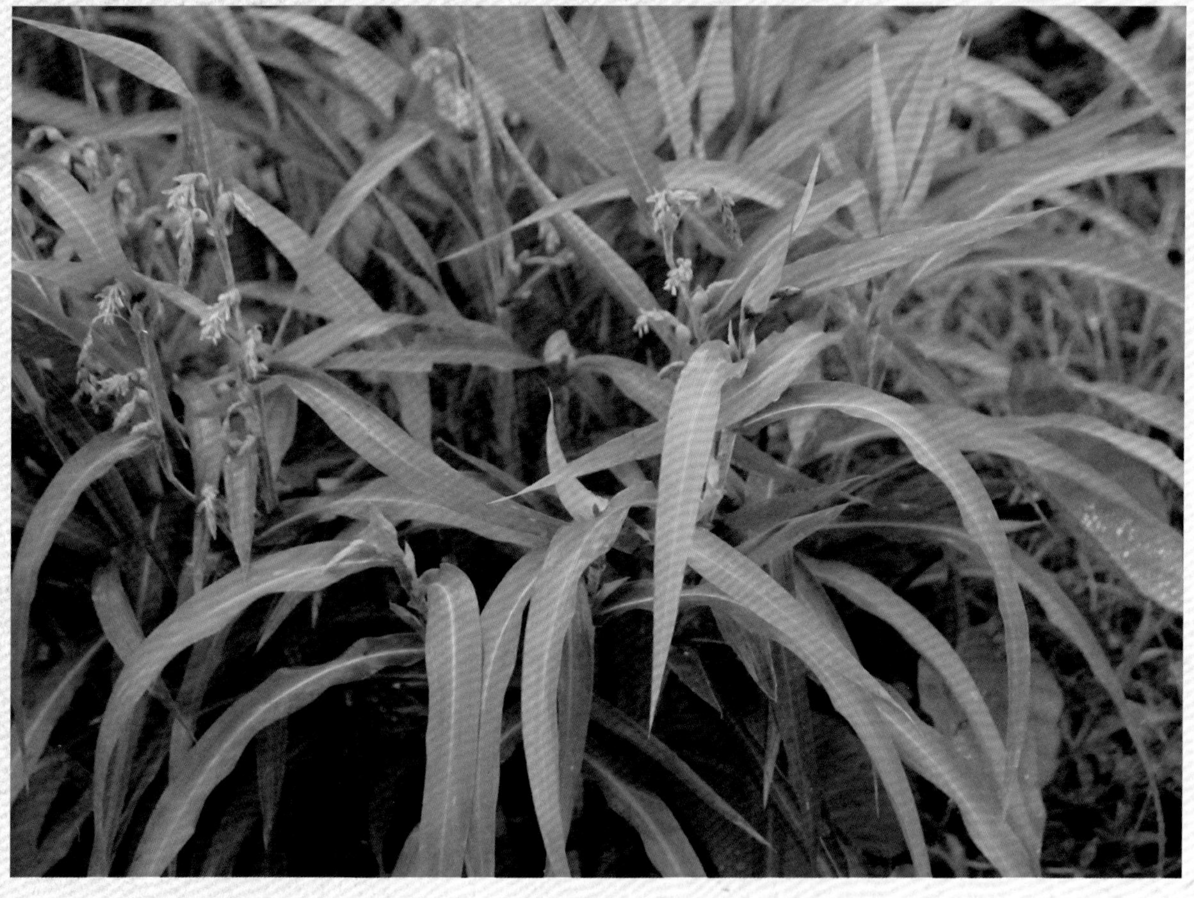

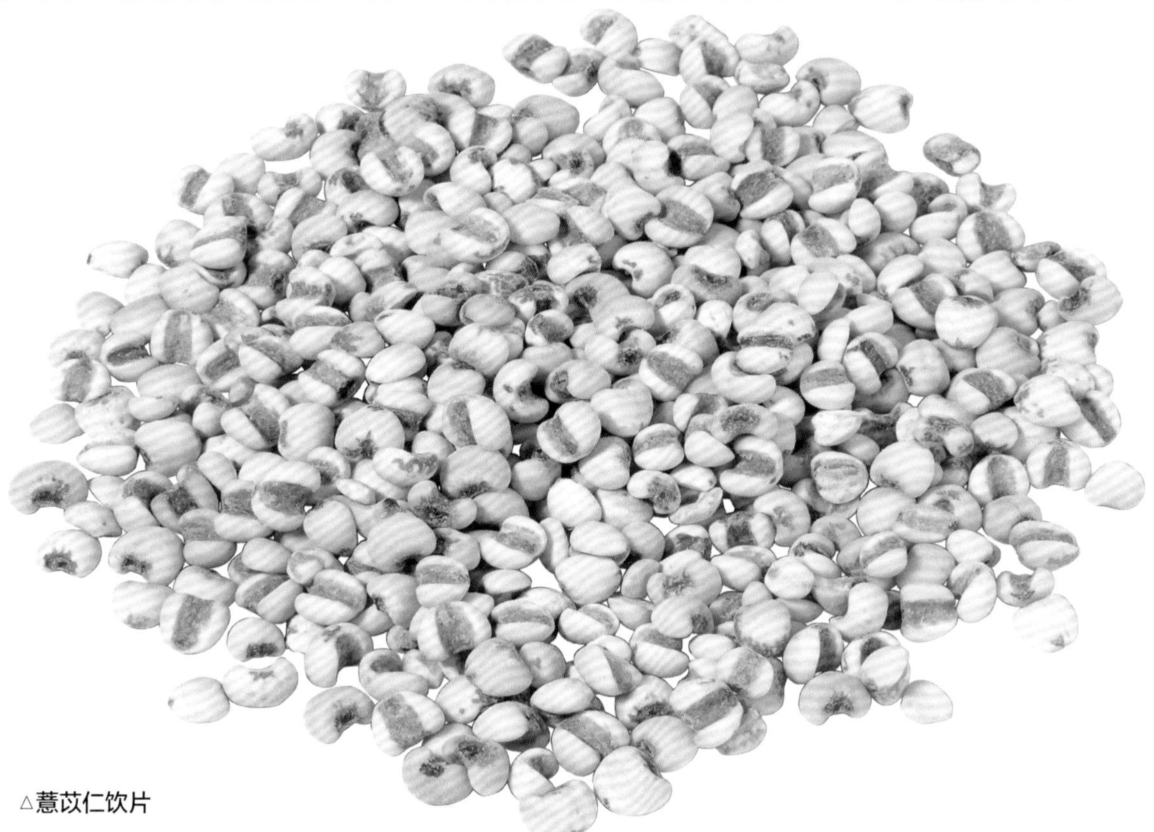

△薏苡仁饮片

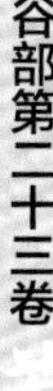

罂子粟

宋《开宝》

‖ **基原** ‖

据《纲目图鉴》《纲目彩图》《药典图鉴》等综合分析考证，本品为罂粟科植物罂粟 *Papaver somniferum* L.。由国家指定地区进行管制栽培。《药典》收载了罂粟壳药材为罂粟科植物罂粟的干燥成熟果壳；秋季将成熟果实或已割取浆汁后的成熟果实摘下，破开，除去种子和枝梗，干燥。

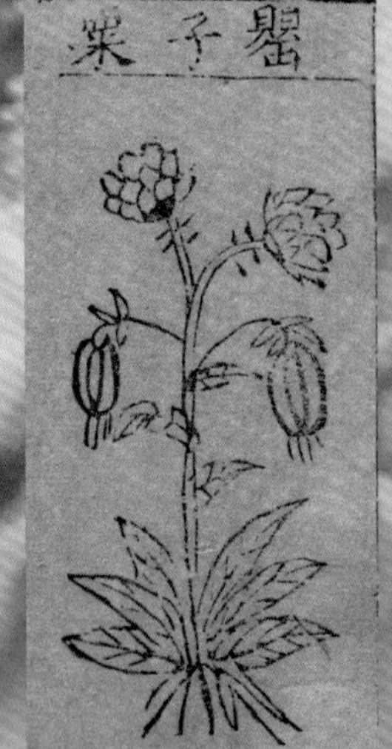

△罂粟（*Papaver somniferum*）

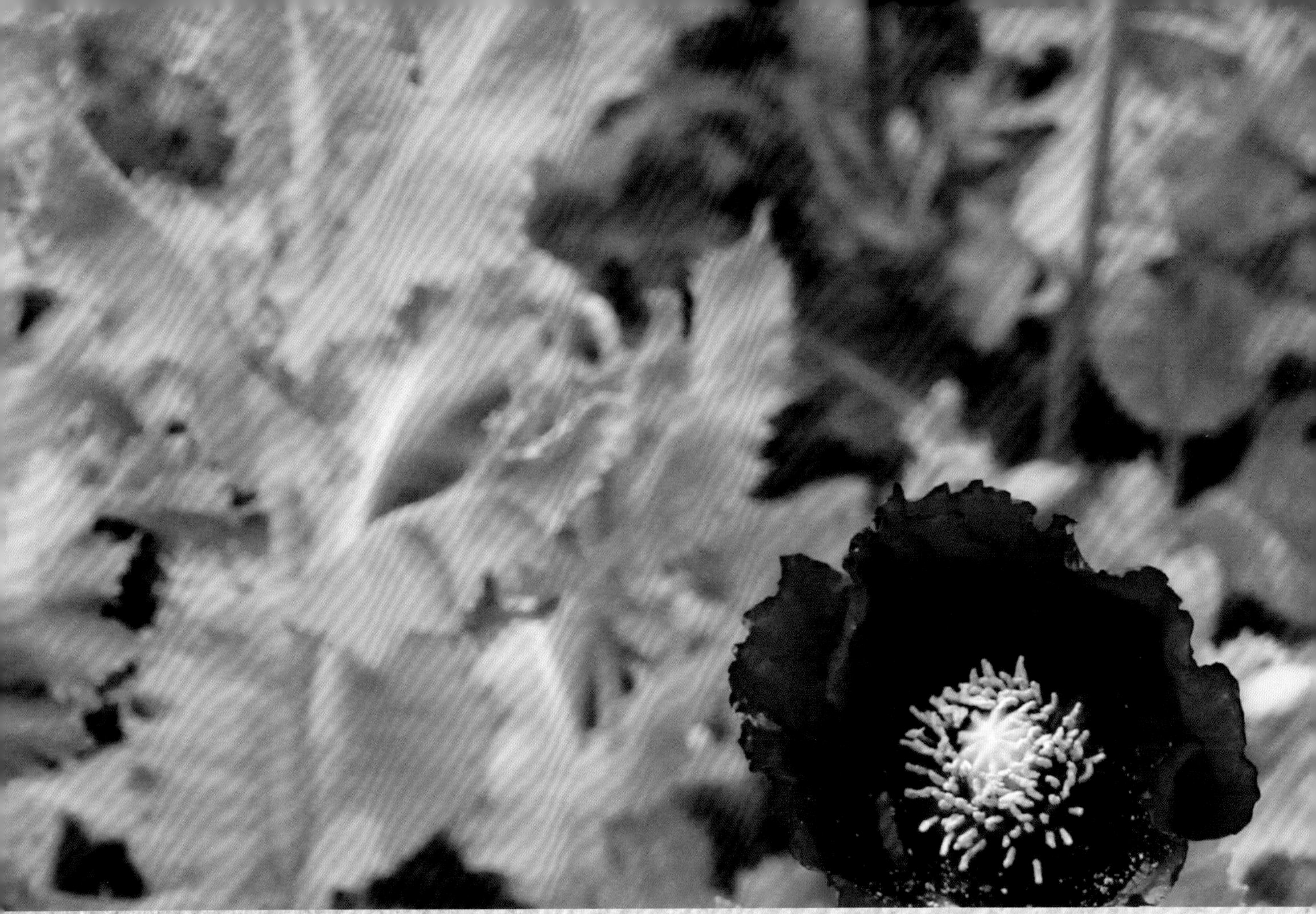

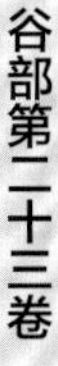

‖ **释名** ‖

米囊子开宝**御米**同上**象谷**。[时珍曰] 其实状如罂子，其米如粟，乃象乎谷，而可以供御，故有诸名。

‖ **集解** ‖

[藏器曰] 嵩阳子云：罂粟花有四叶，红白色，上有浅红晕子。其囊形如髇箭头，中有细米。[颂曰] 处处有之，人多莳以为饰。花有红、白二种，微腥气。其实形如瓶子，有米粒极细。圃人隔年粪地，九月布子，涉冬至春，始生苗，极繁茂。不尔则不生，生亦不茂。俟瓶焦黄，乃采之。[宗奭曰] 其花亦有千叶者。一罂凡数千万粒。大小如葶苈子而色白。[时珍曰] 罂粟秋种冬生，嫩苗作蔬食甚佳。叶如白苣，三四月抽薹结青苞，花开则苞脱。花凡四瓣，大如仰盏，罂在花中，须蕊裹之。花开三日即谢，而罂在茎头，长一二寸，大如马兜铃，上有盖，下有蒂，宛然如酒罂。中有白米极细，可煮粥和饭食。水研滤浆，同绿豆粉作腐食尤佳。亦可取油。其壳入药甚多，而本草不载，乃知古人不用之也。江东人呼千叶者为丽春花。或谓是罂粟别种，盖亦不然。其花变态，本自不常。有白者、红者、紫者、粉红者、杏黄者、半红者、半紫者、半白者。艳丽可爱，故曰丽春，又曰赛牡丹，曰锦被花。详见游默斋花谱。

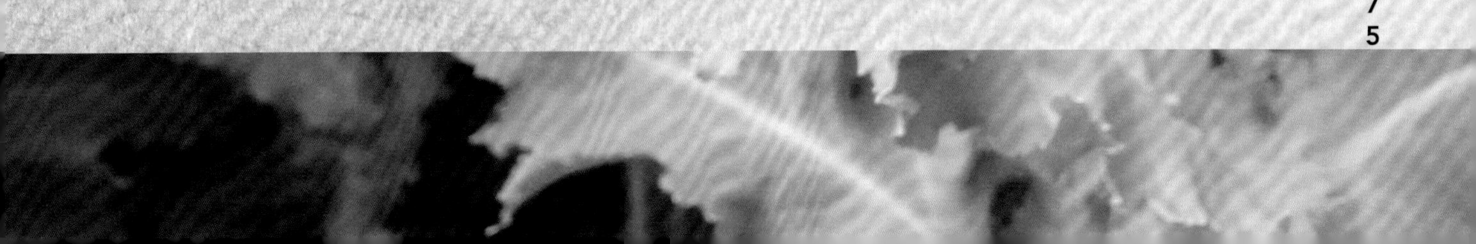

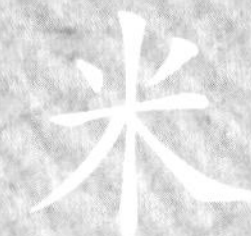

‖ **气味** ‖

甘，平，无毒。[宗奭曰] 性寒。多食利二便，动膀胱气。

‖ **主治** ‖

丹石发动，不下饮食，和竹沥煮作粥食，极美。开宝。[寇曰] 服石人研此水煮，加蜜作汤饮，甚宜。**行风气，逐邪热，治反胃胸中痰滞。**颂。**治泻痢，润燥。**时珍。

‖ **附方** ‖

旧一，新一。**反胃吐食**罂粟粥：用白罂粟米三合，人参末三大钱，生山芋五寸细切研。三物以水二升三合，煮取六合，入生姜汁及盐花少许，和匀分服。不计早晚，亦不妨别服汤丸。图经。**泄痢赤白**罂粟子炒，罂粟壳炙，等分为末，炼蜜丸梧子大。每服三十丸，米饮下。有人经验。百一选方。

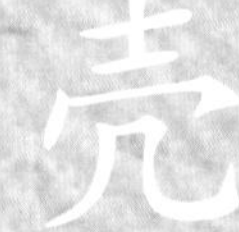

‖ **修治** ‖

[时珍曰] 凡用以水洗润，去蒂及筋膜，取外薄皮，阴干细切，以米醋拌炒入药。亦有蜜炒、蜜炙者。

‖ **气味** ‖

酸、涩，微寒，无毒。[时珍曰] 得醋、乌梅、橘皮良。

‖ **主治** ‖

止泻痢，固脱肛，治遗精久咳，敛肺涩肠，止心腹筋骨诸痛。时珍。

‖ **发明** ‖

[杲曰] 收敛固气。能入肾，故治骨病尤宜。[震亨曰] 今人虚劳咳嗽，多用粟壳止劫；及湿热泄痢者，用之止涩。其治病之功虽急，杀人如剑，宜深戒之。又曰：治嗽多用粟壳，不必疑，但要先去病根，此乃收后药也。治痢亦同。凡痢须先散邪行滞，岂可遽投粟壳、龙骨之药，以闭塞肠胃。邪气得补而愈甚，所以变症作而淹延不已也。[时珍曰] 酸主收涩，故初病不可用之。泄泻下痢既久，则气散不固，而肠滑肛脱。咳嗽诸痛既久，则气散不收，而肺胀痛剧。故俱宜此涩之固之，收之敛之。按杨氏直指方云：粟壳治痢，人皆薄之，固矣。然下痢日久，腹中无积痛，当止涩者，岂容不涩？不有此剂，何以对治乎？但要有辅佐耳。又王硕易简方云：粟壳治痢如神。但性紧涩，多令呕逆，故人畏而不敢服。若用醋制，加以乌梅，则用得法矣。或同四君子药，尤不致闭胃妨食而获奇功也。

‖ **附方** ‖

新八。**热痢便血**粟壳醋炙一两，陈皮半两，为末，每服三钱，乌梅汤下。普济方。**久痢不止**罂粟壳醋炙为末，蜜丸弹子大。每服一丸，水一盏，姜三片，煎八分，温服。又方：粟壳十两去膜，分作三分，一分醋炒，一分蜜炒，一分生用。并为末，蜜丸芡子大。每服三十丸，米汤下。集要：百中散：用粟壳蜜炙，厚朴姜制，各四两，为细末。每服一钱，米饮下。忌生冷。**小儿下痢**神仙救苦散：治小儿赤白痢下，日夜百行不止。用罂粟壳半两，醋炒为末，再以铜器炒过，槟榔半两炒赤，研末，各收。每用等分，赤痢蜜汤服，白痢沙糖汤下。忌口味。全幼心鉴。**水泄不止**罂粟壳一枚去蒂膜，乌梅肉、大枣肉各十枚，水一盏，煎七分，温服。经验。**久嗽不止**谷气素壮人用之即效。粟壳去筋，蜜炙为末。每服五分，蜜汤下。危氏方。**久咳虚嗽**贾同知百劳散：治咳嗽多年，自汗。用罂粟壳二两半，去蒂膜，醋炒取一两，乌梅半两，焙为末。每服二钱，卧时白汤下。宣明方。

嫩苗

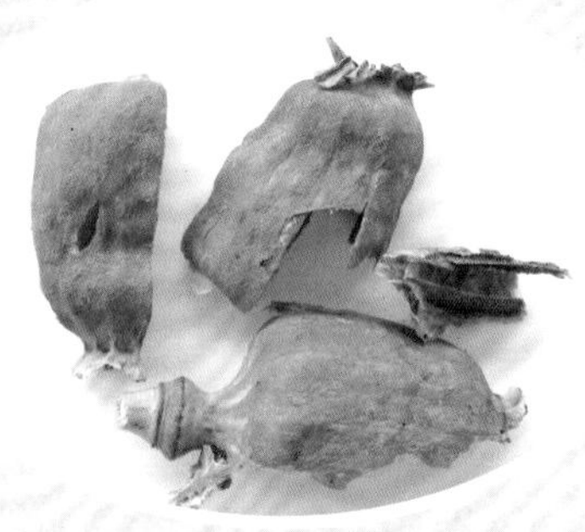

△罂粟壳药材

‖ **气味** ‖

甘，平，无毒。

‖ **主治** ‖

作蔬食，除热润燥，开胃厚肠。时珍。

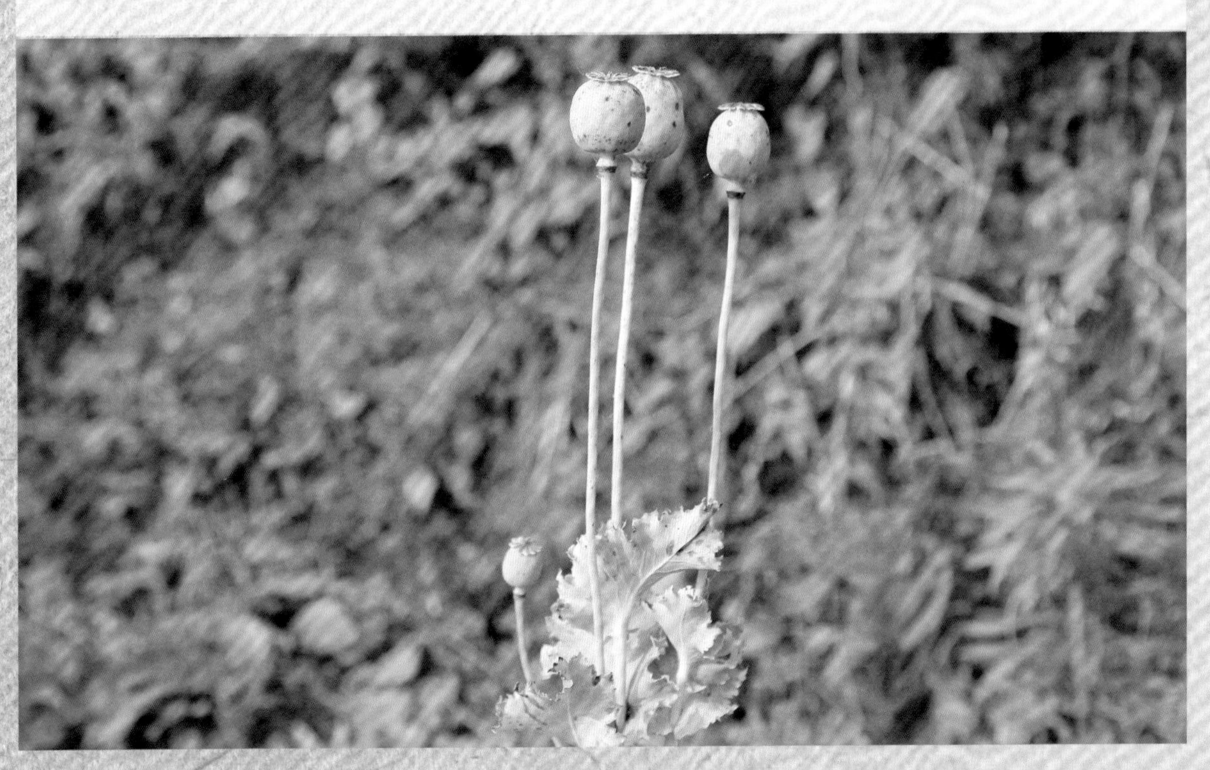

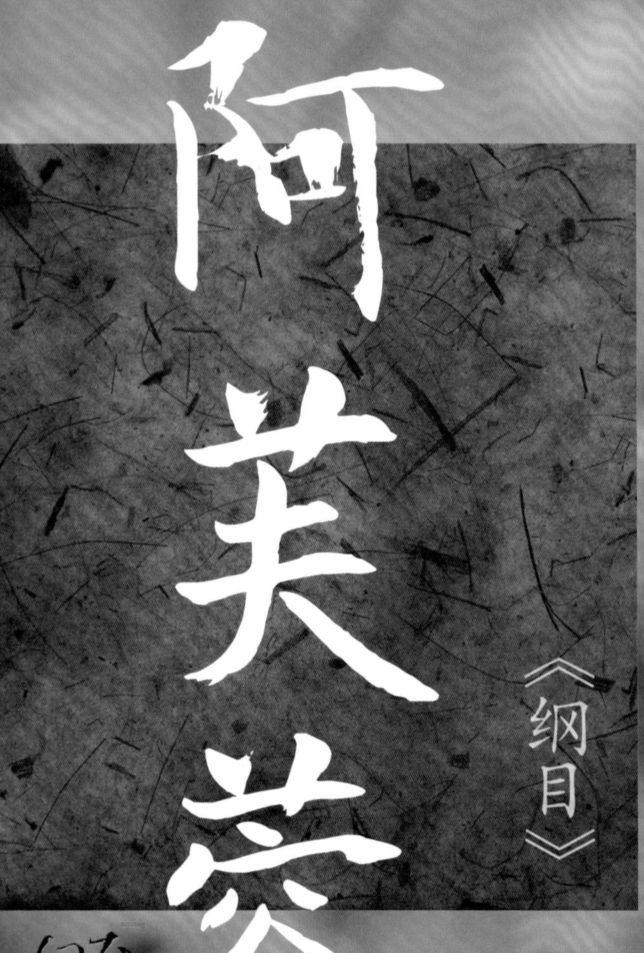

阿芙蓉《纲目》

‖ **基原** ‖

据《纲目图鉴》《纲目彩图》等综合分析考证，本品为罂粟科植物罂粟 *Papaver somniferum* L. 蒴果的加工品。参见本卷“罂子粟”项下。

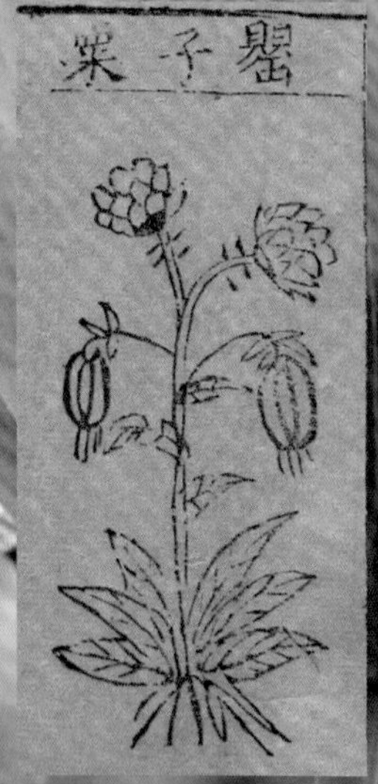

△罂粟（*Papaver somniferum*）

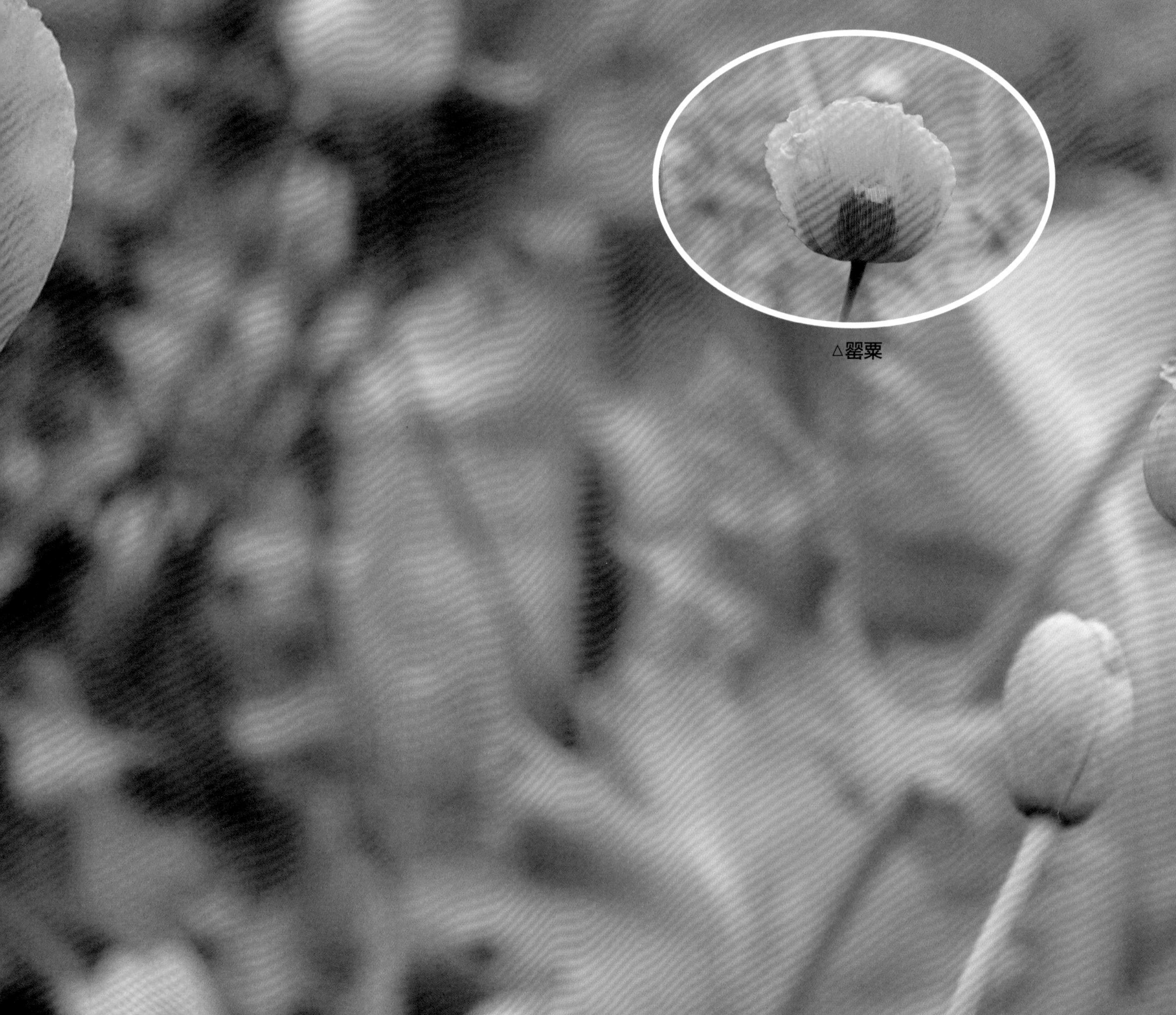

△罂粟

阿芙蓉

‖释名‖

阿片。〔时珍曰〕俗作鸦片，名义未详。或云：阿，方音称我也。以其花色似芙蓉而得此名。

‖集解‖

〔时珍曰〕阿芙蓉前代罕闻，近方有用者，云是罂粟花之津液也。罂粟结青苞时，午后以大针刺其外面青皮，勿损里面硬皮，或三五处，次早津出，以竹刀刮，收入瓷器，阴干用之。故今市者犹有苞片在内。王氏医林集要言是天方国种红罂粟花，不令水淹头，七八月花谢后，刺青皮取之者。案此花五月实枯，安得七八月后尚有青皮？或方土不同乎？

‖ **气味** ‖

酸，涩，温，微毒。

‖ **主治** ‖

泻痢脱肛不止，能涩丈夫精气。时珍。

‖ **发明** ‖

[时珍曰] 俗人房中术用之。京师售一粒金丹，云通治百病，皆方伎家之术耳。

‖ **附方** ‖

新四。**久痢**阿芙蓉小豆许，空心温水化下，日一服。忌葱、蒜、浆水。若渴，饮蜜水解之。集要。**赤白痢下**鸦片、木香、黄连、白术各一分，研末，饭丸小豆大。壮者一分，老幼半分，空心米饮下。忌酸物、生冷、油腻、茶、酒、面，无不止者。口渴，略饮米汤。一方：罂粟花未开时，外有两片青叶包之，花开即落，收取为末。每米饮服一钱，神效。赤痢用红花者，白痢用白花者。**一粒金丹**真阿芙蓉一分，粳米饭捣作三丸。每服一丸，未效再进一丸，不可多服。忌醋，令人肠断。风瘫，热酒下。口目㖞邪，羌活汤下。百节痛，独活汤下。正头风，羌活汤下。偏头风，川芎汤下。眩运，防风汤下。阴毒，豆淋酒下。疟疾，桃、柳枝汤下。痰喘，葶苈汤下。久嗽，干姜、阿胶汤下。劳嗽，款冬花汤下。吐泄，藿香汤下。赤痢，黄连汤下。白痢，干姜汤下。禁口痢，白术汤下。诸气痛，木香酒下。热痛，栀子汤下。脐下痛，灯心汤下。小肠气，川楝子汤下。膀胱气，小茴香汤下。血气痛，乳香汤下。胁痛，热酒下。噎食，生姜、丁香汤下。女人血崩，续断汤下。血不止，五灵脂汤下。小儿慢脾风，砂仁汤下。龚云林医鉴。

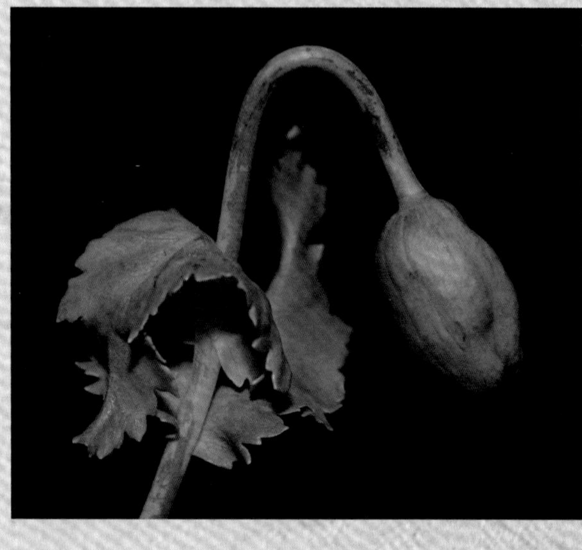

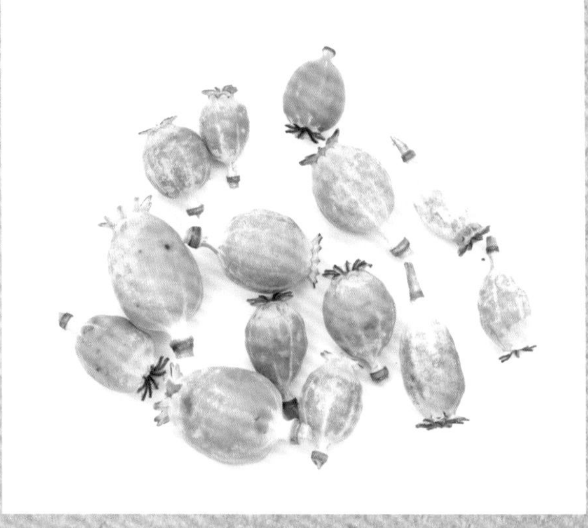